JN245277

精神科看護職のための

精神保健福祉法Q&A

令和4年改正・令和6年施行対応版

編集　一般社団法人日本精神科看護協会

中央法規

はじめに

2022（令和４）年第210回国会において，精神保健及び精神障害者福祉に関する法律（以下，「精神保健福祉法」）の改正を含む法律が成立しました。前回，精神保健福祉法が改正されたのは，約10年前の2013（平成25）年になりますが，実は今回の法改正までに一度改正法案が国会に提出され審議された経緯があります。

2016（平成28）年に，厚生労働省が設置した「相模原市の障害者支援施設における事件の検証及び再発防止策検討チーム」の報告等を受けて，翌年の2017（平成29）年に精神保健福祉法の一部改正案が国会に提出され参議院本会議で審議・可決されました。しかしながら，その後の衆議院解散により廃案となりました。したがって，それから５年後の法改正となりました。

ただし，今回の法改正には上記で廃案となった法改正の趣旨は全く含まれていません。今回の法改正の趣旨は，障害者基本法の理念と障害者権利条約の目的に掲げる，「障害者の人権尊重と権利擁護」を実現することです。その背景には医療保護入院制度のあり方や，看護職員等の倫理的問題に関する課題などがあり，それら課題の解決に向けて法整備を求める声があがるようになりました。

法整備に向けた議論は，厚生労働省が2021（令和３）年に設置した，「地域で安心して暮らせる精神保健医療福祉体制の実現に向けた検討会」において行われました。検討会では，市町村等における相談支援体制，第８次医療計画の策定に向けた基本的な考え方，精神科病院に入院する患者への訪問相談，医療保護入院，患者の意思に基づいた退院後支援，不適切な隔離・身体的拘束をゼロとする取り組み，精神病床における人員配置の充実，虐待の防止に係る取り組みについて検討されました。各項目の対応の方向性では，精神障害者の人権尊重と権利擁護の視点を重視した議論が交わされ，最終的に報告書としてとりまとめられました。

今回の精神保健福祉法改正には，検討会で議論された内容が多く反映されています。精神障害者の支援に携わる看護職員等の皆さまには，今回の法改正の趣旨を念頭に置きながら，本書の解説を読んでいただきたいと思います。さらに本書を編集した日本精神科看護協会としましては，臨床で本書を活用していただくことで，精神障害者の人権尊重と権利擁護に向けた取り組みが発展することを期待しています。

最後になりますが，本書のご執筆にご支援をいただいた多くの皆さまと，発刊に至るまでに多大なお力添えをいただいた中央法規出版の皆さまに，編集者を代表し深く感謝申し上げます。

2025（令和７）年２月

一般社団法人日本精神科看護協会
会長　吉川　隆博

精神科看護職のための精神保健福祉法Q&A 令和４年改正・令和６年施行対応版

目　次

Ⅲ　行動制限

1　行動制限の考え方

2　隔離

第2章 法令・通知

略称一覧

本書では，以下の法律及び告示の名称は略称で表記しました。

正式名称	略称
精神保健及び精神障害者福祉に関する法律	精神保健福祉法
障害者の日常生活及び社会生活を総合的に支援するための法律	障害者総合支援法
心神喪失等の状態で重大な他害行為を行った者の医療及び観察等に関する法律	医療観察法
個人情報の保護に関する法律	個人情報保護法
障害者虐待の防止，障害者の養護者に対する支援等に関する法律	障害者虐待防止法
障害を理由とする差別の解消の推進に関する法律	障害者差別解消法
精神保健及び精神障害者福祉に関する法律第28条の２の規定に基づき厚生労働大臣の定める基準	昭和63年４月８日厚生省告示第125号
精神保健及び精神障害者福祉に関する法律第33条の７第１項の規定に基づき厚生労働大臣の定める基準	昭和63年４月８日厚生省告示第127号
精神保健及び精神障害者福祉に関する法律第36条第２項の規定に基づき厚生労働大臣が定める行動の制限	昭和63年４月８日厚生省告示第128号
精神保健及び精神障害者福祉に関する法律第36条第３項の規定に基づき厚生労働大臣が定める行動の制限	昭和63年４月８日厚生省告示第129号
精神保健及び精神障害者福祉に関する法律第37条第１項の規定に基づき厚生労働大臣が定める基準	昭和63年４月８日厚生省告示第130号
精神保健及び精神障害者福祉に関する法律第19条の８の規定に基づき厚生労働大臣の定める指定病院の基準	平成８年３月21日厚生省告示第90号

第 1 章

Q&A

Ⅰ　精神保健福祉法

1 精神保健福祉法の基礎知識

Q　1 ＞ 令和4年改正のポイント

精神保健福祉法の令和4年改正のポイントについて教えてください。

A　平成から令和の時代に向けて，障害者の権利に関する条約（障害者権利条約：Convention on the Rights of Persons with Disabilities）の批准等により精神障害者の人権擁護，当事者の意思の尊重がより重視されるようになりました。そして，近年の精神科病院における患者虐待事件を受けて，精神科医療機関における再発防止措置が求められるようになりました。したがって，令和４年の精神保健福祉法改正は，患者の権利擁護に関する取り組みを，より一層推進させることを目的として行われています。そのため，第１条の法律の目的には，「障害者基本法の基本的な理念にのっとり，精神障害者の権利の擁護を図りつつ」という文言が明記されました。

患者の意思によらない「医療保護入院」では，入院が長期化しないよう入院期間を法定化するとともに，期間を超えて入院を継続する場合には，更新手続きを要することが規定されました。法律により入院期間が規定されたことは大きなポイントになります。また，患者の権利擁護の観点から虐待等を行っていた家族等は，同意や退院請求ができないことになりました。そして，地域生活への移行を促進するための措置として，地域援助事業者の紹介を義務化するとともに，新たに「入院者訪問支援事業」が創設されました。

虐待防止に関する事項としては，精神科病院の管理者に対して虐待防止のための研修や普及啓発，相談体制の整備等の「虐待防止措置」を講ずることを義務化しました。また，精神科病院内で職員による患者虐待を発見した場合に，都道府県等に通報することを義務化しました。障害者虐待防止法は医療機関を対象にしていなかったため，これまでは医療機関内においては虐待の発見者による通報が義務化されていませんでした。令和４年改正により，各種虐待防止法と同様に通報義務が規定されたことは，大きなポイントになります。

そして，相談支援体制に関する見直し事項として，自治体の精神保健に関する相談支援の対象者が，精神障害者に限らず精神保健に課題を抱える者に拡大されました。さらに，市町村における精神障害者やその家族等に対する「指導」を，「必要な情報の提供，助言その他の援助」に改正し，対象者のニーズに応じて包括的な支援が行われるようになりました。

Q 2 ＞「精神障害者」の定義

精神保健福祉法が定義する「精神障害者」とはどのような人のことですか。

A 精神保健福祉法第５条では，精神障害者を「統合失調症，精神作用物質による急性中毒又はその依存症，知的障害その他の精神疾患を有する者をいう」と定義しています。この表現については，「精神疾患を有する者」で十分であり，具体的な疾患名をあげる必要はないのではないか，という議論が平成11年の改正時にありましたが，本稿を執筆している令和６年12月現在においても具体的な疾患名を例示した表現となっています。しかし，実質上は国際疾病分類第10版（ICD-10）の第５章（F）「精神及び行動の障害」に準拠した内容になっており，すべての精神疾患を含んでいると解釈することができます。

本法の定義に関連して，障害者総合支援法では，精神障害者について「精神保健福祉法第５条に規定する精神障害者のうち18歳以上の人（発達障害のある人を含む)」と表現されています。これは，18歳未満の場合は，児童福祉法により，身体障害，知的障害，発達障害を含む精神障害，難病のある児童を「障害児」と定めているからです。

また，障害者基本法では，障害者を「身体障害，知的障害，精神障害（発達障害を含む）その他の心身の機能の障害がある者であって，障害及び社会的障壁により継続的に日常生活又は社会生活に相当な制限を受ける状態にあるものをいう」と定義しており，社会的障壁を「障害がある者にとって日常生活又は社会生活を営む上で障壁となるような社会における事物，制度，慣行，観念その他一切のものをいう」と定義しています。精神保健福祉法が単に「精神疾患を有する者」としか定義していないのに対して，「障害及び社会的障壁により継続的に日常生活又は社会生活に相当な制限を受ける状態にある」と定義を加えることで，状態像を加えた表現となっていることがわかります。

同様に，障害者差別解消法においても「身体障害，知的障害，精神障害（発達障害を含む）その他の心身の機能の障害がある者であって，障害及び社会的障壁により継続的に日常生活又は社会生活に相当な制限を受ける状態にあるもの」と定義されています。「精神疾患を有していること」と「生活に支障があること」は必ずしもイコールではありません。両方を抱えている状態を「精神障害者」ととらえるとよいでしょう。

繰り返しになりますが，精神保健福祉法における精神障害者の定義は「統合失調症，精神作用物質による急性中毒又はその依存症，知的障害その他の精神疾患を有する者」です。しかし，私たちは「障害及び社会的障壁により継続的に日常生活又は社会生活に相当な制限を受ける状態にあるもの」という定義も併せて理解しておくとよいでしょう。

Q 3 > 精神保健指定医

精神保健指定医の役割，職務について教えてください。

A 精神医療では本人の意思によらない入院（非自発的入院）や，一定の行動制限を行うことがあるため，これらの業務を行う医師は，患者の人権に配慮した医療を行うに必要な資質を備えておく必要があります。そのため精神保健福祉法では，一定の実務経験を有し，研修を受講した医師のうちから，厚生労働大臣が「精神保健指定医」を指定することが規定されています。

精神保健指定医の資格要件（精神保健福祉法第18条第１項）は，以下の通りです。

⑴　５年以上診断又は治療に従事した経験を有すること。

⑵　３年以上精神障害の診断又は治療に従事した経験を有すること。

⑶　厚生労働大臣が定める精神障害につき厚生労働大臣が定める程度の診断又は治療に従事した経験を有すること。

⑷　厚生労働大臣の登録を受けた者が厚生労働省令で定めるところにより行う研修（申請前３年以内に行われたものに限る。）の課程を修了していること。

法第18条第１項第４号に示されているように，令和４年の精神保健福祉法改正により，精神保健指定医研修の有効期限は３年になりました。

精神保健指定医の職務は，表に示しているように一般的な職務と公務員として委嘱されて行う庶務に分けられます（法第19条の４）。

一般的な職務としては，措置入院，医療保護入院などの非自発的入院の判定をはじめ，任意入院者の退院制限の診察や行動制限の判定など，患者の人権尊重が重視される業務となります。一方，公務員として行う職務には，措置入院の解除の判定や精神医療審査会委員としての診察をはじめ，精神科病院に対する立入検査，精神障害者保健福祉手帳の返還に係る診察など，地域精神保健行政に係る業務が含まれています。

精神保健福祉法では，このような非自発的入院，行動の制限，意に反する治療など患者の基本的人権を制約する度合いの大きい判断について，精神科医師なら誰でもできるとはせずに，「精神保健指定医」という一定の資格を有した医師の診断に基づいて行うことを定めているのです。

このように，精神保健指定医には，通常の診療行為のほかに，患者の基本的人権を制約する度合いの大きい判断に対して，精神保健福祉法で規定された手続きに従い，その必要性を医学的な観点から判定し，精神障害者の人権を擁護し，必要のない強制的な入院や行動制限が行われることがないようにする役割があります。

精神保健福祉法では，精神保健指定医の公務員としての職務について参画義務を規定しています。精神保健指定医は，勤務する医療施設の業務に支障がある場合，その他やむを得ない理由がある場合を除き，都道府県知事から求めがあった場合には，これに応じなければなりません（法第19条の４第３項）。

また，一般的な職務を行ったときは，厚生労働省令で定められた事項を診療録に記載することになっています（法第19条の４の２）。

その他に，入院患者の処遇が，法第36条に規定されている，①医療又は保護に欠くことのできない限度における行動制限，②どのような場合でも行うことのできない行動制限（信書の発受の制限，都道府県その他の行政機関の職員との面会の制限その他の行動の制限）に違反していると認めるときは，精神科病院の管理者にその旨を報告し，処遇の改善に努めることも精神保健指定医の役割です（法第37条の２）。精神保健指定医は，入院しているすべての精神障害者の適正な処遇の確保について努力することが求められているのです。

表　精神保健指定医の職務

○印：公務員として行う精神保健指定医の職務（都道府県知事等が地方公務員等として委嘱）

入院時	○	1．措置入院，緊急措置入院時の判定	法第29条第１項 法第29条の２第１項
		2．医療保護入院時の判定	法第33条第１項
		3．応急入院時の判定	法第33条の６第１項
入院中		4．措置入院者の定期病状報告に係る診察	法第38条の２第１項
		5．医療保護入院者の入院期間の更新に係る診察	法第33条第６項第１号
		6．任意入院者の退院制限時の診察	法第21条第３項
		7．入院者の行動制限の判定	法第36条第３項
退院時		8．措置入院者の措置症状消失の判定	法第29条の５

		9．措置入院者の仮退院の判定	法第40条
	○	10．措置入院の解除の判定 （※都道府県知事等が指定する指定医による診察の結果に基づく解除）	法第29条の４第２項
	○	11．任意入院者のうち退院制限者，医療保護入院者，応急入院者の退院命令の判定	法第38条の７第２項
移送	○	12．措置入院者・医療保護入院者の移送に係る行動制限の判定	法第29条の２の２第３項 法第34条第４項
	○	13．医療保護入院等の移送を必要とするかどうかの判定	法第34条第１項及び第３項
その他	○	14．精神医療審査会委員としての診察	法第38条の３第３項，第６項 法第38条の５第４項
	○	15．精神科病院に対する立入検査，質問及び診察	法第38条の６第１項 法第40条の５第１項
	○	16．精神障害者保健福祉手帳の返還に係る診察	法第45条の２第４項
		17．上記２，３，４，５，６，７，８，９の職務を行った際の診療録の記載義務	法第19条の４の２

Q 4 > 特定医師

精神保健指定医以外の「一定の要件を満たす医師」(特定医師) とは，どのような医師なのでしょうか。

A 精神保健指定医以外の「一定の要件を満たす医師」(特定医師) は，平成17年の精神保健福祉法改正において，精神科救急医療体制の確立を図るために，緊急時における入院等に係る診察の特例措置として設けられた仕組みです。特定医師とは，緊急その他やむを得ない理由があるときに，精神保健指定医に代わって診察し医療保護入院等の入院手続きを行うことができる医師のことをいいます。

これにより夜間・休日などで精神保健指定医が不在であっても，患者に必要な治療を速やかに提供することが可能になりました。

(1) 特定医師の要件

特定医師の要件は，まず当該医師の勤務する病院が一定の要件を満たす施設でなければなりません。施設の要件として，精神科救急医療への参画 (応急入院指定，輪番制，夜間休日診療の病院等)，良質な精神科医療の提供体制の確立 (複数の精神保健指定医が常勤，看護配置３：１以上等)，精神障害者の人権擁護に関する取組み (特例措置の事後審査委員会の設置) が省令等で規定されています。これらの要件を満たす施設を特定病院と呼んでいます。そして，特定医師の要件は，医籍登録後４年以上経過していること，２年以上の精神科臨床経験を有していることが省令等で規定されています。

(2) 特定医師の権限と役割

特定医師は緊急その他やむを得ない場合に，12時間を限度として以下の特例措置を行うことができます。

①任意入院：特定医師が診察し，患者の病状により退院制限

②医療保護入院：特定医師が診察し，家族等の同意で入院

③応急入院：特定医師が診察し，入院

上記の手続きを行った特定医師は，12時間以内に退院制限解除又は退院の措置を行うか，精神保健指定医に診察を依頼し，措置の継続等について判断を求めるか，どちらかを行います。また，特定医師が特例措置による退院制限や入院手続きを行った場合には，診療録へ記載するとともに，特例措置の入院届を作成する

必要があります。その後，12時間以内に退院した場合と医療保護入院の場合は10日以内に，応急入院の場合は直ちに都道府県に届け出る必要があります。ただし，精神保健指定医の診察結果により，入院継続となる場合には精神保健指定医が特定医師による診察を確認したうえで，従来と同じ入院届を都道府県へ提出することになります。

Q 5 > 精神科救急医療体制

精神科救急医療体制とはどのようなものでしょうか。

A 精神科救急医療体制は精神障害者の地域生活支援の観点からも，精神疾患の発症や急変時に適切な医療がいつでも受けられることを目的として，各都道府県において整備が図られてきました。しかし，近年は自治体によって整備状況に格差が生じていることや，身体合併症を有する患者の受け入れ体制が整っていないこと，さらに精神保健指定医の減少により夜間の対応が困難であることが課題として浮上しています。

そこで，それまで実施されていた「精神科救急医療システム整備事業」及び「精神科救急医療センター事業」を見直し，平成20年度からは「精神科救急医療体制整備事業」として，24時間対応可能な情報センターの機能強化，身体合併症対応施設の確保，診療所に勤務する精神保健指定医の救急医療機関での診療協力体制の構築など，地域の実情に応じた精神科救急医療体制の強化を，すべての都道府県で実施することになりました。このような経緯を経て，平成22年改正では法律上（第19条の11）に，都道府県の努力義務として精神科救急医療体制の整備が規定されました。

具体的には，輪番制病院群も含め，空床確保を行う精神科救急医療施設をすべての精神科救急医療圏域に整備すること，身体合併症対応を含めた24時間対応の精神科救急情報センターの機能強化及び身体合併症対応施設を創設すること，診療所に勤務する精神保健指定医の救急医療機関での診療協力体制を構築することになりました。

また，令和４年４月１日より，新たな「精神科救急医療体制整備事業実施要綱」に基づいて事業運営が行われています。これまで精神科救急医療施設の常時対応型施設の病棟は「精神科救急入院料」又は「精神科救急・合併症入院料」を算定していることが要件となっていましたが，令和４年の見直しにより，「精神科救急入院料」を「精神科救急急性期医療入院料」とし，「精神科急性期治療病棟入院料」（令和５年の見直しで削除）が追加されました。

令和元年の精神科救急医療体制整備事業に関する年報では，全国で病院群輪番型となっている施設が1,029施設あるのに対して，常時対応型の施設は60施設とかなり少ない状況でした。また外来対応施設は128施設あり，主に診療所がその役割を担っていました。

令和３年には「精神科救急医療体制整備に係るワーキンググループ報告書」がとりまとめられています。報告書では，精神障害にも対応した地域包括ケアシステムにおける精神科救急医療体制整備に向けて，精神科救急医療体制は精神障害者や精神保健上の課題を抱えた人及び地域住民の地域生活を支えるための重要な基盤の一つであることが示されています。また，具体的な体制整備としては，「精神科救急医療の提供に係る機能分化」「身体合併症対応の充実」「当事者，家族の参画」に関する取り組み内容が検討されています。「精神科救急医療の提供に係る機能分化」では，「平時の対応・受診前相談」「入院外医療の提供」「入院医療の提供」に分けて，取り組むべき内容が示されています。

国では，精神疾患のある救急患者や精神疾患と身体疾患を合併している救急患者が地域で適切に救急医療を受けられるよう体制を整備するとともに，その評価・推進を行い，精神科救急医療体制の機能強化を図るための予算を毎年確保しています。

平成30年度診療報酬改定では，精神科救急入院料について，地域における精神科救急医療体制への貢献や他の医療機関との連携を評価する観点から，初診患者や自治体等からの依頼患者の受け入れや，自宅等へ移行する患者に係る要件の見直しが行われました。

令和２年度診療報酬改定では，精神科急性期医師配置加算の見直しが行われ，クロザピンの普及促進の観点から，クロザピンを新規に導入した患者数の実績を要件とした評価が新設されました。また，精神科救急入院料の見直しでは，複数の病棟を届け出る場合，届出病棟の数に応じて時間外診療等の実績が求められるようになりました。

令和４年度診療報酬改定では，精神科入院医療体制の適切な整備を推進する観点から，精神科救急入院料について評価のあり方が見直されました。これまでの精神科救急入院料を「精神科救急急性期医療入院料」として，３つの区分に分けて手厚い救急急性期医療体制を評価することになりました。また急性期や合併症に係る入院料の評価については，入院期間に応じた３区分に見直しが行われました。

令和６年度診療報酬改定では，かかりつけ精神科医療機能を有する外来医療機関における手厚い診療等の提供体制を評価する「早期診療体制充実加算」を新設し，地域の精神科医療提供体制への貢献（時間外診療，精神科救急医療の提供等）が規定されました。

Q 6 ＞ インフォームドコンセント

精神科におけるインフォームドコンセントの規定はありますか。

A 精神科におけるインフォームドコンセントについては，「精神疾患を有する者の保護及びメンタルヘルスケアの改善のための諸原則」（1991年12月17日国連総会決議）（以下，「諸原則」）において，次のように定義されています。

> 「威嚇または不適当な誘導なしに，患者が理解できる方法及び言語により，適切に理解できる情報を患者に適正に説明した後に自由に行われる同意」
> 【説明する情報】
> ① 診断の評価
> ② 提案された治療の目的，方法，予想される期間及び期待される利益
> ③ 押し付け的でない方法を含むほかの治療方法
> ④ 提案された治療で予想される苦痛又は不快，危険及び副作用

また，諸原則では，精神科におけるインフォームドコンセントのさまざまな原則を明確にしており，その重要性が示されました。

精神科医療では，措置入院や医療保護入院などの非自発的入院治療が必要な精神症状を呈する患者には，情報提供すら難しい場合が多く，インフォームドコンセントが困難な場面もあります。

しかし，諸原則においては「非自発的入院者など，インフォームドコンセントなしに，提案された治療プランが患者に与えられる場合においても，患者に対し当該治療の本質及び他の可能な代替方法について知らせ，及び治療プランの進展の際，可能な限り患者を参加させるよう，あらゆる努力が払われねばならない」とされており，医療における患者の基本的自由と権利を守ることが基本的な考え方となっています。

医療従事者として，患者が自己決定できるようにわかりやすい医療情報の提供に努めるなどの十分な支援を行い，患者本人の主体性を最大限尊重する必要があります。

では，法律上ではどうでしょうか。

精神保健福祉法ではインフォームドコンセントについて定めた条項はありません。しかし，同法では，精神障害者を入院させる場合は，患者本人の同意に基づい

て入院を行うことが原則（法第20条）とされており，本人の意思を尊重する形での入院が望ましいとされています。

この場合，患者に対して，その症状や入院の必要性を十分に説明する必要があります。例えば，薬物療法の場合には，薬の効果や副作用などについて説明する必要があります。また，入院時には，入院形態のほか，通信・面会の自由や退院請求，処遇改善請求ができることなどを，患者に書面で知らせることが法律上義務づけられており，それを「告知」といいます（法第21条第１項，第29条第３項，第33条の３など）。

入院患者に外部との通信や不服申立てを行う権利があっても，それを有していることを本人が知らなければ行使することができないので，「告知」は，入院患者に対し，そのような権利があることをあらかじめ知らせるためのものです。

これは，入院患者に対して単に権利の存在を知らせることにとどまらず，不服申立てをする権利を確保することによって不当な強制入院や行動制限を防止するためのものなので，入院患者の人権を保護するためにきわめて重要なものです。

入院中には，任意入院者に対する開放処遇の制限や退院制限，その他隔離や身体的拘束などの行動制限を行う場合にも，患者に判断の理由等を書いた書面で知らせることになっています。

平成26年の厚生労働省告示「良質かつ適切な精神障害者に対する医療の提供を確保するための指針」において，インフォームドコンセントの理念に基づき，精神障害者本位の医療を実現していくことの重要性が示されました。精神障害者に対する適切な医療及び保護の確保の観点から，本人の同意なく入院が行われる場合においても，最大限人権に配慮した医療を提供する必要があります。

インフォームドコンセントは，患者のみならず家族等に対しても重視されることです。令和４年の精神保健福祉法改正では，措置入院に立ち会った家族等と医療保護入院に同意した家族等に対しても，「入院措置を採ること」「行動制限に関すること」「退院請求に関すること」「入院措置を採る理由」の告知を行うことが規定されました。

Q　7 > 精神障害者保健福祉手帳

精神障害者保健福祉手帳とは，どのようなものですか。

A 従来より，身体障害者には身体障害者手帳が，知的障害者には療育手帳の制度があり，これらに基づいてさまざまな福祉的配慮が行われてきましたが，精神障害者についても，各種の支援策を講じやすくし，精神障害者の自立と社会参加の促進を図ることを目的として，平成7年改正により同年に精神障害者保健福祉手帳が創設されました。現在，精神保健福祉法第45条に規定されています。平成26年には性別不合若しくは性別違和を有する人への配慮のため，性別欄が削除されました。

精神障害者保健福祉手帳は，何らかの精神疾患により，長期に渡り日常生活又は社会生活への制約がある人を対象としています。知的障害者については療育手帳による支援対象となることから，原則として精神障害者保健福祉手帳（以下，「手帳」）の申請の対象とはなりません。等級の判定は，精神疾患（機能障害）の状態とそれに伴う生活能力障害の状態の両面から総合的に判定を行うものとし，障害の程度に応じて重度のものから１級，２級及び３級とされています（表参照）。

表　障害等級

障害等級	精神障害の状態
１級	日常生活の用を弁ずることを不能ならしめる程度のもの
２級	日常生活が著しい制限を受けるか，又は日常生活に著しい制限を加えることを必要とする程度のもの
３級	日常生活若しくは社会生活が制限を受けるか，又は日常生活若しくは社会生活に制限を加えることを必要とする程度のもの

精神保健及び精神障害者福祉に関する法律施行令第６条より

手帳を取得するには，障害の原因となる精神疾患について，初診から６か月以上経過している必要があり，有効期限は２年間です。更新を希望する場合は有効期限の３か月前から申請ができます。手帳の取得と更新の申請は，手帳の交付申請書と，すでに精神障害による障害年金を受給している場合は年金証書の写し（マイナンバーによる年金等級の照会での手続きも可能），又は医師による診断書に本人の写真を添え，住所地の市区町村窓口を経由して都道府県知事及び指定都市市長に提出します。年金証書の写しによる手続きの場合は，年金等級と同じ等級が決定されます。診断書による手続きの場合は，提出された診断書に基づいて等級が判定されるため，医師（精神科医を原則として，精神障害の診断又は治療に従事する医師）が診断書を作成する際には事前に生活上の困難や支障の程度について十分把握しておく必要があります。

なお手帳と自立支援医療（精神通院医療）の申請は，同時に行うことができます。また，手帳を既に取得していて，自立支援医療の新規申請をする場合，現在の手帳申請の際に提出した診断書に，自立支援医療の審査に十分な情報が記載されていた場合は，診断書の添付なく，手帳の有効期間までの申請ができる場合があります。受けられる条件は都道府県・指定都市により異なります。ただし，年金証書等で申請をしている場合は対象となりません。

手帳による優遇措置には，全国共通のものとして，贈与税の非課税や所得税・住民税・相続税の障害者控除，公共料金の割引などがあります。また手帳１級の所持者については，自動車税等の減免を受けることができます。生活保護を受給している場合には，手帳１級・２級の所持者は障害者加算を受けることができます。さらに都道府県や市町村，事業者により，医療費の助成，公共交通機関の運賃割引，携帯電話料金の割引などの独自のサービスがあります。

Q 8 > 精神保健福祉センター

精神保健福祉センターは，どのような役割をもっていますか。

A 精神保健福祉法第６条は，都道府県等及び指定都市（以下，「都道府県等」）は，精神保健の向上及び精神障害者の福祉の増進を図るための機関（以下，「精神保健福祉センター」）を置くとしています。

精神保健福祉センター運営要領[1)]では，精神保健福祉センターは，精神保健及び精神障害者の福祉に関する総合的技術センターとして，次の業務に取り組むこととしています。

(1) 企画立案

都道府県等の本庁と協働し，企画立案を行い，市町村や保健所をはじめとした関係機関に対しては意見を述べる。

(2) 技術支援

包括的支援体制の確保のために，都道府県等の本庁，保健所，市町村，児童相談所，障害者就業・生活支援センター等関係機関に対し，専門的立場から積極的な技術支援を行う。

(3) 人材育成

保健所，市町村，福祉事務所，児童相談所，障害福祉サービス事業所，その他の関係機関等で精神保健福祉業務に従事する職員に対して，人材の育成及び技術的水準の向上を図る。

(4) 普及啓発

精神障害者に対する差別や偏見をなくすため，態度や行動の変容につながることを意識して，住民に対して普及啓発を行う。また，保健所及び市町村が行う普及啓発活動に対して専門的立場から協力及び援助を行う。

(5) 調査研究

地域の精神保健福祉における活動推進並びに精神障害者の地域生活支援の促進及び自立と社会経済活動への参加の促進等についての調査研究を行うとともに，市町村の規模や資源によって住民への支援に差が生じないよう統計やデータベー

---

1) 「精神保健福祉センター運営要領」について（令和５年11月27日障発1127第８号厚生労働省社会・援護局障害保健福祉部長通知）

ス等の活用及び分析を企画立案に役立てる。また，その結果をもとに精神保健福祉活動が効果的に展開できるよう資料を提供する。これらを通じ，障害保健福祉圏域等の単位で精神保健医療福祉に関する重層的な連携による支援体制を構築していく。

⑹　精神保健福祉に関する相談支援

精神保健福祉に関する相談支援のうち，専門性が高く，複雑又は困難なケースに対して，総合的技術センターとしての立場から適切な相談支援等を行うとともに，保健所，市町村及び関係機関等と連携し，相談支援を行う。地域の実情に応じた体制で多職種によるアウトリーチ支援を適切に実施する。

⑺　当事者団体等の育成及び支援

当事者団体や家族会等について，都道府県等単位での活動を把握し，支援に努めるとともに，保健所，市町村並びに地区単位での活動に協力する。さらに，都道府県内の保健所，市町村等に対して，当事者，ピアサポーター等の活用を促進する。

⑻　精神医療審査会の審査に関する事務

精神医療審査会の開催事務及び審査遂行上必要な調査その他当該審査会の審査に関する事務を行う。

⑼　精神障害者保健福祉手帳の判定及び自立支援医療費（精神通院医療）の支給認定

精神障害者保健福祉手帳の交付の可否及び障害等級の判定業務及び自立支援医療（精神通院医療）の支給認定を専門的な機関として行う。

⑽　心神喪失等の状態で重大な他害行為を行った者の医療及び観察等に関する法律に係る業務

保護観察所等関係機関相互の連携により必要な対応を行う。

⑾　災害等における精神保健上の課題に関する相談支援

災害・事故・事件等に関連して生じた，住民の精神保健上の課題に対する相談支援について，医療機関，保健所，市町村等の関係機関と連携し，中核的役割を担う。

⑿　診療や障害者福祉サービス等に関する機能

地域における診療，デイケア及び障害福祉サービス等の機能を確認し，必要に応じ，地域で提供されていない機能を提供する。

⒀　その他

このほか，地域の実情に応じ，必要な業務を行う。

精神保健福祉センターの組織体制は，原則として総務部門，地域精神保健福祉部門，教育研修部門，調査研究部門，精神保健福祉相談部門，精神医療審査会事務部門，精神障害者保健福祉手帳判定部門及び自立支援医療（精神通院医療）判定部門等をもって構成することとされており，センターの所長は，精神保健指定医等，精神保健福祉に関する職務を行うのに必要な知識及び技能を十分に有する医師をあてることが望ましいとされています。センターの職員構成は，医師，保健師，看護師，作業療法士，精神保健福祉士，公認心理師，精神保健福祉相談員，その他のセンター業務実施に必要な職員等多職種で構成することとされています。

以上，精神保健福祉センター運営要領をもとに述べてきましたが，都道府県等によって，精神保健福祉センターの組織体制や重点的な取り組みには違いがあります。全国精神保健福祉センター長会のウェブサイト（https://www.zmhwc.jp/）などを参考に，あなたの地域について調べてみてください。

Q 9 > 移送制度

移送制度とはどのような制度ですか。

A 移送制度には，精神保健福祉法第29条の２の２に基づく措置入院及び緊急措置入院のための移送と法第34条に基づく医療保護入院等のための移送の２つがあります。

前者については，法第29条の２の２において「都道府県知事は，第29条第１項〔措置入院〕又は前条第１項〔緊急措置入院〕の規定による入院措置を採ろうとする精神障害者を，当該入院措置に係る病院に移送しなければならない」と明文化され，法律に位置づけられました。

なお，入院措置を採ろうとする精神障害者とは，精神保健指定医による法第27条に規定する診察又は法第29条の２に規定する診察により，（緊急）措置入院が必要と判定されてから入院するまでの者を指します。したがって，この規定に基づく移送の範囲は精神保健指定医の診察以降です。

後者については，法第34条は「都道府県知事は，その指定する指定医による診察の結果，精神障害者であり，かつ，直ちに入院させなければその者の医療及び保護を図る上で著しく支障がある者であって当該精神障害のために第20条の規定による入院〔任意入院〕が行われる状態にないと判定されたものにつき，その家族等のうちいずれかの者の同意があるときは，本人の同意がなくてもその者を第33条第１項の規定による入院〔医療保護入院〕をさせるため第33条の６第１項に規定する精神科病院〔都道府県知事が応急入院を行うために指定した病院〕に移送することができる」と，都道府県の責任で移送することなどを規定しています。この医療保護入院等のための移送が創設された理由は，家族等の要請によって民間の警備会社が搬送を行っている実態が明らかになったこと，医療保護入院のための患者の移送に関する特段の規定がなく，結果的に入院が遅れることが，精神障害者の人権上も放置できないこと，保健所などの関係機関の支援が十分でないことなどの問題が指摘されたためです。また，家族等の要請があるにしても，本人が病院へ行くのを嫌がっているのを，第三者が法的根拠もなく強制的に病院へ連れて行くのは拉致監禁罪に触れるおそれもあります。このようなことから，本人に必要な医療と保護を確保する観点から公的な責任において適切な医療機関まで移送する制度として規定されました。

法第34条は行政処分としての移送であることから，保健所などによる事前調査が十分に行われたうえで必要があると認められた場合に，知事の指定する精神保健指定医によって診察され，その結果，直ちに入院治療の必要性がある場合で，かつ家族等の同意がある場合に限って都道府県の責任で行われること，移送先については応急入院指定病院の指定を受けた一定の基準を満たす病院であることなど，厳格な要件を定めています。法第34条による移送は病状が悪化，あるいは病状が悪化した状態でありながら受療行動をとることができない場合の医療アクセスの手段として有効と考えられますが，都道府県によって制度運用の実態には違いがあります。

Q 10 > 罰則規定

精神保健福祉法に違反した場合，罰則はありますか。

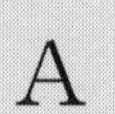

罰則については，精神保健福祉法第52条から第57条において以下の罰則規定が定められています。平成17年の改正で，精神障害者の人権擁護のための諸規定等の実効性を担保するために罰金の金額が引き上げられました。

表　精神保健福祉法における罰則規定

第52条 ３年以下の懲役又は100万円以下の罰金	1　定期報告等の審査結果に基づく都道府県知事による退院命令に違反したとき 2　退院請求の審査結果に基づく都道府県知事による退院命令に違反したとき 3　任意入院者，医療保護入院者，応急入院者について厚生労働省又は都道府県知事，指定都市市長の実地審査に基づく退院命令に違反したとき 4　入院中の処遇が著しく不適当な場合に行われる改善命令，精神保健指定医の診察結果に基づく都道府県知事による退院命令に従わないときの入院制限に違反したとき 5　障害者虐待があったと認められる場合に行われる改善命令に違反したとき
第53条	1　精神科病院の管理者，精神保健指定医，地方精神保健福祉審議会の委員，精神医療審査会の委員，特例措置に係る診察を行った特定医師若しくは保健所等の相談指導の規定に基づく都道府県知事等が指定した医師又はこれらの職にあった者がこの法律の規定に基づく職務の執行に関して知り得た人の秘密を正当な理由がなく漏らしたとき 2　精神科病院の職員又はその場にあった者が，この法律の規定に基づく精神科病院の管理者の職務の執行を補助するときに知り得た人の秘密を正当な理由がなく漏らしたとき
第53条の２ １年以下の懲役又は100万円以下の罰金	精神障害者社会復帰促進センターの役員若しくは職員又はこれらの職にあった者が，この法律に基づく業務に関して知り得た秘密を漏らしたとき

第53条の3 1年以下の拘禁刑又は30万円以下の罰金	入院者訪問支援事業に従事する者又は従事していた者が，その職務に関して知り得た人の秘密を正当な利用がなく漏らしたとき
第54条第1項 6月以下の懲役又は50万円以下の罰金	精神保健指定医の登録研修機関に対する厚生労働大臣による指定登録の取り消しや研修業務の停止命令に違反した者
第54条第2項 6月以下の拘禁刑又は50万円以下の罰金	虚偽の事実を記載して精神障害者等の診察及び保護の申請をした者
第55条 30万円以下の罰金	1　精神保健指定医の登録研修機関に対する報告の徴収及び検査の規定による報告をせず，若しくは虚偽の報告をし，又は検査を拒み，妨げ，若しくは忌避したとき 2　申請・通報等に基づく都道府県知事の指定する精神保健指定医の診察等を拒み，妨げ，若しくは忌避したとき 3　緊急措置入院の規定による診察等を拒み，妨げ，若しくは忌避したとき 4　精神医療審査会の定期報告等による審査のための診療録その他の提出命令について報告・提出をせず，若しくは虚偽の報告をしたとき 5　退院等の請求による精神医療審査会の審査のための診療録その他提出命令について報告・提出をせず，若しくは虚偽の報告をしたとき 6　厚生労働大臣又は都道府県知事の精神科病院に対する入院患者の症状・処遇に関する報告徴収の規定による報告・提出をせず，検査・診察を拒み，又は質問に対して正当な理由なく答弁せず，若しくは虚偽の答弁をしたとき 7　厚生労働大臣又は都道府県知事の精神科病院に対する入院の手続きに関する報告徴収の規定による報告・提出をせず，または虚偽の報告をした精神科病院の管理者 8　厚生労働大臣又は都道府県知事の精神科病院に対する虐待の防止等に関する報告徴収の規定による報告・提出・提示をせず，若しくは虚偽の報告をし，検査・診察を拒み，妨げ，忌避し，又は質問に対して正当な理由なく答弁せず，若しくは虚偽の答弁をしたとき 9　精神障害者社会復帰促進センターに対する報告及び検査の規定による報告をせず，若しくは虚偽の報告をし，又は検査

	を拒み，妨げ，若しくは忌避したとき
第56条	法人の代表者又は法人若しくは人の代理人，使用人その他の従業者が，その法人又は人の業務に関して第52条，第54条第1号又は前条の違反行為をしたときは，行為者を罰するほか，その法人又は人に対しても各本条の罰金刑を科する。
第57条 10万円以下の過料	1　精神保健指定医の診療録記載義務の規定に違反した者 2　精神保健指定医の登録機関の業務休廃止の規定に違反した者 3　精神保健指定医の登録機関の財務諸表等の備付け及び閲覧等の規定に違反した者 4　精神保健指定医の登録機関の帳簿の備付けの規定に違反した者 5　任意入院者に対する精神科病院管理者の告知義務の規定に違反した者 6　措置入院者・緊急措置入院者又はその扶養義務者の収入状況の都道府県知事への報告の規定に違反した者 7　精神科病院管理者の都道府県知事への医療保護入院の届出の規定に違反した者 8　精神科病院管理者の都道府県知事への応急入院の届出の規定に違反した者 9　措置入院者の定期病状報告の規定に違反した者

Q 11 > 精神科病院の定義

精神科病院の定義とは何ですか。

A 医療法第１条の５において，「病院」は，医師又は歯科医師が，公衆又は特定多数人のため医業又は歯科医業を行う場所であり，20床以上の入院施設をもつものと示されています（ちなみに，無床もしくは19床以下のものは診療所，そのうち，入院施設をもつ場合は有床診療所とされています）。

法第７条では，病床の種類を，精神病床，感染症病床，結核病床，療養病床，一般病床と区分しており，精神病床は，精神疾患を有する者を入院させるためのものをいいます。

精神科病院においては，明治33年の精神病者監護法制定時には，精神科病院を「収容施設」として定めていた経緯があります。

このような「精神障害者を収容する施設」というイメージを払拭して，専門的医療を提供する施設であることを明確にし，より受診しやすくするために，「精神病院」を「精神科病院」と改める「精神病院の用語の整理のための関係法律の一部を改正する法律」が成立し，平成18年12月23日に施行されています。

精神科病院の定義は精神保健福祉法のなかには定められていませんが，精神科病院の他，精神科病院以外の病院で精神病床が設けられている総合病院なども含めて「精神科病院」と用いられています。

これらをまとめると，精神科病院とは「医療法に定める病院であり，精神病床を有するもの」となります。

厚生労働省が，全国の医療施設（医療法に定める病院・診療所）の分布及び整備の実態を明らかにするために実施する「医療施設調査」では，精神科病院を精神病床のみを有する病院と定義しています。そして精神科病院以外の病院を「一般病院」と定義しています。

参考として，2022（令和４）年の医療施設（動態）調査・病院報告の結果では，「精神科病院」は1,056施設で，前年に比べて３施設増加していました。また，翌2023（令和５）年の同調査結果では，「精神科病院」は1,057施設で，前年に比べて１施設の増加でした。

Q　12 ＞ 関係機関の連携

精神保健福祉の関係機関の連携について，また各職種・スタッフの役割分担・連携等について教えてください。

A　精神保健福祉の提供には，チーム医療と呼ばれる形態が必要かつ有効であるといわれています。さらに，精神障害者を，社会で生活する一人の人としてとらえ，その生活を本人の望むものにするための支援をしようと考えると，本人がかかわりをもつ各種関係機関と連携することが必要です。

(1)　院内の連携

医師や看護師（准看護師），精神保健福祉士，作業療法士，公認心理師，薬剤師，栄養士など，院内の医療従事者にはさまざまな職種があり，それぞれの専門分野の知識や技術を用いて患者の治療に参加します。例えば，精神保健福祉士法には保健医療サービスや障害福祉サービス等が総合的かつ適切に提供されるよう各関係者との連携を保つことが義務づけられています（精神保健福祉士法第41条第１項）。ここで重要なことは，各職種が相互に役割を認め合い，尊重し合いながら，情報を共有して意見交換等を行う姿勢をもつことです。医療機関においては，ほとんどの職種が医師の指示のもとにその業務を行うものと位置づけられています。しかし，各職種がそれぞれの専門性に基づく判断や意見をもっていることも事実であり，医師の指示通りの業務だけを行うのではありません。また，「人」を相手にする仕事ですから，当然マニュアル通りにいくことばかりではなく，柔軟な対応が必要であることや，どの職種が担ってもよい業務もあり得ます。このようなときに相互に状況を確認し，補完し合うことがよりよい援助の提供につながります。

なお，精神保健福祉士は医療職ではありませんので，医師の指示によって業務を行うものではありませんが，「主治医がいれば，その指導を受けること」も義務として定められています（法第41条第２項）。つまり，主治医の意見を聞き，指導を受けますが，精神保健福祉士としての独自の専門的な視点に基づく判断と，それによる支援を行う職種であり，業務が医師の指示下に規定されているわけではありません。

(2)　多機関の連携

冒頭に述べたように，精神障害者も社会生活を送る一員ですから，その生活全体に対する支援を考えるとき，複数の機関が連携してこれにあたることは，いまや日常的に行われるようになりました。例えば，障害者総合支援法における障害福祉サービスのなかでも，生活の場や生活に必要な力を養うサービス，日中の活動場面の提供や就労支援を行うサービスがあるほか，手続き窓口や相談支援を担う行政機関もあるなど，その機能も多岐に渡ります。

多数の機関が連携して一人の人を支援する場合，重要なことは支援方針を確認し合い，各機関の機能や提供できるサービス内容を把握しておくことです。また近年「ケアマネジメント」ということがしきりにいわれており，介護保険法や障害者総合支援法においては，この手法が制度化され，積極的に活用されています。これは，利用者や家族からの相談に応じ，利用者個々の心身の状況，サービス利用の意向，家族状況などを踏まえ，①統一的なアセスメントに基づき，適切な支給決定をするとともに，②さまざまな種類のサービスが適切に組み合わされ，計画的に利用できるようにするための仕組みです。障害者総合支援法においては，主に，相談支援専門員がマネジメントを担います。

なお，本人の意思を尊重し，望むかたちで支援を組み合わせるには，本人の希望を十分に聞くとともに機関相互の連絡を緊密に取り合うことが必要です。このように多機関が連携するにあたり，最も大切なことは，本人に関する情報の扱い方であり，本人の同意を得たうえでの情報共有を原則とすることが求められます。

Q 13 ＞ 入院，通院費用

精神科の入院費用及び通院費用はどのくらいかかりますか。

A

日本は国民皆保険制度下にあり，一般的に医療費の支払いは，医療保険を用いて行われます。現在は国民健康保険，健康保険ともに本人・家族とも自己負担額は原則３割ですから，医療機関が請求する費用の３割が，患者の支払う額ということになります（義務教育就学前は２割）。また高齢者（70歳以上）の場合は，所得額によって自己負担割合が異なります。70歳から74歳の高齢者は２割（現役並みの所得がある場合は３割），75歳以上の後期高齢者は１割又は２割（現役並みの所得がある場合は３割）の自己負担割合となります。その他に，入院時食事療養費といって，いわゆる食事代が加算されます。

医療機関では，行った治療や処置等に応じて，診療報酬制度による保険点数でその費用を請求します。また，一定の基準を満たす医療機関については，提供する治療内容ではなく治療環境（看護職員と入院患者数の比率や，患者１人当たりの病室の広さなど）によって，１日にかかる医療費が定額の場合もあります。

このように入院，通院ともにどのような治療や検査等を行ったか，またはどのような種類の医療機関をどの程度の期間利用したかによって請求金額が変わりますので，通院や入院による違いというより，入院病棟の種別や治療内容による違いがあります。しかし，医療現場では，例えば入院患者の家族から１か月にかかる費用の目安を尋ねられることなどが実際によくあります。そこで，以下にいくつかの例をあげて，おおよその目安を提示します。

例えば，精神科病棟に入院したばかりで，いくつかの検査や専門的な治療を受けた場合，１か月の医療費自己負担（３割の場合）はおおよそ15万円前後となります。これに食事代が４万4000円ほど加わりますので，合計20万円くらいの支払いとなります。なお，入院期間が４か月以上になると食事代を含めた支払い金額が10万円前後となります。また，上記の例は医療費と食事代だけを計算していますが，一般的に精神科病院では，このほかに１か月に患者が日用品等を購入するためとして月額２万円程度の「小遣い」を必要とします。その他，個室や２人部屋などで室料差額がかかる場合もあります。

また，同じ精神科病院でも入院する病棟の機能によって自己負担額は大きく異なります。例えば，同じ健康保険の本人（３割負担）であっても，精神科救急病棟では１か月40万円前後，精神療養病棟では１か月15万円前後と大きな差があります。ただし，これらは医療保険の高額療養費制度の対象ですので，手続きをすることで自己負担分を抑えることができます。これは，被保険者が安心して医療にかかることを保証するための制度で，１か月に同じ医療機関で支払う医療費が一定額を超えると，世帯主の申請によって超えた分が払い戻されるというものです。手術を受けたり，高額な治療を継続したり，入院期間が長期化したりすると費用負担が増えますが，医療にかかり続けることを支えるために設けられた制度です。医療機関に支払った領収書などを添付して各種保険窓口へ申請します。なお，事前に社会保険事務所や市区町村の国民健康保険窓口で「健康保険限度額適用認定証」の交付を受けることで，１か月間の医療機関での支払いを自己負担限度額までにとどめることができます。

高齢者や障害者に対しては，都道府県や市町村が独自に医療費の助成制度を設けている場合もあります。

その他，入院形態による違いとして特筆しておくと，精神保健福祉法による措置入院と，医療観察法による鑑定入院及び指定医療機関への通院・入院費用は公費負担になりますが，支払われ方が異なります。

措置入院では，医療保険の自己負担部分は公費で賄われますが，後日，都道府県又は政令指定都市より所得に応じた自己負担額を請求されます。これに対して，医療観察法に基づく医療費は入院・通院とも保険を使わず国費で賄われます。なお，いずれも入院中の小遣いや通院にかかる交通費等は自己負担となります。

Q 14 ＞ 精神保健福祉法の入院形態

精神保健福祉法の入院形態にはどのようなものがありますか。

A 精神科病院への入院は，精神保健福祉法に定められた入院となります。本人の意思により入院する「自発的入院」とそれ以外の「非自発的入院」があり，本人の意思により入院する場合は「任意入院」，それ以外は「措置入院」「緊急措置入院」「医療保護入院」「応急入院」となります。

精神保健福祉法に基づく入院形態については，以下の通りです。

① 任意入院（法第20条）
② 措置入院（法第29条），緊急措置入院（法第29条の２）
③ 医療保護入院（法第33条）
④ 応急入院（法第33条の６）

それぞれの入院形態によって，本人の同意や精神保健指定医の診察の必要性の有無，入院条件，その他の条件や規定などが異なることを理解しておくことが必要です。

精神科病院における職員は，精神科病院に入院している患者の入院形態を知り，患者の人権擁護や安全管理に努めなければなりません。

⑴ 任意入院（法第20条）

精神障害者本人の同意に基づく入院です。精神科病院の管理者は，本人の同意に基づいて入院が行われるよう努めなければならないとされています。また，入院した本人から退院の申し出があった際には，退院をさせなければなりません。ただし，精神保健指定医の診察の結果，医療及び保護の必要があるとされた場合は72時間を限度に入院継続ができます。入院の際の診察は，精神保健指定医である必要はありません。

⑵ 措置入院（法第29条），緊急措置入院（法第29条の２）

自身を傷つけ又は他人に害を及ぼすおそれがあることが明らかな精神障害者について，精神保健指定医の診察により医療及び保護のために入院が必要と認められたとき，都道府県知事の権限で国等の設置した病院及び指定病院で行われる入院です。

都道府県知事が指定する精神保健指定医２名以上による診察が必要であり，また，その診察により自身を傷つけ又は他人に害を及ぼすおそれがあることが明らかであると一致した場合のみ入院措置が認められます。

急速を要し，通常の措置入院のための手続きをとることができない場合は，都道府県知事が指定する精神保健指定医１名の診察により自身を傷つけ又は他人に害を及ぼすおそれがあることが明らかであると認められた場合，72時間を限度に入院させることができ，これを緊急措置入院といいます。

措置入院に要する費用については，国及び都道府県知事が負担することとなっています（国が４分の３，都道府県が４分の１を負担）。

自身を傷つけ又は他人に害を及ぼすおそれがあることが明らかな状態が消失した場合は，医療保護入院や任意入院への切り替えや退院に向けた検討が必要となります。

また，精神科病院又は指定病院の管理者は，退院後生活環境相談員を選任し，退院後の生活環境に関しての相談，情報提供，その他の援助を行わなければなりません。本人及び家族等が希望した場合には，相談支援事業，居宅介護支援事業等，地域援助事業者の紹介をする必要があります。

⑶　医療保護入院（法第33条）

精神保健指定医の診察の結果，精神障害者であり，かつ医療及び保護のために入院が必要と認められた際，任意入院による入院が行われる状態にないと判断された場合に，家族等（Q27参照）の同意があるときは，本人の同意がなくても，３か月以内（通算の入院期間が６か月以上である場合は，６か月以内）の範囲内の期間を定め，入院させることができる入院です。

家族等がいない又はその家族等の全員が意思表示できない場合，もしくは入院への同意，不同意の意思表示を行わない場合は，市町村長の同意があれば入院させることができます。

緊急その他やむを得ない理由があるときは，精神保健指定医に代えて特定医師（Q４参照）の診察により12時間を限度に入院させることができます。

入院期間を更新する場合には，本人及び同意した家族等に更新の理由，退院等の請求に関することを書面で知らせる必要があります。

精神科病院管理者は，退院後生活環境相談員の選任，地域援助事業者との連携，医療保護入院者退院支援委員会での審議について義務づけられており，医療保護入院者が退院し地域生活へ移行できるよう必要な体制整備を行い，それを進めていかなければなりません。

⑷　応急入院（法第33条の６）

精神保健指定医の診察の結果，精神障害者であり，かつ医療及び保護のために入院が必要と認められた際，任意入院による入院が行われる状態にないと判断され，急速を要しているが家族等の同意を得ることができない場合，本人の同意がなくても72時間を限度に応急入院指定病院に入院をさせることができる入院です（Q55参照）。

緊急その他やむを得ない理由があるときは，精神保健指定医に代えて特定医師の診察により12時間を限度に入院させることができます。

令和４年の精神保健福祉法改正では，家族等が同意・不同意の意思表示を行わない場合にも，市町村長の同意により医療保護入院を可能とする，一定の期間ごとに入院要件の確認を行うため，医療保護入院の入院期間を定める，市町村長の同意による医療保護入院者を中心に，本人の希望により「入院者訪問支援事業」が受けられるなど，精神障害者の希望やニーズに応じた支援体制の整備が行われました。

Q 15 > 入院時等の届出書類

入院時や入院中の都道府県への届出書類にはどのようなものがありますか。

A 障害者の日常生活及び社会生活を総合的に支援するための法律等の一部を改正する法律（令和４年法律第104号）において，精神保健福祉法が改正され，令和６年４月１日からは新たな様式での届出や告知が必要になりました。

届出が義務づけられている書類を入院形態別，入院時，入院中，退院時にまとめると以下のようになります。これは，精神医療審査会等においてその入院の適正さを担保することにより，入院時及び入院中の患者の権利を確保することと病院の法律に即した適正な運営がなされることを目的としています。

届出書類に限らず，入院の告知や同意書等の各種様式は，令和５年11月27日障精発1127第５号通知[1)]にて定められており，厚生労働省のホームページよりダウンロードできます（https://www.mhlw.go.jp/stf/seisakunitsuite/bunya/hukushi_kaigo/shougaishahukushi/kaisei_seisin/youshiki.html）。

【入院時】

⑴ 任意入院：特に届出書類はありません。

⑵ 医療保護入院：法第33条第１項又は同条第２項に基づく入院の届出（様式10），同条第３項に基づく入院の届出（様式11）があります。

1） 様式10「医療保護入院者の入院届」は，法第33条第１項（家族等の同意）及び同条第２項（市町村長の同意）に基づいて，精神保健指定医が医療保護入院の必要性を判断した場合に使用します。

2） 様式11「特定医師による医療保護入院者の入院届及び記録」は，法第33条第３項に基づいて，特定医師が医療保護入院の必要性を判断した場合に使用します。

⑶ 応急入院：法第33条の６第１項に基づく入院の届出（様式18），同条第２項に基づく入院の届出（様式19）があります。

1） 精神科病院に入院する時の告知等に係る書面及び入退院の届出等について（令和５年11月27日障精発1127第５号厚生労働省社会・援護局障害保健福祉部精神・障害保健課長通知）

1） 様式18「応急入院届」は，法第33条の６第１項に基づいて，精神保健指定医が応急入院の必要性を判断した場合に使用します。

2） 様式19「特定医師による応急入院届及び記録」は，法第33条の６第２項に基づいて，特定医師が応急入院の必要性を判断した場合に使用します。

⑷ 緊急措置入院：「措置入院に関する診断書」（様式20）

⑸ 措置入院：「措置入院に関する診断書」（様式20），ただし，診察を行った精神保健指定医が記入しますので，当該病院以外の指定医が診察した場合は，その医師が提出します。

［注意事項］

① 医療保護入院時には，法第33条（医療保護入院）の規定により入院後10日以内に「医療保護入院者の入院届」を精神保健指定医が記入し，最寄りの保健所長を経て都道府県知事に届け出なければなりません。また，やむを得ない理由で期限内に届出ができない場合は，その理由が記された遅延理由書を添えることがあります。届出規定に違反した場合は法第57条の規定により10万円以下の過料に処されることがありますので早めの提出を心がけてください。

② 法第34条（医療保護入院等のための移送）によって医療保護入院又は応急入院した場合には，移送に関する「事前調査票」「移送記録票」「診察記録票」を当該入院届に添付します。

③ 平成26年度より，「医療保護入院者の入院届」には，必ず「入院診療計画書」を添付することとなっていましたが，令和６年度より不要となりました。

④ 家族等がいない場合は，本人の居住地を所管する市町村長の同意による入院手続きが行われます。このような場合，市町村の担当者に電話等で依頼し，了解を得ることが必要です。依頼後は速やかに「同意依頼書」を記入し，市町村に提出します。

⑤ 応急入院の届出は，その入院期限が72時間（特定医師の判定の場合は12時間）であることから直ちに行わなければなりません。

【入院中】

⑴ 任意入院：通常，届出はありません。しかし，法第38条の７に規定する改善命令を受けた病院においては，「任意入院者の定期病状報告書」を入院時から12か月ごとに提出します。また，同入院患者が開放処遇の制限を受けている場合は，６か月ごとに「定期病状報告書」を提出する必要があります。

また，任意入院中の患者が退院を申し出た際に退院を制限した場合は，「任意入院者を退院制限した場合の記録」（様式５）を直ちに提出しなければなりません。

(2) 医療保護入院：令和６年度より「医療保護入院者の定期病状報告書」は廃止されました。

代わりに，「医療保護入院者の入院届」及び「入院診療計画書」に記載している予定入院期間を更新する場合は，①医療保護入院が必要（法第33条第１項第１号）であることの更新の届出「医療保護入院者の入院期間更新届」（様式15），②医療保護入院者退院支援委員会にて審議が行われたことの「医療保護入院者退院支援委員会審議記録」（令和５年11月27日障発1127第７号通知[2)]の別添様式２），③家族等の同意書「医療保護入院期間の更新に関する家族等同意書」（様式13）を期間満了から10日以内に最寄りの保健所長を経て都道府県知事及び指定都市の市長に届け出なければならない（法第33条第９項）とされています。ただし，③家族等の同意書に関しては，家族の同意を得たものとみなした場合は，その旨を示し（①の書類内に記載）添付しない場合もあります（自治体によって②を添付しない場合もあります）。

(3) 措置入院：「措置入院者の定期病状報告書」（様式23）を入院３か月目と以後，６か月ごとに提出が必要です。

［注意事項］

① 措置入院者の仮退院（仮退院中の患者は措置が継続しています）は，法第40条に基づき申請するもので，都道府県により様式が異なります。「仮退院の許可の申請」のような申請を最寄りの保健所を経由して提出します。

② 応急入院，緊急措置入院については，特に届出書類はありません。

【退院時】

(1) 医療保護入院：「医療保護入院者の退院届」（様式16）があります。

(2) 措置入院：「措置入院者の症状消退届」（様式24）があります。

［注意事項］

① 医療保護入院者を退院させたときは，法第33条の２の規定に基づいて10日以内に「医療保護入院者の退院届」（様式16）を最寄りの保健所を経由して都道府県知事に提出しなければなりません。なお，退院は入院患者の人権を制限するものではないため，精神保健指定医の診察を必要としません。通常，書類は主治医が記入します。

---

2) 措置入院者及び医療保護入院者の退院促進に関する措置について（令和５年11月27日障発1127第７号厚生労働省社会・援護局障害保健福祉部長通知）

② 法第34条（移送）の手続きを行って医療保護入院又は応急入院したが，72時間以内の退院である場合は，精神保健指定医による診察が必要です。

③ 医療保護入院の患者が任意入院に入院形態を変更し入院が継続したときでも「医療保護入院の退院届」が必要です。入院が継続しますのでうっかり忘れることが多いので注意が必要です。

④ 「措置入院者の症状消退届」（様式24）は，精神保健指定医が診察し退院若しくは医療保護入院等へ入院形態を変更する場合に届け出ます。

Q 16 > 無断離院の手続き

精神科病院からの無断退去（無断離院）の手続きはどうしたらよいでしょうか。

A 精神保健福祉法第39条（無断退去者に対する措置）に「精神科病院の管理者は，入院中の者で自身を傷つけ又は他人に害を及ぼすおそれのあるものが無断で退去しその行方が不明になったときは，所轄の警察署長に次の事項を通知してその探索を求めなければならない」と規定されています。通知しなければならない内容は，①退去者の住所，氏名，性別及び生年月日，②退去の年月日及び時刻，③症状の概要，④退去者を発見するために参考となるべき人相，服装その他の事項，⑤入院年月日，⑥退去者の家族等又はこれに準ずる者の住所，氏名，⑤の入院年月日より前に障害者総合支援法に規定する障害福祉サービスを利用していた場合の事業者名，所在地及び連絡先です（無断退去精神障害者探索願（次頁）を参照）。法第39条では，自傷他害のおそれのあるものに限定していることが特徴ですから，措置入院者はすべてのケースにあてはまります。また，措置入院者は行政処分として入院していますので警察署だけでなく，都道府県及び指定都市の主管課及び最寄りの保健所へも報告が必要です。

その他，任意入院者や医療保護入院者の場合であっても，その入院施設の管理者が「自傷他害のおそれあり」と判断した場合は，法第39条を適応し，上記手続きを行わなければなりません。また，法律に規定していませんが，自傷他害に関係なく，①家族への連絡，②病院職員への周知及び院内捜索，③近隣の捜索，④警察への保護願を行うことが必要と思います。警察への保護願は，患者の住所地を所管する警察署に届出を行いますが，この届出は原則として家族からの届出となっています（病院職員など他人が勝手に行うことはできません）。そのため，家族に説明したうえで届出を出すか否か，いつ届出を行うかなどを話し合う必要があります。しかし，家族がいない場合や家族が拒否する場合は，警察と相談し指示を仰ぎます。また，同一都道府県内に限り各警察署へ無断退去の情報を発信してもらうことは可能ですので，最寄りの警察署に相談することをおすすめします。

以上のように法律で規定されている届出と，規定にはありませんが諸処の手続きがありますので，各施設が無断退去発生時のマニュアル等を作成し，対応することが望ましいと考えられます。

令和　　年　　月　　日

警察署長　殿

病院管理者

無断退去精神障害者探索願

下記の者が当院を無断退去したので探索方お願いいたします。

記

<table>
<tr><td rowspan="3">精　神
障害者</td><td>住　　所</td><td colspan="3"></td></tr>
<tr><td>氏　　名</td><td></td><td>性　　別</td><td>男・女</td></tr>
<tr><td>生年月日</td><td colspan="3">大・昭・平・令　　年　　月　　日生</td></tr>
<tr><td colspan="2">無断退去の日時</td><td colspan="3">令和　　年　　月　　日午前
後　時　　分</td></tr>
<tr><td colspan="2">症状の概要</td><td colspan="3"></td></tr>
<tr><td colspan="2">人　　　相</td><td colspan="3"></td></tr>
<tr><td colspan="2">服　　　装</td><td colspan="3"></td></tr>
<tr><td colspan="2">特　　　徴</td><td colspan="3"></td></tr>
<tr><td colspan="2">入院年月日</td><td colspan="3">昭・平・令　　年　　月　　日</td></tr>
<tr><td rowspan="2">家族又はこれに準ずる者</td><td>住所</td><td colspan="3"></td></tr>
<tr><td>氏名</td><td></td><td>本人との続柄</td><td></td></tr>
<tr><td rowspan="2">家族又はこれに準ずる者</td><td>住所</td><td colspan="3"></td></tr>
<tr><td>氏名</td><td></td><td>本人との続柄</td><td></td></tr>
</table>

Q 17 ＞ 精神医療審査会

都道府県の精神医療審査会の役割について教えてください。

A 精神医療審査会については，精神保健福祉法第12条から第15条までに設置及び業務，委員に関する内容が定められています。

精神科医療においては，患者本人の意思によらない入院や行動の制限等を行わなければならない場合があります。精神医療審査会は，専門的かつ独立的な機関として，精神障害者の人権に配慮しつつ，その適正な医療及び保護を確保するために，精神科病院に入院している精神障害者の入院継続の適否や処遇等について審査を行います。

具体的には次の審査を行います。

> 1　以下の届出又は報告される入院又は入院継続の適否について審査を行い，その結果を都道府県知事等に報告する。
> ①精神科病院管理者からの措置入院及び医療保護入院の届出又は入院期間の更新の届出
> ②精神科病院管理者からの措置入院者の定期病状報告
> 2　精神科病院の管理者から任意入院者の定期病状報告があったときに，都道府県知事等からの求めに応じて，その入院の必要があるか審査を行う。
> 3　精神科病院に入院中の者や，その家族等から退院請求又は処遇改善請求があったときに，その請求に係わる入院中の者について，入院の必要があるか，処遇が適当であるか審査を行い，その結果を都道府県知事等に報告する。

平成17年の改正において，措置入院者の定期病状報告では，入院後３か月目の報告が導入され，記載事項では「自傷他害の再発防止の対応」「重大な問題行動の例示」が盛り込まれるようになりました。

また，任意入院者の病状報告制度は，都道府県知事により改善命令を受けた精神科病院に入院する任意入院者の適正な処遇を確保する観点から平成17年の法改正で新設された制度であり，これらも踏まえて精神医療審査会では審査を行います。

医療保護入院者の定期病状報告は，令和４年の改正で医療保護入院者の入院期間を定めることとなったことに伴い廃止されました。

精神医療審査会は，各都道府県・指定都市に設置されるように法律上定められていますが，審査結果に基づいて都道府県知事及び指定都市市長は，退院命令等の措置を採らなければならないことから，都道府県・指定都市から独立した審査が担保され，より独立性を保つために，審査会の事務は各精神保健福祉センターで行うこととされています。

また，精神医療審査会の委員は５名で構成され，審査内容は出席した委員の過半数で決定されます。委員は，精神科医療の特殊性を踏まえ，医療，法令遵守など総合的な観点から審査を行う必要があり，入院患者の人権擁護の観点から極めて重要な役割を果たします。

平成25年の改正では，学識経験を有する者が「精神障害者の保健又は福祉に関し学識経験を有する者」と明確化され，地域支援や地域移行支援の観点が強化されました。それにより，精神医療審査会の委員は，①精神保健指定医２名以上，②精神障害者の保健又は福祉に関し学識経験を有する者１名以上，③法律に関し学識経験を有する者１名以上となりました。

ただし，審査対象者が入院している病院の管理者や勤務医，審査対象者の措置入院時及び医療保護入院時に診察を行った精神保健指定医，審査対象者の医療保護入院に係る同意者や審査対象者の配偶者，３親等以内の親族，法定代理人，後見監督人，保佐人，保護者等の代理人などのほか，審査対象者と利害関係や特別の関係がある場合は審査に係る議事に加わることができません。

また，精神障害者の人権擁護の観点から，精神医療審査会における審査の迅速性を確保するために，審査件数等に応じて合議体数の見直しを行うようになりました。さらに，合議体での審査の前提となる意見聴取や診察を予め行うために，精神保健指定医による「予備委員」を置くことができるようになりました。

令和４年の精神保健福祉法改正では，従来の医療保護入院時の審査に加え，措置入院時にも精神医療審査会において入院必要性に係る審査が必要となりました（精神保健福祉法第38条の３第１項関係）。これにより都道府県知事は，措置入院を採ったときは，精神医療審査会に通知することになります。通知を受けた精神医療審査会は，患者等の同意を得て精神保健指定医による審査を行い，入院の必要があるか否かに関して審査を行います。審査の結果，入院が必要ないと認められたときは，精神科病院の管理者に対してその患者を退院させるよう命じることになります。

医療保護入院者については，入院期間の更新に関する審査において特段の理由なく入院が必要と判断されていないか確認します。

Q 18 > 保護者制度の廃止

保護者制度の廃止によって，それまで保護者の義務とされていた措置入院者の仮退院，退院の際の引き取り義務，患者の財産を管理する義務などの義務規定がなくなりました。保護者制度廃止の過程でどのような議論があったのか教えてください。

A 保護者制度ができる以前から，わが国の精神科医療，患者処遇の歴史において保護者を必要とする見解はありました。明治33年に制定された精神病者監護法においても，家族や親類縁者，適任者がいなければ住所地，所在地の市区町村長のなかから監護義務者を１人定め，その者に監護義務を課すということが明文化されていました。その後，戦後の昭和25年，精神病者監護法及び精神病院法が廃止され，精神衛生法が制定されると，これまでの監護義務者制度を引き継ぐような制度として保護義務者制度が制定され，保護義務者の同意による入院制度（現在の医療保護入院に類する入院制度）ができました。その後，精神保健法が昭和62年に改正され（昭和63年７月施行），任意入院制度とともに，「保護義務者の同意による入院」を「医療保護入院」と改称し，精神保健指定医の判定を医療保護入院の要件としました。

保護義務者制度のもとでは，精神障害者につき１名を保護義務者として決めることになっており，「精神障害者に治療を受けさせること」や「精神障害者の財産上の利益を保護すること」「回復した措置入院患者等を引き取ること」等の責務が保護義務者に課せられていました。

平成５年の法改正では「保護義務者」が「保護者」と名称変更され，回復した措置入院患者の引き取り義務について，「引き取りを行うに際して，精神科病院の管理者又は当該病院と関連する精神障害者社会復帰施設の長と相談し，及び必要な援助を求めること」という規定を新設し，保護者の義務の負担軽減を図りました。その後も家族会等からの要望もあり，保護者の義務は少しずつ軽減されてきましたが，精神障害者に必要な治療を受けさせる義務は，精神保健指定医が入院が必要であると判断したものの，患者本人が入院治療に同意できないとき，本人に代わり同意する医療保護入院の同意者となることとして最後まで残されていました。しかし，この間も保護者制度については以下のような問題点が指摘され，制度のあり方が議論されてきました。

【保護者制度について指摘されていた問題点】

・一人の保護者のみが，法律上保護者に課せられたさまざまな義務を行うことは，負担が大きいのではないか。

・本人と家族の関係がさまざまであるなかで，保護者が必ずしも本人の利益保護を行えるとは限らないのではないか。

・保護者制度創設時と比較して，社会環境（精神科医療体制の充実等）や家族関係（高齢化の進行等）が変化していることに，対応しているか。

・保護者に課せられた義務規定は抽象的であり，法律の規定としてどの程度の具体的な意義を有するのか。

保護者制度の廃止については，保護者の負担軽減ともう１つの議論として医療保護入院時に保護者の同意に替え，誰かの同意を必要とするかどうかについての検討がなされ，検討チーム・作業チームでは次のような意見が出されました。[1)]

・精神保健指定医１名の診断と同時に，別の精神保健指定医による診断が必要とする意見（すなわち，精神保健指定医２名による診断が必要とする意見）

・入院してから一定期間内に，別の精神保健指定医又は別の医師（病院の管理者等）による診断が必要とする意見

・精神保健指定医１名の診断と同時に，地域支援関係者の同意又は関与を必要とする意見

・精神保健指定医１名の診断のほかに，裁判所による承認が必要とする意見

これらの意見に対しては，次のような意見が出されました。

・入院の判断を厳しくするよりも，入院をさせたうえで適切な医療を提供し，早期に退院させることを目指すべき。

・医療に関しては医師が全責任を負っており，その法的責任を免れることはできず，医師以外の誰かの同意がなければ入院させられないということはない。

・新たに誰かの同意を必要とすれば，入院の必要性がある場合でも，保護者が同意しなければ適切な医療に結びつかないという医療保護入院の制度的課題を解決できない。

・現に医療保護入院者数が年に14万人に上っている現状，精神保健指定医や地域支援関係者の確保の面から，こうした仕組みの導入は現実的ではない。

---

1) 厚生労働省社会・援護局障害保健福祉部精神・障害保健課「精神保健及び精神障害者福祉に関する法律の一部を改正する法律等の施行事項の詳細について」（https://www.mhlw.go.jp/seisakunitsuite/bunya/hukushi_kaigo/shougaishahukushi/kaisei_seisin/dl/shikou_gaiyo.pdf）

さまざまな議論の結果，平成25年の法改正でこれまで保護者に課せられていた義務は全て削除となり，保護者制度は廃止となり，医療保護入院については精神保健指定医１名の判定とともに，家族等（配偶者，親権者，扶養義務者，後見人又は保佐人）のうちいずれかの者の同意を必要とすることとなりました（法第33条第１項及び第２項)。この法改正の趣旨として，適切な入院医療へのアクセスを確保しつつ，医療保護入院における精神障害者の家族等に対する十分な説明とその合意の確保，精神障害者の権利擁護等を図るものであり，単に「保護者制度」が「家族等制度」と代わったものではないことを理解する必要があります。

保護者制度が廃止され，医療保護入院が家族等の同意による制度へと変更されましたが，令和４年，国連の障害者権利条約による初の対日審査が行われ，同年９月９日に勧告が公表されました。勧告では「障害者の強制入院を，障害を理由とする差別であり，自由の剥奪に相当するものと認識し，実際の障害又は危険であると認識されることに基づく障害者の強制入院による自由の剥奪を認めるすべての法的規定を廃止すること」との要請が盛り込まれました。医療保護入院については日本独自の入院制度ということもあり，今後も患者の権利擁護や制度のあり方を含めさまざまな議論が引き続き行われることになると考えます。

表　保護者制度・入院制度に係るこれまでの経緯

	年	保護者制度	入院制度
精神病者監護法	明治33年	精神病者監護法の公布 ①　後見人，配偶者，親権を行う父又は母，戸主，親族で選任した四親等以内の親族を精神病者の監護義務者として，その順位を定める。 　また監護義務者がないか，いてもその義務を履行できないときは住所地，所在地の市区町村長に監護の義務を負わせる。 ②　精神病者を監置できるのは監護義務者だけで，病者を私宅，病院などに監置するには，監護義務者は医師の診断書を添え，警察署を経て地方長官に願い出て許可を得なくてはならない。	

精神病院法	大正８年		精神病院法の公布 地方長官は，医師の診断により，精神病者監護法によって市区町村長が監護すべき者，罪を犯した者で司法官庁が特に危険があると認める者，療養の道なき者，地方長官が入院の必要を認める者等を精神病院に入院させることができる。
精神衛生法	昭和25年	精神衛生法の公布 保護義務者の制度の創設，私宅監置制度の廃止，保護義務者による保護拘束の規定等	◎措置入院制度の創設（第29条） ◎保護義務者の同意入院制度の創設（第33条） ◎仮入院制度（３週間）創設（第34条）
	昭和40年改正	保護義務者による保護拘束の規定の削除	◎緊急措置入院制度の創設（第29条の２） ◎入院措置の解除規定創設（第29条の４）
精神保健法	昭和62年改正		◎任意入院制度の創設（第22条の２） ◎同意入院を医療保護入院と改称（第33条） ◎精神保健指定医の判定を医療保護入院要件化（第33条第１項） ◎扶養義務者の同意による医療保護入院等を認める仕組みの導入（第33条第２項） ◎医療保護入院に係る告知義務及び告知延期期間の規定を創設（第33条の３） ◎応急入院制度の創設（第33条の４）
	平成５年改正	・「保護義務者」の名称を「保護者」に改正 ・措置解除により退院した場合等において，保護者は必要に応じて精神科病院及び社会復帰施設（障害福祉サービス事業者）等に対して支援を	◎仮入院期間を１週間へ短縮（第34条）

		求めることができる旨を新たに規定（第22条の２）	
精神保健及び精神障害者福祉に関する法律	平成７年改正		◎告知延長期間を４週間と設定（第33条の３）
	平成11年改正	・保護者の保護の対象から任意入院者及び通院患者を除外 ・保護者の義務のうち自傷他害防止監督義務を削除（保護者の義務の軽減） ・保護者となることができる範囲に民法における成年後見制度の保佐人を追加	◎移送制度を法律上明文化（第29条の２の２） ◎医療保護入院の要件の明確化（任意入院等の状態にない旨を明記）（第33条第１項） ◎移送制度の創設（第34条） ◎仮入院制度の廃止
	平成17年改正		◎特定医師の診察による医療保護入院等の特例措置導入（第33条第４項，第33条の４第２項）
	平成25年改正	保護者制度の廃止	◎家族等同意の創設 ◎精神科病院管理者に，退院後生活環境相談員の設置，地域援助事業者との連携，退院促進のための体制整備を義務づけ（第33条の４，第33条の５，第33条の６） ◎精神医療審査会に対し退院等の請求をできる者として，入院者本人とともに家族等を規定（第38条の４）

Ⅱ　入院形態

1 任意入院

Q 19 ＞ 任意入院

任意入院とはどのようなものですか。

A　任意入院は，精神保健福祉法に基づく入院形態で，精神障害者本人の同意による入院形態をいいます（法第20条）。精神保健福祉法では，本人の意思を尊重した方法で入院を行うことが精神障害者の人権擁護の観点から極めて重要であり，任意入院が精神科医療における原則的な形態であるとしています。

(1)　インフォームドコンセント

精神科病院の管理者には，精神障害者が入院する場合には任意入院が行われるよう努力する義務が課せられており，医師は入院に際して，本人に対する説明や説得を十分にしたうえで同意が得られるよう努めなければなりません。

(2)　任意入院の要件

任意入院の要件として，精神保健福祉法に基づく制度であるため，精神疾患を有するものでなければなりません。また，精神障害者の医療及び保護を目的としているため，医学的適応性を有しない人の入院はできません。さらに，精神障害者本人の同意が必要になります。

(3)　同意書及び告知及びお知らせ文書類

入院に際して，医師の診察，入院についての説明，同意を得たうえで，「任意入院同意書」「任意入院に際してのお知らせ」の署名作成を行います。患者本人の意思により閉鎖病棟に入院となる場合は，医師がその旨を説明し，書面による本人の同意を得ることが望ましいでしょう。また，病状により入院中の外出を制限する場合は，制限する理由を示した「開放処遇の制限を行うに当たってのお知らせ」の書面をもって医師が告知します。

そして，①退院等の請求に関すること，②患者の同意に基づく入院である旨，③行動制限に関する事項，④処遇に関する事項，⑤退院の申し出により退院できる旨並びに精神保健指定医が診察し必要があると認めたときは入院を継続する旨を，書面で示しながら説明したうえで，本人が自ら入院することを記載した同意書を得る必要があります。

(4) 退院及び退院制限及び処遇改善

基本的に任意入院は，患者本人の申し出により退院は可能です。ただし，精神保健指定医が診察し入院治療の必要があると判断された場合は72時間（特定医師の診察では12時間）を限度として退院を制限し，入院が継続になる場合があります。なお入院に関して不明点があったり，納得がいかない場合は，病院側へ相談することができます。それでも入院処遇に納得のいかない場合には，患者本人及び家族等が退院や処遇の改善を都道府県知事に請求することができます。

任意入院中の精神障害者に対する処遇は，昭和63年４月８日厚生省告示第130号の平成12年３月の改正により，「任意入院者の開放処遇の制限について」が示され，任意入院者は原則として，本人の求めに応じ夜間を除いて病院の出入りが自由な処遇を受けるものとされました。

Q 20 ＞ 任意入院者に対する入院継続の再確認

長期入院している任意入院者に，入院継続の再確認を求める仕組みがありますが，医療保護入院と同様に同意書などを都道府県知事に提出することになるのでしょうか。

A 平成17年の精神保健福祉法改正で，長期間入院している任意入院者に対し，入院継続の再確認を求める仕組みが導入されました。

長期間入院している患者の病状を適切に確認するとともに，入院の目的や退院できるかどうかを再確認するため，任意入院となってから１年が経過したときに，医師があらためて任意入院の告知を行い，「任意入院（継続）同意書」の記載をもって同意の再確認を行うこととなっています。その後は２年ごと（入院から３年，５年……以後奇数年ごと）に同様の手順で再確認を行うこととなっています。同意書による再確認の時期は，任意入院した月と同じ月内であればよいとされています。

同意書は，精神科病院の管理者が保存し，都道府県への提出は不要とされていますが，同意の再確認を行っているか否かについては指導監査の対象となります。指導監督の対象となる病院は，入院患者の処遇改善命令又は退院命令の規定により改善計画の提出などを求められた病院等で，特例的に提出が求められます。

入院継続の再確認を求める仕組みの導入は，平成16年に「精神保健医療福祉の改革ビジョン」の中で打ち出された「入院医療中心から地域生活中心へ」という基本的方策の実現がスローガンとして掲げられ，長期入院解消に向けた動きが活発になった時期です。そのような施策の転換のなかで長期に入院している任意入院者の病状確認や，退院を支援するための機会としてこの仕組みが導入された経緯があります。長期に入院している任意入院者は，比較的病状が安定しているにもかかわらず，家族関係や住む場所がないなどの社会的な入院を継続している等，十分な支援を受けることができずに入院が長期化している場合があります。したがって，ただ機械的に入院継続の確認をするのではなく，患者の状態を再アセスメントし，退院するために必要な支援を，患者や家族を含めた多職種で再検討することが求められます。検討した結果，入院継続となった場合でも退院への働きかけは継続して行っていくことが必要です。

Q 21 ＞ 任意入院者の隔離，身体的拘束

任意入院者の隔離，身体的拘束等の行動制限についてはどのように解釈すればよいのでしょうか。

A 精神保健福祉法は，隔離，身体的拘束をはじめとした「医療又は保護に欠くことのできない限度」の行動制限が法の規定するすべての入院形態で行えるとしています。自発的入院である任意入院でも合理的な理由があれば「強制的」な処遇を行うことは可能です。

もちろん，本来，行ってはならない人権の制限が隔離・身体的拘束ですから，緊急やむを得ない事態であり，他に方法がない場合，一時的になされるものでなければなりません。任意入院においては，病状等から，開放処遇の制限や隔離・身体的拘束が長時間に及ぶと予想される場合には，医療保護入院に切り替えることを検討する必要があります。

精神科病院の入院形態には，措置入院，緊急措置入院，応急入院，医療保護入院，任意入院があります。そのなかで，任意入院は，72時間の退院制限がありますが，唯一の非強制入院です。「精神障害者を入院させる場合においては，本人の同意に基づいて入院が行われるように努めなければならない」（法第20条）との努力義務が精神科病院の管理者には課されています。この規定は，精神科病院への入院に際しては，入院の必要性を十分に説明し，納得してもらって，本人の同意のうえ，入院させること，強制的な入院をできるだけ避けることを意図したものです。医療保護入院等の非自発的入院で入院した患者についても，できるだけ任意入院に変更させることを心がけなければなりません。

ただし，非強制的な入院形態である任意入院にも，制限はあります。任意入院者から「退院の申し出があった場合においては，その者を退院させなければならない」（法第21条第２項）としつつ，精神保健指定医が診察し「医療及び保護のため入院を継続する必要がある」と判断した場合には「72時間を限り，その者を退院させないことができる」（同条第３項）のです。この72時間の退院制限以外にも，隔離，身体的拘束を含む行動制限も行うことができます。精神科病院では「入院中の者につき，その医療又は保護に欠くことのできない限度において，その行動について必要な制限を行うことができる」（法第36条）のですが，この規定は，措置入院，医療保護入院，任意入院等すべての入院形態に適用されます。

「精神科病院に入院中の者の処遇について必要な基準を定める」(法第37条)との規定を受けて策定された昭和63年4月8日厚生省告示第130号も，入院形態を問わず適用されますから，任意入院者も基本的に通信・面会の自由を保障される一方，「病状の悪化を招き，あるいは治療の効果を妨げる等，医療又は保護の上で合理的理由がある場合」には，慎重に判断して通信・面会について必要な制限がなされることがあります。また，この基準は，任意入院者は夜間を除き「病院の出入りが自由」であると任意入院者の開放処遇についても定めています。一方，「開放処遇を制限しなければその医療又は保護を図ることが著しく困難であると医師が判断する場合」には，開放処遇が制限されることもあると規定しています。

このように，自らの意思で入院した任意入院者であっても「医療又は保護を図る」ために必要とされる場合には，72時間の退院制限，通信面会の制限（行政機関の職員，代理人である弁護士等を除く），隔離，身体的拘束，開放処遇の制限を行うことができるのです。任意入院であっても，病状が悪化すると「医療又は保護を図る」ために隔離，身体的拘束等の必要な制限を行うことができるのですから，任意入院であっても「強制性」を免れているわけではないのです。このことに着目すれば，任意入院を含め，精神保健福祉法に基づくすべての入院形態は，一定の要件に相当すると判断されれば，手続きを踏むことによって，さまざまな制限を課すことのできる強制的な入院，そして処遇をうちに秘めた制度といえます。

任意入院の告知文書の様式（様式2「任意入院に際してのお知らせ」)[1)] には以下の一文があります。「あなたの入院中，治療上どうしても必要な場合には，あなたの行動を制限することがあります。」

一方，この告知文書には，信書の発受の制限はできないこと等，通信・面会の自由，開放的な環境での処遇，退院申し出による退院，都道府県知事（精神医療審査会）への処遇改善請求・退院請求，虐待通報といった患者の権利擁護に関する項目もあることも忘れてはなりません。

---

1) 精神科病院に入院する時の告知等に係る書面及び入退院の届出等について（令和5年11月27日障精発1127第5号厚生労働省社会・援護局障害保健福祉部精神・障害保健課長通知）

Q 22 ＞ 入院形態を変更する場合の書面告知

任意入院から入院形態を変更する場合の書面告知等は，どのようにすればよいのですか。

A 任意入院からの入院形態変更には，①医療保護入院，②緊急措置入院，③措置入院，④応急入院への変更があります。②③に関してはQ59からQ68を，④に関してはQ55からQ58を参考にしてください。ここでは①の医療保護入院への変更について述べます。

まず，医療保護入院への変更は，①本人が判断，②家族等が判断，③病院が判断する場合に分けられます。いずれにしても医療保護入院に変更した場合は，精神保健福祉法第33条の３第１項に「精神科病院の管理者は，〔中略〕厚生労働省令で定める事項を書面で知らせなければならない」とあり，入院の告知を定めています。告知の様式は令和５年11月27日障精発1127第５号通知[1]にある様式９の「医療保護入院に際してのお知らせ」で行います。書面内容は，①精神障害があり，医療と保護が必要であること，②入院期間は６か月を過ぎるまでは３か月以内の範囲内で期間を定めること等の入院期間に関すること，③法第33条の規定による医療保護入院であること，④診察の判定結果，⑤信書の発信や受信は制限されないこと，⑥人権を擁護する行政職員や代理人である弁護士との電話や面会は制限されないが，それ以外の人に関しては，医師の指示で一時的に制限することがあること，⑦入院から７日以内に退院後生活環境相談員が選任されること，⑧介護保険や障害福祉サービスの利用を希望又は，その必要性がある場合，相談先を紹介すること，⑨入院生活に納得のいかない場合は，処遇の改善を指示するよう都道府県知事に請求することができること，そして，令和６年４月からの法第40条の３の新設により，⑩「あなたの入院中，もしもあなたが病院の職員から虐待を受けた場合，下記に届け出ることができます。また，もしも他の入院患者さんが病院の職員から虐待を受けたのを見かけた場合も，下記に通報してください。」と明示され，下記には通報先の自治体の虐待通報に関する連絡先（電話番号を含む）が記されています。その他，精神医療審査会の連絡先及び都道府県の精神保健福祉に関する主管課の連絡先も記さ

1） 精神科病院に入院する時の告知等に係る書面及び入退院の届出等について（令和５年11月27日障精発1127第５号厚生労働省社会・援護局障害保健福祉部精神・障害保健課長通知）

れています。書面は，病院名，管理者氏名（院長），精神保健指定医・特定医師の氏名，主治医の氏名の記載をもって発行します。

入院形態を変更する場合の状況には次のようなものがあります。①本人が判断する場合の例として，本人が入院に了承したので任意入院の手続きを行ったものの，入院後「親が説得して入院したのだから任意入院はおかしい」と訴え，医療保護入院に変更した事例，②家族等が判断する場合の例として，入院後，退院願望が強くなり家族等である親が判断して，医療保護入院の同意を行ったもの，③病院が判断する場合の例として，法第21条第３項の「指定医による診察の結果，当該任意入院者の医療及び保護のため入院を継続する必要があると認めたときは，72時間を限り，その者を退院させないことができる」との規定を適用するものがあります。また，法第21条第４項では，精神科病院の管理者は，緊急その他やむを得ない理由（夜間の場合）があるときは，精神保健指定医に代えて特定医師に任意入院者の診察を行わせることができるとされています。この場合，診察の結果，当該任意入院者の医療及び保護のため入院を継続する必要があると認めたときは，12時間を限り，その者を退院させないことができます。

退院制限を行った場合，法第21条第６項において，当該措置に関する記録を作成し，これを保存しなければならないと規定されています。また，当該任意入院者に対して，退院制限の措置を採ること，退院等の請求，行動制限について書面で知らせなければならないとされています。その際は，令和５年11月27日障精発1127第５号通知[1)]にある様式４の「入院継続に際してのお知らせ」を使用します。内容は，入院継続が必要と判断した日時や通信・面会の自由に関すること，退院や処遇の改善請求ができること，そして，虐待を受けたとき，あるいは虐待を見かけた場合に自治体に通報する旨が記されています。

病院が判断することに関して法律上の規定を述べましたが，そもそも任意入院者が退院を要求した場合（自傷他害のおそれがある場合を除く）は，その意思を尊重し，退院の方向で考えることも大切です。精神科医療に限らず，本人が主体的に治療に参加すること（アドヒアランス）が，今後の医療には必要であると思われますので患者や家族と誠意をもって十分話し合い，柔軟に対応していく必要があります。

Q 23 〉開放処遇の原則

開放処遇の原則について教えてください。

A 開放処遇とは「開放的な環境での処遇」のことで，入院患者本人の求めに応じて病院の出入りが自由にできる処遇のことをいいます。しかしながら，夜間を除くことや一部制限される場合があり，医師による制限が必要な判断や対象の基準，制限の場合の文書による説明といった「基本的な考え方」「開放処遇の制限の対象となる任意入院者」「遵守事項」など人権尊重を基本にいくつかの原則があります。

これは，昭和63年４月８日厚生省告示第130号（以下，「基準」）において，「入院患者の処遇は，患者の個人としての尊厳を尊重し，その人権に配慮しつつ，適切な精神医療の確保及び社会復帰の促進に資するものでなければならない」「処遇に当たって，患者の自由の制限が必要とされる場合においても，その旨を患者にできる限り説明して制限を行うよう努める」「その制限は患者の症状に応じて最も制限の少ない方法により行われなければならない」と告示しています。

また，基準では以下の「基本的な考え方」を明記しています。

⑴ 任意入院者は，原則として，開放的な環境での処遇（本人の求めに応じ，夜間を除いて病院の出入りが自由に可能な処遇をいう。以下「開放処遇」という。）を受けるものとする。

⑵ 任意入院者は開放処遇を受けることを，文書により，当該任意入院者に伝えるものとする。

⑶ 任意入院者の開放処遇の制限は，当該任意入院者の症状からみて，その開放処遇を制限しなければその医療又は保護を図ることが著しく困難であると医師が判断する場合にのみ行われるものであって，制裁や懲罰あるいは見せしめのために行われるようなことは厳にあってはならないものとする。

⑷ 任意入院者の開放処遇の制限は，医師の判断によって始められるが，その後おおむね72時間以内に，精神保健指定医は，当該任意入院者の診察を行うものとする。また，精神保健指定医は，必要に応じて，積極的に診察を行うよう努めるものとする。

⑸ なお，任意入院者本人の意思により開放処遇が制限される環境に入院させることもあり得るが，この場合には開放処遇の制限に当たらないものとする。この場

合においては，本人の意思による開放処遇の制限である旨の書面を得なければならないものとする。

さらに，基準では「開放処遇の制限の対象となる任意入院者」について以下のことを明記しています。

① 他の患者との人間関係を著しく損なうおそれがある等，その言動が患者の病状の経過や予後に悪く影響する場合

② 自殺企図又は自傷行為のおそれがある場合

③ ①又は②のほか，当該任意入院者の病状からみて，開放処遇を継続することが困難な場合

そして，基準では，以下の「遵守事項」を明記しています。

❶ 任意入院者の開放処遇の制限を行うに当たっては，当該任意入院者に対して開放処遇の制限を行う理由を文書で知らせるよう努めるとともに，開放処遇の制限を行った旨及びその理由並びに開放処遇の制限を始めた日時を診療録に記載するものとする。

❷ 任意入院者の開放処遇の制限が漫然と行われることがないように，任意入院者の処遇状況及び処遇方針について，病院内における周知に努めるものとする。

Q 24 ＞ 開放病棟の開放時間

開放病棟の開放時間は一般的には8時間以上といわれていますが，何時から何時ですか。

A　これは法律上明確に規定されているわけではありません。

関連があるところでは，昭和63年4月8日厚生省告示第130号の「第五　任意入院者の開放処遇の制限について」の「一　基本的な考え方」において，「㈠　任意入院者は，原則として，開放的な環境での処遇（本人の求めに応じ，夜間を除いて病院の出入りが自由に可能な処遇をいう。以下「開放処遇」という。）を受けるものとする」と書かれています。

ここでは，何時から何時までが「夜間」に該当するのかは書かれていません。通常「夜間」といえば，日没から日の出までの間を指します。どれくらいの開放時間が適切か，という疑問には日の出から日没までという以上に詳しい規定はありません。そうなると，季節によっても，地域によっても変わってくることになります。例えば夏の時期であれば，6時頃には日の出になりますし，日没は19時頃になります。いずれにしても，8時間以上という話には根拠があるわけではないことがわかります。病院によっては，看護師の人数が多い日勤帯を開放時間とするということで，8時間という設定をしているかもしれません。しかし，上記のように，8時間以上開放していれば問題ないというわけではないことには注意が必要です。実際に季節ごとに開放時間を変えるのか，何時から何時までとするのかについては，入院患者の適切な療養環境の確保と病院の人員配置や安全性の面から検討する必要があるところでしょう。ただし，病院で決めたものであったとしても，必ずしも法的な根拠に基づくものとはいえないという点を踏まえておくことが必要です。

そもそも任意入院者の外出に対しては，病院が定めた開放時間外であっても一律に禁止とすることはできません。この時間以外に本人の外出希望があった場合，任意入院では外出希望を尊重する必要があります。その目的や目的地，帰院時間などを総合的に判断して，その可否を検討するのが適切でしょう。例えば，夏は早朝であれば気温がそれほど高くないので，病院周囲の散歩を希望する患者がいる場合，病院が決めた開放時間外であるとの理由で一律に禁止することは適切ではないといえます。その一方で，例えば夜の10時などのように，極端に遅い時間に散歩をしたいからという希望があった場合は，上記の告示の「夜間」に該当します。また，入院目的に照らして，この時間の外出が適切な療養生活との原則に合致しているか，という問題もあります。こうした場合には，本人と話し合って外出を控えてもらうという説明をすることが適切でしょう。

Q 25 ＞ 閉鎖病棟に入院中の任意入院者の外出

閉鎖病棟に入院している任意入院者が日中や夜間に外出したいと言ってきたらどのように対応したらよいでしょうか。

A 昭和63年4月8日厚生省告示第130号では，「任意入院者は，原則として，開放的な環境での処遇（本人の求めに応じ，夜間を除いて病院の出入りが自由に可能な処遇をいう。以下「開放処遇」という。）を受けるものとする」としています。よって，質問のように閉鎖病棟へ入院している場合であっても原則通り外出を認めなければなりません。しかし，外出を希望する時間が治療に影響する場合や，病状があきらかに悪化している場合などにおいては，慎重な対応が求められます。

慎重な対応とは，患者との対話による外出時間の変更等であり，患者が納得して受け入れる案の提示であると考えます。他に，家族の不幸や事件など，緊急性がある場合は，医師の判断や家族の同意を得て，外出は可能だと考えます。夜間だから，病棟規則の時間外だからと一方的に拒否や，制限をするようなことがあってはなりません。日頃から患者とコミュニケーションをとり，関係性を構築しておくことが重要です。また，入院のお知らせや，病棟での入院生活についてのパンフレットなどがあれば，病院及び病棟の外出や外泊の規定が周知できるものと思われます。

なお，任意入院者の病状悪化などにより開放処遇の制限が必要な場合は，医師の判断によって始められますが，その後おおむね72時間以内に精神保健指定医の診察を行うものとされています。開放処遇の制限の対象となる任意入院者は，他の患者との人間関係を著しく損なうおそれがある等，その言動が患者の病状の経過や予後に悪く影響する場合，自殺企図又は自傷行為のおそれがある場合，当該任意入院者の病状からみて，開放処遇を継続することが困難な場合です。また，開放処遇の制限を行う理由を文書で知らせるよう努めるとともに，①開放処遇の制限を行った旨，②その理由，③制限を始めた日時の，診療録への記載が遵守事項となります。いずれにしても，任意入院者の開放処遇の制限が漫然と行われることがないように

＜参考文献＞
精神保健福祉研究会監修『五訂精神保健福祉法詳解』中央法規出版，2024.
池原毅和編著『精神保健福祉の法律相談ハンドブック』新日本法規出版，106-108頁，2014.

しなければなりません。

2 医療保護入院

Q 26 ＞ 医療保護入院の対象

医療保護入院の対象となるのはどのような患者ですか。

A 端的に言えば「精神保健指定医が「自傷他害のおそれ」はない（措置入院は不要）が，入院治療は必要と判断した精神障害者であり，入院治療に同意を示せない人（任意入院に同意できない人)」となります。これには，本人が病気だと思っていない場合や，症状の悪化により判断能力が低下している状態などがあります。

精神保健福祉法では，第５章第３節として，第33条から第35条に医療保護入院について規定されており，そのなかの第33条第１項に医療保護入院の対象となる者を次のように規定しています。

> 第33条　精神科病院の管理者は，次に掲げる者について，その家族等のうちいずれかの者の同意があるときは，本人の同意がなくても，６月以内で厚生労働省令で定める期間の範囲内の期間を定め，その者を入院させることができる。
> 一　指定医による診察の結果，精神障害者であり，かつ，医療及び保護のため入院の必要がある者であって当該精神障害のために第20条の規定による入院〔任意入院〕が行われる状態にないと判定されたもの
> 二　第34条第１項〔医療保護入院等のための移送〕の規定により移送された者

医療保護入院は本人が入院治療に同意しないため，家族等（配偶者，親権者，扶養義務者及び後見人又は保佐人であって，行方の知れない者，未成年者等に該当しない者）や市町村長等が入院治療に同意する必要がありますが，令和４年の法改正により，たとえ家族等であっても，医療保護入院者に対するDVや虐待がある場合，医療保護入院の同意者としては認められなくなりましたので，注意が必要です。また，家族等が同意・不同意の意思表示を行わない場合にも，市町村長の同意により医療保護入院を行うことが可能であることが明記されることになり，家族が意思を表出しない場合の市町村長による医療保護入院が規定されました。

次に精神保健福祉法第33条第１項第２号の移送制度ですが，自傷や他害など，措置入院に該当する危険性はないまでも，家庭内にひきこもって暴力的な振る舞いをしたり，ひきこもって衰弱する精神疾患患者を本人の同意なしに無理に病院に連れて行ったり，民間の警備会社などによる強制的な搬送がなされていたり，というこ

とが問題となり，平成11年改正で制定されました。

医療保護入院のための移送は，この制度の利用を望む家族が保健所に相談をし，保健所が事前調査を行い，次いで精神保健指定医が患者宅等で診察をした結果，必要ならば搬送し，応急入院指定病院に医療保護入院，若しくは応急入院とすることができます。

Q 27 > 家族等

医療保護入院における「家族等」とはどのような人のことですか。

A 精神保健福祉法における「家族等」については，これまで第33条第２項にその定義が規定されていましたが，令和４年の改正において第５条第２項に規定され，以下のとおり定義されています。

⑴ 精神障害者の配偶者

婚姻している法律上の配偶者を指し，いわゆる内縁関係は含まれません。

⑵ 親権を行う者

子（未成年者）を医療保護入院させるときは，父母の婚姻中は，原則として父母双方の同意が必要となります。ただし，婚姻中であっても，一方が行方不明等で親権を行うことができない場合や父母の片方が虐待を行っている場合等には，父母双方の同意は要せずどちらか単独での同意で差し支えないとされています。

⑶ 扶養義務者

民法第877条に直系血族，兄弟姉妹及び家庭裁判所に選任された３親等内の親族と規定されています。

⑷ 後見人又は保佐人

ただし，以下のいずれかに該当する者は除きます。

・行方の知れない者

図　３親等

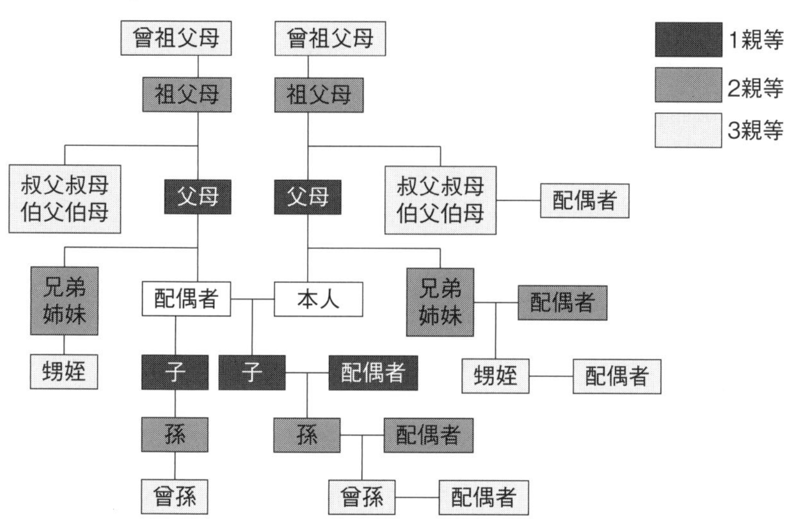

・当該精神障害者に対して訴訟をしている者又は，した者とその配偶者及び直系血族
・家庭裁判所で免ぜられた法定代理人，保佐人又は補助人
・当該精神障害者に対して，児童虐待，DV 等，高齢者虐待，障害者虐待を行った者
・心身の故障により当該精神障害者の入院及び処遇についての意思表示を適切に行うにあたり，必要な認知，判断及び意思疎通を適切に行うことができない者
・未成年者（満18歳に達しない者）

令和４年の精神保健福祉法の改正により，令和５年４月より医療保護入院の際に同意が必要な「家族等」から，虐待・DV 等を行った者が除かれました。

そのため，診察の結果，当該精神障害者が家族等から虐待・DV 等を受けていると思われる場合や虐待・DV 等による行政上の措置（一時保護措置，住民基本台帳事務上の DV 等支援措置）を受けていることを把握した場合には，医療保護入院の同意を求めることができないことを知っておく必要があります。

Q 28 扶養義務者

扶養義務者とはどの程度の範囲までを指すのでしょうか。

A 平成25年の精神保健福祉法の改正（平成26年４月施行）で，保護者の規定がなくなり，医療保護入院の要件の１つは「保護者の同意」から「家族等のうちいずれかの者の同意」となりました。「家族等」は「精神障害者の配偶者，親権を行う者，扶養義務者及び後見人又は保佐人をいう」（法第５条第２項）と定義されており，「家族等」の類型の１つとして「扶養義務者」が挙げられています。なお，令和４年の精神保健福祉法改正で，家族等のうち，当該入院患者にDVや虐待行為のあった家族等は，医療保護入院の同意者から除かれました。扶養義務者がDVや虐待加害者である場合，その者に医療保護入院の同意を求めることはできません。

民法の扶養義務には３つの類型があります。「夫婦は同居し，互いに協力し扶助しなければならない」とする配偶者の扶助義務規定による類型（民法第752条），「直系血族及び兄弟姉妹は，互いに扶養をする義務がある」との規定による類型（民法第877条第１項），「家庭裁判所は，特別の事情があるときは，〔中略〕３親等内の親族間においても扶養の義務を負わせることができる」との規定に従って選任された扶養義務者の類型（民法第877条第２項）です。３親等内の親族というのは，具体的には，おじ・おばとおい・めい，配偶者の親や子等です。

精神保健福祉法の「家族等」は，配偶者と扶養義務者を区別していますが，民法上の扶養義務者という場合はこの３つの類型を指します。その類型の１つである民法第877条第２項の扶養義務者は，家庭裁判所の選任を経なければ扶養義務者になれません。つまり，３親等内の親族がいるだけでは扶養義務者がいることにはならないのです。ですから，配偶者，親権を行う者，後見人，保佐人がなく，３親等内の親族がいたとしても家庭裁判所における選任の手続きがなされていないと「家族等」がいないとして市町村長同意の手続きがとれることになります。３親等内の親族は，家庭裁判所が「特別の事情がある」と認めた場合に扶養義務者として選任されるわけですから，３親等内の親族が「家族等」として医療保護入院の同意者になることは，あまり期待できないと考えておいたほうがよさそうです。

扶養義務は，一定の範囲内の近親者に，未成年，高齢，障害等のために経済的に自立できない人たちの生活費を負担して扶養する義務を課す制度です。ただ，扶養義務は一様ではなく，夫婦と未成熟の子の関係では生活保持義務，老親や兄弟等との関係では生活扶助義務として区別されています。生活保持義務が共同生活を前提に，より強い義務であるのに対し，生活扶助義務は，扶養義務者に経済的余裕がある場合に援助すべき義務とされています。しかし，そのような扶養能力がない場合には，国が生存権の保障としての公的扶助で要保護者の扶養を行う必要があります。

近親者による扶養義務は，公的扶助との関係では，私的扶養ということになりますが，この私的扶養の義務が無制限に広がらないように一定の限度を設定したのが民法の扶養義務制度だといわれています。

Q 29 ＞ 家族等であることの確認

医療保護入院の「家族等」であること，家族等によるDVや虐待等の有無をどのようにして確認すればよいのでしょうか。

A 過去の外来受診，入院等を通じて医療従事者と家族等との間に関係があり，患者と家族等の続柄が判明している場合は確認が容易かと思われます。ただし，初回入院や家族以外に付き添われて受診した場合，又は患者との関係が疎遠になっていた家族等の場合には，より慎重な確認が必要になります。

家族等であることの確認方法として，本人確認は運転免許証，各種医療保険の被保険者証，マイナンバーカードなど，一般的に本人確認の手段として有効とされるものにより確認ができるでしょう。患者との続柄の確認方法としては，住民票や戸籍謄本といった公的書類により確認することができるでしょう。

令和４年の法改正により，患者にDVや虐待等を行った者は，以下の理由により医療保護入院の同意を求める「家族等」から除外されることになりましたので，その点には留意する必要があります。

・虐待等の加害者の同意により本人の意思に基づかない入院をさせることは，患者の権利擁護の観点から医療保護入院の趣旨に合わないこと
・各虐待防止法等の一時保護措置等を受けている人について，家族等同意の手続きにより現住所等が加害者に明らかになること

医療機関に対して，虐待等がないかどうかの確認のために，特に手続き等は求められていませんが，日頃から診察等により虐待等の早期発見に努める必要があります。

虐待等の事実が入院後に判明した場合ですが，入院時に必要な診療等が行われていれば，虐待等を把握できなかったことについて，医療機関が責めを負うものではありません。その場合は速やかに，それ以外の家族等から同意を得るとともに，入院届を再提出する等の対応が必要になります。もしも，DVや虐待等を行った家族が，その患者にとって唯一の家族である場合には，医療機関は市町村長同意の申請ができることになっています。

＜参考資料＞
改正精神保健福祉法の施行に伴うQ＆Aについて（令和５年11月27日厚生労働省社会・援護局障害保健福祉部精神・障害保健課事務連絡）

Q 30 > 家族等が行う諸手続き

医療保護入院時，家族等が行う諸手続きについて教えてください。

A 医療保護入院時に家族等が行う諸手続きについて，厚生労働省は同意書の記載と本人確認までしか要求していません。しかし，都道府県によっては戸籍謄本や住民票などで本人との関係が「家族等」に該当するかどうかを確認することを求める場合もあるようです。行政の要請やその他で続柄確認が必要となる場合は，入院後に戸籍謄本や住民票，家庭裁判所の扶養義務者選任の証明書を郵送してもらう等の手続きを依頼することもあります。

厚生労働省は令和５年11月27日障精発1127第６号通知[1)]で以下のように通知しています。

「管理者が家族等から医療保護入院の同意を得る際には，同意を行う者の氏名，続柄等を書面で申告させて確認する。その際には，運転免許証や各種医療保険の被保険者証等の提示により可能な範囲で本人確認を行うとともに，当該者の精神の機能の状態等を踏まえ，上記書面の申告内容を確認されたい。」

なお，受診の際に付き添った人が「家族等」に該当しない場合でも，家族等と電話等で連絡ができる状況であり，家族等からの同意の意思を確認できるのであれば医療保護入院は可能です。その場合，追って同意書を提出してもらうことになります。

---

1) 医療保護入院における家族等の同意に関する運用について（令和５年11月27日障精発1127第６号厚生労働省社会・援護局障害保健福祉部精神・障害保健課長通知）

Q 31 〉家族等同意

医療保護入院にあたり，「どのような家族」であっても同意することができるのでしょうか。

A 医療保護入院は，精神保健指定医の診察の結果，精神障害者であり，かつ，医療及び保護のために入院の必要性があると認められたときに，「その家族等のうちいずれかの者」の同意があるときは，本人の同意がなくても入院させることができる制度です。家族等のうちいずれかの者とは，配偶者，親権者，扶養義務者，後見人又は保佐人となっています。

令和４年に厚生労働省がとりまとめた「地域で安心して暮らせる精神保健医療福祉体制の実現に向けた検討会」報告書では，これまでの医療保護入院の同意者について，患者との関係が疎遠である場合や患者に対するDVや虐待等が疑われる場合の対応に課題があると指摘されました。

そこで令和４年の精神保健福祉法改正では，令和５年４月１日より医療保護入院の同意や退院請求を行うことができる家族等から，「DVや虐待の加害者」が除かれることになりました。ここでいう「DVや虐待」とは児童虐待，配偶者からのDV等，高齢者虐待，障害者虐待等を指します。

今回の改正の趣旨としては，虐待等の加害者の同意により本人の同意に基づかない入院をさせることは，患者の権利擁護等のための入院である医療保護入院の趣旨に合わないこと，また，各虐待防止法等の一時保護措置を受けている場合に，家族等同意の手続き段階で住所等が加害者に明らかになってしまうことなどが挙げられています。なお，患者が家族等を虐待している場合，当該家族等は「家族等」から除外されません。

医療機関は虐待の早期発見に努める必要がありますが，今回の精神保健福祉法改正により，虐待がないかどうかの確認のために，医療機関に新たな手続きが求められているわけではありません。したがって，家族からの虐待事実が入院後に判明した場合については，入院時に必要な診察等が行われていれば，事前に虐待を把握できなかったこと自体について責任を問われることはありません。その場合，できるだけ速やかにそれ以外の家族等から同意をとるとともに，入院届を再提出する必要があります。また診察を行った医師等は，患者が家族等から虐待を受けていると思われる場合は，虐待に関する各法令に基づいて，通報窓口に通報等をすることになります。これらの手続きにより，もしも虐待を行った家族以外に家族等がいない場合には，市町村長が同意の判断を行うことができます。

Q 32 ＞ 医療保護入院の同意者の変更

扶養義務者の選任がされた後，扶養義務者が死亡したり，変更されたりした場合，同意者の変更は必要でしょうか。

A 変更は必要ありません。例えば，叔父・叔母が扶養義務者に選任された場合，叔父・叔母が亡くなっても，同意者の変更は必要ありません。法律上は家族等の同意の変更という概念は存在しないとされています（「精神保健及び精神障害者福祉に関する法律の一部を改正する法律等の施行に伴うQ&A」の送付について（平成26年３月20日事務連絡）問２-10）。

なお，扶養義務者については，民法第877条第１項に「直系血族及び兄弟姉妹は，互いに扶養をする義務がある」と規定され，同条第２項に「家庭裁判所は，特別の事情があるときは，前項に規定する場合のほか，３親等内の親族間においても扶養の義務を負わせることができる」と規定されています。「直系血族及び兄弟姉妹」を絶対的扶養義務者といい，これに対して，裁判所に選任された３親等内の親族を相対的扶養義務者といいます。したがって，「直系血族及び兄弟姉妹」がなく，家庭裁判所によって扶養義務者が選任されていない場合，扶養義務者はいないとみなされます。この場合は，市町村長の同意による医療保護入院となります（Q28参照）。

Q 33 ＞ 家族等が拒否した場合の入院手続き

施設入所者が不穏状態となり，施設職員に付き添われ精神科病院を受診しました。精神保健指定医により医療保護入院が必要と判断されましたが，家族が疎遠で，かつ，かかわりを拒否し，他に「家族等」に該当する者がいない場合，病院としてはどのような対応が必要でしょうか。

A 精神障害者の家族には，その生活をサポートしていくなかで悩みや不安を抱える人も少なくありません。その過程において家族の負担が大きくなり，家族自身がストレスを抱え，健康を害してしまうこともあります。

精神障害の影響で金銭管理が困難となり，金銭トラブルを起こしてしまったときに対応しなければならなかった，また，精神障害者自身が自分自身をコントロールできなくなり，家族が攻撃対象となってしまったなどの経験によって，支援することに拒否的感情をもってしまう家族もいます。そのため，質問にあるようなケースは，決してまれなことではないと認識する必要があります。

医療保護入院には，家族等の同意が必要です。しかし，家族等の同意が得られない場合，まず考えるのが，市町村長同意による医療保護入院が可能かということになるでしょう。

令和４年の精神保健福祉法改正前には，市町村長同意は「家族等がない場合又はその家族等の全員がその意思表示ができない場合」でした。

つまり，精神保健福祉法改正前には，家族等がかかわりを拒否しているという理由だけでは市町村長同意は適用されませんでした。

しかし，令和６年４月１日の改正精神保健福祉法施行日より市町村長同意は，「家族等がいない場合又はその家族等の全員がその意思を表示することができない場合，また，同意若しくは不同意の意思表示を行わない場合において，その居住地を管轄する市町村長の同意があるときは，本人の同意がなくても，６か月以内で厚生労働省で定める期間の範囲内の期間を定めることにより入院をさせることができる」となりました。

この趣旨としては，家族等であっても本人と疎遠である等の理由で，当該家族等では同意又は不同意の判断が難しい場合や，同意又は不同意の意思表示をすることにより本人とその家族等との関係性が悪化することを懸念しかかわりを拒否する場合等があることを考慮したことにあるため，病院としては市町村長同意による医療保護入院が可能であるという判断になります。

しかし，医療保護入院は，本人の同意を得ることなく入院させる制度であり，精神障害者の人権保護のためその運用には慎重な検討が必要となることが前提となります。つまり，可能な限り本人に対して入院医療の必要性について十分に説明を行い，その同意を得て，任意入院となるように努めなければならないことはいうまでもありません。

Q 34 ＞ 単独での受診の場合の入院拒否

今までに入院歴のある患者が，突然1人で受診しました。診察をした主治医は入院の必要性があると判断しましたが，本人は入院を拒否しています（家族等には電話での連絡はとれています）。この際の入院形態は応急入院でよいでしょうか。

A 家族等が同意していれば医療保護入院となります。また，家族等が遠方におり，病院にすぐに来ることができずに，その同意の署名がもらえない場合であっても，電話連絡等によってその同意の意思を確認し，追って同意書を提出する取扱いとして差し支えないとされています（「精神保健及び精神障害者福祉に関する法律の一部を改正する法律等の施行に伴うQ&A」の送付について（平成26年３月20日事務連絡）問２－８）。

なお，患者が１人で受診し，本人も入院治療に同意・希望しているのであれば，任意入院になります。

精神保健福祉法第20条では，「精神科病院の管理者は，精神障害者を入院させる場合においては，本人の同意に基づいて入院が行われるように努めなければならない」とされており，任意入院が推奨されています。この場合の同意能力とは，必ずしも民法上の契約行為としての同意である必要はなく，本人が入院を積極的に拒んでいない場合も含むと解釈されています。また，未成年者又は成年被後見人である精神障害者が任意入院する場合，入院契約とは異なり，親権者又は後見人の同意を更に必要とするものではありません[1)]。

1） 精神保健福祉研究会監修『五訂精神保健福祉法詳解』中央法規出版，230頁，2024.

Q 35 ＞ 家族等が遠方，意思表示ができない場合の入院手続き

家族等が遠方に住んでいたり，意思表示ができない家族等しかいない場合，入院手続きをどのように進めるのがよいでしょうか。

A 家族等がたとえ遠方に住んでいたとしても，電話やメールなどの手段で連絡し，入院への同意の意思を確認することはできます。その場合，電話を用いることが一般的ではありますが，電話（口頭）以外でも何らかの通信手段を用いて家族等からの同意を得ることができれば，医療保護入院は成立します。そして，後から追って入院届の提出期限内に郵送で同意書を提出してもらうことで問題ありません。

家族等が重度の認知症あるいは知的障害や統合失調症，高次脳機能障害や意識障害などで現段階において意思表示ができない状態にある場合には，同意者の要件を満たす他の家族や後見人（後見人・保佐人）等からの同意が必要となります。それらもいない場合に限っては「市町村長同意」が認められることになりますが，単に認知症等であることを理由にして市町村長同意は適用されません。ここでは家族等の「同意能力の有無」が鍵となります。家族等が同意する際に求められる「同意能力」とは，その家族等が患者の病状や治療内容や入院の必要性等を十分に理解したうえで，適切に判断できる能力を指します。具体的には以下の点が重要です。理解力（患者の病状や医療の必要性，治療方法についての説明を理解できること），判断力（患者にとって入院が必要かどうかを適切に判断できること），自己決定能力（自分の意思に基づいて同意や判断ができること），他にも記憶や見当識，現実検討能力，認知機能など，単なる病名ではなく，その家族等が安定した精神状態にあるか否かが同意能力有無の判断材料になります。

その「同意能力の有無」についての基準は示されてはおりませんが，仮にその家族等が入院中や施設に入所中であれば，そこの主治医や施設の管理者等の判断を仰ぐ必要がありますし，前述した病気等の情報が事前にあるのであれば，しかるべき関係者等に同意能力の有無を慎重に確認しなければならず，また，それらの情報を診療録（カルテ）等に残すことが必要です。

令和４年の法改正によって，当該家族等がどうしても同意・不同意の判断ができない場合には，家族等は意思表示を行わないことができるようになりました。このような家族等が「同意又は不同意の意思表示を行わない」場合には，医療機関は市

町村長同意の申請ができます。この「同意・不同意の意思表示」については，家族等の言葉や言い回しの理解，解釈を含めて，現場での「判断」には難しい側面もありますので，迷った場合には適宜市町村の担当課に確認・相談することが重要です。

Q 36 ＞ 入院同意書のサイン

10日以内に入院届を提出するにあたっては入院同意書のサインが必要でしょうか。サインがない場合，罰則はありますか。

A 精神保健福祉法では，入院について，まず本人の同意に基づいて任意入院が行われるように努めなければならず（法第20条），医療保護入院は，その規定による入院が行われる状態にないと判定された場合に適用となります。そして入院後10日以内に「医療保護入院者の入院届」（令和５年11月27日障精発1127第５号通知[1)]様式10）を，最寄りの保健所を経て都道府県知事に提出する必要があります。「医療保護入院者の入院届」には，同意した家族等の氏名，生年月日，住所，本人との関係を記入する欄がありますが，この欄は「医療保護入院に関する家族等同意書」（令和５年11月27日障精発1127第５号通知[1)]様式８）の転記となっており，自署（サイン）は必要ありません。しかし，「医療保護入院に関する家族等同意書」については様式の一番下に同意者の氏名を書く欄があり，同意者となる家族等の自署（サイン）が必要です。

令和４年の精神保健福祉法改正（令和６年４月１日施行）では「医療保護入院者の入院届」の様式が変更され，「今回の医療保護入院の入院期間」及び「選任された退院後生活環境相談員の氏名」の項目が追加されたため，入院診療計画書の写しの添付が不要となり，少なくとも10日以内に入院診療計画書に同意のサインを得る必要はなくなりました。

医療保護入院は本人の意思によらない非自発的な入院形態でありながら，同じ非自発的な入院形態である措置入院等と比べると運用範囲が広く，それゆえに患者や家族等への説明方法や同意を得る方法についてはより丁寧に行う必要があります。また入院届のみならず，入院中には入院診療計画書や各同意書など患者や家族等に同意のサインを求める場面が少なくありません。しかし，前述したように非自発的入院は患者本人の意思ではないことや，認知症患者の場合，同意の判断を自ら行うことが困難であることがあるため，ともすれば手続きが形式的，形骸化してしまうようなケースもありますが，説明を丁寧に行うこと，また病状に応じて方法を工夫

1）精神科病院に入院する時の告知等に係る書面及び入退院の届出等について（令和５年11月27日障精発1127第５号厚生労働省社会・援護局障害保健福祉部精神・障害保健課長通知）

したり，繰り返し行うことで可能な限り同意や協力を得られるように対応することが治療的関係の構築の意味でも重要です。

説明を繰り返しても同意が得られない，拒否された場合は，診療録や看護記録などに，説明を行った日時や，誰に，どのように説明したのか，対面か電話か，そしてどのような反応や返答で拒否したかを具体的に記述し，同意書の署名欄にも同様の記載をする必要があります。入院診療計画書や同意書に同意のサインがないという理由での罰則規定はありませんが，地方厚生局等は「診療報酬算定上は必須ではないが，もしサインをもらえなかった場合には，必ず診療録にその旨を記載すること」という見解を出しています。

Q 37 ＞ 入院に係る説明

医療保護入院に係る説明は誰に行えばよいのでしょうか。入院の同意者に行うのでしょうか。また市町村長同意による入院の場合，その説明は誰に行えばよいのでしょうか。

A 入院の説明は，まず，入院する当該患者とその入院に同意した「家族等」に行うことになります。

令和５年11月27日障精発1127第６号通知[1]には，家族等の同意に関する基本的な考え方として「医療保護入院は，本人の同意を得ることなく入院させる制度であることから，その運用には格別の慎重さが求められる。本人の同意が求められる状態である場合には，可能な限り，本人に対して入院医療の必要性等について十分な説明を行い，その同意を得て，任意入院となるように努めなければならない」と記されており，精神科病院の管理者（以下，「管理者」）に任意入院への努力義務を課しています。そのうえで医療保護入院を適用する場合は同意者となる「家族等」に対して，「医療保護入院においては，その診察の際に付き添う家族等が，通例，当該精神障害者を身近で支える家族等であると考えられることから，精神科病院の管理者は，原則として，診察の際に患者に付き添う家族等に対して入院医療の必要性等について十分な説明を行い，当該家族等から同意を得ることが適当である」と述べられています。

通知ではさらに管理者に対し，「管理者が家族等から医療保護入院の同意を得る際に，後見人又は保佐人の存在を把握した場合には，これらの者の同意に関する判断を確認することが望ましい」「管理者が家族等の間の判断の不一致を把握した場合であって，後見人又は保佐人の存在を把握し，これらの者が同意に反対しているときには，その意見は十分に配慮されるべきものと解する」とし，家族等の同意による医療保護入院であったとしても患者の権利擁護の観点から，後見人又は保佐人の判断も十分尊重するように記されています。また「当該入院に反対の意思を有する家族等の存在を把握した場合には，当該家族等に対して入院医療の必要性や手続の適法性等について説明することが望まれる。その上で，当該家族等が依然として反対の意思を有するときは，管理者は，都道府県知事（精神医療審査会）に対する

---

1) 医療保護入院における家族等の同意に関する運用について（令和５年11月27日障精発1127第６号厚生労働省社会・援護局障害保健福祉部精神・障害保健課長通知）

退院請求を行うことができる旨を教示する」と記されており，管理者に対し非自発的な入院形態であっても患者の利益を可能な限り損なうことのないよう配慮すべきであると記しています。

入院時に「家族等」が存在しない，若しくは「家族等であっても，本人と疎遠である等の理由で，当該家族等において本人の利益を勘案できず，同意又は不同意の判断が難しい場合や，同意又は不同意の意思表示することにより本人とその家族等の関係が悪化することを懸念し関わりを拒否する場合等」の理由で家族等の全員が同意又は不同意の意思表示を行わない場合の市町村長同意による医療保護入院となった場合は，昭和63年6月22日健医発第743号通知[2)]において「市町村の担当者は，入院の同意後，速やかに本人に面会し，その状態を把握するとともに市町村長が同意者であること及び市町村の担当者の連絡先，連絡方法を本人に伝えること」「なお，市町村長同意直後の面会後も，市町村長同意による入院が継続している間は，継続して面会等を行い，本人の状態，動向の把握等に努めること」とされており，面会時に経過等を説明するのが自然な対応だと考えられます。また本人が遠隔地の病院に入院した場合には，市町村間で連絡をとってその状態や動向等の把握に努めることと記されています。

家族等の同意による医療保護入院という非自発的な入院制度は日本独自の入院制度といってよく，それゆえに近年患者の権利擁護の観点からさまざまな問題点や課題が指摘されています。医療保護入院の対象となる患者は少なくとも入院時には治療の必要性や自分の病状を正しく理解できていないケースが少なくないと思われますが，患者の理解力・判断力は，病状に応じて変化するものであるため，同意者が誰であるかにかかわらず，患者本人へは入院者の権利等を繰り返し伝え続けていく必要があります。

---

2) 精神保健及び精神障害者福祉に関する法律第33条第2項及び第6項の規定に基づく医療保護入院及びその入院の期間の更新の際に市町村長が行う同意について（昭和63年6月22日健医発第743号厚生省保健医療局長通知）

Q 38 告知の延期

医療保護入院をした患者への告知を延期する場合の判断基準はありますか。

A 精神保健福祉法第33条の３第１項において医療保護入院する際は，「当該精神障害者及びその家族等であって第33条第１項又は第６項の規定による同意をしたものに対し，当該入院措置を採る旨又は当該入院の期間の更新をする旨及びその理由，第38条の４の規定による退院等の請求に関することその他厚生労働省令で定める事項を書面で知らせなければならない。ただし，当該精神障害者については，当該入院措置を採った日又は当該入院の期間の更新をした日から４週間を経過する日までの間であって，その症状に照らし，その者の医療及び保護を図る上で支障があると認められる間においては，この限りでない」と規定されています。つまり，「医療及び保護を図る上で支障が認められるとき」に限り，４週間を限度に告知の延期が許されます。

具体的には，精神運動興奮や幻覚妄想状態，病的酩酊などの状態にあって，入院告知によって病状が悪化するおそれがある場合などです。また，脱水や外傷を合併するなど身体治療を優先する場合などの処置を行った後に告知を行う場合もそれに該当します。しかし，患者が判断能力に欠けた状態にある場合であっても，入院時にでき得る限り告知を行って，信書の発信や受信，代理人となる弁護士との電話・面会や処遇の改善に関する権利のあることを示す必要があります。また，病状の回復を見ながら，ある程度疎通のとれる状態になってから再度，告知を行うことも本人の権利を守るうえで必要です。

告知を延期した場合は，法第33条の３第２項において，「精神科病院の管理者は，前項ただし書の規定により同項本文に規定する事項を書面で知らせなかったときは，厚生労働省令で定めるところにより，厚生労働省令で定める事項を診療録に記載しなければならない」と定められています。その内容は，精神保健福祉法施行規則第15条の18により，①医療保護入院にかかる告知事項のうち知らせなかったもの，②告知事項を知らせることがその者の医療及び保護を図るうえで支障があると認められた理由，③告知事項を知らせた年月日，とされています。告知は，「４週間以内ならかまわない」ではなく，でき得る限り早く行うよう努める必要があります。

また，令和５年11月27日障発1127第１号通知[1]，「第二　施行日時点入院者に係る経過措置」の二「４　継続入院後の手続」において，４週間以内に書面で知らせることとしていますが，「その症状に照らし，その者の医療及び保護を図る上で支障があると認められる間においては，この限りではない」と記されています。その際には，前述の①～③を診療録に記載しなければならないこととなっています。

1）「障害者の日常生活及び社会生活を総合的に支援するための法律等の一部を改正する法律の施行に伴う厚生労働省関係省令の整備及び経過措置に関する省令」の公布等について（通知）（令和５年11月27日障発1127第１号厚生労働省社会・援護局障害保健福祉部長通知）

Q 39 ＞ 市町村長同意による医療保護入院の手続き

市町村長同意による医療保護入院で対応するしかないと考え，市に連絡をとったものの，夜間や休日だと担当者不在で対応できないと言われることがあります。また，戸籍の照会が困難で，家族等がいるかどうか確認できない場合，市町村長同意での入院に市町村が躊躇することもあります。どのように対応すればよいでしょうか。

A 夜間や休日など市町村の担当者との連絡が困難な場合で，かつ患者の状態が即時に非自発的な入院により治療又は保護が必要と判断される場合には，応急入院指定病院において応急入院を行い，72時間以内に家族等の存在の有無や連絡先を市町村の担当者と連携をとり把握する必要があります。

応急入院（72時間以内（特定医師の場合，12時間以内））での対応が難しい土曜日を含め４連休以上の休日（年末年始，ゴールデンウィーク等）の場合，事前に各市町村の障害福祉課に連休中の連絡方法について確認をとっておくことが必要です。

平成25年の精神保健福祉法改正では医療保護入院の保護者制度が廃止されましたが（平成26年４月１日施行），その改正の趣旨は，適切な入院医療へのアクセスを確保しつつ，医療保護入院における精神障害者の家族等に対する十分な説明とその合意の確保，精神障害者の権利擁護等を図るものであり，単に保護者制度が家族制度へと変わったものではないことを理解する必要があります。

医療保護入院の要件が裁判所で選任を受けた保護者による同意から家族等の同意となりましたが，入院時診察の際，家族等が全く存在しない，若しくは家族等の存在は把握しているものの電話等の連絡先がわからず連絡をとる手段がない等の理由により，その同意を得ることができない場合は，当該患者は精神保健福祉法第33条第２項の規定「管轄する市町村長（特別区の長を含む。以下同じ。）の同意があるときは，本人の同意がなくても，６月以内で厚生労働省令で定める期間の範囲内の期間を定め，その者を入院させることができる」により，市町村長同意による医療保護入院をさせることができます。

なお令和４年の精神保健福祉法改正では，上記のケースに加え「今回新たに，家族等の全員が同意又は不同意の意思表示を行わない場合にも市町村長同意を適用する」（令和５年11月27日障精発1127第６号通知[1)]）と記されました（令和６年４月１日施行）。今回の運用変更の趣旨としては，たとえ家族等であっても本人と疎遠である等の理由で，家族等の同意又は不同意の判断が患者の利益にそぐわないケースが存在することを考慮したものです。

1） 医療保護入院における家族等の同意に関する運用について（令和５年11月27日障精発1127第６号厚生労働省社会・援護局障害保健福祉部精神・障害保健課長通知）

Q 40 ＞ 市町村長が行う入院同意

市町村は，24時間，365日，医療保護入院に対応できる体制をとっていなければばならないと思うのですが，市町村の責務としてどのようなことが定められているのでしょうか。

A 昭和63年６月22日健医発第743号通知[1)]では市町村長の同意の対象となる者については，次の①から④のすべての要件を満たす者としています。

① 精神保健指定医の診察の結果，精神障害者であって，入院の必要があると認められること。

② 措置入院の要件に該当しないこと。

③ 入院又は入院期間の更新について本人の同意が得られないこと。

④ 病院側の調査の結果，当該精神障害者の家族等のいずれもいないか，又はその家族等の全員がその意思を表示することができないこと。

令和４年の精神保健福祉法改正に伴い上記の①から④に加え，次の⑤の要件も市町村長の同意の対象として追加されました。

⑤ 家族等の全員が同意又は不同意の意思表示を行わないこと。

市町村の担当者は，病院から電話などで上記の要件を満たす者について，医療保護入院の同意の依頼を受けた際には，同意を行うために必要な事項について「医療保護入院同意依頼聴取票」（昭和63年６月22日健医発第743号通知[1)]様式２）の内容に沿って聴取を行います。

聴取票に記載する項目は以下のものがあります。

⑴ 入院する病院の名称・所在地

⑵ 患者の居住地（又は現在地）

⑶ 患者の氏名

⑷ 患者の生年月日・性別

⑸ 患者の本籍地（外国人の場合は国名）

⑹ 患者の症状（①幻覚妄想状態 ②精神運動興奮状態 ③昏迷状態 ④統合失調

---

1) 精神保健及び精神障害者福祉に関する法律第33条第３項及び第６項の規定に基づく医療保護入院及びその入院の期間の更新の際に市町村長が行う同意について（昭和63年６月22日健医発第743号厚生省保健医療局長通知）

症等残遺状態　⑤抑うつ状態　⑥躁状態　⑦せん妄状態　⑧もうろう状態　⑨認知症状態　⑩その他)

⑺　診察した指定医の氏名

⑻　患者の家族構成及び連絡先

⑼　⑻で記載した家族等のうち，患者に対する虐待・DV 等に係る家族等の氏名

⑽　(患者への虐待が疑われる場合）虐待に係る通報状況

⑾　(患者が一時保護措置等の措置を受けている場合）一時保護措置等の内容と保護先の施設担当者等の連絡先

⑿　患者からの DV 等支援措置の適用に係る申し出の有無

⒀　その他参考となる事項（過去の入院歴等参考となる事項があれば記載する）

⒁　聴取日（　年　月　日)，聴取者名

病院から依頼を受けた後，市町村の担当者は，患者が市町村長の入院の同意の対象者であるかどうかを確認するため，以下のような手続きをとります。

❶　患者が居住地を申し出ている場合には，住民票等によりその確認を行うこと。
　確認できない場合には，居住地が不明な者として，その者の現在地を所管する市町村長が同意を行うケースとして扱います（なお現在地とは，保護を要する者が警察官等によって最初に保護された場所等です)。

❷　病院が把握していない家族等の存在を把握し，連絡がとれる場合には，その同意の意思の有無を確認すること。

上記の手続きをとり，患者が市町村長の入院の同意の対象者であることを確認のうえ，市町村の担当者は速やかに同意の手続きを進めます。そして市町村長の同意が行われた場合は，速やかにその旨を病院に連絡することが定められています。このため，口頭で病院に連絡することが可能ですが，口頭で連絡した場合であっても，その後速やかに同意書を作成して病院に交付しなければなりません。この場合，同意書の日付は口頭で連絡を行った日とします。

そして休日や夜間等であっても市町村の担当者は市町村長の入院の同意の依頼を受けた場合に，速やかに同意が行われるようにしなければなりません。このため，休日夜間等においても迅速に対応できる体制を整えておくとともに，休日夜間等の緊急の場合の連絡方法については近くの病院にあらかじめ連絡しておくことが必要です。

同意後の事務として，入院の同意後，市町村の担当者は，速やかに本人に面会し，その状態を把握するとともに市町村長が同意者であること及び市町村の担当者への連絡先，連絡方法を本人に伝えることとされています。同意後も面会などを行い，

本人の状態，動向の把握等に努める必要があります。

本人が遠隔地の病院に入院した場合には，双方の市町村間で連絡をとって，その状態や動向等の把握に努めることが必要です。

Q 41 ＞ 市町村への患者情報の提供

医療保護入院の同意者に該当する家族等がいるかどうか不明で，市町村に問い合わせたいのですが，患者本人が問い合わせに同意しなければ行えないのでしょうか。患者は緘黙状態で応答を得るのは困難です。

A 個人情報保護法第18条及び第27条は，「法令に基づく場合」「人の生命，身体又は財産の保護のために必要がある場合であって，本人の同意を得ることが困難である」場合には，個人情報の目的外使用や本人の同意を得ない第三者提供を禁じた条項を適用しないとしています。

家族等の同意による医療保護入院とするのか，市町村長同意で対処しなければばならないのかを判断するには，「家族等がいるかどうか」を市町村に確認する必要がある――と考えれば精神保健福祉法に基づく個人情報の第三者提供の要請であり，個人情報保護法第27条の例外規定である「法令に基づく場合」に該当するので第三者提供禁止の例外にあたるといえます。緘黙状態でもありますし家族等の有無の確認や任意入院の意思表示も困難でしょうから，市町村長同意も念頭に市町村に問い合わせるのは，自然な流れだといえます。

なお，病院は，入院に際し「居住地，家族等のうちいずれかの者の有無等を調査」し，「市町村長の同意が必要な者である場合には，速やかに市町村長の同意の依頼を行うこと」とされています（昭和63年６月22日健医発第743号通知[1)]）。

厚生労働省の「医療・介護関係事業者における個人情報の適切な取扱いのためのガイダンス」には，「人の生命，身体又は財産の保護のために必要がある場合であって，本人の同意を得ることが困難であるとき」の例として，「意識不明で身元不明の患者について，関係機関へ照会したり，家族又は関係者等からの安否確認に対して必要な情報提供を行う場合」「意識不明の患者の病状や重度の認知症の高齢者の状況を家族等に説明する場合」等が挙げられています。

「患者は緘黙状態で応答を得るのは困難」なのですから，上記ガイダンスで取り上げられた状況に準じた事態が起こっているとみなせます。このような患者理解が妥当であれば「人の生命，身体又は財産の保護のために必要がある場合であって，

---

1) 精神保健及び精神障害者福祉に関する法律第33条第２項及び第６項の規定に基づく医療保護入院及びその入院の期間の更新の際に市町村長が行う同意について（昭和63年６月22日健医発第743号厚生省保健医療局長通知）

本人の同意を得ることが困難であるとき」に該当し，本人の同意を得ることなく個人情報の市町村への提供が行えることになります。

緘黙にはさまざまな病態が関係しています。統合失調症の昏迷状態のように，緘黙状態で応答はなくても理解している場合もあり得るので，当該患者に市町村へ問い合わせるに至った経緯を一度説明し，さらに病状が改善し応答が得られるようになってから再度説明して，事後の承諾を得る努力も必要です。

Q　42 ＞ 市町村への家族等の情報提供の要請

役所に家族等の存在の有無について，調べてほしい旨を依頼したのですが，守秘義務を理由に断られました。このような依頼は本当にできないのでしょうか。また，病院はどこまで家族探しについて，努力しなければならないのでしょうか。

A　行政機関の職員にはすべからく「守秘義務」が課せられており，また，「個人情報保護法」を遵守しなければなりません。同法第27条第１項においては，「あらかじめ本人の同意を得ないで，個人データを第三者に提供してはならない」と規定されています。つまり，「本人の同意がなければ個人データを第三者に提供してはならない」ということが大原則となっています。当然ながら，行政職員は同法に則り市民の個人情報を保護しなければならないので，家族等の有無や連絡先などを本人の許可なく第三者に提供することはできません。その意味では，精神医療の現場では質問にあるような事態がたびたび起こってしまいます。しかしながら，本事案を逆説的にとらえれば，本人の許可（同意）があれば情報提供することが可能であると考えることができますので，単に「存在の有無について調べてほしい」とお願いするのではなく，「もし家族（同意者）や親戚などがいるのであれば，その方に病院への情報提供について許可（同意）をとっていただき，そのうえで必要な情報を教えていただけないでしょうか？」といった聞き方等にしてみることがポイントです。そうすることで，本人の許可があれば行政で把握している情報を病院と共有することが可能となります。

また，病院がどこまで「家族探し」をしなければいけないかということについては，明確な基準はありませんが，病院は，医療保護入院を実施する際には，できる限り「同意者」となり得る患者の家族等に連絡をする努力をしなければなりません。これは当該家族等の連絡先を探して，その同意を得るための努力ともいえます。ただし，その「努力の程度」については，現実的かつ合理的な範囲内に限られますし，病院の努力には限界があります。例えば，患者が家族等と長期間連絡をとっておらず，手がかり等がほとんどない場合等においてまで病院が広範な調査を行う義務はありません（このような場合は，市町村長同意を適用することになります）。また，無理に家族等を探すことで患者のプライバシーを侵害するリスクもあるため，現場ではそのバランスが求められます。必要に応じて市町村や保健所，生活保護課等にも協力を求めながら，できる限りの調査をするということになります。ここで最も大切なことはその努力を「可視化」することです。物理的な制約等により家族等の所在がわからなかったとしても，「いつ・誰が・誰に・どこに・どのような方法で・何回くらい連絡を試みたか」など，その努力の詳細を診療録（カルテ）等に記録しておくことが重要です。

Q 43 ＞ 未成年者の医療保護入院と共同親権

未成年者が医療保護入院をするにあたり，両親はいるがどちらかと連絡がとれない場合の対応はどのようにすればよいでしょうか。

A 法律に示されている医療保護入院の要件は，精神保健指定医１名による診察・判定と，家族等のうちいずれか１名の同意で入院させることができるというもので，家族等のなかで優先順位は規定されていませんでした。

令和５年11月27日障精発1127第６号通知[1)]では，「当該医療保護入院者に係る精神障害者が未成年である場合に管理者が親権者から同意を得る際には，民法（明治29年法律第89号）第818条第３項の規定にしたがって，原則として父母双方の同意を要するものとする。なお，父母の片方が虐待を行っている場合等，父母双方の同意を得ることが不適当と認められる場合は，この限りではない」と記されています。このことから両親はいるがどちらかと連絡がとれない場合，いわゆる「行方が知れない者」でない場合の緊急時の対応としては，応急入院指定病院にて精神保健指定医による診察を経て応急入院を行い，その後72時間以内に連絡をとり，同意若しくは不同意の確認をとることが望ましいと考えます。

「親権とは，子どもの利益のために，監護・教育を行ったり，子の財産を管理したりする権限であり義務であるといわれています。親権は子どもの利益のために行使することとされています。父母の婚姻中は父母の双方が親権者とされており，父母が共同して親権を行使することとされています。」[2)] このことから未成年者の医療保護入院についても父母双方の同意を要するものと定められています（「医療保護入院に関する家族等同意書」（令和５年11月27日障精発1127第５号通知[3)] 様式８）にも，「親権者が両親の場合は，原則として両親とも署名の上記載して下さい。」との文言が記されています）。

なお，令和４年の精神保健福祉法改正に伴い，医療保護入院の際に同意が必要な

1）医療保護入院における家族等の同意に関する運用について（令和５年11月27日障精発1127第６号厚生労働省社会・援護局障害保健福祉部精神・障害保健課長通知）

2）法務省ホームページ「親権者」

3）精神科病院に入院する時の告知等に係る書面及び入退院の届出等について（令和５年11月27日障精発1127第５号厚生労働省社会・援護局障害保健福祉部精神・障害保健課長通知）

「家族等」から，虐待を行った者が除かれました。令和５年４月１日以降に入院する場合，医療機関は，虐待を行った者以外の家族等に，医療保護入院の同意を求める必要があります。

また虐待以外のケースで父母双方の同意が得られないケースとして，平成26年２月14日に日本精神科病院協会社員総会にて開催された「改正精神保健福祉法説明会」における「改正精神保健福祉法に関するQ＆Aについて」[4)]のなかで「未成年者の場合，親権者ではなくて，他の家族，例えば成人の兄でも良いのか。家族等の順位が決まっていないのだから，兄でも良いことにならないのか。例えば，16歳女性，家庭内の暴力行為，自傷行為があり，母親と兄（22歳）に連れられて受診した。暴力を振るわれている母親は強制的にも入院させたいと希望しているが，娘に甘い父親は入院には反対している。兄は入院には同意しそうだ」というケースを例にとり，「成人の兄の同意で医療保護入院を行うことは差し支えない。ただし，その際，親権者の身上監護権に鑑み，父母の判断を尊重されたい」との回答[5)]を示しています。

4)　改正精神保健福祉法説明会資料「改正精神保健福祉法に関するQ＆Aについて」（https://www.nisseikyo.or.jp/gyousei/kaisei/images/setsumeikai/140214-2.pdf）

5)　回答は厚生労働省社会・援護局障害保健福祉部精神・障害保健課に確認済み

Q 44 ＞ 児童福祉施設入所中の児童の医療保護入院

児童福祉法上の保護目的で施設入所中，医療保護入院の必要性が発生した場合は，家族等が同意すればよいのでしょうか。それとも家族等以外の同意（市町村長同意）による医療保護入院になるのでしょうか。

A 医療保護入院は，「家族等のうちいずれかの者の同意がある」ことが入院の要件の１つです。「家族等」のなかで特に優先順位はありませんから「家族等」に該当する者から誰か１人に入院に同意してもらえれば医療保護入院は成り立ちます。未成年者（令和４年４月１日から18歳未満）であっても，必ずしも親権者の同意が必要なわけではありません。なお，通常，親権は共同親権ですから父母双方の同意が必要です。これまで離婚後は父母どちらかが親権者となる単独親権でしたが，令和６年５月の民法改正（施行は２年以内）で，離婚後の共同親権も可能となりました。

質問は，当事者が，未成年で児童福祉施設入所中の場合の医療保護入院についてです。「家族等」に該当する者の同意があれば，施設入所中であるか否かを問わず医療保護入院は可能です。家族等がいない，あるいは意思表示できない・しない場合には，市町村長同意での医療保護入院となります。通常の医療保護入院の手続きで差し支えないといえます。

ただ，一般的には未成年者の入院の場合には，親権者の判断は「親権の趣旨に鑑みれば，特段の事情があると認める場合を除き，尊重されるべき」とされています（令和５年11月27日障精発1127第６号通知[1)]）。したがって，親権者の意向を確認するプロセスを経て，医療保護入院が決まることが望ましいといえます。「親権の趣旨」というのは，「親権を行う者は，子の利益のために子の監護及び教育をする権利を有し，義務を負う」との民法第820条の規定を指しています。

質問で医療保護入院の対象とされているのは，児童福祉施設入所中の児童，すなわち要保護児童です。要保護児童とは「保護者のない児童又は保護者に監護させることが不適当であると認められる児童」（児童福祉法第６条の３第８項）です。親権者が，その義務を十分に果たせなかったために施設入所となっていると想定できますから，「特段の事情」があると考えられます。「特段の事情」があれば，必ずし

1）医療保護入院における家族等の同意に関する運用について（令和５年11月27日障精発1127第６号厚生労働省社会・援護局障害保健福祉部精神・障害保健課長通知）

も親権者の意向に配慮する必要はないことになります。

「当該精神障害者の入院及び処遇についての意思表示を求めることが適切でない者として厚生労働省令で定めるもの」（第５条第２項第４号）として，児童虐待を行った者が挙げられています。

親の虐待が施設入所の理由である場合で，親権者が虐待の当事者であれば医療保護入院の同意者としては不適切なのです。

問題は，入院医療が必要だと精神保健指定医は判断しているが，施設入所中の児童は入院を拒否し，唯一の家族等である親権者にも同意してもらえないときにどうするかです。この場合，親権停止の審判手続きを行い，親権が停止されれば家族等がいないこととなり，市町村長同意での医療保護入院が可能です。また，親権を児童相談所長に代行してもらい，その同意での医療保護入院も行えます。

平成23年に「民法等の一部を改正する法律」が成立し，平成24年４月に施行されています。この法改正で民法には，親権停止制度が創設され，児童福祉法には，児童福祉施設長等の権限と親権との関係に関する規定が盛り込まれました。

改正された児童福祉法第47条第３項では，児童福祉施設の長等は，「入所中又は受託中の児童で親権を行う者又は未成年後見人のあるものについても，監護及び教育に関し，その児童の福祉のため必要な措置をとることができる」とし，また，同条第４項でその権限を有効に履行できるよう「児童の親権を行う者又は未成年後見人は，同項〔第３項〕の規定による措置を不当に妨げてはならない」と規定しています。

児童福祉法第47条第４項に規定された「不当に妨げる行為」の事例の１つに厚生労働省のガイドライン（平成24年３月９日雇児総発0309第１号通知[2)]）は，児童に必要とされる医療を正当な理由なく受けさせない行為（医療ネグレクト）をあげ，「児童に必要とされる精神科医療（心療内科を含む）を正当な理由なく受けさせない場合も含まれる」としています。

また，平成24年３月９日雇児総発0309第２号通知[3)]では，医療ネグレクトの対応方法について，必要な手続き等を整理し詳細に述べています。この通知には，「精神保健福祉法との関係」の項目として，入院同意の有無，緊急性，自傷他害のおそれによる入院形態等，状況に応じた対応方法が述べられており，医療保護入院につ

2)　児童相談所長又は施設長等による監護措置と親権者等との関係に関するガイドライン（平成24年３月９日雇児総発0309第１号厚生労働省雇用均等・児童家庭局総務課長通知）

3)　医療ネグレクトにより児童の生命・身体に重大な影響がある場合の対応について（平成24年３月９日雇児総発0309第２号厚生労働省雇用均等・児童家庭局総務課長通知）

いては，緊急性が高い場合には「親権停止審判の請求を本案とする保全処分（親権者の職務執行停止・職務代行者選任）による職務代行者又は親権を代行する児童相談所長による措置」が考えられるとされています。

一方，緊急性はなく，時間的に余裕があれば「親権停止の審判による未成年後見人又は親権を代行する児童相談所長等による措置」で対応することができます。そして，切迫した自傷他害のおそれがあれば，措置入院を考えることになります。

以上述べてきた通り，児童虐待問題の深刻化を背景に民法，児童福祉法が改正され，親権者の要保護児童への医療ネグレクトに対応する制度も充実してきています。児童福祉施設入所中の児童の医療保護入院は，家族等の同意でも可能ですし，前述の通り家族の協力が得られなくても「親権停止」の申し立てを介して行うことができます。

なお，いうまでもなく医療保護入院の前に，任意入院の可能性を追求する必要があります。任意入院は，強制的ではない自発的入院の促進に意義をおいた入院形態です。未成年者の入院であっても当該患者自身が意思決定できる能力をもっているとみなされれば，親権者の同意は必要としないとされています。自ら入院するとの意思の表明でなされる精神保健福祉法の任意入院の意思表示は，親権者の承諾が必要な入院契約とは異なるとみなされているわけです。

Q 45 ＞ 医療保護入院の同意における家族等の不一致

家族等で入院に関して意見が異なる場合，どのように対応すればよいのでしょうか。原則として，入院前に家族間で入院に関して意見を調整し，一致させるようにしていますが，緊急に入院が必要なケースでは家族間で話し合う時間がありません。

A 質問の内容は，家族等が判明しており，かつ本人が入院に同意できる状態でなく，医療保護入院が該当するケースについてです。平成25年の精神保健福祉法改正で，従来の保護者制度を廃止し，医療保護入院について精神保健指定医１名以上の判定と，家族等のうちいずれかの者の同意が必要となりました。

つまり，質問のように家族等で入院に関して意見が異なる場合であっても，家族等のうち誰か１人の同意があれば入院は成立するので，法的に問題はありません。

令和５年11月27日障精発1127第６号通知[1)]では，精神科病院の管理者が家族等からの同意を得る際の運用の考え方として，以下を示しています。

> 精神障害者に対する医療やその後の社会復帰には家族等の理解と協力が重要であることを踏まえると，医療保護入院は，より多くの家族等の同意の下で行われることが望ましい。このため，管理者が医療保護入院の同意についての家族等の間の判断の不一致を把握した場合においては，可能な限り，家族等の間の意見の調整が図られることが望ましく，管理者は，必要に応じて家族等に対して医療保護入院の必要性等について説明することが望ましい。

1) 医療保護入院における家族等の同意に関する運用について（令和５年11月27日障精発1127第６号厚生労働省社会・援護局障害保健福祉部精神・障害保健課長通知）

Q 46 > 入院期間の規定

医療保護入院による「入院期間（新規・更新）」について，どのような規定があるのでしょうか。

A

⑴ 入院期間について

これまで精神保健福祉法に基づく入院制度は，いわゆる「緊急措置入院」と「応急入院」を除き，入院期間（時間）の制限は規定されていませんでした。

ところが令和４年の精神保健福祉法改正により，医療保護入院の入院期間は，医療保護入院から６か月以内で，厚生労働省令で定める期間の範囲内で入院をさせることができるという規定に見直されました（精神保健福祉法第33条)。医療保護入院の入院期間が法定化されたのは初めてのことです。

厚生労働省令で規定された入院期間の上限は，当該医療保護入院から「６月を経過するまでの期間は３月」とし，入院から６か月を経過した後は６か月とすることが規定されました。第136回社会保障審議会障害者部会の資料（令和５年６月23日）で，医療保護入院者における当初の入院計画での予測入院月数は，６割以上が「３か月以上６か月未満」となっていたことを踏まえ，３か月ごとにすることが検討されたようです。

⑵ 入院期間の更新について

入院期間の同意の更新は，直前の入院又は更新の同意の意思表示を行った家族等に対して求めることになります。入院又は更新の同意の意思表示を行った家族が，同意できない場合は，それ以外の家族等に同意を求めることになります。

医療保護入院者の入院期間は，以下の要件を満たす場合に入院期間を更新できることになっています。

① 精神保健指定医の診察の結果，医療保護入院が必要であり，任意入院が行われる状態にないという判定

② 医療保護入院者退院支援委員会において，対象患者の退院措置についての審議

③ 家族等に必要な事項を通知したうえでの，家族等の同意

入院期間の更新の同意を求めるべき家族等への通知は，やむを得ない場合を除き，医療保護入院患者の入院期間満了日の１か月前から２週間前までに行うこと

になっています（精神保健福祉法第33条第６項及び同法施行規則第15条の10）。

なお，当該患者の家族がいない場合又は家族等の全員がその意思を表示することができない場合（家族等に該当しなくなったとき，死亡したとき，意思を表明することができない状態等），又は同意若しくは不同意の意思表示を行わない場合には，市町村長による同意を得ることができます。

(3) 更新に関する「みなし同意」について

家族等への更新の同意に係る通知を発した日から２週間以内に，その家族等のいずれからも入院期間の更新について，不同意の意思表示を受けなかったときには，精神保健福祉法第33条第８項の規定により「家族等の同意を得たものとみなすことができる」となっています。

ただし，以下のケースでは，「みなし同意」が適用されませんのでご留意ください（精神保健福祉法施行規則第15条の15）。

① 医療保護入院者を入院させている精神科病院の管理者と更新の同意に係る通知をした当該医療保護入院者の家族等の連絡が定期的に行われていないとき

② 更新の同意に係る通知から入院期間の更新がされるまでの間に，通知した家族等が家族等に該当しなくなったとき，死亡したとき，意思表示ができないことが判明したとき，更新の同意又は不同意の意思表示を行わないとき，不同意の意思表示を行ったとき，のいずれかに該当することを把握したとき

③ 直前の入院又は更新の同意をした家族等とは別の家族等に対し，更新の同意に係る通知がされたとき

④ 更新の同意に係る通知を当該医療保護入院者の家族等に通知した日から２週間を経過した日が入院期間満了日を経過するとき

上記①において家族等との連絡が「定期的に行われている状態」とは，入院期間中（更新期間中）に，２回以上病院が家族等と対面や電話等で連絡を入れている状態を指します。このほか，入院手続きの付き添い，患者と家族等との面会等，患者の家族等が来院している場合は，病院側が家族等に対して必要な情報提供を行うことができる機会が確保されていることから，家族等と連絡がとれている場合に含むことができます。

Q 47 〉推定される入院期間

推定される入院期間は1～3か月など幅のあるものでよいのでしょうか。

A

「医療保護入院者の入院届」及び「入院診療計画書」に記載する入院期間は，３か月，６か月というように具体的に記入する必要があります。“約３か月”といった記載はできません（「精神保健及び精神障害者福祉に関する法律の一部を改正する法律等の施行に伴うQ&A」の送付について（平成26年３月20日事務連絡）問５－２）。これは，予定の入院期間が明確でないと，「医療保護入院者退院支援委員会」の開催日時が定まらないからです。

なお，新規入院における推定される入院期間の記載については，令和４年の精神保健福祉法改正により６か月以内（ただし，当該医療保護入院から６か月を経過するまでの間は３か月以内）とされています[※1]。

医療保護入院者退院支援委員会は，推定される入院期間を経過する医療保護入院者を対象として開催することになっていますが，推定入院期間が不明確だと開催時期をめぐって混乱が生じるおそれがあります。

また，医療保護入院者退院支援委員会は，これまで推定される入院期間を経過する前後２週間に開催することとなっていましたが，令和４年の法改正で“入院期間満了日の１か月前から定めた入院期間が経過するまでに開催”しなければならないことになっています[※2]。

※１，※２の参考として以下を示します。

○「障害者の日常生活及び社会生活を総合的に支援するための法律等の一部を改正する法律の施行に伴う厚生労働省関係省令の整備及び経過措置に関する省令」の公布等について（通知）（令和５年11月27日障発1127第１号厚生労働省社会・援護局障害保健福祉部長通知）

※１

第一　改正省令の主な内容等（改正省令第１条関係）

一　医療保護入院の入院手続等に関する事項

１　医療保護入院の入院期間等

法第33条第１項又は第２項の規定による医療保護入院及び同条第６項の規定による入院期間の更新について，６月以内で厚生労働省令で定める期間の範囲内の期間を定めた上で入院又は入院期間を更新することが規定されている。

これらの厚生労働省令で定める期間は，当該医療保護入院から6月を経過するまでの間は3月とし，6月を経過した後は6月とする。(改正省令による改正後の「精神保健及び障害者福祉に関する法律施行規則」(昭和25年厚生省令第31号)(以下「規則」という。)第15条の6関係)

※2

3　医療保護入院者等への退院促進措置

㈠　更新に伴う医療保護入院者退院支援委員会の開催

(1)　精神科病院の管理者は，法第33条第1項又は第2項の規定により定めた入院期間（2回目以降の更新については，更新された入院期間）が経過する前に，当該医療保護入院者の入院を継続する必要があるかどうかの審議を行うため，医療保護入院者退院支援委員会（以下「委員会」という。）を開催しなければならない。(規則第15条の11第1項関係)

(4)　委員会は，医療保護入院者の入院期間満了日の1月前から開催することができる。

Q 48 ＞ 入院診療計画書

医療保護入院に係る入院診療計画書は，診療報酬における入院診療計画書と同じものを用いてよいのでしょうか。

A 基本的には同じもので差し支えありません。平成25年の精神保健福祉法改正時点では，その入院診療計画書には「推定される医療保護入院による入院期間」及び「選任された退院後生活環境相談員の氏名」が記載されているなど一定の条件を満たす必要がありました。

令和４年の精神保健福祉法改正による第33条第９項（令和６年４月１日施行）では「精神科病院の管理者は，第１項，第２項若しくは第３項後段の規定による入院措置を採ったとき，又は第６項の規定による入院の期間の更新をしたときは，10日以内に，その者の症状その他厚生労働省令で定める事項を当該入院又は当該入院の期間の更新について同意をした者の同意書を添え（前項の規定により家族等の同意を得たものとみなした場合にあっては，その旨を示し），最寄りの保健所長を経て都道府県知事に届け出なければならない」とあり，医療保護入院の届出にあたっては入院診療計画書の写しを添付することには触れられていません。

これは医療保護入院を行った際に都道府県知事に10日以内に提出されていることが義務づけられている「医療保護入院者の入院届」（令和５年11月27日障精発1127第５号通知[1)]様式10）の書式のなかに，令和４年の法改正により，「今回の医療保護入院の入院期間」（家族等の同意により入院した日から３か月を上限とした年月日を記載）と「選任された退院後生活環境相談員の氏名」（入院後７日以内に選任）を記載するよう項目が追加されたためです。

したがって，令和４年の法改正により「医療保護入院者の入院届」のための添付要件としての入院診療計画書の意味あいはなくなりましたが，入院した患者への治療内容や入院期間，また患者の入院治療にかかわる多職種（医師，看護師，精神保健福祉士，作業療法士，管理栄養士等）が共同して総合的な診療計画を作成する必要があります。

入院診療計画書作成において特に留意すべき事項として次のようなものがありま

---

1) 精神科病院に入院する時の告知等に係る書面及び入退院の届出等について（令和５年11月27日障精発1127第５号厚生労働省社会・援護局障害保健福祉部精神・障害保健課長通知）

す。

・主治医だけでなく患者の入院治療にかかわる多職種の担当者名及び職名を記載すること。

・入院診療計画書について，患者の病状の変化，入院形態の変更，主治医の変更等により当初作成した入院診療計画書に変更等が必要な場合には，新たな入院診療計画書を作成し，患者や家族等に説明すること。

・入院診療計画書に記載された看護計画の内容が画一的であり，個別性がない計画にならないよう，個々の患者の病状等に応じた計画を立て，患者や家族等に説明すること。

・「医療保護入院者の入院届」に入院診療計画書の写しを添付することは不要となったが，患者や家族等に説明する入院診療計画書にはインフォームドコンセントの観点からも，「医療保護入院者の入院届」に記載した「今回の医療保護入院の入院期間」（家族等の同意により入院した日から３か月を上限とした年月日を記載）と「選任された退院後生活環境相談員の氏名」（入院後７日以内に選任）を記載すること。

Q 49 ＞ 医療保護入院者の単独外出，単独外泊

医療保護入院者の単独外出，外泊は可能でしょうか。

A

医療保護入院は，精神保健福祉法第33条第１項第１号に規定されているように，「指定医による診察の結果，精神障害者であり，かつ，医療及び保護のため入院の必要がある者であって当該精神障害のために第20条の規定による入院〔任意入院〕が行われる状態にないと判定されたもの」に適用される入院形態です。

医療保護入院者の単独外出，単独外泊は原則不可能だといえます。

単独外出，単独外泊ができる状態であれば，相当の判断能力があり，医療保護入院の要件を満たさない可能性があるからです。医療保護入院の対象者については，精神保健指定医の診察の結果，なお法第33条第１項第１号に掲げる者に該当すること（法第33条第６項第１号関係）が要件であり，同号に掲げる者に該当しない場合は，法第20条の規定に基づく任意入院により入院を行う又は退院させる必要があるとされています（令和５年11月27日障発1127第１号通知[1)]）。

単独での外出，外泊が可能なほど精神症状の改善がみられるのであれば，任意入院へ切り替えて外出，外泊してもらうほうが適切な対応だと考えられます。

1）「「障害者の日常生活及び社会生活を総合的に支援するための法律等の一部を改正する法律の施行に伴う厚生労働省関係省令の整備及び経過措置に関する省令」の公布等について（通知）」（令和５年11月27日障発1127第１号厚生労働省社会・援護局障害保健福祉部長通知）

Q 50 ＞医療保護入院者退院支援委員会

「医療保護入院者退院支援委員会」の構成スタッフと運営について教えてください。

A

医療保護入院者退院支援委員会（以下，「委員会」）は，医療保護入院者本人の関係者が一堂に会して審議することにより，医療保護入院の更新の必要性の有無及びその理由，入院期間の更新が必要な場合，更新後の入院期間及び当該期間における退院に向けた具体的な取り組みの方向性について，関係者間で認識を共有し，本人が希望する地域生活を円滑に営むために，退院後の生活環境を調整することを目的としています。

審議の対象者は，入院時又は更新時に定める入院期間の更新が必要となる医療保護入院者であり，当該入院期間満了日の１か月前～満了日までに開催しなければなりません。更新手続きに必要な「指定医診察」と「委員会の開催」の順番は不問です。

委員会の開催にあたっては，以下の院内外の関係者の参加を調整することになります。

① 医療保護入院者の主治医
② 看護職員（担当する看護職員の出席が望ましい）
③ 選任された退院後生活環境相談員
④ ①～③以外の病院の管理者が出席を求める病院職員
⑤ 当該医療保護入院者本人（本人が出席を希望した場合）
⑥ 医療保護入院者の家族等（本人が出席を求め，かつ，出席を求められた者が出席要請に応じた場合）
⑦ 地域援助事業者，その他の当該医療保護入院者の退院後の生活環境にかかわる者（本人が出席を求め，かつ，出席を求められた者が出席要請に応じた場合）

このなかで，①～④は参加が必須とされています。③が②にも該当する場合はその双方を兼ねることもできますが，その場合には，本人の診療や支援にかかわる者を④として出席させることが望ましいとされています。⑤が委員会に出席するのは，本人が出席を希望する場合ですが，本人の退院後の生活環境等を調整することが委員会の趣旨であることに鑑みれば，本人には開催の日時やその意図について事前に丁寧に説明し，委員会の参加希望について意向を確認し，できるだけ参加できるように調整することが重要です。また，参加の有無にかかわらず，審議の結果は本人に通知しなければなりません。⑥と⑦は本人が出席を求めた場合に参加することができます。⑦の「地域援助事業者」については，令和４年の精神保健福祉法改正で対象となる事業者が追加されているので注意が必要です。本人の了解が得られる場合には，オンライン会議等，情報通信機器の使用による出席も可能とされています。

委員会では，本人の希望に沿った生活の実現に向けてさまざまな立場からのアセスメントを展開し，治療や支援の内容等を立案すること，そして，本人に加えて家族等の意向やその世帯の状況，生活環境等の全体の理解に努めて退院に向けた調整を図ることが必要です。

<参考資料>
令和５年度厚生労働省障害者総合福祉推進事業「退院後生活環境相談員のための退院促進措置運用ガイドライン」日本精神保健福祉士協会，2024.

Q 51 ＞ 医療保護入院者の退院における家族等の意見の不一致

医療保護入院者の退院の際，家族間で退院の是非について意見の相違があった場合，退院の判断はどうするのでしょうか。家族等のなかで1人でも反対があれば，退院させることはできないのでしょうか。

A “医療保護入院の要件を欠く”，すなわち強制的な医療は必要ない状態であると主治医が判断しているのであれば，主治医の判断で退院は可能です（あるいは本人の意思で退院可能な任意入院への切り替え）。たとえ，家族全員が反対したとしても退院させることができます。なお，医療保護入院者の退院は，必ずしも精神保健指定医の判断を必要とせず，医師でも可能です。退院は，入院と異なり，患者の人権の制限を伴うものではないので精神保健指定医の診察は，法律上は必要とされていません。

「精神保健指定医による診察の結果，精神障害者であり，かつ，医療及び保護のため入院の必要」があり，入院について本人の同意を得るよう努力したにもかかわらず，本人が適切な判断をすることができない場合の強制的な入院制度が医療保護入院です。このような要件を勘案した精神保健指定医の判断があり，それに加え，家族等の同意があって医療保護入院は成立します。

医療保護入院は，医師一般ではなく精神保健指定医という公的資格をもつ医師が診察し，入院の必要性を判断することが第一の要件であり，家族等の同意は，消極的な要件とされています。家族等の同意は，入院の時点で必要なだけで，入院後にその同意者が同意を撤回したり，死亡したとしても新たな同意者は必要とせず，医療保護入院を継続できることになっています（「精神保健及び精神障害者福祉に関する法律の一部を改正する法律等の施行に伴うQ&A」の送付について（平成26年3月20日事務連絡）問2-10)。法的には，医療保護入院の要件は，このように整理できるとされていますから，退院にあたって家族等の同意を得なければならない根拠はないことになります。

したがって，病状が改善し，本人が入院の必要性を認めるような状態であれば任意入院への変更，あるいは退院を希望すれば退院となりますが，これは主治医の判断によって家族等の意見に左右されることなく行えます。しかし，以上のことは，あくまで法律上の議論です。実際には，退院やその後の生活には家族等の協力を必要とすることが多いことを考えると，家族等の意向を無視して病院の意向だけで強引に退院に踏み切ることはほとんどないと思われます。

家族のなかにいろいろな意見があってまとまらない場合は，家族間の話し合いを病院が主導してもたなければならないこともあります。平成25年の精神保健福祉法改正で，退院後生活環境相談員が選任され，医療保護入院者退院支援委員会が設置されることになりましたから，それを活用し，地域援助事業者とも協働して退院支援を図ることも考えられます。このように，医療保護入院の退院支援の仕組みは，充実してきていますから，家族にも退院に協力してもらえるような実効性のある運用，積極的な活用に病院が意欲をもって取り組む必要があると思います。

なお，当該患者，あるいは退院に賛成している家族等に都道府県（精神医療審査会）に退院請求を行うよう助言し第三者機関である精神医療審査会に調停してもらうことも可能です。

Q 52 ＞ 親権者の医療保護入院者退院支援委員会への出席

医療保護入院者が未成年で，本人が家族等の医療保護入院者退院支援委員会への出席を拒否した場合，家族等は出席できないのでしょうか。

A 医療保護入院者退院支援委員会の出席者については，令和５年11月27日障発1127第７号通知[1]が，令和６年４月１日から適用されています。

この通知では，出席が必須とされているのは①主治医（令和４年改正で精神保健指定医でない場合の他の指定医の出席は不要となる），②看護職員，③退院後生活環境相談員，④管理者が出席を求める病院職員のみです。この４者が出席すれば委員会は開催できます。

医療保護入院者本人は，出席の希望がある場合ですし，当該医療保護入院者の家族等は，医療保護入院者が「出席を求め，かつ，当該出席を求められた者が出席要請に応じるときに限り出席する」とされています。したがって，家族等が出席を希望し，病院側も必要だと判断していても医療保護入院者本人が「出席を求めない」という意思表示をした場合は，出席できないことになります。

問題は，患者が未成年で，親権者が出席を希望した場合も同様に解釈してよいかどうかです。未成年者の医療保護入院では，親権を行う者の同意に関する判断は「特段の事情があると認める場合を除き，尊重されるべき」とされています（令和５年11月27日障精発1127第６号通知[2]）。医療保護入院者退院支援委員会への出席も同様に考えると，親権者の出席の意向は，「親権の趣旨に鑑み」て一定の配慮が必要といえます。本人が拒否していても父母等が出席を希望し，病院も必要だと判断するのであれば，その旨を患者に丁寧に説明する必要があります。それでも，本人が出席を拒否するのであれば，その意思を尊重することになるものと思われます。

医療保護入院者退院支援委員会は，医療保護入院者の早期退院を図るために法規で定められた出席者による法定の会議で，守らなければならない一定の枠組みがあります。しかし，退院支援は，医療保護入院者退院支援委員会の場だけで話し合わ

1）措置入院者及び医療保護入院者の退院促進に関する措置について（令和５年11月27日障発1127第７号厚生労働省社会・援護局障害保健福祉部長通知）

2）医療保護入院における家族等の同意に関する運用について（令和５年11月27日障精発1127第６号厚生労働省社会・援護局障害保健福祉部精神・障害保健課長通知）

れるものではありません。それ以外に，家族等と病院関係者との面談，必要であれば患者も交えた三者面談等，さまざまな退院へ向けての話し合いの場が設定されるはずです。患者の拒否で父母等が医療保護入院者退院支援委員会に出席できなくても，別の機会を設けて対応すればよいのではないでしょうか。

Q 53 ＞ 退院後生活環境相談員

「退院後生活環境相談員」の職種は決められているのでしょうか。また退院後生活環境相談員はどのような役割を担うのでしょうか。

A 平成25年の精神保健福祉法改正により退院後生活環境相談員は，精神保健福祉士のほか，保健師，看護師，准看護師，作業療法士，社会福祉士又は公認心理師として精神障害者に関する業務に従事した経験を有する者と定められています。また，それらの職種以外では，３年以上精神障害者及びその家族等との退院後の生活環境についての相談及び指導に関する業務に従事した経験を有する者で厚生労働省の研修を修了した者が対象になります（平成29年３月31日までは除外，以降は研修が必須）。

退院後生活環境相談員の役割は以下の通りです。

(1) 入院時に本人及び家族等に対し，退院後生活環境相談員として選任されたことや，退院促進の措置へのかかわりについて説明します。令和６年４月からは医療保護入院者だけでなく，措置入院者にも選任することが義務化されました。

(2) 退院に向けた相談支援業務

① 本人及び家族等からの相談や退院に向けた具体的な取り組みの工程の相談等を積極的に行い，退院促進に努めます。

② 退院に向けた相談支援を行うにあたって，主治医の指導を受けるとともに，その他本人の治療にかかわる者との連携を図ります。

(3) 地域援助事業者等の紹介に関する業務

必要に応じて，医療保護入院者に地域援助事業者を紹介するよう努めるとする努力義務について，紹介することが義務化となり，措置入院者にも適用されました。

※地域援助事業者とは

医療保護入院者等が退院後に利用する障害福祉サービス及び介護サービスについて退院前から相談し，医療保護入院者等が地域生活に移行できるよう，特定相談支援事業等の事業者や，事業の利用に向けた相談援助を行う者（地域生活支援事業者，居宅介護事業者等）をいいます。

(4) 退院調整に関する業務

① 医療保護入院者退院支援委員会開催に向けた調整や運営の中心的役割を担い

ます。

② 居住の場の確保等の退院後の環境に係る調整や，地域援助事業者等との連携等，円滑な地域生活への移行を図ります。

退院後生活環境相談員は，入院初期の段階から，患者が望む生活が円滑に営めるよう支援計画を立てて取り組んでいくことが求められます。

Q 54 > 入院者訪問支援事業

精神保健福祉法に規定された「入院者訪問支援事業」とは，どのような事業なのでしょうか。

A 精神科病院において，外部との面会交流を確保することは，患者の孤独感等を防ぐうえで重要です。医療保護入院のような非自発的な入院の場合，家族との音信がない患者には，医療機関外の者との面会交流が，特に途絶えやすくなる傾向にあります。そういった背景において，市町村長同意による医療保護入院者等を対象に，外部との面会交流の機会を確保し，その権利擁護を図ることを目的に，「入院者訪問支援事業」が創設されました。これは都道府県知事等が行う研修を修了した入院者訪問支援員が，患者本人の希望により，精神科病院を訪問し，本人の話を丁寧に聴くとともに，必要な情報提供等を行うものです。令和6年4月からは都道府県等の任意事業として位置づけられました。

(1) 入院者訪問支援員とは

入院者訪問支援員とは，精神科に入院中の人の立場に立って面会交流を行う者のことをいいます。資格等の制限はなく，研修を受講した者が担うことができます（当事者や保健医療福祉従事者，弁護士，市民等)。都道府県等が任命し，守秘義務をもつことが規定されています。

(2) 入院者訪問支援事業の対象者

市町村長同意による医療保護入院者であって，本事業による支援を希望する者，又は，地域の実態等を踏まえ，同等な支援が必要として都道府県知事が認め，本事業による支援を希望する者，となっています。

(3) 入院者訪問支援の流れ

① 面会希望

都道府県等の事務局が，入院者本人若しくは，市町村長同意の担当者又は精神科病院の退院後生活環境相談員等を経由し，面会希望の連絡を受けます。

② 面会日の調整

事務局は登録者から入院者訪問支援員2名を選任し面会日を調整します。

③ 面会日の連絡

必要に応じて精神科病院の退院後生活環境相談員やその他の職員等の協力を得ることで，できる限り支援対象者の希望に添えるよう，入院者訪問支援員の派遣調整を行います。

④　訪問支援・面会交流の実施

入院者訪問支援員は，２人１組で精神科病院を訪問し，面会交流を行います。入院者訪問支援員が対象者に代わって対象者の困りごとを解決することや，入院者訪問支援員が医療・介護・障害福祉サービスの利用を調整したり，サービスを自ら提供することはありません。あくまで入院者本人の希望に応じて，傾聴や生活に関する相談，情報提供等を役割とした入院者訪問支援員を派遣するものです。

⑷　入院者への事業周知

都道府県等は，市町村に対し，市町村長同意による医療保護入院者との面会時に当該事業を入院者に紹介するよう依頼します（市町村担当者は，市町村長同意後の入院者との面会時にリーフレット等を用いて本事業を紹介します）。

都道府県等は，精神科病院に対し，退院後生活環境相談員等から入院者に対して当該事業を紹介することや，啓発資材の掲示等により入院者に常時当該事業の周知を図ることを依頼します（退院後生活環境相談員は選任の挨拶時や日々の支援のなかでリーフレット等を用いて本事業を紹介します。また，本事業の紹介・周知のための院内掲示を行います）。

<参考資料>

厚生労働省ホームページ「入院者訪問支援事業」（https://www.mhlw.go.jp/stf/seisakunitsuite/bunya/chiikihoukatsu_00003.html）

認定NPO法人大阪精神医療人権センター「「精神病院はかわったか？」精神医療オンブズマン制度の発足に至る経過とその意義」（https://www.psy-jinken-osaka.org/archives/houmon/3631/）

3 応急入院

Q 55 > 応急入院の対象

応急入院の対象となる患者はどのような患者ですか。

A 応急入院は，家族等の同意が得られない場合に，救急的な観点から本人の同意がなくても72時間に限って応急入院指定病院に入院させることができる入院形態です（精神保健福祉法第33条の６）。

応急入院の要件は，①単身者や身元が判明しない者などであって，入院のための本人及び家族等の同意を直ちに得ることが難しく，②家族等を除く親戚，知人，保健所，福祉事務所，警察等の行政機関の職員から医療及び保護の依頼があり，③その病状のために直ちに入院させなければ患者本人の予後に著しく悪影響を及ぼすおそれがあり，④任意入院を行える状態にないと精神保健指定医が判断した場合に適用されます。具体的には，昏迷状態，恐慌状態，興奮状態，意識障害の状態などにある精神障害者で，自傷他害のおそれがない場合に応急入院の対象とされます。なお，緊急その他やむを得ない理由があるときは，精神保健指定医に代えて特定医師が12時間に限り応急入院を行うことができます。

また，医療保護入院と同様に，居宅等において精神保健指定医が応急入院が必要であると判断し，医療機関に移送された者も応急入院の対象となります（法第33条の６第１項第２号及び第34条第３項）。ただし，実際に移送による応急入院が行われているのは，令和４年度では３県，年間20件，令和５年度では２県，年間21件にとどまっている実態があります（衛生行政報告例）。

Q 56 ＞ 家族等が見つからない場合の応急入院

家族等がすぐに見つからない場合，応急入院できますか。

A 精神保健指定医あるいは特定医師が必要性を認めれば，入院できます。

応急入院は，医療及び保護の依頼があった者について，急速を要し，家族等や本人の同意を得ることができない場合において，精神保健指定医あるいは特定医師の診察の結果，直ちに入院させなければその者の医療及び保護を図るうえで著しく支障がある者であって，任意入院が行われる状態にないと判定されたときに，72時間（特定医師の場合，12時間）に限って応急入院指定病院に入院させることができる入院形態です（精神保健福祉法第33条の６）。

なお，例えば，家族等ではなく，保健所職員等に付き添われて受診し，精神保健指定医あるいは特定医師が医療保護入院が必要と判定した場合で，家族等の存在を把握しているものの，連絡先が判明しない，連絡をとる手段がない等によりその同意を得ることができない場合は，当該家族等は法第５条第２項第１号に規定する「行方の知れない者」として扱い，市町村長同意により医療保護入院を行って差し支えないとされています。また，家族等がいるが旅行等により一時的に連絡をとることができない場合は，当該「家族等」は「行方の知れない者」には当たらないため，この場合は，応急入院指定病院において応急入院を行い，その間に家族等と連絡をとって医療保護入院の同意を得ることが必要です（「精神保健及び精神障害者福祉に関する法律の一部を改正する法律等の施行に伴うQ&A」の送付について（令和５年11月27日事務連絡）問１－４）。

Q 57 ＞ 応急入院から医療保護入院への切り替えの際の同意

入院時に家族等と連絡がとれず，応急入院となり，応急入院中（例えば，夜間，休日など）に家族等から連絡があった場合，精神保健指定医以外の医師による医療保護入院の同意の確認を行っても有効でしょうか。

A 応急入院は，医療及び保護の依頼があった者について，急速を要し，家族等や本人の同意を得ることができない場合において，72時間（特定医師の場合，12時間）に限って，応急入院指定病院に入院させることができる入院形態です。

応急入院の要件は以下のようになっています。

(1) 単身者や身元が判明しない者などであって，入院のための本人及び家族等の同意を得ることが難しいこと。

(2) 家族等を除く親戚，知人，保健所，福祉事務所，警察等の行政機関の職員からの依頼があった場合。

(3) その病状のために直ちに入院させなければ患者本人の予後に著しく悪影響を及ぼすおそれがあること。

(4) 精神保健指定医が任意入院を行える状態にないと判断した場合。

具体的には，昏迷状態，恐慌状態，興奮状態，意識障害の状態などにある精神障害者で，自傷他害のおそれがない場合に応急入院の対象となります（Q55参照）。

応急入院は72時間（特定医師の場合，12時間）に限り行うことができるだけですから，家族等や本人の身元を明らかにするために，各関係機関と連絡をとりあう必要があります。

質問のように，応急入院中（精神保健指定医不在の夜間や休日等）に家族等から連絡が入る場合もあります。その場合，日中など，精神保健指定医が勤務している時にあらためて電話をしてもらうことが望ましいでしょう。しかし，その後に再び連絡がつかないといった状況に陥ることも考えられるため，対応した精神保健指定医以外の医師や看護師，あるいは精神保健福祉士が，連絡のあった家族等の氏名・患者本人との関係・連絡先住所・電話番号，来院可能な日（応急入院となった日時から72時間以内）を聴取しておく必要があります。あらかじめ，そのような場合を想定して，院内マニュアルを作成しておくべきです。

医療保護入院は精神保健指定医しか判断できません。したがって，後日，精神保健指定医によって，家族等への同意の確認が行われることになります。

Q 58 > 応急入院指定病院の指定基準

応急入院指定病院の指定基準について教えてください。

A 応急入院は，都道府県知事又は政令指定都市の長が指定した精神科病院（応急入院指定病院）に限り受け入れることができます。

指定を受けるための基準は，昭和63年４月８日厚生省告示第127号及び平成12年３月30日障精第23号通知[1)]により，以下の通り定められています。

⑴ あらかじめ定められた日に，適時，精神保健指定医１名以上及び看護師その他の者（看護師，准看護師，精神保健福祉士及び公認心理師）３名以上が，応急入院対象となる患者に対して診療応需できる体制（オンコールを含む）を整えていること。

⑵ 精神科病院の病棟において看護を行う看護師及び准看護師の数が，その病棟の入院患者の数３に対して１以上の割合で配置されていること（やむを得ない事情がある場合にはこの限りではない）。

⑶ 応急入院者等のための病床として，あらかじめ定められた日に，１床以上確保していること。

⑷ 必要な検査（CT，脳波検査，基礎的な血液検査等）が速やかに行える体制にあること（他の医療機関の協力が速やかに得られる場合は，整備していなくてもよい）。

このほか，指定基準の運用について次のように示されています。

⑸ 医療法に規定する人員配置基準を下回っている精神科病院については，指定を行わないこと。

⑹ 精神保健指定医２名以上が常勤で勤務していること（やむを得ない場合はこの限りではない）。

⑺ 精神保健指定医に代えて特定医師の診察による入院措置を行おうとする精神科病院にあっては，

イ 当該措置について審議を行うため，事後審査委員会を設けていること。

ロ 応急入院者に対する行動制限が，最も制限の少ない方法により行われている

---

1) 応急入院指定病院の指定等について（平成12年３月30日障精第23号厚生省大臣官房障害保健福祉部精神保健福祉課長通知）

かどうかを審議するため，行動制限最小化委員会を設けていること。

これらの基準は，応急入院制度が創設された昭和62年の精神保健法（現在の精神保健福祉法）成立時には，人員配置など，より厳しい規定となっていましたが，都道府県において十分な指定が進まないことや，医療保護入院等のための移送を円滑にするため，現在は弾力的な運用が図られることとなっています。

なお，応急入院の指定を受けている病院数は，自治体によってばらつきがあり，年間の応急入院件数が実績のないところから500件前後のところまで，運用上の差異がみられます。

4 措置入院

Q 59 ＞ 措置入院の手続き

措置入院は都道府県知事（指定都市においては市長）の命令による強制入院ですが，どのような手続きが必要になるのですか。

A 措置入院は，医療及び保護のために入院させなければ自傷他害のおそれがあると認められた精神障害者を，都道府県知事（指定都市の市長）の権限により強制的に入院させる形態です。ここでいう「自傷他害」とは，精神疾患による病状や状態像により，自殺企図，自己の生命や身体を害する行為や，殺人，暴行，性的問題行動，侮辱，器物破損，強盗，恐喝，窃盗，詐欺，放火，弄火等，他者の生命，身体，名誉，財産等に害を及ぼす行為を指します。

措置入院の手続きは，まず都道府県知事等に対する一般人による診察及び必要な保護の申請（保健所長を経由した申請書の提出）か（精神保健福祉法第22条），警察官・検察官・保護観察所の長・矯正施設[1)]の長による通報，精神科病院の管理者の届出，及び医療観察法の対象者に対する指定通院医療機関及び保護観察所の長による通報（法第23条～第26条の３）のいずれかにより始まります。都道府県等の所管担当課は，これらの申請等を受けて，調査のうえ必要と認めるときは精神保健指定医による診察を行います（法第27条第１項）。

診察にあたっては，都道府県知事等は本人の保護の任に当たっている者に診察の日時・場所をあらかじめ通知しなければなりません（法第28条第１項）。診察は，都道府県知事等が委嘱した２人以上の精神保健指定医（この場合は特別公務員としての職務になる）が都道府県等の職員の立ち会いのもとに行いますが，２人以上の精神保健指定医が同時に診断してもよいとされており，都道府県等によって運用は異なります。診察の結果，患者が精神障害者であり，自傷他害のおそれがあると各精神保健指定医の意見が一致した場合にのみ措置入院が適用されます。その場合，都道府県知事等は，当該精神障害者に対し，措置入院を行う旨，退院等の請求に関することや入院中の行動制限に関する事項を書面で知らせなければなりません。

また，診察場所が措置入院を受け入れる精神科病院でない場合には，移送制度の

---

1) 矯正施設とは，拘置所，刑務所，少年刑務所，少年院及び少年鑑別所のことをいう。

規定に基づき都道府県知事等の責任において受け入れ病院まで移送しなければなりません。受け入れ病院は，国・都道府県・独立行政法人立の精神科病院か，都道府県知事等の指定する指定病院となります。

なお，令和４年の精神保健福祉法改正によって，措置入院時に精神医療審査会において入院の必要性に関する審査を行うことが必要となりました。

Q 60 ＞ 緊急措置入院

緊急措置入院は措置入院とはどこが違うのですか。

A 緊急措置入院制度は，昭和40年の精神衛生法（現在の精神保健福祉法）改正時に創設されました（精神保健福祉法第29条の２）。

緊急措置入院は，「急速を要し」，１人の精神保健指定医の診察により通常の措置入院を行う場合の症状よりも自傷他害のおそれの程度が「著しい」と認められる場合に，都道府県知事（指定都市の市長）の権限により72時間に限り強制的に入院させる形態です。

ここでいう，「急速を要し」とは，通常の措置入院に必要な，①都道府県知事等が派遣した２人以上の精神保健指定医の診察，②診察に際しての都道府県等の職員の立ち会い，③診察する旨の家族等への通知等の手続きの全部又は一部を行うことができない場合をいいます。また，「著しい」とは，症状が急迫しており，たとえば自殺しようとして未遂に終わった場合や，他人に危害を及ぼすおそれが真に切迫している場合などを指します。

緊急措置入院の措置を採った場合には，都道府県知事等はあらためて72時間以内に２人以上の精神保健指定医による診察を行い，措置入院の必要性を判断しなければなりません。その際には，緊急措置入院の際に行われた精神保健指定医の診察をそのまま措置入院に係る診察であると解釈することはできませんが，同じ精神保健指定医があらためて措置入院に係る診察を担当することは可能であるとされています。

Q 61 ＞ 措置入院における自傷・他害

措置入院での「自傷・他害」とは，具体的にどのような状態のことですか。

A 措置要件の「自傷・他害」については，昭和63年4月8日厚生省告示第125号に示されています。

措置入院での自傷・他害行為には，精神障害による病状又は状態像の存在があり，その病状等によって引き起こされる自傷・他害行為であることが前提です。つまり，精神障害の状態や状態像でない者が自傷・他害行為を行っても措置入院になることはありません。

自傷行為とは精神障害の状態が原因での自殺企図等，自己の生命，身体を害する行為ですが，臨床的には死亡に至ることを目的とした「自殺企図」と死亡にまで至ることを目的としない狭義の「自傷行為」に分かれます。「自殺企図」の例では，縊首（いしゅ），飛び降り，交通機関への飛び込み，多量服薬，一酸化炭素中毒，薬物の化学反応による中毒などがあります。また，狭義の「自傷行為」には，リストカットや素手でガラスを割る，壁への頭突き，煙草による火傷などがあります。自傷行為が原因で措置入院になるケースは，狭義の「自傷行為」では，一般救急で処置を行った後，措置診察を受け措置入院となります。また，「自殺企図」の場合は，一般病院で入院治療し身体症状が軽快した時点で「自傷他害のおそれ」がある場合に措置入院となります。

リストカットの事例ですが，その多くは本気で自殺しようと考えた究極の選択行動ではなく，自傷行為をもって自己の利己的欲求を満たそうとする意図的な行動です。このような場合，精神障害の状態は否定され，かつ意図的行動ですので措置入院の要件には合致しないと思われます。しかし，同じ自己の利己的欲求を満たそうとするリストカットであっても周囲との意思疎通や意思の表出がうまく行えず，内的葛藤の処理が障害された適応障害が顕著な場合は，措置入院の対象となることがあります。

他害行為に関しては，殺人，傷害，暴行，性的問題行動，侮辱，器物破損，強盗，恐喝，窃盗，詐欺，放火，弄火等他の者の生命，身体，貞操，名誉，財産等又は社会的法益等に害を及ぼす行為をいいます。この他害行為は，原則として刑罰法令に触れる程度の行為を指します。措置入院になるケースのほとんどはこの他害行為です。事例としては，被害妄想に基づく器物の破損や家族・他人に対する暴行です。

また，大都市圏においては，非合法の薬物や危険ドラッグ（規制薬物に類似した化学物質を混入させた植物片等）を体内摂取することによって被害妄想を伴った幻覚妄想状態となり，他害行為に至ったケースも少なくありません。

病状又は状態像については，抑うつ状態，躁状態，幻覚妄想状態，精神運動興奮状態，昏迷状態，意識障害，知能障害，人格の病的状態であり，主な精神障害では統合失調症，躁うつ病，症状性又は器質性精神障害，中毒性精神障害，心因性精神障害，知的障害，精神病質，精神障害に伴う人格変化，けいれん発作後の人格変容などがあります。

また，「医療観察法」が平成17年７月に施行されています。この法律は，心神喪失等の状態で重大な他害行為（殺人・傷害・強盗・放火・不同意性交等，不同意わいせつ《未遂を含む》）を行った者に対して，精神保健福祉法ではなく，医療観察法を適用してその処遇を裁判所の審判に任せるものです。つまり，重大な他害行為を行った場合は，措置入院ではなく，医療観察法における鑑定入院を経て，国が指定する医療観察法の指定入院（精神保健福祉法の指定病院ではありません）になる可能性があります。

Q 62 ＞ 措置診察の申請・通報・届出

措置診察を行うのに必要な申請・通報・届出にはどのようなものがありますか。

A 措置診察に必要な通報・届出については，精神保健福祉法第23条～第26条の3に記載されています。申請に関しては，法第22条において「精神障害者又はその疑いのある者を知った者は，誰でも，その者について指定医の診察及び必要な保護を都道府県知事に申請することができる」「前項の申請をするには，次の事項を記載した申請書を最寄りの保健所長を経て都道府県知事に提出しなければならない」とあります。申請書の記載事項は以下の(1)～(4)です。

(1) 申請者の住所，氏名及び生年月日

(2) 本人の現在場所，居住地，氏名，性別及び生年月日

(3) 症状の概要

(4) 現に本人の保護の任に当たっている者があるときはその者の住所及び氏名

なお，この法第22条の申請は，一般人も行える措置診察の申請ですが，申請書に記載する「症状の概要」では，「おかしな人で迷惑である」だけでなく，精神障害による自傷他害の事実または，おそれがある旨の根拠記載が必要です。「精神状態がおかしいから何かしでかすかもしれない」「ゴミを山のようにため込んでいるので悪臭がして迷惑である」「大音量でステレオを鳴らす」のような漠然とした理由や迷惑行為では，措置診察は行われないと考えられます。昨今では，迷惑行為が長年に渡り，精神的負担を負ったため傷害罪で起訴されるケースもありますが，精神障害というよりは人格的な問題であることが多く，やはり措置診察が行われる可能性は低いと思われます。

さらに，この申請において注意することは，医師や看護職，弁護士など，職務上知り得た個人の秘密を漏らしてはいけない（守秘義務）者が，正当な理由なくして申請すると守秘義務違反になるおそれがあるということです。「正当な理由」についての定義はなく，ケースごとの判断に委ねられます。法第22条の申請は，一般人の申請を可能にしたものでありますが，後述する法第23条に委ねることが望ましいと思われます。

通報に関して法第23条は，「警察官は，職務を執行するに当たり，異常な挙動その他周囲の事情から判断して，精神障害のために自身を傷つけ又は他人に害を及ぼ

すおそれがあると認められる者を発見したときは，直ちに，その旨を，最寄りの保健所長を経て都道府県知事に通報しなければならない」とあります。法第23条に委ねる場合，精神障害またはその疑いがあり，かつ，自傷他害の事実または，おそれがある場合に警察に通報すれば，警察官の判断により，法第23条の通報がなされます。

法第24条第１項には，「検察官は，精神障害者又はその疑いのある被疑者又は被告人について，不起訴処分をしたとき，又は裁判（懲役若しくは禁錮の刑を言い渡し，その刑の全部の執行猶予の言渡しをせず，又は拘留の刑を言い渡す裁判を除く。）が確定したときは，速やかに，その旨を都道府県知事に通報しなければならない。ただし，当該不起訴処分をされ，又は裁判を受けた者について，心神喪失等の状態で重大な他害行為を行った者の医療及び観察等に関する法律第33条第１項の申立てをしたときは，この限りでない」とあります。つまり，検察官は，医療観察法の申立てを行った者以外で，不起訴処分又は実刑判決以外の確定判決がなされた者を対象に通報します。

同条第２項では「検察官は，前項本文に規定する場合のほか，精神障害者若しくはその疑いのある被疑者若しくは被告人又は心神喪失等の状態で重大な他害行為を行った者の医療及び観察等に関する法律の対象者について，特に必要があると認めたときは，速やかに，都道府県知事に通報しなければならない」と定められています。つまり，不起訴処分又は裁判の確定に至らない場合（被疑者又は被告人）や医療観察法の対象者とされる者でも，必要と認めた場合は，通報を義務づけています。

その他の通報は，法第25条（保護観察所の長の通報），法第26条（矯正施設[1)]の長の通報），法第26条の３（心神喪失等の状態で重大な他害行為を行った者に係る通報）があります。それぞれの職にある者（法第26条の３は，指定通院医療機関の管理者及び保護観察所の長）が同法の規定により通報を行います。通報の基準は，精神疾患による症状等の状態にあって自傷他害のおそれがある場合に行われます。

届出に関しては，法第26条の２に「精神科病院の管理者は，入院中の精神障害者であって，第29条第１項の要件に該当すると認められるもの〔措置入院に該当する症状を有する精神障害者〕から退院の申出があったときは，直ちに，その旨を，最寄りの保健所長を経て都道府県知事に届け出なければならない」とあります。つまり，任意入院など（措置入院以外の入院形態）の形態で入院している患者であっても自傷他害またはそのおそれがあり，措置入院に該当する症状のある者が退院を申

1）矯正施設とは，拘置所，刑務所，少年刑務所，少年院及び少年鑑別所のことをいう。

し出た場合，届出を行う必要があります。

その他，措置診察を行った精神保健指定医は「措置入院に関する診断書」（令和５年11月27日障精発1127第５号通知[2]様式20）を記入し，都道府県知事等に提出しなければなりません。つまり，２名の精神保健指定医が措置診察を行った場合は，それぞれの精神保健指定医が「措置入院に関する診断書」を記入し提出することになります。また，措置診察は，行政職員が必ず立ち会いますので，その他の事務処理は行政職員が行います。

2）精神科病院に入院する時の告知等に係る書面及び入退院の届出等について（令和５年11月27日障精発1127第５号厚生労働省社会・援護局障害保健福祉部精神・障害保健課長通知）

Q 63 ＞ 入院中の他害行為と措置行為

医療保護入院中の患者が被害妄想によって他の入院患者を傷つけた場合，措置入院になりますか。

A

このケースでは，確かに精神障害に基づく他害で措置要件は満たされており，措置入院に該当すると思われます。この場合，措置入院の権限を発動する法律的要件，すなわち申請・通報・届出・精神保健指定医の診察（精神保健福祉法第27条第２項）のどれ（法第22条から第26条まで）に基づいて権限を行使するかという医療とは別の問題が生じます。

この事例に限らず，病棟内や病院内で妄想によって傷害や殺人が起こることがありますが，このような場合，まず警察に連絡しなければなりません。警察が身柄を拘束するなど司法の対応があれば，法第23条や第24条に基づいて措置入院へ変更ができますが，精神科病院に入院中の場合，警察が身柄を確保しなくても逃亡のおそれはないため，捜査のために病院や病棟に入って本人からの事情聴取を行うことが多く，法第23条や第24条に至らないこともあります。また，法第26条の２は本人及び家族から退院の申し出があった場合の取扱いであり，そのような申し出がなければ法第26条の２にも該当しません。

法第29条の解釈でも，措置入院以外の入院形態で入院中の患者に措置権を行使し措置入院させることは法律上の解釈としては可能ですが，法第29条の趣旨が自傷他害のおそれのある状態の患者を放置しておくことを問題としており，すでに入院治療を受けており，一般社会に放置されるのでなければ，措置権を行使しなくとも足りると解釈されています。したがって，入院中の患者についてはこのような事件を起こしたとしても，入院期間中は必ずしも措置権が発動されるとは限りません。警察及び都道府県の主管課と相談・協議しながら対応していくことになるでしょう。

なお，措置診察が可能で措置入院が決定した場合は，入院中の病院が非指定病院であれば，国公立病院又は指定病院に転院することになります。

いずれにしても，病院としては被害者やその家族に対して誠意ある対応を行うことが必要になります。

また，医療観察法との関係では，「重大な他害行為」と警察・検察が判断した場合，検察官は地方裁判所に申し立てを行い，地方裁判所は鑑定入院命令を対象者に出します。「重大な他害行為」の傷害の程度については，当初，「１か月以上の治療診断」

ではないかと医療観察法に関する厚生労働省科学研究班のなかで想定していましたが，実際には明確な規定はなく，軽微な傷害（加療１週間程度）でも「重大な他害行為」と判断される場合があります。

医療観察法における鑑定入院では，医療観察法による治療の必要性を鑑定します。鑑定後，地方裁判所は，裁判官と審判員（医療観察法判定医の資格をもち，かつ最高裁判所に審判員として登録された精神保健指定医）との合議を経た審判の結果，入院が必要と判断した場合，医療観察法指定入院医療機関に入院となります。

＜参考文献＞

精神保健福祉研究会監修『五訂精神保健福祉法詳解』中央法規出版，282頁，2024.

Q 64 ＞ 措置入院指定病院

措置入院の患者が入院できる病院は決まっていますか。

A 精神保健福祉法第29条（都道府県知事による入院措置）において，措置入院については，「国等の設置した精神科病院又は指定病院に入院させることができる」と定めています。国等とは，国，都道府県，地方独立行政法人です。また，指定病院に関しては，法第19条の８（指定病院）の規定があり，「都道府県知事は，国，都道府県並びに都道府県又は都道府県及び都道府県以外の地方公共団体が設立した地方独立行政法人（以下「国等」という。）以外の者が設置した精神科病院であって厚生労働大臣の定める基準に適合するものの全部又は一部を，その設置者の同意を得て，都道府県が設置する精神科病院に代わる施設（以下「指定病院」という。）として指定することができる」と定めています。指定病院の基準は平成８年３月21日厚生省告示第90号や平成８年３月21日健医発第325号通知[1)]で定められています。具体的には，措置入院患者を入院治療できる診療体制を整えていることや医師及び看護職員の配置，常勤指定医の配置，設備要件，一定以上の病床数などが記されています。基本的には，医療法に定める精神病床における人員配置基準と同様です。

措置入院患者が入院できる病院について，単科精神科病院のみしか入院できないと解釈されるかもしれませんが，総合病院内にある精神病床に対しても指定を行うことができます。例えば，透析治療中の患者や自殺を図った重傷患者が措置入院する場合，単科精神科病院では対応できないことが想定されます。このような場合のみを想定している訳ではありませんが，国，都道府県立の総合病院や大学病院でも措置入院の指定を受けた病床があります。

1）精神保健福祉法第19条の８に基づく指定病院の指定について（平成８年３月21日健医発第325号厚生省保健医療局長通知）

Q 65 ＞ 措置入院と外国人

外国人の患者が措置入院してきましたが，何か特別な対応が必要でしょうか。

A 大使館員等のような治外法権を受ける外国人を除き，原則として，外国人であっても精神保健福祉法の適用となります。ただし，不法滞在の場合は，強制退去の規程である出入国管理及び難民認定法第24条第４号ロ「在留期間の更新又は変更を受けないで在留期間を経過して本邦に在留する者」に該当し，法第62条により，一般人は通報ができ，公務員は通報義務が生じ，入国管理局へ通報することとなっています。また，「領事関係に関するウィーン条約第36号１(b)」においては，条約加盟国の者が逮捕，留置，拘留，拘禁された場合，当該国民（外国人）の要請があるときは，その旨を遅滞なく当該領事館に通報することになっています。

措置入院は，本人の意思に基づかない拘束ですので「拘禁」と解釈することができます。よって，不法入国でなくても，ウィーン条約加盟国の外国人であれば領事館へ連絡する必要があると考えられます。

その他，場合によって，警察，都道府県庁の主管課，大使館，領事館，入国管理局，福祉事務所など関係機関との連携が必要です。

臨床現場において言語が通じない場合は通訳が必要となります。また，告知文は当該者が理解できる外国語に翻訳したものが必要になります。そして，日本人とは異なる文化をもっていることを忘れてはなりません。極端な場合ですが，宗教上の理由やその国の慣習，考え方等において神の存在を肯定し，自分は神に支配されているとまで言い切ることもあります。日本で問題となることが，国によっては当然である場合も考えられます。正確な診断と適正な治療を行ううえでも，その国に精通した通訳の派遣を依頼することも必要であると思われます。都道府県においては通訳に関してネットワークをもっていると思われますので問い合わせるという方法もあります。また，大使館や領事館に要請するのもよい方法であると考えられます。その他，日常生活援助を行ううえで食習慣や礼儀など生活習慣を知っておくことも必要ですので，大使館や領事館に尋ねることが望ましいと思われます。

Q 66 > 措置入院の解除・退院等

措置入院患者が，自傷他害のおそれがないと認められた場合は，病院から退院させなければならないのですか。退院の手続きや，措置入院患者が死亡した場合の手続きはどうすればよいですか。

A 精神保健福祉法第29条の４に「入院を継続しなくてもその精神障害のために自身を傷つけ又は他人に害を及ぼすおそれがないと認められるに至ったときは，直ちに，その者を退院させなければならない」とあり，入院措置の解除が必要です。しかし，措置入院の要件に該当しない状態といっても入院治療が必要な場合もありますので，その場合は医療保護入院や任意入院に入院形態を切り替えて継続的な入院治療を行うことが必要です。現に「措置入院者の症状消退届」（令和５年11月27日障精発1127第５号通知[1)]様式24）の項目に措置解除後の処置に関する意見欄があり，その欄には「入院継続」の記述もあります。入院が継続する場合の手続きは，「措置入院者の症状消退届」の提出を行い，医療保護入院又は任意入院への入院形態の変更手続きを行います。この場合，「医療保護入院に際してのお知らせ」や「任意入院に際してのお知らせ」などを新たに作成し，本人へ渡さなければなりません。

退院の手続きは，法第29条の５において，精神保健指定医による診察の結果，措置入院者が，入院を継続しなくてもその精神障害のために自身を傷つけ又は他人に害を及ぼすおそれがないと認められるに至ったときは，直ちに，最寄りの保健所長を経て都道府県知事に届け出なければならないとあり，当該病院において精神保健指定医が診察し自傷他害のおそれが消退したと判断すれば，「措置入院者の症状消退届」を作成し，保健所を経由して都道府県又は指定都市の管轄主管課に提出します。措置入院は知事もしくは指定都市の市長の命令による行政処分ですので，行政処分を命じた知事等がその処分を解除します。都道府県によって異なりますが，知事等からの通知が発令されたり，管轄主管課より解除の連絡があったりします。また，本条は，措置入院者の措置症状が消失したときに，入院措置の処分が継続して行われることを防止する規定であるため，症状消退届を記入し，管轄の主管課に連絡した時点でその効力が発せられる場合もあります。

---

1) 精神科病院に入院する時の告知等に係る書面及び入退院の届出等について（令和５年11月27日障精発1127第５号厚生労働省社会・援護局障害保健福祉部精神・障害保健課長通知）

措置入院の退院については，法第29条の６及び第29条の７において，措置入院者を入院させている精神科病院又は指定病院の管理者は，精神保健福祉士等のうちから，退院後生活環境相談員[2)]を選任し，その者に措置入院者の退院後の生活環境に関し，措置入院者及びその家族等からの相談に応じさせ，及びこれらの者に対する必要な情報の提供，助言その他の援助を行わせる必要があること（法第29条の６），また，措置入院者又はその家族等から求めがあった場合その他措置入院者の退院による地域における生活への移行を促進するために必要があると認められる場合には，これらの者に対して，地域援助事業者を紹介する必要があること（法第29条の７）が定められています。つまり，措置入院していた本人若しくは家族等の同意又は要望による退院後の支援が法律によって保障されているのです。本制度を利用することは，自傷他害行為の再発防止や生活の質の向上につながるため，積極的な運用が望まれます。

措置入院患者が死亡した場合も，措置要件は解除されるため同様の手続きを行いますが，死亡した原因によっては最寄りの保健所や警察に連絡しなければなりません。なお，「措置入院者の症状消退届」の措置解除後の処置に関する意見欄に「死亡」がありますので，死亡のときも「措置入院者の症状消退届」が必要です。

---

2)　退院後生活環境相談員の資格要件：①精神保健福祉士，②保健師・看護師・准看護師，作業療法士，社会福祉士，公認心理師として精神障害に関する業務の経験者，③３年以上精神障害者及びその家族との退院後の生活環境についての相談及び指導に関する業務に従事した経験を有する者であって，かつ，厚生労働大臣が定める研修を修了した者

Q　67 ＞ 措置入院中の他科受診

措置入院中の患者を近くの他科に受診させたいのですが，仮退院の手続きを行う必要がありますか。

A　措置入院者が病院から離れることが容認されるのは，原則として措置解除による本退院（他の入院形態で入院継続の場合は外出外泊許可）か，精神保健福祉法第40条に基づく「仮退院」しかありません。それだけ措置入院は厳しい入院形態ということです。ただし，仮退院は，例えば病棟内では一見穏やかで集団生活に適応しているように見受けられる措置入院者が，家庭や地域社会に出たときはどうなのかなど，措置症状が本当に消失したかどうかの診断が困難な場合に適用される規定で，必ず精神保健指定医の診察結果に基づく判断が必要であり，その期間は６か月を超えることはできません。また，一時退院の形はとりますが，措置入院が継続していることに変わりありません。したがって，仮退院は他の病院に受診させるための規定ではありません。一般病院での入院加療が必要な場合は，当該身体疾患に対する医療が提供できる指定病院へ転院することが原則となります。

また，精神保健福祉法では措置入院者の外出外泊に関する規定はありませんが，なぜ措置入院中なのかという理由を考えればわかるとおり，一般的な入院患者のように外出外泊は認められていません。ただし，家族の不幸で一時家庭に帰す必要があるときなどは，看護師等を付き添わせるなど患者が事故を起こさないような配慮をしたうえで外泊させることはやむを得ないものと解釈されています[1)]。

したがって，やむを得ず他の病院で外来治療を行う場合には，事故を起こさないよう十分に配慮を行ったうえでなら，仮退院の手続きは不要と解釈することができます。

ただし，都道府県によっては，措置入院者の外出外泊についてそのつど，事前の報告を求めるところもあります。

1）　精神保健福祉研究会監修『五訂精神保健福祉法詳解』中央法規出版，513頁，2024.

Q 68 > 措置入院の書面告知

措置入院の書面告知は誰が，いつ，どのようにして行うのですか。

A 措置入院の手続きが行われ措置診察を行いますが（Q62参照），精神保健福祉法第27条（申請等に基づき行われる指定医の診察等）第３項に「都道府県知事は，〔中略〕診察をさせる場合には，当該職員を立ち会わせなければならない」とあります。措置入院は行政処分であり，都道府県知事又は指定都市の市長が命令するため，その書面告知を行う者は行政職員でなければなりません。具体的には，精神保健指定医に診察を行わせた都道府県知事又は指定都市の市長の監督下にある行政職員であって，精神保健関係の事務に従事している者又は本条による立ち会いを命ぜられた者です。したがって，保健所における保健師であっても，都道府県知事又は指定都市の市長が立ち会いを命じることは差し支えありません。行政職員が精神保健指定医の診察に立ち会う理由は，精神保健指定医の診察が適法かつ確実に行われたかどうかを確認する必要があることと，診察に当たって被診察者の確認，その他精神保健指定医の診察に伴う事務的介助を行う必要があることです。診察に立ち会う職員数については法律上触れていませんが，実際には精神保健関係の主管課職員２名以上，保健所職員１名以上が立ち会います。また，立ち会った職員は診察後速やかに「措置入院に該当する」ことを確認してから，精神保健関係の主管課職員が書面をもって告知を行います。なお，診察した精神保健指定医は知事又は指定都市の市長の指定した者であるため非常勤の特別職地方公務員として扱われます。そのため告知を行うことは可能ですが，一般的には精神保健関係の主管課職員が行います。

緊急措置診察や法第24条（検察官の通報），法第25条（保護観察所の長の通報），法第26条（矯正施設の長の通報）は保健所を経由しませんので，このときは精神保健関係の主管課職員のみが立ち会いや告知を行います。告知は令和５年11月27日障精発1127第５号通知[1)]にある様式21の「措置入院決定のお知らせ」で行います。内容は以下のとおりです。

(1) 入院理由について

---

1) 精神科病院に入院する時の告知等に係る書面及び入退院の届出等について（令和５年11月27日障精発1127第５号厚生労働省社会・援護局障害保健福祉部精神・障害保健課長通知）

幻覚妄想状態など，病状と自傷他害のおそれ及び入院措置の必要性。

⑵　入院中の生活について

①信書の発信や受信が制限がされないこと，②人権を擁護する行政機関の職員，措置入院者の代理人弁護人との電話・面会は制限されないが，それら以外の人との電話・面接については制限されることがあること，③治療上必要な場合，行動制限を受けること，④入院から７日以内に退院後生活環境相談員が選任されること，⑤介護保険や障害福祉サービスの利用を希望又は，その必要性がある場合，相談先を紹介すること，⑥入院中の治療内容や生活について，不明な点，納得がいかない点があれば病院職員に話すこと，⑦入院中に病院職員から虐待を受けた場合や他の入院患者が虐待を受けたのを見かけた場合に通報すること。

⑶　入院や入院生活に納得のいかない場合

①入院者又はその家族等は，退院や病院の処遇改善を指示するよう都道府県知事に請求することができ，詳細は病院職員へ問い合わせること，②措置入院に不服がある場合，この処分があったことを知った日の翌日から起算して３か月以内に厚生労働大臣に対して審査請求をすることができること，ただし，この処分の翌日から起算して１年を経過すると審査請求ができなくなること，③この処分の取り消しを求める訴えは，この処分の通知を受けた日の翌日から起算して６か月以内に限り，都道府県を被告として提起することができること，ただし，この処分の翌日から起算して１年を経過するとこの処分の取り消しの訴えを提起することができないこと。また，②の審査請求を行った場合，この処分の取り消しの訴えは，その審査請求に対する裁決の送達を受けた翌日から起算して６か月以内であれば提起することができること，ただし，この審査請求に対する送達を受けた日の翌日から起算して１年を経過すると，この処分の取り消しの訴えを提起することができないこと。

このような内容が記され，自治体（都道府県の精神保健に関する主管課）の連絡先も記載されています。書面は，知事名又は指定都市の市長名の記載をもって発行します。

なお，令和５年４月施行の改正事項で，措置入院や医療保護入院を告知する際に，患者本人だけでなく，家族等にも告知することとなっています。

その他，措置入院を決定した場所が入院する病院でない場合（警察署や拘置所，刑務所等）は，当該入院措置に係る病院に移送しなければなりません。その際には，法第29条の２の２第２項において「都道府県知事は，〔中略〕当該精神障害者に対し，当該移送を行う旨その他厚生労働省令で定める事項を書面で知らせなければならない」とあり，告知が必要です。この内容は，①移送先の精神科病院の名称及び所在地，②移送の方法，③行動の制限に関する事項が記され，知事名又は指定都市の市長名の記載をもって発行します。本告知書の通知も診察に立ち会った，精神保健関係の主管課職員が行います。

令和４年の法改正では多くの告知書面が変更されていますが，措置入院の「移送に際してのお知らせ」（平成12年３月31日障第243号通知[2]様式５）は，追記・変更等はありませんでした。

2）　精神障害者の移送に関する事務処理基準について（平成12年３月31日障第243号厚生省大臣官房障害保健福祉部長通知）

Ⅲ 行動制限

[1] 行動制限の考え方

Q 69 > 行動制限

行動制限にはどのようなものがありますか。

A 行政による移送中の患者若しくは，入院している患者の自由を制限するものが行動制限であり，精神保健福祉法では原則として入院患者の行動制限は行わないとされています。

しかし，症状による突発的な興奮状態で治療ができない場合や，自傷他害のおそれがあるときなどは，治療や患者の安全確保を行うために「医療又は保護に欠くことのできない限度において」と法律で定められた範囲で，症状に応じて医師の指示により最も制限の少ない方法での行動制限を認めています（法第36条）。

行動制限については，①自由な外出の制限，②通信面会の制限，③隔離と身体的拘束などがあります。後者ほど入院患者の行動を狭めるものになります。

行動制限については，⑴どのような場合でも行うことができない行動制限と，⑵精神保健指定医が必要と認めなければ行うことができない行動制限があります。⑵については，厚生労働大臣が行動制限の内容とその基準を示しており，制裁や懲罰などを目的とした安易な行動制限は法律上禁止されています。

⑴ どのような場合でも行うことができない行動制限

行動制限の１つである「通信の自由」については，日本国憲法に定められた基本的人権の１つとして保障されており，手紙や葉書などの信書の発受は制限できません。

さらに，都道府県職員や地方法務局などの人権擁護に関する行政機関の職員，患者の代理人である弁護士との電話や面会の制限もできないとされています（昭和63年４月８日厚生省告示第128号）。

⑵ 精神保健指定医が必要と認めなければ行うことができない行動制限

精神保健指定医が必要と認めなければ行うことのできない行動制限には次のものが挙げられます（昭和63年４月８日厚生省告示第129号）。

行動制限	内　容
隔離	患者本人の意思で外へ出ることができない部屋へ一人だけ入室させ，12時間を超えて，他の患者から遮断する。
身体的拘束	衣類又は，綿入り帯等を使用して，一時的に患者の身体を拘束し，その運動を抑制する。

なお，任意入院者については，精神保健指定医による診察の結果，その医療及び保護のため入院を継続する必要があると認めたときは，72時間に限り退院を制限することができます。また，特例措置による退院制限として任意入院者の退院制限を特定医師が12時間において行うことができます。平成10年３月３日障精第16号通知[1)]では，行動制限の状況が病院全体，病棟ごとに一目でわかるような行動制限に関する一覧性台帳（293頁）を整備することが義務づけられています。

これは精神科病院において，行動制限を受けている患者をもれることなく把握し，病状に応じて必要最低限の範囲内で適正に行われていることを病院・病棟内で常に確認し，また，その分析を通じて，行動制限を減らすための取り組みが各病院で行われることを促すためのものです。

令和３年～令和４年にかけて行われた「地域で安心して暮らせる精神保健医療福祉体制の実現に向けた検討会」では，不適切な隔離・身体的拘束をゼロとする取り組みについて議論が行われました。報告書では対応の方向性として，今後の処遇基準告示の見直しに向けて，切迫性・非代替性・一時性の考え方を要件として明確に規定することや，身体的拘束の要件を見直すこと，そして管理者のリーダーシップのもと組織全体で取り組むことの必要性などが記載されています。

1)　精神科病院に対する指導監督等の徹底について（平成10年３月３日障精第16号厚生省大臣官房障害保健福祉部精神保健福祉課長通知）

表　行動制限について厚生労働大臣が定める基準

1　通信・面会について

考え方		内　容
○院外の者との通信，面会は家族，地域社会等との接点を保つため自由に行われることが原則 ○基本的に自由であることを文書又は口頭により患者及びその家族等その他の関係者に伝えることが必要 ○電話及び面会に関して，医療又は保護の上で合理的な理由がある場合で合理的な方法及び範囲における制限に限られる。各患者の医療又は保護の上での必要性を慎重に判断して決定すべき	信書	・家族等その他の関係者からの信書が治療効果を妨げることが考えられる場合は，家族と十分連絡を保ち，「信書を差し控える」「主治医あてに発信送付してもらい，患者の病状をみて主治医から患者に連絡させる」などの方法に努める。 ・刃物や薬物などの異物が同封されていると判断されるものについては患者に開封してもらい，異物を預かり，診療録に記載する。
	電話	・制限した場合，理由を診療録に明記し，制限した旨と理由を患者，家族等その他の関係者に知らせる。 ・電話機は患者が自由に利用できる場所に設置し，都道府県精神保健福祉主管部，地方法務局人権擁護主管部の電話番号を見やすいところに掲げる。
	面会	・制限した場合，理由を診療録に明記し制限した旨と理由を本人，家族等その他の関係者に知らせる。 ・病院において，入院直後一定期間一律に面会を禁止してはならない。 ・面会する場合，立会いなく面会できるようにする。ただし，患者や面会者の希望のある場合や医療若しくは保護のため特に必要がある場合には病院の職員が立ち会うことができる。

2　隔離・身体的拘束・開放処遇について

	考え方	対　象	遵守事項
隔離	○病状からみて，本人又は周囲の者に危険が及ぶ可能性が著しく高く，隔離以外の方法ではその危険を回避することが困難と判断される場合に，その危険を最小限に減らし，患者本人の医療又は保護を図ることを目的として行うものとする。 ○症状からみて，医療又は保護を	○他の患者との人間関係を著しく損なうおそれがある等，その言動が患者の病状の経過や予後に著しく悪く影響する場合 ○自殺企図又は自	○隔離している閉鎖的環境の部屋に更に患者を入室させてはならない。 ○既に患者が入室している部屋に隔離のため他の患者を入室させ

	図る上でやむを得ずなされるものであり，制裁や懲罰あるいは見せしめのために行ってはならない。 ○12時間を超えない場合は精神保健指定医の判断を要しないが，この場合も，その要否の判断は，医師により行われなければならない。 ○本人の意思により閉鎖的環境の部屋に入室する場合は，隔離には当たらない。この場合においては，本人の意思による入室である旨の書面を得なければならない。	傷行為が切迫している場合 ○他の患者に対する暴力行為や著しい迷惑行為，器物破損行為が認められ，他の方法ではこれを防ぎきれない場合 ○急性精神運動興奮等のため，不穏，多動，爆発性などが目立ち，一般の精神病室では医療又は保護を図ることが著しく困難な場合 ○身体的合併症を有する患者について，検査及び処置等のため，隔離が必要な場合	てはならない。 ○隔離を行う場合は患者本人に隔離を行う理由を知らせるよう努める。 ○隔離を行った旨とその理由，開始した日時及び解除した日時を診療録に記載する。 ○隔離中は，定期的な会話等による注意深い臨床的観察と適切な医療及び保護を確保する。 ○隔離中においても，洗面，入浴，掃除等患者及び部屋の衛生の確保に配慮する。 ○隔離が漫然と行われることがないように，医師は原則として少なくとも毎日1回診察を行う。
身体的拘束	○身体的拘束は制限の程度が強く，二次的な身体的障害が発生する可能性もあるため，代替方法が見つかるまでの間のやむを得ない処置として行われる行動の制限であり，できる限り早期に他の方法に切り替えるよう努める。 ○身体的拘束は，患者の生命を保護すること及び重大な身体損傷を防ぐことに重点を置いた行動の制限であり，制裁や懲罰ある	○自殺企図又は自傷行為が著しく切迫している場合 ○多動又は不穏が顕著である場合 ○上記の他，精神障害のために，そのまま放置すれば患者の生命にまで危険が及ぶおそれがある	○身体的拘束を行う場合は，患者本人に身体的拘束を行う理由を知らせるよう努める。 ○身体的拘束を行った旨，その理由並びに開始した日時及び解除した日時を診療録に記載す

	いは見せしめのために行われるようなことはあってはならない。 ○身体的拘束を行う場合は，身体的拘束を行う目的のために特別に配慮して作られた衣類又は綿入り帯等を使用するものとし，手錠等の刑具類や他の目的に使用される紐，縄その他の物は使用してはならない。	場合	る。 ○身体的拘束中は，原則として常時の臨床的観察を行い，適切な医療及び保護を確保しなければならない。 ○身体的拘束が漫然と行われることがないように，医師は頻回に診察を行う。
任意入院者の開放処遇制限	○任意入院者は，原則として，開放的な環境での処遇を受けるものとする（本人希望に応じ，夜間を除いて病院の出入りが自由に可能な処遇をいう。以下「開放処遇」という）。 ○任意入院者は開放処遇を受けることを，書面で患者本人に伝える。 ○任意入院者の開放処遇の制限は，患者本人の症状からみて，その開放処遇を制限しなければその医療又は保護を図ることが著しく困難であると医師が判断する場合にのみ行われるものであり，制裁や懲罰あるいは見せしめのために行われるようなことはあってはならない。 ○任意入院者の開放処遇の制限は，医師の判断によって始められるが，その後72時間以内に，精神保健指定医は，その任意入院者の診察を行う。また，精神保健指定医は，必要に応じて診察を行うよう努める。 ○任意入院者本人の意思により開放処遇が制限される環境に入院させる場合は開放処遇の制限に	○他の患者との人間関係を著しく損なうおそれがある等，その言動が患者の病状の経過や予後に悪く影響する場合 ○自殺企図又は自傷行為のおそれがある場合 ○上記の他，その任意入院者の病状からみて，開放処遇を継続することが困難な場合	○任意入院者の開放処遇の制限を行う場合には，患者本人に開放処遇の制限を行う理由を文書で知らせるよう努める。 ○開放処遇の制限を行った旨及びその理由並びに制限を始めた日時を診療録に記載する。 ○任意入院者の開放処遇の制限が漫然と行われることがないように，任意入院者の処遇状況及び処遇方針について，病院内における周知に努める。

	当たらない。この場合においては，本人の意思による開放処遇の制限である旨の書面を得なければならない。		

昭和63年４月８日厚生省告示第130号より

Q 70 ＞ 行動制限の告知

行動制限（隔離・身体的拘束）を行う際に，告知は必要ですか。

A 精神科病院における処遇について定めた精神保健福祉法第36条，第37条には「告知」についての規定は見当たりませんが，昭和63年４月８日厚生省告示第130号（精神科病院に入院中の者の処遇の基準）には「基本理念」として，入院患者の「処遇に当たって，患者の自由の制限が必要とされる場合においても，その旨を患者にできる限り説明して制限を行うよう努める」と記され，「患者の隔離について」「身体的拘束について」には遵守事項として「当該患者に対して隔離〔身体的拘束〕を行う理由を知らせるよう努める」と記されています。

なお，任意入院者については，開放処遇が制限される場合は，文書によって伝えることが同告示に規定されています。すなわち入院時に「任意入院者は開放処遇を受けることを，文書により，当該任意入院者に伝える」ことが必要ですし「開放処遇の制限を行うに当たっては，当該任意入院者に対して開放処遇の制限を行う理由を文書で知らせるよう努め」なければならないのです。

任意入院，医療保護入院，措置入院の場合は，入院形態等の書面による告知（書面で知らせる）は義務であり，その他の告知すべき内容も定められています。一方，隔離・身体的拘束では，法律上は書面告知について何も触れていません。「できる限り説明して制限を行うよう努める」「理由を知らせるよう努める」といった努力規定があるだけです。任意入院者の開放処遇の制限では，それより規制は厳しくなっており，文書で知らせる必要があります。

このように，各入院形態及び行動制限について，患者にどのように知らせなければならないか両者を比較してみると，隔離・身体的拘束については，精神保健福祉法関連法規は，書面告知を要求しているとはいえないと思われます。質問の「告知は必要ですか」を「書面告知」と読み替えれば，それは義務とはいえないと考えてよさそうです。しかし，法律上は，必ずしも「書面告知」が要求されないとしても，告示第130号で示されているように「できるだけ説明して制限を行う」ことは，インフォームドコンセントを追求する観点から必須といえます。

「行動制限を行う場合においては，当該患者に対してはもとより，その家族等や実質的な支援を行っている関係者（ケースワーカー等）に対しても，行動制限の内容，目的，理由等をできる限り詳細に告知し，説明するなどの方策を講ずることにより，行動制限についての十分な理解を得るよう努める必要があろう」[1]ということになります。

精神保健福祉法関係法規では明確な書面告知についての規定はありませんが，通常，臨床現場では，隔離・身体的拘束については，令和５年11月27日障精発1127第５号通知[2]で示された様式による書面告知がなされています。

1) 精神保健福祉研究会監修『五訂精神保健福祉法詳解』中央法規出版，441-442頁，2024.
2) 精神科病院に入院する時の告知等に係る書面及び入退院の届出等について（令和５年11月27日障精発1127第５号厚生労働省社会・援護局障害保健福祉部精神・障害保健課長通知）

Q 71 ＞ 療養上の世話に関連した一時解除

一時解除とは何ですか。

A 隔離・身体的拘束の解除については，精神保健福祉法関連法規にあるのは，記載義務のみです。精神保健福祉法第19条の４の２には，診療録に記載しなければならない事項として「行動の制限を開始した年月日及び時刻並びに解除した年月日及び時刻」が規定されています。昭和63年４月８日厚生省告示第130号でも同様の診療録記載を定めています。

行動制限の解除については，この記載義務以外に精神保健福祉法関連法規には見当たりません。隔離は「症状からみて，医療又は保護を図る上でやむを得ずなされるもの」であり，身体的拘束は「代替方法が見出されるまでの間のやむを得ない処置として行われる行動の制限」（告示第130号）です。行動制限は「医療又は保護に欠くことのできない限度において」（精神保健福祉法第36条）しか行えないとするこの最小規制の原則からしても早期の解除（一時性）を常に意識していなければならないのはいうまでもありません。しかし，法は行動制限の解除について，記載義務以外，何ら規定していないのです。

一時解除についても，法規上明確にされているわけではありません。一時解除は２つの形態が考えられます。１つは，「療養上の世話」に関連した一時解除です。もう１つは，開放観察に伴う解除です。精神保健指定医又は医師の判断による一般的な解除と異なり，この２つの解除は，看護業務とのかかわりが深い解除といえます。

行動制限の基準を定めている告示第130号には，遵守事項として「隔離を行っている間においては，洗面，入浴，掃除等患者及び部屋の衛生の確保に配慮するものとする」との規定があります。身体的拘束については，同告示にはこのような規定はありませんが，身体的拘束の場合も隔離と同じような配慮が必要なことはいうまでもありません。隔離・身体的拘束を実施中の患者の「洗面，入浴，掃除等」は，隔離・身体的拘束を解除して行うのでなければ，患者に不必要な苦痛，不便さを強いることになります。十分に配慮のいき届いたケアを行うためにも解除は必要です。そして，療養上の世話としてのケアが終了すれば，一時解除ですから再隔離あるいは再拘束を行うことになります。

保健師助産師看護師法で看護師の業務とされている「療養上の世話」に関しては，

看護師は主体的な判断で行うことができ，医師の指示は必要としないと解釈されています。療養上の世話のための解除，再施行にすべて精神保健指定医が立ち会い，指示することは臨床の現実としてほぼ不可能でしょう。しかし，隔離・身体的拘束の場合の療養上の世話に関連した一時的な解除は，医師との連携なしにすべて看護師の判断で行うことができるかどうかが問題となります。療養上の世話のための解除は，精神保健指定医が指示した隔離・身体的拘束を，看護師の判断で解除することになりますから，精神保健指定医の指示と看護師の主体的判断が重なり合う領域です。

「身体拘束・隔離の指針」（日本総合病院精神医学会治療指針３，平成19年）はこのことについて，次のように定めています。

> 洗面，入浴，寝具交換などのために暫時身体拘束を中断することは，身体拘束中の患者および部屋の衛生に対する配慮であるため，身体拘束の解除とはみなさない。食事，排泄，面会，喫煙などのための暫時の身体拘束の中断も，身体拘束を少しでも快適にするための患者への配慮であり，身体拘束の解除とはみなさない。検査のための暫時の身体拘束の中断も身体拘束の解除とはみなさない。したがって，このような身体拘束の一時的な中断の後の再拘束にあたっては，あらためて指定医の診察を要するものではないし，診療録への逐一の記載も要しない。

この指針では，隔離についても「解除と中断」の違いとして，同様に規定しています。精神保健福祉法でいう記載義務を伴う「解除」に対して，療養上の世話，検査等に伴う一時的な解除を「中断」と言い換えて区別し，「中断」の場合には精神保健指定医の関与は不要としています。

隔離・身体的拘束は，精神保健福祉法上は，12時間以内の隔離を除き精神保健指定医の判断でしか行うことはできません。解除についてはどうなのでしょうか。犀潟病院事件の後に出された「精神保健福祉法の運用マニュアル」（旧厚生省保健医療局国立病院部政策医療課平成12年４月改訂版）には，「主治医又は当直医は，行動制限を行う必要がないと判断した場合には，速やかに行動制限を解除し，解除した行動制限の内容，年月日時刻を診療録に記載する」と書かれています。

このマニュアルの通り隔離・身体的拘束の解除は必ずしも精神保健指定医の判断を要しないというのが一般的な解釈です。これは，隔離・身体的拘束の解除を，医療保護入院は入院に際しては精神保健指定医の診察が必要だが，退院の判断は「患者の人権の制限を伴うものではないこと等の理由から，精神保健指定医の診察は法律上は必要とされていない」[1)] ことと同様とみなしての解釈です。

必ずしも精神保健指定医の判断を要しないとされる隔離・身体的拘束の解除につ

いて，看護師の裁量はどこまで及ぶのか，日本総合病院精神医学会の指針のように一時解除を「中断」と言い換えれば，看護師の判断で行えるのか，看護師にどこまで裁量権があるかが明確になる必要があるのですが，行政レベルでの解釈は公表されていません。療養の世話に関連した一時解除に関し，看護師のみの判断で行えるとするには慎重さが要求されると思います。少なくとも主治医と情報を共有し連携して判断するのでなければ，事故等の発生時，責任を問われる可能性があるのではないでしょうか。「療養上の世話」は看護師独自の判断で行えますが，療養上の世話について医師の指示がある場合には，それに従わなければならないともされていることに留意する必要があります。

日本総合病院精神医学会の指針は，隔離・身体的拘束の一般的な解除について「解除することによって患者自身および他の患者が被る不利益などについても，あらかじめ十分な検討がなされるべきである」と述べています。このことは，「解除」のみでなく「中断（一時解除)」についてもいえることです。

1）精神保健福祉研究会監修『五訂精神保健福祉法詳解』中央法規出版，369頁，2024.

Q 72 ＞ 短時間の行動制限

ごく短い時間の隔離や身体的拘束が必要な場合でも，やはり1回ごとに精神保健指定医による手続きが必要なのでしょうか。

A

精神保健福祉法第36条において，患者の隔離や身体的拘束は精神保健指定医が必要と認める場合でなければ行うことができないとされています。そのため，隔離・身体的拘束が必要な場合は，時間の長短にかかわらず１回ごとに精神保健指定医による手続きが必要となります。

ただし，隔離については，昭和63年４月８日厚生省告示第130号のなかで，12時間を超えない場合は必ずしも精神保健指定医の判断を要するものではないとされ，医師の判断で行うことができます。

Q 73 ＞ 療養上の世話に関連した短時間の行動制限

普段は問題なく生活できているが，食事のときに盗食があり，他患者に迷惑をかける場合や，食物を口に詰め込み，誤嚥の危険性が高くなる場合などがあります。食事の際，10分～15分間隔離するか，車いす安全ベルトのようなもので座っていてもらえれば，安全に食事ができるというような場合でも行動制限にあたりますか。

A

両者とも短時間という点では同じですが，隔離と車いす安全ベルトの使用は，区別して考える必要があります。隔離については，短時間の場合は，隔離に該当せず医師の指示は必要ないとする精神保健福祉法上の規定はありません。一方，車いす安全ベルトの使用は，短時間であれば精神保健福祉法上の身体的拘束にあたらないとの事務連絡が厚生労働省から出されています[1)]。

隔離は，食事の際などの短時間であっても精神保健福祉法で規定されている行動制限にあたる可能性があります。たとえ10分～15分間という短時間でも，「患者が自分の意思によっては出ることができない部屋の中へ1人だけ入室させる」状態であれば，その要否の判断や指示は医師によって行われなければならないことになります。

また，車いす安全ベルトの使用については，前述の事務連絡において，『老人等の車椅子における転落防止のためのベルト等による固定』に対して，「寝たきり予防や食事のために車椅子に移乗させたり，車椅子での移動の際の車椅子からの転落・ずり落ち防止のためのベルト等を使用することは，身体拘束には当りません。ただし，恒常的にベルトで固定する場合には身体拘束に当ります」[1)] との解釈が示されています。

この解釈は広く臨床現場で周知されている内容ではありますが，法規や関連告示としてではなく，事務連絡として出されているだけです。一方，同様の行為が介護保険法の「身体拘束ゼロへの手引き」では，身体的拘束として例示され，原則として行えないことになっています。このようなことを踏まえ，車いす安全ベルトの使用を身体的拘束とみなさないとする法的根拠は薄弱だと認識するのであれば，たとえ短時間の使用であれ慎重に考える必要があります。

1） 精神保健福祉法改正に関する疑義照会に対する回答について（平成12年7月31日厚生省大臣官房障害保健福祉部精神保健福祉課事務連絡）

この場合，普段は歩行できる患者に対し盗食を理由に立ち上がれないように車いすに縛りつけているわけですから法律上，人権上大きな問題をはらんでいると考えられます。しかし，盗食や異食，隠れての飲食などにより患者同士のトラブルになったり，誤嚥や窒息という患者自身の生命にかかわる事態となることもあり得ます。

臨床現場において，このようなリスクの高い患者の安全に配慮したケアを行うには，短時間の隔離や車いす安全ベルトの使用による身体的拘束もやむを得ないとすることは理解できます。

しかし，車いす安全ベルトを使用することによって得られる安心は患者の安全，安心のためというより，職員の安心という側面が強いのではないでしょうか。職員の不安や負担軽減のために隔離や車いす安全ベルトの使用が許されないことはいうまでもありません。

食事時に限定した，15分間程度なのですから，フレキシブルな勤務体制や人員配置を行うことで，限られたマンパワーのなかでも安全を確保するためのケアを行うことは不可能ではないと思います。

隔離や身体的拘束といった行動制限は，あくまでも最終手段であり，人間の行動の自由を奪うという本来人として許されない行為です。隔離や身体的拘束が，本当にその患者にとって医療又は保護のために必要最小限に行われているのか，他に代替方法はないのかと自他に問いかける姿勢で臨む必要があります。

Q　74 > 行動制限に関する看護職の判断

行動制限の一時解除を行ううえで重要な要素は何ですか。

A　隔離や拘束における「一時解除」と「開放観察」は類似しており，看護職にとってその意味合いを混乱しやすい概念です。「一時解除」は，患者のセルフケアを支援するために隔離や拘束を一時的に中断することを指します。一方で，「開放観察」は医師の指示のもとで行われ，精神症状が改善してきているものの，まだ不安定な状態にある患者に対して実施されます。

一時解除を行ううえで重要な要素は以下の通りです。

(1)　患者の安全

一時解除を行う際には，他者との関係を著しく損なう可能性や，自傷，自殺企図，暴力，迷惑行為等のリスクが生じる可能性があります。複数の職員がリスクの可能性と対応を協議して，一時解除を行うことが求められます。

(2)　患者の状態の評価

患者の健康状態や精神症状の変化を十分に評価し，一時解除が適切かどうかを判断します。医療チームとの連携が欠かせません。

(3)　セルフケアの支援

開放観察は診療の補助であるため医師の指示が必要ですが，食事，洗面，入浴，排泄などの「療養上の世話」に関連した支援を行う際には，看護師の判断で隔離や拘束を一時解除して援助を行うことが可能です。

隔離や拘束の状況下では，食事や排泄などのセルフケアを自分で行うことができません。このため，看護職は，隔離や拘束中でも患者の衛生状態や健康を維持するために，基本的な生活活動を支援する必要があります。特に拘束の状態では，患者に対する制限が強くなるため，セルフケアが難しくなります。

この状況は患者にとって精神的な負担が大きく，ストレスを感じる原因ともなります。そのため，患者の人権を保障する観点からも，セルフケアを行う機会を提供することが重要です。看護職は，患者ができる限り自立した生活を送れるよう支援し，心身の健康を保つための環境を整える役割を果たさなければなりません。

(4)　コミュニケーション

一時解除して行う食事や入浴，排泄などのセルフケアについては，それが一時的な中断であることを説明します。セルフケア終了後には再拘束や再隔離が行われるため，患者にその旨を説明し，協力を得ることが重要です。また，セルフケアの方法について具体的な助言を行い，どのようなサポートが必要かを尋ねるとともに，疑問や不安に対しては丁寧に対話することが求められます。

(5) 記録とモニタリング

一時解除中の患者の行動や反応を記録し，適宜モニタリングを行うことで，必要に応じて迅速に対応できる体制を整えます。

Q 75 > 行動制限最小化委員会の運営

行動制限最小化委員会をより効果的に運営するにはどのようにすればよいでしょうか。

A

行動制限最小化委員会は，平成16年の診療報酬改定で，「医療保護入院等診療料」が新設され，その算定要件として病院内に委員会の設置が義務づけられたことをきっかけに，急速に設置が普及しました。しかし，我が国の行動制限者数は精神保健福祉資料（630調査）によると近年増加傾向にあります。この要因として患者の高齢化による転倒転落防止や身体治療に伴う行動制限の増加が挙げられていますが，一方で病院内の審査システムである行動制限最小化委員会も形骸化しており，行動制限最小化への働きかけが十分にできていないのではないかとの声もあります。

精神科の入院医療において，隔離・身体的拘束等で患者の行動制限を行う場合には，患者の人権に配慮しつつ，病状に応じて最も制限の少ない方法で行う必要があります。

行動制限最小化委員会の実際の活動においては精神保健福祉法を遵守することは当然ですが，「障害者の権利に関する条約（障害者権利条約：Convention on the Rights of Persons with Disabilities）」についても正しく理解する必要があります。この条約は2006年12月13日に第61回国連総会において採択され，2014年1月20日に我が国も批准した国際人権法に基づく人権条約であり，あらゆる障害者（身体障害，

表　障害者の権利に関する条約

第14条　身体の自由及び安全

1　締約国は，障害者に対し，他の者との平等を基礎として，次のことを確保する。

(a)　身体の自由及び安全についての権利を享有すること。

(b)　不法に又は恣意的に自由を奪われないこと，いかなる自由の剥奪も法律に従って行われること及びいかなる場合においても自由の剥奪が障害の存在によって正当化されないこと。

2　締約国は，障害者がいずれの手続を通じて自由を奪われた場合であっても，当該障害者が，他の者との平等を基礎として国際人権法による保障を受ける権利を有すること並びにこの条約の目的及び原則に従って取り扱われること（合理的配慮の提供によるものを含む。）を確保する。

知的障害及び精神障害など）の尊厳と権利を保障するための条約です。行動制限最小化委員会はこのような法律や条約の理念を具現化するための組織として位置づけられるものです。

委員会のメンバー構成については，診療報酬の施設基準では具体的な人数などの規定は定められてはいませんが，医師（精神保健指定医），看護師，精神保健福祉士が含まれることが必要であると考えられます。その他にも公認心理師又は臨床心理士，作業療法士などの専門職や院内のリスクマネージャー（医療安全担当者），事務員など医療スタッフだけでなく，病院に勤務する他職種が行動制限最小化委員会に参加することによって病院全体で患者の行動制限を考える契機になると思います。ごく少数ではありますが，後述する「6つのコア戦略」にある当事者や弁護士など医療従事者以外の人が委員会に参加しているケースもあります。

行動制限最小化委員会の主な活動内容には次のようなものがあります。

⑴ 定例会議

病院全体の行動制限の動向把握，隔離・拘束・その他の行動制限の妥当性の検討，職員への教育，その他の行動制限最小化の推進を図るための各種検討を行う場です。

⑵ 病室ラウンド

委員会全員で病室に行くのが，委員の人数，感染防止等で不都合であれば，委員会のなかの主要メンバーあるいは下部組織メンバー等で病室のラウンドを行い，隔離・身体的拘束が適切に行われているかを，第三者の目で確認します。他者から見ることによって，現場では気づくことのできなかった新たな発見がなされ，行動制限の見直しにつながる可能性があります。

⑶ 支援，指導，是正勧告等

定例会議や病室ラウンドの結果，現在行われている制限の妥当性に疑義や再考すべき点が発見された場合，治療担当者への助言や指導，必要に応じて是正勧告などを行います。また，行動制限に携わった職員への振り返りや心理的サポートを行います。

⑷ 教育活動，研修会・学習会開催

精神症状悪化のために必要となった行動制限に関すること，障害者に対する虐待防止等に関すること，患者の人権に配慮すること，患者の意思決定に関すること等の内容の職員に対する教育や研修会・学習会を開催します。講師には，これらの内容に詳しい医師や看護師，精神保健福祉士がよいでしょう。場合によっては，外部講師に依頼するのもひとつの手段です。

⑸　体制整備

⑴〜⑷の活動を通し，病院全体で行動制限最小化が推進される基盤づくりを行うとともに，行動制限に関する考え方や実施手順を示したマニュアルの整備を行います。

行動制限最小化委員会の委員だけでは，隔離・身体的拘束等の最小化は進みません。実際に病棟のスタッフの積極的なかかわりを引き出すために，病棟での定期的なカンファレンス実施やスタッフ自らが意見を述べやすいような病棟や病院の雰囲気づくりをねらった取り組みも重要です。

ではどのように運営すれば，委員会をより効果的に運用できるかということですが，2004年にアメリカの看護師のKevin Ann Huckshornにより発表されたReducing Seclusion & Restraint Use in Mental Health Settings Core Strategies for Prevention（邦題：精神保健領域における隔離・身体拘束の最小化　使用防止のためのコア戦略）の６つのコア戦略は行動制限最小化委員会による最小化への活動や取り組みにおいて有効となり得る視点が数多く提示されており，我が国の精神科臨床現場においても効果を発揮するものと期待されています。

図　Six Core Strategies 隔離・身体的拘束減少のための６戦略

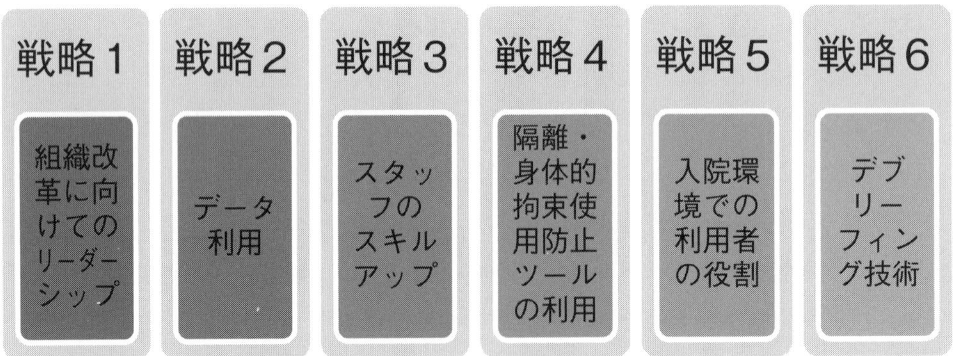

Kevin Ann Huckshorn（RN,MSN,CAP,ICADC）, Reducing Seclusion & Restraint Use in Mental Health Settings Core Strategies for Prevention, Journal of Psychosocial Nursing, Vol.42, No.9, 2004.

このコア戦略の原著論説では「隔離・身体的拘束に関する神話的通念と思い込み」「公衆衛生学の考えにもとづいた予防モデル」「トラウマ・インフォームド・ケア」「精神保健におけるリカバリーモデル」という４つの基礎理論に基づき６つの核（コア）となる戦略（ストラテジー）が提示されています（図）。

【戦略1：組織改革に向けてのリーダーシップ】

行動制限最小化は，明確な役割と具体的なプランをもったリーダーによって始められなければならないとされています。病院内で行動制限最小化委員会の委員長が明確な権限をもって，院内における行動制限による議論を活性化させ，病院のすべての職員の行動制限最小化への意識を高めることが重要だと考えます。行動制限最小化委員会が院内で行動制限に関してリーダーシップをしっかりと発揮できるよう運営することが必要です。

【戦略2：データ利用】

隔離・身体的拘束の最適化のためには，自施設における隔離・身体的拘束の施行量の測定が必須です。データを用いた現状把握，病棟間，施設間，また時系列での比較を行うことが大事だといわれています。このようなデータを可視化し，病院内で共有することにより，自施設の強みや課題が明らかになり，今後の対策に活かすことが期待されます。データ利用で注意すべき点としてデータを可視化し，具体的な目標を数値化するのは，いわば必須でありますが，それを決して処罰のために用いてはなりません。あくまでも病棟間での前向きな競争を推進するために用いることが大前提となります。

【戦略3：スタッフのスキルアップ】

医療保護入院等診療料の施設基準にも示されていますが，病院内のスタッフに対しての定期的な研修は，行動制限を最小化するという知識やスキルを磨くうえで重要です。医療保護入院等診療料の施設基準のなかにも年2回の研修が義務づけられています。精神保健福祉法についての研修はもちろんですが，行動制限の体験実習や，人権・倫理研修なども行動制限最小化を進めるうえで有意義な研修となるでしょう。

【戦略4：隔離・身体的拘束使用防止ツールの利用】

行動制限最小化への働きかけを行うためのツールは，クリティカルパスなどが挙げられますが，行動制限最小化委員会においては委員会の審査に用いるための報告書などが挙げられます。また委員会による定期的な病棟のラウンドも外部の目で見るという意味では有効な方法です。

【戦略5：入院環境での利用者の役割】

このコア戦略のなかでは，医療者だけではなく，利用者の役割についても述べられています。我が国の医療現場では，行動制限最小化委員会に利用者が参加している例はおそらくないかと思われますが，医療関係者以外の弁護士などが参加している例はあり，医療者にはない視点で最小化への取り組みが促進されたとの報告もあります。

【戦略6：デブリーフィング技術】

行動制限を最小化するためには，行動制限実施後にデブリーフィング（振り返り）を行うことが必要とあります。デブリーフィングは行動制限を受けた患者，病棟スタッフ，目撃者などすべての人に対して行い，行動制限によって心的外傷となり得る心理的副作用を和らげる効果があるとともに，再発予防の観点からも効果が期待されます。

これらの「6つのコア戦略」は世界中で用いられている実効性のある方法論です。我が国でも行動制限最小化を積極的に推進している施設のヒアリング報告などを見ると，この「6つのコア戦略」を知っているかどうかにかかわらず，その内容に近い取り組みを実践している医療機関が多いのも事実です。「6つのコア戦略」は我が国においても理想論ではなく，行動制限最小化を積極的に推進するための実践的な取り組みだといえます。

＜参考文献＞
厚生労働省令和3年度障害者総合福祉推進事業「行動制限最小化委員会の実態に関する研究 報告書」（別冊：行動制限最小化委員会の業務のためのマニュアル）日本精神科病院協会，6頁，2022.
Kevin Ann Huckshorn（RN, MSN, CAP, ICADC), Reducing Seclusion & Restraint Use in Mental Health Settings Core Strategies for Prevention, Journal of Psychosocial Nursing, Vol.42, No.9, 2004.
吉浜文洋・杉山直也・野田寿恵訳「精神保健領域における隔離・身体拘束の最小化 使用防止のためのコア戦略」『精神科看護』Vol.37，No.6，52-56頁，2010.
厚生労働省令和3年度障害者総合福祉推進事業「行動制限最小化委員会の実態に関する研究 報告書」日本精神科病院協会，2022.
厚生労働省令和3年度障害者総合福祉推進事業「行動制限最小化委員会の実態に関する研究 報告書」（別冊：行動制限最小化委員会の業務のためのマニュアル）日本精神科病院協会，2022.
厚生労働省令和4年度障害者総合福祉推進事業「精神科医療における行動制限最小化に関する調査研究報告書」野村総合研究所，2023.

Q 76 ＞ 電話，面会制限の家族等への連絡

平成25年改正により，電話，面会の制限を行った場合，患者の希望する家族等その他の関係者に連絡することとなりましたが，病院としては，入院時の同意者との関係にも配慮する必要があります。患者の希望する家族が入院時の同意者と異なる場合，双方に連絡することが適当ではないかと考えますが，いかがでしょうか。

A 精神科病院入院者の処遇の基準を定めた昭和63年４月８日厚生省告示第130号は，電話，面会の制限について「適切な時点において制限をした旨及びその理由を患者及び保護者に知らせるものとする」と規定していました。この文言は，平成25年改正における保護者制度の廃止に伴い「患者及び家族等その他の関係者に知らせるものとする」に変更されました。法改正後の告示では，知らせる対象が拡大しているのがわかります（令和５年の改正後の告示第130号もこの文言を踏襲）。この通知対象者の拡大は，患者の権利擁護に配慮したものといえます。

ここでいう「家族等」は，精神保健福祉法第５条第２項で定義されています。すなわち「当該精神障害者の配偶者，親権を行う者，扶養義務者及び後見人又は保佐人」です。

告示は，患者の希望する家族等に知らせるのかどうかについて言及していません。電話，面会の制限を行ったことを知らせるのは，「家族等その他の関係者」の誰でもよいとも解釈できますが，入院したことを知っており，入院後の経過について関心をもっている家族等に知らせることを優先するのが一般的でしょう。

入院後，治療方針の変更等の説明と同意，退院についての相談等を考えたとき，家族等のなかでもキーパーソンになり得る者との関係を維持しなければなりません。このキーパーソンは，通常，医療保護入院の場合，同意者となったものであると考えられます。しかし，同意者と入院者との関係は，良好とはいえない場合もありますから，質問のように，面会，電話の制限の連絡は，同意者以外の者にしてほしいと希望してくることも考えられます。

この場合，質問の通り，同意者，患者の希望する家族の双方に知らせることで，患者にかかわる家族等の範囲が拡大することは患者の権利擁護上も好ましいと思われます。家族間に意見の相違がある場合，窓口が複数となることによる混乱も考えられますが，このような事態は，家族関係へのかかわりのチャンスでもあります。

必ずしもネガティブにとらえる必要はありません。患者には，誰に知らせるか同意を得ておけば，患者–医療者–家族関係の風通しがよくなり不信感が生じることもなく，治療上にも有効だと思います。

Q 77 ＞ 通院患者の閉鎖病棟入院者への面会

以前，入院していた患者や外来に通院している患者の，閉鎖病棟内での入院中の患者との面会は原則禁止しています。
院内でとり決めているこのような禁止事項に問題はありますか。

A 質問のように一律に禁止することは，患者の権利を侵害・制限していることになります。患者自身が会いたくないと面会を拒否する場合を除き，医療関係者が一方的に禁止することは問題です。

入院患者の院外にある者との通信及び来院者との面会は自由に行われなければなりません。

精神保健福祉法第36条第１項において，「精神科病院の管理者は，入院中の者につき，その“医療又は保護に欠くことのできない限度において”，その行動について必要な制限を行うことができる」と規定されていますが，あくまでも“医療又は保護に欠くことのできない限度において”です。

昭和63年４月８日厚生省告示第130号では，基本理念に，「入院患者の処遇は，患者の個人としての尊厳を尊重し，その人権に配慮しつつ，適切な精神医療の確保及び社会復帰の促進に資するものでなければならないものとする。また，処遇に当たって，患者の自由の制限が必要とされる場合においても，その旨を患者にできる限り説明して制限を行うよう努めるとともに，その制限は患者の症状に応じて最も制限の少ない方法により行われなければならないものとする」と掲げられています。

また，通信・面会についての基本的な考え方として，

(1) 精神科病院入院患者の院外にある者との通信及び来院者との面会（以下「通信・面会」という。）は，患者と家族，地域社会等との接触を保ち，医療上も重要な意義を有するとともに，患者の人権の観点からも重要な意義を有するものであり，原則として自由に行われることが必要である。

(2) 通信・面会は基本的に自由であることを，文書又は口頭により，患者及びその家族等その他の関係者に伝えることが必要である。

(3) 電話及び面会に関しては患者の医療又は保護に欠くことのできない限度での制限が行われる場合があるが，これは，病状の悪化を招き，あるいは治療効果を妨げる等，医療又は保護の上で合理的な理由がある場合であって，かつ，合理的な方法及び範囲における制限に限られるものであり，個々の患者の医療又は保護の

上での必要性を慎重に判断して決定すべきものである。

と定められています。

電話・面会の制限については，患者個々の病状に応じ合理的な理由に基づいた必要最小限度の方法と範囲に限って行われるべきものです。

入院されている個々の患者の人権に配慮し，個々の患者の治療とその効果が促進されるよう治療的環境を整えたいという意向は十分汲み取れますが，一律に制限することはできません。

Q 78 ＞ 通信・面会の自由

精神科病院に入院中の患者の電話・手紙のやりとり（通信），面会はどのように行えばよいですか。面会は原則として自由となっています。どんな人にも面会させなくてはいけないでしょうか。

A 昭和63年４月８日厚生省告示第130号の「第二　通信・面会について」には，「精神科病院入院患者の院外にある者との通信及び来院者との面会（以下「通信・面会」という。）は，患者と家族，地域社会等との接触を保ち，医療上も重要な意義を有するとともに，患者の人権の観点からも重要な意義を有するものであり，原則として自由に行われることが必要である」と記載されています。また，「通信・面会は基本的に自由であることを，文書又は口頭により，患者及びその家族等その他の関係者に伝えることが必要である」「電話及び面会に関しては患者の医療又は保護に欠くことのできない限度での制限が行われる場合があるが，これは，病状の悪化を招き，あるいは治療効果を妨げる等，医療又は保護の上で合理的な理由がある場合であって，かつ，合理的な方法及び範囲における制限に限られるものであり，個々の患者の医療又は保護の上での必要性を慎重に判断して決定すべきものである」と明記されています。

つまり，精神科病院入院中の通信や面会を自由に行えるようにしなければならず，それについて説明もしなければなりません。さらに，入院の形態にかかわらず，たとえ精神保健指定医の判断によって行動制限をしている場合でも，絶対に制約されない権利もあります。信書，電話，面会の基本的な考え方は以下の通りです。

⑴　信書

信書は，患者本人の同意なしに職員が開封して中身を読むことはもちろん，信書の発受（手紙のやりとり）の制限はできません。

ただし，患者の病状から判断して，家族等からの信書が患者の治療効果を妨げると考えられる場合には，あらかじめ家族等その他の関係者と十分連絡をとり，信書を差し控えてもらったり，主治医あてに発信したりするようにしてもらい，患者の病状をみて主治医から患者に連絡させる等の方法を採ることはできます。また，刃物や薬物等の異物が同封されていると判断されるような場合には，職員の立ち会いのもとで本人が開封し，異物を取り出したうえで本人に渡すことができます。このような対応をした場合には，措置を採った旨を診療録に記載することが必要です。

(2) 電話

都道府県・地方法務局などの人権擁護に関する行政機関の職員，入院中の患者の代理人である弁護士との電話の制限はできません（昭和63年４月８日厚生省告示第128号）。そのため，もし患者から「処遇の問題について県の行政担当に電話をしたい」と要求があった場合には，治療上の判断で電話の制限中でも，隔離中でも，電話をかけられるようにしなければなりません。また，患者が自由に利用できる場所に電話機を設置するとともに，都道府県精神保健福祉主管部局，地方法務局人権擁護主管部局等の電話番号を，見やすいところに掲げる等の対処も求められています。

ただし，電話が明らかに本人の病状の悪化を招く，あるいは治療効果を妨げる等，医療又は保護の必要性を慎重に判断したうえで，制限することは認められています。それらの制限を行った場合には，その理由を診療録に記載し，かつ，適切な時点において制限をしたこととその理由を患者及びその家族やその他の関係者に説明しなければなりません。また，病状が安定し，制限が早期に解除できるようかかわるとともに，改善傾向が認められたら直ちに制限を解除することも必要です。

なお，携帯電話／スマートフォンやパソコン，タブレット等（以下，「モバイル通信サービス」）は，今はインフラストラクチャー（インフラ）であり，生活に不可欠なものです。したがって，モバイル通信サービスの使用ができる体制に向けて勘案することも必要になるでしょう。例えば，それらの持ち込みを許可することによって懸念される問題・課題を洗い出し，その対策の検討を行う必要があるかもしれません。例えば，携帯電話等の通話は，同室者の迷惑にならないように決められた場所（食堂やデイルーム，公衆電話付近等）で，音声を伴わない操作は各部屋で行う，プライバシー保護の観点から，病院内での撮影及びそれらの配信は禁止する等をルール化し，ルールの違反があった場合の約束事についても決めたうえで，それらを説明・掲示する等です。

(3) 面会

都道府県・地方法務局などの人権擁護に関する行政機関の職員，入院中の患者の代理人である弁護士，本人又は家族等その他の関係者の依頼により本人の代理人になろうとする弁護士との面会は制限できません。隔離や身体的拘束中の場合であっても，代理人である弁護士及び患者又は家族等その他の関係者の依頼により患者の代理人になろうとする弁護士に限り，病状にあった方法で，面会できるよう調整することが必要です。例えば，職員が立ち会い保護室内での面会，拘束中にベッド上でギャッチアップしての面会，保護室の観察窓を通しての面会等の方法があります。

入院後は患者の病状に応じてできる限り早期に患者に面会の機会を与えるべきとされており，入院直後に一定期間一律に面会を禁止するような対応は避けなければなりません。一方，面会の申し入れがあっても，患者本人が面会を拒否した場合には，面会者にそれを伝え，会わないまま帰ってもらうことがあります。また，(2)の電話と同様，面会が明らかに本人の病状の悪化を招く，あるいは治療効果を妨げる，不利益が大きい等，医療又は保護のうえでの必要性を慎重に判断して制限をする場合があります。例えば，金銭等の貸借や遺産相続，ハラスメント，薬物絡み等，本人にとって負担が大きい，あるいは不利益が懸念される人物との面会は，制限の対象となる可能性があります。その場合は，適切な時点において制限をしたこととその理由を患者及びその家族やその他の関係者に説明します。

面会する際は，基本的には立ち会いなく面会できるようにします。ただし，患者，あるいは面会者の希望のある場合，又は上記のように医療や保護のため特に必要がある場合には職員が立ち会うことができます。その他，面会に関しては，時間や場所，面会回数，面会時の持ち込み物品や飲食物の差し入れ等，いくつもの案件がありますが，それらの運用については，それぞれの施設で根拠のある判断をしていくことが求められます。

Q 79 ＞ 特定の人物との通信の制限

家族から「特定の人への発信はさせないでほしい」と言われました。家族が通信制限を強く要望する場合，どのように対応すればよいでしょうか。

A 原則としては，家族が強く要望したとしても，医療又は保護のうえでの必要性がない場合には，制限はできません。

まずは，家族にそのような要望をする理由を確認し，思いを受け止めることが大切です。そのうえで，「通信・面会は基本的に自由である」ため，制限ができないことを説明します。ただし，通信・面会によって，病状の悪化を招く，あるいは治療効果を妨げる等，医療又は保護のうえで合理的な理由がある場合で，合理的な方法及び範囲における制限に限っては行えることも併せて説明します。

さらに，対処法として，家族の意向等を職員から患者に伝えたり，家族から直接本人に「特定の人への発信を控えるよう」説明したり，職員も同席して話し合いの機会をもったりすることができることを伝え，どのようにしたいのかの希望を確認し，可能な対処法を実施します。

また，このような場合には，その発信させたくない特定の人を含めた情報を家族から得て，患者の病状回復に向けた方針や対応方法を，チームカンファレンスで検討・共有し，日々のかかわりに活かすことも大切です。

Q 80 ＞ 通信・面会の自由とプライバシー保護

電話で「○○さんは入院していますか，面会はできますか」と問い合わせがくることがあります。職員はどのように対応しなければなりませんか。

A 患者・利用者の氏名は，個人を識別できる情報であり，「個人情報」に該当します。職員は保健師助産師看護師法第42条の2，精神保健福祉法第53条第2項で守秘義務が謳われています。また，個人情報保護法では，個人情報の有用性に配慮しつつ個人の権利権益を保護することが謳われています。そのため，職員は，守秘義務，個人情報保護の観点から，業務上知り得た人の秘密を正当な理由なく漏らしてはなりません。ここでいう正当な理由とは，本人の同意がある場合，法令に基づいて情報を開示する場合，調査などに必要な範囲内の情報を職員間で共有する場合，その患者に犯罪の疑いがある場合などです。

したがって，外部から，患者が入院しているか否かについて問い合わせがあった際には，慎重な対応が求められます。不用意に情報を提供してしまうと複数の法律違反に問われる可能性があるためです。もし，入院患者から「誰が来たとしても，入院していることを伏せてほしい」「電話もつながないでほしい」「病室を言わないでほしい」等の申し出がなく，ある患者が入院していることを前提に，その入院病棟に面会に来て，自身の素性を明らかにしているような場合には，案内として病室等を教えることは問題とならないことが多いでしょう。しかし，電話で情報を伝えてよいか判断できないような場合は，患者の情報は伏せて，相手の名前と連絡をとりたい患者名，用件や連絡先を聞いておき，患者本人にその旨を伝えて希望する対応を確認するようにします。

職員が慌てて不適切な対応をすることがないように，このような問い合わせをあらかじめ想定し，職員がある程度統一した対応や取り扱いができるよう具体的な対応方法を示しておくことが必要です。例えば，入院の有無を尋ねられた場合には「入院患者さんのプライバシー保護のため個人に関するお問い合わせにはお答えしかねます。直接ご本人，家族へご連絡いただけますでしょうか」といった対応の周知・指導等です。

また，入院時のオリエンテーションでも，病状が許す範囲内で，個人情報保護のことを説明し，面会の問い合わせに答えてよいか等の意向を確認しておくとよいでしょう。

病院の基本姿勢として，「電話による患者さんの入院の有無，病棟・病室のご案内は行っておりません。あらかじめ，患者・家族・関係者に確認してください」といった文言を各所に掲示し，それを見てもらう，あるいは示しながら説明できるようにすることも有用です。

Q 81 ＞ 携帯電話などの所持

入院患者から携帯電話やＥメール使用の希望が出ています。どう対応したらよいですか。

A 令和６年３月末に総務省より公表された，電気通信サービスの契約数及びシェアに関する令和５年度第３四半期（12月末）データによると，携帯電話の契約数は２億1873万であり日本の人口から見ても１人1.5台以上の契約数となります。また，この契約件数は年々増加しており，いかに携帯電話が人々の生活において最も身近なツールになっているかということがわかります。

つまり，入院中であっても患者の利便性や生活の質向上のためには，患者や面会者の携帯電話の利用は可能な限り認められることが望ましいと考えます。施設内で携帯電話を利用可能な病院の割合は，電波環境協議会の調査（令和４年度）によると令和４年度には99.0％まで増加しています。

一方，病院での携帯電話の利用については医療用電気機器に対する動作への影響や，通話の音声，着信音，操作音，録音・カメラ機能の不適切な利用などマナーに関する問題もあります。それらの問題への対応として，医療機関において携帯電話を使用する際には，一定の使用制限や，適切な使用ルールが定められることは必要です。

精神科の医療機関においては，携帯電話の使用により病状を悪化させる可能性がある，不眠などにより生活リズムを整えにくく治療に影響をきたす可能性があるなどの理由により携帯電話の使用を禁止しているところも少なくはありません。なかには安全管理上，病室にコンセントがなく充電ができない，充電コードを自己管理してもらうのは危険などの理由から禁止しているところもあるかもしれません。

しかし，昭和63年４月８日厚生省告示第130号で定める基本理念においては，入院患者の処遇は，患者の個人としての尊厳を尊重し，その人権に配慮しつつ，適切な精神医療の確保及び社会復帰の促進に役立つものでなければならないとあり，また，病状や治療において制限が必要とされる場合は，その旨を患者にできる限り説明し，また，患者の症状に応じて最も制限の少ない方法により行われなければならないものとされています。さらに，同告示中「通信・面会」についての基本的な考え方として，患者と家族，地域社会等との接触を保ち，医療上も患者の人権の観点からも重要な意義があるため原則として自由に行われることが必要であるとされていることから，生活において最も身近なツールである携帯電話の利用については，他の医療機関同様に利用可能とすることが望ましいと考えます。

そのためには，病院として使用可能な場所や時間帯の設置，使用ルールの設定とその説明について使用方針を明確にしていくことが必要となります。例えば，朝食後から消灯時間まで限られた病室（個室など）や電話スペース，食堂ホールの限られたスペースのみで使用が可能など，その病院のハード面や病棟機能によってどうすれば使用可能になるかを考えるとよいでしょう。

また，カメラ機能付き携帯電話の病院内での使用については，個人情報の保護，医療情報漏洩の防止の観点から，病院内ではそれらの機能は使用しないことについての説明をし，同意のうえで所持してもらうなどのリスク管理を行うことは必要です。

携帯電話の使用により生活リズムに支障をきたすような場合には，生活指導や訓練などを行うことを考えてもよいでしょう。

昨今は，SNSによる患者間でのトラブルなども危惧されますが，これについては社会生活を送るうえでは，病院内に限らず起こり得ることを前提にソーシャルスキルトレーニングなどのテーマに挙げるのも方法の１つかもしれません。

今や携帯電話が生活のうえで身近なツールとなっているなか，患者の安心・安全を重視し，入院中も利用可能とすることを前提に病院としての方針，ルールを定め対応することが求められています。

＜参考資料＞

電波環境協議会「医療機関において安心・安全に電波を利用するための手引き（改訂版）」2021.（https://www.emcc-info.net/medical_emc/202107/medical_guide_rvsn.pdf）

電波環境協議会「医療機関における携帯電話等の使用に関する指針」2014.（https://www.emcc-info.net/medical_emc/pubcom2/2608_1.pdf）

Q 82 ＞病状と電話の使用

興奮状態で攻撃的なときに，職場や友人に電話をして人間関係を壊すおそれがあっても，本人の要求通り電話をかけさせることが必要ですか。

A 精神保健福祉法における基本的な考え方として，電話などの通信は原則として自由であることが明文化されています。ただ質問内容から考慮すべきことは，明らかに判断能力が低下している患者の要求通りに電話をかけさせることが，患者本人の権利擁護となるのかということです。権利擁護とは，患者の代弁や弁護を行うこと，支援を通じて権利を守ることですから，職場や友人に電話をして人間関係を壊すおそれがある場合，精神保健福祉法第36条第１項にある「精神科病院の管理者は，入院中の者につき，その医療又は保護に欠くことのできない限度において，その行動について必要な制限を行うことができる」という内容に則り，医師の指示により制限が必要と判断される場合があります。

ただし，どんなに患者本人の判断能力が低下していたとしても，患者本人がなぜ電話を希望しているのか等，患者と十分な時間をかけて向き合い，患者自身の思いを傾聴することが重要だろうと考えます。最終的な医師の判断が電話の制限になったとしても，電話をすることで患者本人が被るであろう不利益について繰り返し説明を行い，可能な限り患者本人に納得してもらえるように努力する必要があるかと思います。

私たち看護職が常に意識しておかなくてはならないことは，いかなる正当な理由があったとしても，制限の判断は医師の指示に基づくものであるということです。また電話の制限が行われた場合，昭和63年４月８日厚生省告示第130号「第二の三 電話に関する事項」のなかに，「制限を行った場合は，その理由を診療録に記載し，かつ，適切な時点において制限をした旨及びその理由を患者及びその家族等その他の関係者に知らせるものとする」とあります。私たち看護職は医療チームの一員として，医師がその理由を診療録に記載しているかどうか，またその理由を患者本人・家族・その他の関係者に知らせているかどうかを確認しておくことが大切となります。

最後に，昭和63年４月８日厚生省告示第128号では，「都道府県及び地方法務局その他の人権擁護に関する行政機関の職員並びに患者の代理人である弁護士との電話の制限」については，患者本人がどのような状況にあったとしても，制限することはできないことが定められています。

Q 83 > 隔離・身体的拘束中の電話

隔離・身体的拘束中の患者が電話をかけたいと頻回に要求した場合，すべてに対応しなければ制限に該当しますか。

A　Q82でも説明したように，電話は基本的に患者本人の希望により，自由にかけられなければなりません。この原則に則ると，隔離・身体的拘束中であろうと患者本人が電話を希望した場合，その要求に応じることが必要となります。特にQ82の最後に説明した，「都道府県及び地方法務局その他の人権擁護に関する行政機関の職員並びに患者の代理人である弁護士との電話の制限」については一切制限することができません。

ただし，昭和63年4月8日厚生省告示第130号「第二の一　基本的な考え方」で「㊂電話及び面会に関しては患者の医療又は保護に欠くことのできない限度での制限が行われる場合があるが，これは，病状の悪化を招き，あるいは治療効果を妨げる等，医療又は保護の上で合理的な理由がある場合であって，かつ，合理的な方法及び範囲における制限に限られるものであり，個々の患者の医療又は保護の上での必要性を慎重に判断して決定すべきものである」と定められていることから，上記要件を検討した結果として，医師が治療上制限することを必要と判断したものについて，制限することが可能という解釈になると考えます。

質問内容にある電話回数の制限についてですが，電話の回数制限が患者の治療過程にどのような影響を与えるのかについて，医師を含めた医療チームで検討がなされ，その制限が病状の悪化を防ぐことや治療効率を妨げることの説明を，医師から患者本人に伝えられる対応がベストでしょう。

ここで重要となるのが，なぜ患者が現在，隔離・身体的拘束中なのかということです。患者が本当に電話できる状態ではないのか，あるいは患者が電話で誰に何を伝えたいのかを正確に確認し，その内容を医師に伝えることが看護職の役割として重要だろうと思います。決して法的に制限することが認められているとか，判断能力が低下しているといった先入観をもたず，患者の不安感に寄り添い，患者の人権を尊重した援助を行うことが，隔離・身体的拘束中だからこそ，さらに私たち看護職には求められるように思います。

Q 84 > 通信販売などの苦情と通信の自由

通信販売で高価な物品を買ったり，通信教育や結婚相手紹介サービスに申し込み，苦情処理に追われています。どうしたらよいですか。

A 入院患者であっても，可能な限り社会と接点をもって生活を送ることは，退院促進や地域移行支援の観点から望ましいことです。高価な物品の購入については，看護職等の立場から「治療に必要ない物」だとして，それを諫めるような発言がなされることがあります。しかし，入院患者は「患者」だけの立場で生きているのではありません。特に入院が長期化したり，いわゆる社会的入院を強いられたりしているような場合は，「患者」としてよりも「病院で生活する人」としての暮らしがあると考えられます。そこでは，欲求に従って高価な物品を入手することが患者の唯一の楽しみである場合も考えられます。むしろ，購入した高価な物品をいかに管理したり，活用したりするかを，患者の入院生活を支える立場から考えてほしいと思います。

また，精神疾患が慢性化し入院が長期化することによって，入院患者の生活水準が知らず知らず低下し，限られた生活環境下で，「毎日同じことの繰り返し」という暮らしになっている例も少なくありません。しかし，このような患者も，「1人の人間」としてとらえると，将来への希望や夢をもちつづけることは当たり前のことだと考えられます。そして，このような夢や希望をもつ姿勢を促進したり支えたりするのも看護職の役割だといえます。その意味では，通信教育や結婚相手を探そうとする患者の意欲は，望ましいものとして受け止めることができるのではないでしょうか。

さて，上記の質問では苦情処理に追われているということで，想定される苦情について考えます。例えば，通信販売で高価な物品を購入したり，通信教育を申し込んだりしたが，期日までに料金を支払わないといった，契約に違反する行為を行った場合は，当然業者からの再三の支払い請求を受けることになります。結婚相手紹介サービスの業者についても，やはり諸費用の請求等でトラブルになることが多いかもしれません。あるいは，こういった申し込みや金銭トラブルを招く患者の行動に対して，家族から「自由にさせないでほしい」と，職員に苦情に近い申し入れがなされることもあり得ます。

しかし，医療機関において，このような「トラブル」を看護職がすべて防止，解決しなければいけないと考える必要はないといえます。まず，家族には職員が患者の金銭出納管理や購入に関する制限をすることはできないことを理解してもらいましょう。同様に電話や手紙などの制限や介入も原則として行えません。支払い請求をされて家族が困るのであれば，それは家族から患者に説明して，患者の理解を得，行動を改めてもらうことが必要です。その仲介を看護職が行うことは可能でしょう。

患者が通信販売を利用して購入しようとしている物品が危険物や薬品，食品などであり，病棟への持ち込み制限があるようなものであれば，制限対象であることを伝え，場合によっては購入を中止してもらうことが望ましいでしょう。なお，通信教育や結婚相手紹介サービスに関するトラブルについては，契約内容によってはクーリングオフを活用する方向で患者をサポートすることができます。こういった支援を看護職自身が行うのは荷が重いという場合，成年後見制度や，日常的な金銭管理に関する支援として，日常生活自立支援事業などを活用する方法もあります。精神保健福祉士に介入を依頼し，こうした制度等の活用について患者と話してもらうこともできます。

Q 85 ＞ 面会の制限と記録

面会を制限することができる場合の判断基準はありますか。また，そのときの記録はどのようにしたらよいですか。

A　精神保健福祉法第36条第１項に，「精神科病院の管理者は，入院中の者につき，その医療又は保護に欠くことのできない限度において，その行動について必要な制限を行うことができる」と規定されています。措置入院者，医療保護入院者，任意入院者等の入院形態の別によらず，行動の制限は必要最低限度のものでなければならないということです。ですから，基本的に入院患者には自由な面会が保障されていなければなりません。一部には，主治医等の許可をもって面会を可能とするような医療機関の対応も見受けられます。しかし，正確には，主治医等が，その患者の医療又は保護の観点から，必要やむを得ないと判断した場合にのみ，面会制限ができ，基本的には全患者には面会が保障されなければなりません。昭和63年４月８日厚生省告示第130号によれば，通信・面会は基本的に自由であることを患者及び家族等その他関係者に伝えることが必要であるとされています。

面会制限は，治療上の医学的判断に基づいて，患者ごとの個別の事情を勘案して判断されるべきものです。ですから医師は，患者の症状に照らし，面会することで状態を悪化させる可能性が高いと判断した根拠，制限の内容と方法を診療録に記載しなければなりません。さらに，このことは患者本人だけでなく，家族等その他の関係者に対しても理由を丁寧に説明することが求められます。

例えば，入院したばかりの息子のことを心配して，両親が毎日面会に訪れているとします。当初は息子もそれで安心感を得ていましたが，次第に両親からの励ましの言葉が息子の気持ちを焦らせ，治療上必要な休息を十分保てなくなってしまいました。一方，両親もなかなか改善しない息子の様子を見て，いらいらした感情を表現することが多くなりました。しかし，息子は両親に対して申し訳ない気持ちもあり，面会を断ることができません。このような場合に，主治医は一時的に患者の安息の確保や療養環境の調整のため，両親との面会を制限することがあります。当然，患者と両親の双方にその制限の必要性を説明し，理解を得たうえで，一連の状況を診療録に記載することになります。

また，都道府県及び地方法務局その他の人権擁護に関する行政機関の職員並びに患者の代理人である弁護士及び患者又は家族等その他の関係者の依頼により患者の代理人となろうとする弁護士との面会は，いかなる理由があっても制限することができません（昭和63年４月８日厚生省告示第128号）。さらに，家族以外の面会を一律に禁止すること等も不適切です。

なお，いうまでもありませんが，患者の行動が引き起こした問題等に対する制裁を目的とするような面会制限はあってはなりません。あくまでも，治療上の判断において，面会が病状を悪化させる可能性が高いという医師の診断に基づく場合にのみ許される制限だと認識することが必要です。繰り返される精神科病院内での患者虐待事件の多くは，その医療機関の密室性によって助長された側面があります。つまり，患者が自由に外界と接点をもてるということは，患者が社会に暮らす１人の人として認められている，ということに通じます。そのことの重要性を，看護職をはじめ医療従事者は常に自覚しておかなければなりません。

なお，令和６年４月施行の改正精神保健福祉法第35条の２で入院者訪問支援事業が施行されました。この事業の利用を患者が希望する場合，支援員との面会について職員は支援することが求められます。

Q 86 ＞ 病院の規則と面会

病院の規則で夜間の面会を断っている場合でも，家族が面会に来たら会わせる必要がありますか。

A はじめに，「会わせる」という発想は，職員の管理的で，患者を上から見ている姿勢の表れに感じられます。患者が家族と面会することは，家族とのつながりを確認できる機会であり，また，社会との接点の１つであって，治療上も有意義なものであるとともに，患者の人権上の観点からも重要なものであると考えられます。このことから，原則として理由なく面会を制限することはあってはならないことで，制限は医療又は保護に欠くことのできない限度においてのみ，行われなければなりません（精神保健福祉法第36条第１項）。

ただし，病院で定める時間外の夜間に面会が可能かどうか，また必要かどうかの判断は，ケースバイケースといえますし，「夜間」の時間帯にもよります。

まず，病院の規則を事前に患者・家族に説明し，理解を得ていたかどうかということから考えてください。前提として，「面会時間」を定めて入院案内や外来窓口に掲示するなどして，患者・家族にわかるようにしましょう。これに加えて，新規の入院患者や家族には個別の説明を行いましょう。さらに，「説明したつもり」でも「正確に理解されている」とは限りませんから，まずこの点を確認する必要があります。

そのうえで，時間制限の理解を得ていたにもかかわらず，緊急やむを得ない事情があって，家族が面会を希望するのであれば，柔軟に判断し対応することが望ましいです。例えば，めったに来られない家族が遠方から面会に来た場合や，患者が再三面会を求めていた家族がやっと来院してくれた，というような場合などは，例外的な扱いであっても面会できるような配慮が望まれます。あるいは，親族の緊急事態など，やむを得ない事情によって夜中であっても面会を強く望まれる場合があるかもしれません。「規則」といって断るのは簡単ですが，そこには機械的ではない，人間的な対応があってしかるべきではないでしょうか。

反面，毎回時間を守らない家族に対しては，病院の規則を理解してもらうことからはじめて，夜間の面会を断ることがあってもよいと考えられます。同時に，患者にもそのことを説明し，理解してもらう必要があります。医療機関によっては，面会時間の終了前に院内放送を流して，面会者に知らせているところもあります。これは，一方で入院患者にも，病院の面会時間の規定を自然に理解してもらうことにつながります。

なお，病院の面会時間は各機関の構造や，人員配置上の事情など，多くは病院側の都合によって決められています。ときには，患者や家族など，病院の利用者の意見を聴き，あるいは他病院の状況なども考慮して，見直しを図るよう検討するとよいでしょう。

さらに，面会スペースに関しても，一定程度はプライバシーが守られ安心できて，くつろいだ雰囲気での面会ができるように，医療機関側の配慮が求められます。

Q 87 ＞ 面会を拒否した入院患者

入院中の患者に面会者が来ましたが，患者が面会したくないと拒否した場合，どのようにしたらよいのですか。

A 医療機関によっては，入院時に，患者を訪ねてくる可能性がある面会者をあらかじめ確認している場合があります。精神科病院という特殊性から，患者によっては自身が入院している事実を知られたくない相手，というのも存在します。しかし，普段は親密に付き合っている友人であっても，時には「今は会いたくない」という感情をもつことが当然起こり得ます。上記の質問は，このような事態を想定したものと解釈できます。

ここでは，入院患者が，来院者と面会したくないという気持ちを尊重することが一番よいと考えます。理由のない面会制限は行ってはなりませんが，この質問のように，患者側が面会を拒否する場合は来院者にその旨を伝えて断ることが適切な対応です。また，次回以降を考えて，面会に来ようとするときはあらかじめ患者の意向を確認してからにするよう助言してもよいでしょう。病状は治療経過に応じて変化しますし，「人に会いたい」とか「会いたくない」という感情的なものは，そのときの気持ちにもよると思われます。「会いたくない」という患者の気持ちを尊重するとともに，できればなぜ会いたくないのか，患者の話をゆっくり聞き，その気持ちを受け止めることも精神科看護において重要なかかわりではないでしょうか。

さらに，患者の気持ちや病状は変化するので，「あのとき断ったではないか」という画一的な対応はせず，患者の変化に応じて柔軟に対応してほしいと思います。

なお，補足ですが，患者同士の面会について，過剰に反応する職員の姿が時として見受けられます。例えば，入院中に知り合った患者のうち一方が退院し，外来受診に来たついでに，まだ入院している知り合い患者との面会を希望する場合などです。医療機関によっては両者の主治医に可否を確認するというようなことをしていますが，これはいきすぎた対応でしょう。

外来患者も入院患者も，ともに入院治療の場にあって知り合い，その後，交流を続けるということは，人としての暮らしのなかで当たり前に起こることであって，医師に許可を求めるべきものではありません。重要なのは，当人同士が会いたいと感じているかどうかであり，職員は，必要以上に患者を医療機関の管理監督下に置きすぎないように留意することが大切だと思います。

Q 88 ＞電話及び信書以外の通信手段の要求

ファクシミリを送らせてほしいと患者に要求された場合，断ると通信制限になるのでしょうか。

A 現代社会は，急速に通信情報網が発達しており，患者が希望する通信手段も，精神保健福祉法の成立後だけを考えても多岐に渡ってきています。上記の質問はファクシミリですが，ほかに携帯電話やパソコンでのEメール等の送受信の希望なども出てきています。現状では難しい課題も多いですが，医療機関も社会の状況に即応できるようにしなければなりません。

精神保健福祉法では，入院患者の通信・面会の自由が規定されています。病院にファクシミリがあり，患者が使用できる状態であれば，希望に応じることができるでしょう。しかし，公衆電話や手紙と異なり，患者がどのようにその料金を支払うかという方法が確立していない場合には，検討が必要になります。どういうシステムにするかの話し合いが生じるかもしれません。病院がこのような体制をあらかじめ整えているとは限りませんが，患者の個別の事情に即応した柔軟な対応は，病院のあるべき姿勢として念頭におきたいものです。例えば，通常は病棟内の公衆電話を使用できる患者でも，長距離電話でカードが使いにくいような場合は，コレクトコールを利用できるようにしている病院もあります。病院では常に集団を意識しますから，「1人に許すと，全員に同じ対応をしなければいけない」と過剰に画一的に考え，かえって必要最小限の対応しかしないというケースもあるようです。可能な限り，患者の個別性を重視した対応について，看護職一人ひとりが判断できる力を備えてほしいものです。

なお，上記の申し出に対して，ファクシミリしか通信手段がないのかどうかという点についても検討の余地があると思われます。もちろん，患者が通信したい相手側にファクシミリしか通信手段がない場合も考えられます。例えば，ろうあ者は電話の代わりにファクシミリを日常的に使っています。

ここでは，入院患者の通信の自由を，より簡便でスムーズな方法で保障できる体制を病院側が整え提案することが，最善の対応だといえます。例えば，入院患者が自由に使用できるパソコンやタブレット端末等を設置してEメールを送ることができるとか，携帯電話を特定の場所では使用できるようにするなど，これからの通信手段の拡大への対応についても併せて検討することが望ましいでしょう。

精神保健福祉法第36条第2項において，入院患者への信書の発受の制限は行ってはならないと規定されています。ここでいう「信書」は，総務省による「信書に該当する文書に関する指針」（https://www.soumu.go.jp/main_content/000803804.pdf）を参照します。信書とは，「特定の受取人に対し，差出人の意思を表示し，又は事実を通知する文書」とされています。例えば，書状や請求書類，会議招集の通知類，許可書類，証明書類，ダイレクトメール（文書自体に受取人が記載されている・利用契約関係にあり特定の受取人に出す趣旨が明確）などがこれに該当します。また，「民間事業者による信書の送達に関する法律」によって，郵便以外の方法によっても信書を送達できることになりました。これらを勘案すれば，Eメールのすべてを信書と判断することはできませんが，部分的には信書として扱うことが望ましいといえるでしょう。

ところで，昭和63年4月8日厚生省告示第130号によれば，通信・面会は基本的に自由であることを患者及び家族等その他関係者に伝えることが必要であるとされています。

一方，同告示において，電話と面会の制限は，患者の医療又は保護に欠くことのできない限度での，合理的な方法及び範囲におけるものに限ると説明されています。携帯電話やパソコン，タブレット端末等によるEメール等での通信についても，それらの機器の持ち込みを一律に禁じる形で制限することなく，昨今の通信手段の発展に鑑みて妥当性を検討することが求められています。

Q　89　＞退院請求に関する電話の要求

措置入院の患者から，夜間頻回に人権擁護委員会や弁護士に退院請求の電話をしたい旨の要求がある場合，そのつど要求に応じなければならないのでしょうか。

A　精神保健福祉法第36条第２項の規定に基づき，都道府県又は指定都市及び地方法務局その他の人権擁護に関する行政機関の職員並びに患者の代理人である弁護士との電話の制限は，どのような場合であっても行うことのできない行動制限として定められています（昭和63年４月８日厚生省告示第128号)。ここでは，患者の入院形態による区別はありません。よって，質問に対する回答は「そのつど要求に応じなければならない」ということになります。

原則としての考え方はこのようになりますが，具体的な場面を想定して少し解説します。

まず，措置入院者の多くは，自分が入院に至った経緯や理由について納得していないために，人権擁護委員会や弁護士に電話し，権利の保障を求めていることが推測されます。そして，基本的にこれらの関係者との電話や面会は自由であることを，入院時に口頭と書面で告知されていますから，「夜間だから」とか「頻回だから」といってこの要求を断ることは，告知内容と異なる対応であり，患者の不信感を招くことにもなると認識したほうがよいでしょう。

そして，患者は日中にだけ電話で退院請求をしたくなるとは限りませんから，一概に「夜間は不可」とする対応には問題があります。また，患者が電話をしようとする相手との通信可能時間帯もあるでしょうから，そちらとの兼ね合いも考慮すべきだといえます。例えば，弁護士が日中は外出がちで電話に出ることができず，夜間でないと電話が通じない状況であれば，「夜間」であることを理由に要求を断ることはできません。

ただ，ここで問題になるのは「頻回な」要求という点だと思われます。精神科に入院中の患者のなかには，思考がまとまらないため，話したいことをすべて一度に話せず，電話を切ってから「言いたかったことを思い出した」という事態も少なからず起こり得ます。この場合，看護職等が患者の言いたいことを整理する支援として，電話をかける前に考えをまとめたりメモしたりするように助言するなど，間接的な方法で頻回になるのを抑えられるようなかかわり方は可能ではないでしょうか。

また，電話では受け手の都合を考えることも時として必要ですから，「待つこと」の大切さを患者が理解できるようであれば，「夜間」のなかでの時間帯によっては，常識的に考え，関係機関等が業務を行っている時間帯に電話をかけるようすすめることも望ましいといえます。単に職員の都合だけで「日中にしてほしい」ということではなく，世間の一般常識を学び，相手の都合を考慮する社会性の獲得を支援する方向で説明するとよいでしょう。

2 隔離

Q 90 ＞ 隔離

患者の隔離はどのような場合に行うことができますか。

A 精神保健福祉法第37条第１項の規定に基づき，隔離の対象となる患者は以下の５つの事項に該当するものと認められ，隔離以外の代替方法がない場合において行われます。

⑴　他の患者との人間関係を著しく損なうおそれがある等，その言動が患者の病状の経過や予後に著しく悪影響を及ぼす場合

例えば，攻撃的な態度をとったり，妄想的な考えから他の患者に対して敵意を抱く場合，人間関係が著しく損なわれる可能性があります。刺激に脆弱な患者については，周囲の環境や他者の行動が精神症状を悪化させることがあります。近年では，患者が好む感覚刺激が，薬物による沈静や隔離，拘束などの行動制限の代替手段として利用されています。病状を悪化させる刺激への対処方法を獲得し，病状を安定させる刺激を取り入れる工夫が重要です。

⑵　自殺企図又は自傷行為が切迫している場合

自傷や自殺企図が切迫している場合，患者の安全を確保する目的で隔離が行われます。

⑶　他の患者に対する暴力行為や著しい迷惑行為，器物破損行為が認められ，他の方法ではこれを防ぎきれない場合

行動のコントロールができず，突発的な暴力行為や激しい興奮状態にある患者に対して，患者の安全を確保し，周囲の人の危険を避けるために隔離が行われます。また，感情や衝動のコントロールが難しいため，性的な表現や他の患者の物を盗むなどの行動が，社会的に受け入れがたい基準を超えることがあります。患者の迷惑行為が他の人に影響を及ぼす場合，隔離が行われることがあります。

⑷　急性精神運動興奮等のため，不穏，多動，爆発性などが目立ち，一般の精神病室では医療又は保護を図ることが著しく困難な場合

不穏，多動，爆発性が制御できない場合は，他者に対する危害を及ぼす可能性があり，隔離が適用されます。

⑸　身体合併症を有する患者について，検査及び処置等のため，隔離が必要な場合

精神症状の悪化が顕著で，自身の健康状態について適切な判断と理解ができない場合，検査や治療を行わなければ生命に大きな影響を及ぼすことがあります。その際，患者の安全を確保しつつ身体合併症に対する治療や医療処置を行うために隔離を行うことがあります。

これらの措置を講じる際には，患者の権利や尊厳を尊重し，倫理的な視点を常に忘れないことが重要です。患者の意向を可能な限り考慮し，最善の医療を提供するための努力が求められます。

隔離は患者にとってストレスを伴い，自由を制限する行為であるため，患者の権利を尊重することが求められます。隔離の理由や期間について十分な説明を行い，理解を得ることが重要です。できるだけ早期の隔離解除に向けて取り組むとともに，患者の安全と権利を尊重しつつ，適切な医療を提供することが求められます。

＜参考文献＞

精神保健福祉研究会監修『五訂精神保健福祉法詳解』中央法規出版，2024.

Q 91 ＞隔離延長時の再告知

12時間を超えない隔離の後，引き続き精神保健指定医による隔離となった場合，隔離の再告知は必要でしょうか。

A

隔離開始時に非指定医が告知した後，隔離が12時間を超える場合に精神保健指定医が再度告知を行う必要はあるかという質問内容であると思います。昭和63年４月８日厚生省告示第130号では，隔離が12時間を超える場合は精神保健指定医の診察及び診療録への記載が必要であるとされていますが，再度の告知までは明記されていません。しかし，法の主旨を考慮すると，再告知が必要と考えられます。

Q 92 ＞ 隔離と医師の診察・看護職の観察

患者の隔離を行った場合，医師が毎日診察する必要はありますか。また，看護職の観察はどのように行えばよいですか。

A

医師は隔離した患者を毎日診察する必要があり，「隔離が漫然と行われることがないように，医師は原則として少なくとも毎日１回診察を行うものとする」（昭和63年４月８日厚生省告示第130号）と告知されています。診察の時間や方法についての定めはありませんが，当該患者の隔離が必要であるかどうかの評価は毎日行う必要があるといえます。つまり，患者の状態が依然として隔離が必要なのか，隔離を一時的に解いた状態での観察を行うことが可能なのかなどを検討し，隔離解除に向けた計画的介入を行いながら専門的な判断を毎日行う，ということになります。

また，「隔離を行っている間においては，定期的な会話等による注意深い臨床的観察と適切な医療及び保護が確保されなければならないものとする」「隔離を行っている間においては，洗面，入浴，掃除等患者及び部屋の衛生の確保に配慮するものとする」（昭和63年４月８日厚生省告示第130号）とされ，定期的な会話や注意深い臨床的観察を行うのは医師に限らず，休みなく交代で患者への看護を提供する看護職の役割でもあります。「定期的な」の法的な根拠はありませんが，観察するための一定の基準を施設ごとに作成する必要があると考えられます。「頻回（１時間に２回）な観察と記録」[1)]が参考になるでしょう。しかしながら医師の診察時間は限られており，昼夜問わず患者にかかわる看護職が，より多くの情報をもって患者の容態の評価にかかわることはいうまでもありません。隔離中の患者が衛生的な環境で過ごせるよう配慮し，会話や療養上の世話として行う洗面，入浴場面などの生活動作から得られる情報やバイタルサインの測定など身体的な介入による情報を含め，全人的な評価を行う看護職は適切な医療と保護を提供することができます。

隔離は患者の言動を観察しやすい環境で行われることが多いですが，部屋の外からの観察と会話だけでは十分とはいえません。患者の状態を評価し，看護職の安全も確保しながらできるだけ室内外での言動と介入時の様子などを注意深く観察・記

1）公益財団法人日本医療機能評価機構編『病院機能評価 機能種別版評価項目〈3 rdG:Ver.3.0〉解説集─精神科病院』128頁，2022.

録します。また，観察モニターなどによる観察も多くの病院で行われるようになっています。

隔離によって「守られている安心感がある」[2]患者がいる一方で「トラウマになる」[2]患者もいますので，プライバシーへの配慮，看護介入の説明と同意，恐怖や怒り，不安や孤独などの感情に寄り添う丁寧なかかわりを心がけ，患者の価値を大事にしてよいところは認めて伸ばせるよう支援し，信頼が得られるよう努めることが必要でしょう。

---

2) 大西恵「トラウマインフォームドケアを学び，患者・自分・仲間を大切にする」『精神看護』Vol.26, No.1，21-23頁，2023.

Q 93 ＞ 5類感染症を発症した患者の隔離

5類感染症（新型コロナウイルス感染症や風邪など）を発症した複数の患者を一部屋に入室させ，施錠してもよいでしょうか。

A 感染症対策は精神科病院に限ったことではありませんが，感染症対策であったとしても精神科病院では精神保健福祉法の規定に従う必要があり，一部屋に複数の患者を入室させ，施錠することは多床室隔離とみなされる可能性もあるため注意が必要です。病棟で複数の感染者が出た場合は，ゾーニングなどによるコホート隔離の検討が必要だと思われます。

全世界で猛威をふるった新型コロナウイルス感染症ですが，我が国においては，令和２年１月15日に最初の感染者が確認された後，厚生科学審議会感染症分科会での議論の後，指定感染症に指定（同年２月７日施行），結核やSARS，MERSなど２類感染症相当の措置が採られることとなりました。約３年３か月後の令和５年５月８日に５類感染症となるまで精神科病院を含む医療機関で厳重な感染症対策が求められました。現在（令和６年），新型コロナウイルス感染症は５類感染症となりましたが，依然感染力が強力なためひとたび病棟で感染者が出ると瞬く間に病棟全体にまん延してしまう状況があります。

精神科病棟でクラスターが発生しやすい要因として次のようなものがあります。

・患者のマスク着用の徹底が困難。
・病棟内に手指消毒液の設置が少なく，患者自身の手指衛生管理が不十分となりやすい。
・病棟内に扉や鍵が多く，不特定多数が接触しやすい。
・病棟の構造として開放できる窓や扉が少なく換気が十分行えない。
・自ら症状を訴えないことがある。
・感染管理に秀でた専門スタッフが少ない。

特に新型コロナウイルス感染症が２類感染症相当であった令和２年から令和５年頃にかけては全国の多くの精神科病院で新型コロナウイルス感染症による大規模クラスターが発生していました。また国民全体の意識としても緊急事態宣言などを経て外出や集会，会食などの規制や自粛といった感染予防対策が個人の自由や権利よりも優先されるという風潮があったと思います。それが令和５年５月に５類感染症に変更されて以降は，マスクなどの個人の衛生意識はコロナ以前より高いものの，制限だけでなく社会活動と感染対策を共存させる「ウィズ・コロナ」の考え方が国民全体に広く浸透してきたものと思われます。

精神保健福祉法における患者の隔離の基本的な考えとして「患者の隔離は，患者の症状からみて，本人又は周囲の者に危険が及ぶ可能性が著しく高く，隔離以外の方法ではその危険を回避することが著しく困難であると判断される場合に，その危険を最小限に減らし，患者本人の医療又は保護を図ることを目的として行われるものとする」（昭和63年４月８日厚生省告示第130号）とあります。隔離の対象となる下記ア～オの５つの要件にも感染症に関するものは含まれていません。精神科における行動制限は「切迫性，非代替性，一時性」の３要件を満たすことが必要で，感染拡大防止目的だけの行動制限については拡大解釈になる可能性もあります。

新型コロナウイルス感染症が２類感染症相当であり，ウイルスの特性が十分わかっておらず治療方法，ワクチンなどがなかった頃であれば，多くの患者の安全を守るためやむを得ない措置であったかもしれませんが，現在の５類感染症の対応として考えるのであれば，過度な感染予防対策にならないよう，隔離はあくまで対象となる患者の精神症状を十分考慮したうえで慎重に判断すべきものだと考えます。

表　対象となる患者に関する事項（昭和63年４月８日厚生省告示第130号）

隔離の対象となる患者は，主として次のような場合に該当すると認められる患者であり，隔離以外によい代替方法がない場合において行われるものとする。 ア　他の患者との人間関係を著しく損なうおそれがある等，その言動が患者の病状の経過や予後に著しく悪く影響する場合 イ　自殺企図又は自傷行為が切迫している場合 ウ　他の患者に対する暴力行為や著しい迷惑行為，器物破損行為が認められ，他の方法ではこれを防ぎきれない場合 エ　急性精神運動興奮等のため，不穏，多動，爆発性などが目立ち，一般の精神病室では医療又は保護を図ることが著しく困難な場合 オ　身体的合併症を有する患者について，検査及び処置等のため，隔離が必要な場合

<参考文献>
森兼啓太監修「精神科における感染管理ハンドブック 増補改訂版」住友ファーマ，2022.

Q　94 > 隔離に関する告知の受け取り拒否

「隔離・身体的拘束のお知らせ」を受け取ってもらえなかった場合，どのようにすればよいでしょうか。

A

昭和63年４月８日厚生省告示第130号において，患者の隔離・身体的拘束についての遵守事項として「隔離〔身体的拘束〕を行うに当たっては，当該患者に対して隔離〔身体的拘束〕を行う理由を知らせるよう努めるとともに，隔離〔身体的拘束〕を行った旨及びその理由並びに隔離〔身体的拘束〕を開始した日時及び解除した日時を診療録に記載するものとする」とあり，告知に関して努力規定として位置づけられていますが，実際には都道府県の実地指導によって書面による告知がなされています。

しかし実際に隔離や身体的拘束を実施する場合，急性精神運動興奮等で不穏であったり，切迫した状態であったりすることが多く，「隔離・身体的拘束のお知らせ」等の行動制限を告知する書面を受け取ってもらえないことが少なくありません。もし受け取ってもらえなかった場合，隔離・身体的拘束の理由を告知した若しくは告知するよう努めたこと，そのうえでお知らせを受け取ってもらえなかったことを診療録に記載しておくこと，また家族等に対しても隔離・身体的拘束を行う理由を説明し，その内容を診療録に残しておくことが必要になります。

Q 95 自ら保護室への入室を希望する場合

患者が自ら保護室への入室を希望する場合，書面を受け取ることになっていますが，どのような書式が必要ですか。また書字できない場合にはどのように対処したらよいですか。

A 昭和63年4月8日厚生省告示第130号の規定では，「本人の意思により閉鎖的環境の部屋に入室させることもあり得るが，この場合には隔離には当たらないものとする」と定められています。したがって，本人の意思による隔離は精神保健福祉法による隔離には該当しません。この場合，行動制限による隔離と区別するために，告示第130号中第三の一の（四）において「本人の意思による入室である旨の書面を得なければならない」と定められています。

(1) 本人の意思による隔離が有効な場合

① 外部の刺激や人間関係によって強いストレスや不安を抱えているとき，心を落ち着けることができます。

② 自分の感情や思考を整理したいとき，他者との接触を避けることで，内面的な内省や自己理解を進めることができます。

③ 感覚過敏や過剰な刺激に対して脆弱な場合，静かな環境に身を置くことで，過剰な刺激に対処でき，感情の安定を図ることができます。

④ 精神的な急性症状（例：パニック発作，急激な気分の変化など）が現れた際，自ら閉鎖的環境の部屋に入室することで，症状の悪化を防ぐことができます。

⑤ 自傷行為や他者に対する攻撃的な行動が見られる場合，安全を確保するために本人の意思による隔離が選択されることがあります。

(2) 本人の意思による隔離の書式

本人の意思による隔離のための書式には，病院管理者宛に，患者氏名，生年月日，希望内容「私は，自らの意志で保護室への入室を希望します」という文言，「自分の安全を確保するため」などの入室理由，自署（サイン），同席する医療従事者のサイン，書類作成日を記載しておく必要があります。

(3) 書字できない場合の対処方法

本人の意思による隔離について書字ができない場合，病院によって運用方法はさまざまですので，病院の運用を確認することが重要です。

患者が書字できない場合には，以下のような対処を考慮します。

① 精神保健福祉法に基づく隔離を行います。症状の改善の有無にかかわらず，

患者が隔離解除を希望する際には，すぐに隔離を解除します。

② 代筆を行う際に患者の同意を確認する方法は以下の通りです。

❶ 口頭での確認：医療従事者が患者に代筆することを説明し，患者がその内容に同意するかを口頭で確認します。

❷ 記録の残し方として，代筆の理由や内容についてどのように説明したか，患者の同意を確認したこと，代筆の日付や時間，患者の同意内容，代筆した医療従事者の名前を記録に残します。

これらの手順を通じて，患者の同意を適切に確認し，医療行為や書類作成の透明性を確保することが求められます。

<参考文献>
精神保健福祉研究会監修『五訂精神保健福祉法詳解』中央法規出版，2024.

③ 身体的拘束

Q 96 ＞ 身体的拘束と医師の診察・看護職の観察

身体的拘束はどのような場合に行うことができますか。また，医師の診察や看護観察はどのように行えばよいでしょうか。また，身体的拘束時には，生体モニター装着，弾性ストッキング着用が義務づけられているのでしょうか。

A 身体的拘束は「制限の程度が強く，また，二次的な身体的障害を生ぜしめる可能性」（昭和63年４月８日厚生省告示第130号）のある行動制限です。患者の生命の保護と重大な身体損傷を防ぐことに重点がおかれ，制裁や懲罰あるいは見せしめのために行われるようなことは厳にあってはなりません（同告示）。身体的拘束は「自殺企図又は自傷行為が著しく切迫している」「多動又は不穏が顕著である」「精神障害のために，そのまま放置すれば患者の生命にまで危険が及ぶおそれがある」患者に対して検討され，「身体的拘束以外によい代替方法がない場合において」（同告示）のみ行うことができます。また，「切迫性，非代替性，一時性の考え方について，処遇基準告示上で要件として明確に規定するべきである」[1]という報告もあります。

身体的拘束の実施を判断するための診察は精神保健指定医によって行われ，非指定医が判断することはできません。精神保健指定医は「当該患者に対して身体的拘束を行う理由を知らせるよう努めるとともに，身体的拘束を行った旨及びその理由並びに身体的拘束を開始した日時及び解除した日時を診療録に記載する」（同告示）必要があります。指示には拘束部位を明記し不必要な部位の拘束を避け，安全に実施することが望まれます。また，制限の程度が強い「身体的拘束が漫然と行われることがないように，医師は頻回に診察を行う」（同告示）とされ，非指定医の診察も含まれます。「頻回」の法的根拠はありませんが，「医師は１日２回以上の診察と診療録の記載を行わなければならない」[2]が参考になるでしょう。

また，身体的拘束の実施中は「原則として常時の臨床的観察を行い，適切な医療

---

1) 厚生労働省令和４年度障害者総合福祉推進事業「精神科医療における行動制限最小化に関する調査研究 報告書」野村総合研究所，135頁，2023.

2) 公益財団法人日本医療機能評価機構編『病院機能評価 機能種別版評価項目〈３rdG:Ver.3.0〉解説集―精神科病院』128頁，2022.

及び保護を確保しなければ」（同告示）なりません。看護職は「他の患者から拘束場面がみられないように配慮」[2]することや安全な身体的拘束ができているかどうか（帯がきつい又は緩い状態でない，胴体のみ実施していない）を確認し，日常的に行われる療養上の世話を通して，身体的拘束による二次的障害（循環障害や神経障害，皮膚傷害，廃用性変化）と「トラウマになる患者」[3]を防止するよう，治療効果と副反応を観察します。告示が示す観察における「常時」の法的な根拠はありませんが「頻回（1時間に4回）な観察と記録」[2]が参考になるでしょう。プライバシーへの配慮，介入への説明と同意，恐怖や不安・孤独などの感情に寄り添い，二次的障害を防止し治療環境が安心できる場となるような関係づくりから信頼を得られるよう努めることが必要でしょう。

なお，診療報酬における看護補助加算を算定する病棟では，身体的拘束を最小化する取り組みが求められており，やむを得ず実施した場合は，多職種による「解除に向けた検討を少なくとも1日に1度は行う」[4]ことが要件となっています。

身体的拘束中の肺血栓塞栓症や深部静脈血栓症予防対策が義務づけられているわけではありませんが，患者の死亡事例があることは事実です。予防方法として「早期歩行および積極的な運動，弾性ストッキング，間欠的空気圧迫法，ヘパリン投与」[5]などがガイドラインに示されていますので，やむを得ず身体的拘束を行う際には予防方法を実践することが望ましく，実施部位と時間を最小化することが求められます。

生体モニターの装着については，患者の循環器系及び肺梗塞リスクをアセスメントしたうえで，医療チーム内で装着の必要性を検討し判断するとよいと考えます。

---

3) 大西恵「トラウマインフォームドケアを学び，患者・自分・仲間を大切にする」『精神看護』Vol.26，No.1，21-23頁，2023.

4) 『診療点数早見表2024年度版［医科］』医学通信社，124頁，2024.

5) 伊藤正明ほか「肺血栓塞栓症および深部静脈血栓症の診断，治療，予防に関するガイドライン（2017年改訂版）」70-72頁，2018.

Q 97 > 身体的拘束と身体固定

点滴チューブやライン類の自己抜去のおそれがあるため抑制した場合は，身体的拘束とみなされるのでしょうか。向精神薬のDIV（点滴静脈注射）時は「身体的拘束」，それ以外のDIV時には「固定」と表現し，身体的拘束と判断していない施設もあるようですが，どうでしょうか。

A 身体的拘束とみなされるかどうかについては，精神保健福祉法の解釈に依存しますが，基本的な考え方として次の点が挙げられます。

(1) 身体的拘束の定義

精神保健福祉法第36条に基づき，身体的拘束は，昭和63年４月８日厚生省告示第129号において，「衣類又は綿入り帯等を使用して，一時的に当該患者の身体を拘束し，その運動を抑制する行動の制限をいう」として定義され，例外として適切に認められる場合が厳格に定められています。それには以下の３条件をすべて満たす必要があります。

① 自傷他害のおそれがあること
② 他の代替手段がないこと
③ 一時的な対応であること

点滴チューブやライン類の自己抜去の可能性による抑制がこの条件に該当するかが判断のポイントになります。

(2) 抑制と身体的拘束の違い

一部の施設で「固定」として身体的拘束とみなしていないケースもありますが，以下のような点に注意が必要です。

① 目的の違い

精神的安定のための抑制（例：向精神薬の点滴）は「精神保健福祉法における身体的拘束」として明確にみなされる可能性が高いです。

一方で，医療行為のための必要最小限の固定（例：点滴ライン保護）は，医療行為の一環として身体的拘束に該当しないと解釈される場合があります。ただし，これも患者の意図や状況によるため慎重な判断が求められます。

(3) 解釈

厚生労働省によれば，「身体的拘束」に該当するかどうかは行為の目的や患者の同意の有無，そして必要性・緊急性に依存します。

① 向精神薬の点滴静脈注射時の固定

精神的安定の目的である場合，「身体的拘束」とみなされる可能性が高いです。この場合，施設内での倫理委員会や記録管理が必要になります。

② 一般的な点滴静脈注射時の固定

患者の生命維持を目的とした医療行為である場合，身体的拘束とみなされない場合が多いですが，患者の同意が必要です。

(4) 留意点と推奨対応

施設の運用が適法かつ倫理的であることを確認するためには，以下の対応が推奨されます。

① 施設内での統一基準の策定

「身体的拘束」と「医療行為における固定」の区別を明文化し，全職員が理解できるようにします。

② 記録の適正管理

いずれの場合でも，拘束又は固定の理由，代替手段の検討，拘束解除のタイミングについて詳細に記録することが求められます。

③ 患者や家族への説明

行為の必要性について十分な説明を行い，同意を得る努力が重要です。

④ 定期的な見直し

行為が身体的拘束に該当するかどうかを多職種で施設内で検討し，法令やガイドラインの変更に応じて見直します。

(5) 結論

点滴チューブやライン類の自己抜去防止のための抑制は状況次第で身体的拘束とみなされる可能性があります。また，「向精神薬点滴時」と「その他の点滴時」における扱いの違いについては，一部施設の独自運用である可能性があり，法律的な整合性に照らし合わせた適正運用が求められます。施設ごとの運用ルールを策定し，倫理的及び法的基準に基づく対応を徹底することが大切です。

Q 98 ＞ 多床室での身体的拘束について

身体的拘束と判断される場合，多床室での抑制が行われることがありますが，法的には問題ないのでしょうか。

A 多床室での身体的拘束は，精神保健福祉法による法的根拠はなく，精神保健指定医の判断及び指示で実施されています。法的には問題ないといえますが，『精神科救急医療ガイドライン 2022年版』の身体的拘束に関する推奨事項では，「身体拘束はロビーや通路などアクセス制限のない空間や多床室で実施すべきではない」[1)] と記載されています。その理由としては，「身体拘束下にある患者が他者からの攻撃や有害な干渉から保護されるよう保障するため」となっています。

多床室での身体的拘束が長期化，又は頻繁に実施されるようになると，職員側の無力感が増幅し自尊心の低下が起こり，必要なケアが提供されずに病棟内が荒廃することも考えられます。

多床室で身体的拘束が開始されるということは，病棟内に重症者が増えているとも考えられるので，個室的環境で身体的拘束を実施するよう調整する必要があります。例えば，保護室に空きがある他病棟に転棟し，隔離解除後，もとの病棟に戻すことを基本方針としている病院もあります。多床室を患者１名で使用するなど，個室的環境が提供できるよう工夫することが必要です。

いずれにしても，病棟全体の隔離，身体的拘束の解除に向け，行動制限最小化カンファレンス，ケアカンファレンスなどを多職種で行い，ストレングスに目を向けるなど工夫し，多床室での身体的拘束を常態化しない工夫が求められます。

---

1) 日本精神科救急学会監修，杉山直也・藤田潔編集『精神科救急医療ガイドライン 2022年版』日本精神科救急学会，160-163頁，2022.

Q 99 ＞ 安全ベルトの使用

車いすからの転落防止のための安全ベルトは身体的拘束に該当しますか。

A 車いすからの転落防止を目的とした安全ベルトによる固定も，点滴・処置などの医療行為中の身体固定と同様に，短時間であれば精神保健指定医の診察を必要とする身体的拘束にはあたらないとされています[1)]。下肢等に障害があり，歩行できない患者や長い距離を歩行できない高齢者，薬剤の副作用等のふらつきなどのある人は，一時的又は長期的に移動の手段として車いすを利用することで，行動範囲を広げることができます。

しかし，安全に移動することを優先し，転落防止を目的に使用する安全ベルトによる固定は移動中のみの使用が望ましく，精神保健指定医の判断が必要な身体的拘束とは異なるという解釈とされています。長期間にわたって継続して行う場合は，精神保健福祉法上の身体的拘束としての対応となります（Q97参照）。

1) 精神保健福祉法改正に関する疑義照会に対する回答について（平成12年７月31日厚生省大臣官房障害保健福祉部精神保健福祉課事務連絡）

Q 100 ＞不潔行為予防のための拘束

不潔行為予防のための介護衣，点滴のための身体的拘束は，精神保健福祉法上の身体的拘束にあたるのでしょうか。

A 紙おむつ使用患者の排泄行為に伴う不潔行為予防のための介護衣や医療行為における点滴のための身体的拘束は，短時間であれば精神保健福祉法上の身体的拘束にはあたらないと解釈されます（Q97参照）。ただし，長時間の介護衣の使用や点滴のための身体的拘束は，精神保健福祉法上の身体的拘束にあたりますので，精神保健指定医の診察が必要です。

点滴ラインやチューブ類の自己抜去防止目的で身体的拘束を行う場合，チューブの走行を工夫したり，ミトンの使用などでの代替手段の検討を行います。漫然と介護衣を着せようとすることがないよう，定期的に多職種でのカンファレンスで身体的拘束の最小化を図らなければなりません。

<参考資料>
身体的拘束に係る疑義照会に対する回答について（平成25年４月４日厚生労働省社会・援護局障害保健福祉部精神・障害保健課事務連絡）

Q 101 ＞ベッドの4点柵

ベッドの4点柵は，身体的拘束になるのでしょうか。

A 精神保健福祉法上，ベッド4点柵，ミトンやつなぎ服の着用，車いすテーブルの使用などは「精神保健指定医の指示を要する身体的拘束」にはあたりません。

しかし4点柵の設置は，患者が自由にベッドから出られない状況をつくり，行動の自由を奪っていることになります。使用の方法で，片側を2点柵とし，もう片側に柵を設置せず壁に付けていても，4点柵にはなっていませんが，患者の行動を制限することになります。

4点柵は，ベッドからの転落を防止したり，ベッドから離床して歩き回り転倒することなどを防ぐ，いわゆる患者の安全や事故防止の観点から使用されることが多いと思います。

しかし4点柵の設置による弊害もあり，柵を乗り越えようとしてベッドから転落したり，柵をすり抜けようとして頭や手足が柵にひっかかり重大事故になることもあります。また自分の意思で活動する機会を奪うことになるので，意欲の低下，筋力の低下などを引き起こす可能性があります。

ベッド柵を使用する場合には，患者の状態によっては柵カバーを使用し頭や手足のひっかかりを防止する必要があります。また介助バー付きのベッド柵などは，自力で動くことを助けることが可能となり，自律を促すことができます。

4点柵は「精神保健指定医の指示を要する身体的拘束にあたらない」ため，事故防止を理由に看護師が安易に4点柵の使用をしないよう，看護管理者は，病棟内の柵の本数，使用状況を管理し，なぜ4点柵が必要と考えたのかアセスメントを確認し，代替方法を一緒に考えたり，チームでカンファレンスを行うなどし，4点柵を使用しない工夫が必要です。

4点柵の代替方法としては，低床ベッドとすること，排尿パターンなどの生活リズムを把握し適切なタイミングで介入すること，離床センサーを使用すること，ベッドの代わりに直接マットレスを敷くことなどが挙げられます。床にマットレスを直接敷く場合などには，家族に十分説明し同意を得る必要があります。

精神医療においては4点柵の使用が「精神保健指定医の指示を要する身体的拘束にあたらない」とはいえ，精神保健福祉法第1条に規定する「精神障害者の権利の擁護」の観点から慎重に運用すべきと考えます。

また，介護保険施設においては，介護保険サービスの運営基準で「生命又は身体を保護するため緊急やむを得ない場合を除き，身体的拘束その他利用者の行動を制限する行為を行ってはならない」とされており，身体拘束ゼロへの手引きのなかでも，「ベッドを柵で囲む行為」は身体的拘束と明記されています。

＜参考資料＞
精神保健福祉法改正に関する疑義照会に対する回答について（平成12年７月31日厚生省大臣官房障害保健福祉部精神保健福祉課事務連絡）
身体的拘束に係る疑義照会に対する回答について（平成25年４月４日厚生労働省社会・援護局障害保健福祉部精神・障害保健課事務連絡）

Q 102 > 保護室（個室）を施錠した身体的拘束

保護室（個室）を施錠して身体的拘束を行ってはいけないでしょうか。

A 身体的拘束の対象となる患者については，昭和63年４月８日厚生省告示第130号の「第四　身体的拘束について」において，主として①から③のような場合に該当すると認められる患者であり，身体的拘束以外によい代替方法がない場合において行われるものとされています。

① 自殺企図又は自傷行為が著しく切迫している場合

② 多動又は不穏が顕著である場合

③ ①又は②のほか精神障害のために，そのまま放置すれば患者の生命にまで危険が及ぶおそれがある場合

身体的拘束を行ったうえで保護室を施錠することについては，その目的は隔離と考える場合と隔離とは考えない場合とに分けて検討してみることができるでしょう。

身体的拘束を行ったうえで隔離を行うことについてどう考えるかは，Q103で詳しく説明しましたので，そちらを参照していただければ幸いです。基本的には，隔離では十分な安全性の確保や治療が行えない場合に，行動制限がより強い身体的拘束を行うことになります。行動制限は必要最小限で行うことが原則であるため，身体的拘束を行えば，隔離をさらに追加で行うことは必要最小限の原則に反することになります。また，そもそも身体的拘束を行い，さらに隔離を行わなければならない実際の状況を想定することは困難であるのも事実です。

身体的拘束を行ったうえで保護室（個室）を施錠する意味が隔離以外にあるとすれば，身体的拘束中の患者のところに他の患者が入ってくることを防ぐという意味が考えられます。例えば，精神症状に加えて合併症治療目的で経静脈治療を行うため，身体的拘束が必要な場合に，他の患者が静脈ラインを抜去するおそれがあるときなどが該当します。こうした場合には，身体的拘束を行った部屋で施錠を行うことはあり得ます。この場合の施錠をするかしないかについては，精神保健福祉法の観点からというよりも，患者の治療の安全を確保するという医療安全管理上の観点から考える問題になります。ただ，身体的拘束を行うことで，静脈血栓などをはじめとする合併症が起きやすくなるため，頻回の観察が必要になります。このため，身体的拘束を行うのであれば，できればナースステーション近くの部屋など観察が

行いやすい場所で行うことが望ましいのはいうまでもありません。

なお，カルテ記載については，前記の場合は精神保健福祉法上の隔離には該当しないため，隔離としての記載の必要はないと思われます。ただし，医療安全管理の観点からは，施錠の理由を記録として残しておくほうが望ましいといえます。

Q 103 ＞ 身体的拘束と隔離の同時施行

隔離と身体的拘束は同時にしてはいけないという法的根拠はあるのでしょうか。

A Q102で紹介したように，昭和63年４月８日厚生省告示第130号において隔離では対応できないときに，行動制限の程度がより強い身体的拘束を行うことが想定されています。

隔離の対象となる患者は，同告示の「第三　患者の隔離について」において，主として①から⑤のような場合に該当すると認められる患者であり，隔離以外によい代替方法がない場合において行われるものとされています。

① 他の患者との人間関係を著しく損なうおそれがある等，その言動が患者の病状の経過や予後に著しく悪く影響する場合
② 自殺企図又は自傷行為が切迫している場合
③ 他の患者に対する暴力行為や著しい迷惑行為，器物破損行為が認められ，他の方法ではこれを防ぎきれない場合
④ 急性精神運動興奮等のため，不穏，多動，爆発性などが目立ち，一般の精神病室では医療又は保護を図ることが著しく困難な場合
⑤ 身体的合併症を有する患者について，検査及び処置等のため，隔離が必要な場合

このうち，身体的拘束の対象となり得る患者は，上記の場合のうち，

・②の場合の著しい場合，すなわち，「自殺企図又は自傷行為が<著しく>切迫している場合」
・④のうち，「多動又は不穏が顕著である場合」
・上記のほかに，精神障害のために，そのまま放置すれば患者の生命にまで危険が及ぶおそれがある場合

などとなります。

急性精神運動興奮があまりにも激しく，隔離だけでは本人の安全が守れないときには，「多動又は不穏が顕著である場合」として拘束を考える場合もあります。また，身体合併症の検査や治療によっては，本人の安静が保てないと，生命に危険が及ぶおそれがある場合も少なくありません。このように上記の隔離の対象患者の②から⑤の状態が激しい場合には，隔離では十分な安全性が保てないために，身体的拘束

が考慮されることになります。そうなると，隔離ではその用が果たせないわけなので，身体的拘束を行ったうえに隔離を行う意味はありません。

以上からは，保護室に隔離を行うことで，上記の状態への対応が可能であれば，身体的拘束は必要ないことになります。また身体的拘束を行えば，本人は行動の自由を制限されているため，さらに隔離をする必要はないことになります。法律上は隔離と身体的拘束の同時使用を禁止する条文はありませんが，これはこのような事態がそもそも想定されていないためと考えたほうがよいでしょう。

Ⅳ　虐待防止措置

1 管理者の責務

Q 104 > 管理者の責務

病院の管理者には，虐待防止のためにどのような取り組み等を行うことが規定されているのでしょうか。

A 精神保健福祉法第40条の２に精神科病院における精神障害者への虐待防止措置が規定されています。この条文は，患者への虐待を防ぐため，精神障害者の医療及び保護に係る業務に従事する者（以下，「業務従事者」）などへの研修や患者への相談体制の整備を，精神科病院の管理者に対して義務づけているだけではなく，精神障害者の権利擁護体制の充実を図ることが大きな目的といえます。精神科病院に勤めているすべての業務従事者は，精神保健福祉法に係るさまざまな事業や制度の理解に基づいた，患者の意思決定支援や権利擁護に取り組む必要がありますが，病院の管理者には虐待防止に必要なすべての措置に対して責任が課せられています。令和５年12月14日障精発1214第３号通知[1)] で示されている，精神科病院における精神障害者に対する虐待防止措置については以下の内容があります。

⑴　虐待防止等に関するマニュアルや規程の整備

虐待を根絶するためには，業務従事者個々の能力の差にかかわらず，組織全体で統一された理念や倫理観をもっておく必要があります。業務従事者全員に周知するためには，虐待の定義や例示を正しく理解しておくことや，法律に基づいて求められる虐待発生時の初期対応やその後の手順など，さまざまな事柄を体系的にまとめたマニュアル等の整備が欠かせません。精神科病院における障害者虐待防止に関する基本的な対応において留意すべき事項をまとめたものとして作成しておきましょう。

1）精神科病院における精神障害者に対する虐待防止措置及び虐待通報の周知等について（令和５年12月14日障精発1214第３号厚生労働省社会・援護局障害保健福祉部精神・障害保健課長通知）

(2) 人権や権利擁護等に関する研修の実施

業務従事者に対して虐待防止に関する研修を実施し，研修の受講を促すことに努めます。組織で実施する研修は，虐待防止の観点のみならず，人権や権利擁護，患者へのかかわりを意識できるようなものでなければなりません。特に医療サービスを提供している職業人としての倫理観を育めるような倫理教育を取り入れた研修とし，病院内のすべての業務従事者を対象とした教育プログラムとして位置づけておくとよいでしょう。

(3) 患者等からの意見聴取

患者やその家族だけでなく，業務従事者等からの意見を聞く仕組みを整備します。意見箱などもこれに該当しますので，意見聴取を踏まえて業務改善に結びつくような組織体制を構築してください。

(4) 患者との接し方について話し合う場の設置等

業務従事者が職場のなかで過度なストレスを抱えていたり，他の業務従事者から孤立していることも，虐待が起きやすくなる要因の１つと考えられます。業務従事者が１人で悩みや問題を抱え込んで，孤立することを防ぎ，業務従事者同士が支え合う風通しのよい職場づくりを進めることが虐待防止につながります。

(5) 業務従事者の感情コントロールを高めるための取り組み

組織全体で業務従事者を守る体制づくり等はもちろん重要な取り組みですが，個々の業務従事者が感情や反応をコントロールすることで，危険な状況や過度な刺激を受けないための訓練も必要です。アンガーコントロールやコミュニケーション技法などの研修も取り入れていきましょう。

2 虐待の通報

Q 105 > 虐待の通報①

職員による虐待を目撃したときには，どのような対応が求められているのでしょうか。

A 精神保健福祉法第40条の３に障害者虐待に係る通報の義務が規定されており，虐待を受けたと思われる精神障害者を発見した者は，都道府県に設置されている窓口に通報しなければなりません。通報について注意したいのは，目撃した状況が明らかに虐待行為であると判断された場合を指しているのではなく，虐待が疑われる場合や，放置すると虐待につながるおそれがある場合など「虐待のおそれがある場合」も虐待等に含めて，柔軟に対応する必要があるということです。

精神障害者に向けられた言動や行動が不適切だと感じても，どこからが虐待なのか判断に迷う場合もあると思います。しかし，虐待の判断では，虐待をしていると疑われる業務従事者[1)]や虐待を受けていると思われる精神障害者の自覚は問いません。目撃した人が少しでも虐待が疑われる，又は相談する必要のある事案だと認識したのであれば，すべての者に通報する義務が課されていることを理解しておきましょう。

精神障害者を対象にしたものでなくとも児童虐待や高齢者虐待など，過去に起きた虐待事案では，上記のような判断に迷う出来事を放置した結果，深刻な虐待事案に発展したというケースは数多く存在します。虐待が疑われる状況を通報しなかったことで精神障害者に取り返しのつかない損害を与えてしまうことはもちろんですが，虐待を行った業務従事者も罪を問われることになり，病院も道義的責任を追及されることで行政処分など，さまざまな責任を問われることになるでしょう。

通報という行為に対して特定の業務従事者を罰する行為のように感じてしまうこともあるのかもしれませんが，通報することで精神障害者，業務従事者，病院すべての対象者を救うことになるのです。精神保健福祉法における通報制度は，病院等

---

1) 業務従事者とは，医師や看護師等の医療従事者だけでなく，精神科病院で勤務しているすべての職員を指す。

の医療機関を罰することを規定したものではなく，虐待を早期発見することで，その状況が継続したり深刻化することを防ぐための制度です。虐待が疑われる状況を発見した者には，通報義務が課されていますから，その義務を果たせる職場風土の醸成にも努めていきましょう。

Q 106 > 虐待の通報②

精神保健福祉法に規定されている「虐待」とは，どのような行為を指すのでしょうか。

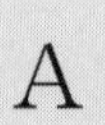

精神保健福祉法における虐待行為の分類と定義は，障害者虐待防止法第２条第７項各号（第４号を除く）に準じています。

表　虐待の分類[1)]

類型	内容と具体例
①身体的虐待	障害者の身体に外傷が生じ，若しくは生じるおそれのある暴行を加え，又は正当な理由なく障害者の身体を拘束すること（障害者虐待防止法第２条第７項第１号） 【具体的な例】 ・殴る，蹴る，つねるなどの暴力行為。 ・患者本人の意思にかかわらず強制的に食べ物や飲み物を口に入れる。
②性的虐待	障害者にわいせつな行為をすること又は障害者をしてわいせつな行為をさせること（障害者虐待防止法第２条第７項第２号） 【具体的な例】 ・性交，性器への接触，性的行為を強要する。 ・わいせつな映像や写真を見せる。
③心理的虐待	障害者に対する著しい暴言，著しく拒絶的な対応又は不当な差別的言動その他の精神障害者に著しい心理的外傷を与える言動を行うこと（障害者虐待防止法第２条第７項第３号） 【具体的な例】 ・「そんなことをしたら退院させない」など言葉による脅迫。 ・患者本人が自身で食事ができるのに，患者の意思や状態を無視して食事の全介助をする。業務従事者が提供しやすいように食事を混ぜる。
④放棄・放置（ネグレクト）	精神障害者を衰弱させるような著しい減食又は長時間の放置，当該精神科病院において医療を受ける他の精神障害者による①から③までに掲げる行為と同様の行為の放置その他の業務従事者としての業務を著しく怠ること（精神保健福祉法第40条の３第１項第２号） 【具体的な例】 ・入浴しておらず異臭がする，髪・ひげ・爪が伸び放題等，日常的に著しく不衛生な状態で生活させる。他の人に暴力を振るう患者に対して，何ら予防的手立てをしていない。

⑤経済的虐待	精神障害者の財産を不当に処分することその他精神障害者から不当に財産上の利益を得ること（障害者虐待防止法第２条第７項第５号） 【具体的な例】 ・患者本人の意思や能力にかかわらず，業務従事者が患者の金銭等を過剰に管理する。 ・患者本人の所有している物品を不当に処分する。

1）精神科病院における虐待防止対策に係る事務取扱要領について（令和５年11月27日障発1127第11号厚生労働省社会・援護局障害保健福祉部長通知）

Q 107 ＞ 虐待の通報③

通報した職員名が公になったり，通報したことを理由に職場を解雇されたりすることはないのでしょうか。

A 精神保健福祉法第40条の３第４項では，病院の職員（業務従事者[1]を指す）が虐待を受けたと思われる事案に関する通報を行ったことを理由とした解雇や，その他不利益な扱いを受けないことが規定されています。したがって，万が一通報を理由とした業務従事者への解雇や不利益な取り扱いに該当する法律行為が行われたとしたら，その法律行為は民事上無効と解釈されます。また，医療機関の職員には，秘密漏示罪の規定やその他の守秘義務に関する法律の規定などの業務上知り得た人の秘密を漏らしてはならない責務がありますが，虐待通報はそれらの法律に抵触することもありません。加えて，匿名でも都道府県の窓口に通報することができ，通報を受けた行政担当者には通報者の秘密を守る義務が生じますので，通報者を保護するためにさまざまな法制度が整えられていることを理解してもらえると思います。

精神保健福祉法の改正は，精神科病院における障害者虐待防止対策を一層強化することが大きな目的の一つです。通報に対して業務従事者に心理的な抑制が働いてしまえば，業務従事者自身が果たすべき義務を怠ってしまうことにもなりかねません。虐待行為が軽微な段階で適切に通報することができれば，障害者の被害は最小限でとどめることができます。通報することが本質的には，障害者だけでなく通報者を含むすべての関係者を守り，救うことになることを理解して，業務従事者としての職責を果たしていきましょう。

---

1) 業務従事者とは，医師や看護師等の医療従事者だけでなく，精神科病院で勤務しているすべての職員を指す。

3 虐待への対応

Q 108 > 報告徴収

都道府県等に虐待通報があった場合，病院にはどのような対応が求められるのでしょうか。

A 都道府県に虐待通報があった場合は，そのすべての通報内容について対象となる精神科病院（以下，「病院」）に確認の連絡等が入るわけではありません。行政機関の担当者が通報を受けて通報者の相談に対応し，そのうえで病院への確認が必要だと判断されれば行政機関からの連絡を受けることになります。

行政機関から連絡を受けて，病院は自施設で虐待が疑われる事案が生じていることを知ることになるでしょう。まずは，行政機関が希望する情報提供や調査に協力

図　虐待通報連絡後の流れ

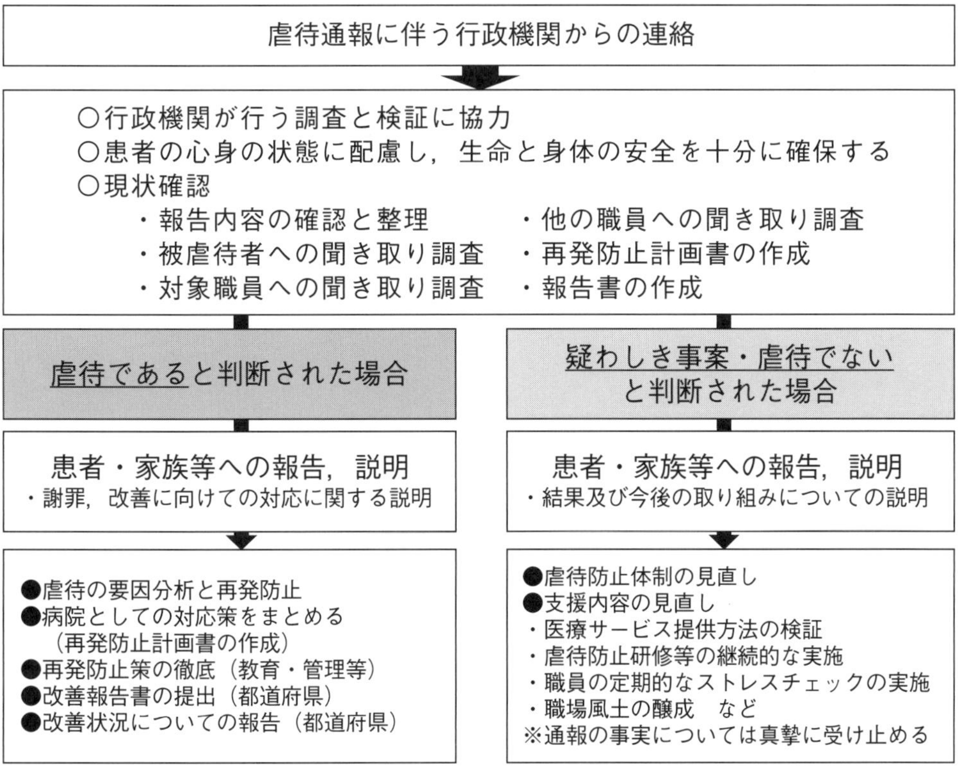

虐待通報に伴う行政機関からの連絡

↓

○行政機関が行う調査と検証に協力
○患者の心身の状態に配慮し，生命と身体の安全を十分に確保する
○現状確認
・報告内容の確認と整理
・被虐待者への聞き取り調査
・対象職員への聞き取り調査
・他の職員への聞き取り調査
・再発防止計画書の作成
・報告書の作成

虐待であると判断された場合

患者・家族等への報告，説明
・謝罪，改善に向けての対応に関する説明

↓

●虐待の要因分析と再発防止
●病院としての対応策をまとめる
（再発防止計画書の作成）
●再発防止策の徹底（教育・管理等）
●改善報告書の提出（都道府県）
●改善状況についての報告（都道府県）

疑わしき事案・虐待でないと判断された場合

患者・家族等への報告，説明
・結果及び今後の取り組みについての説明

↓

●虐待防止体制の見直し
●支援内容の見直し
・医療サービス提供方法の検証
・虐待防止研修等の継続的な実施
・職員の定期的なストレスチェックの実施
・職場風土の醸成　など
※通報の事実については真摯に受け止める

し，同時に必要であれば虐待を受けたと思われる患者の保護に努めます。治療が必要と判断される場合は速やかに適切な治療が受けられるように手配をします。行政機関の調査の結果，「虐待であると判断された場合」は，直ちに虐待防止委員等の組織内の虐待防止にかかわる担当者を招集し，行政の指示・命令に真摯に対応していきます。あらためて，被虐待者の心身の状態に配慮し，生命と身体の安全を十分に確保したうえで，被虐待者の負担を最小限に抑えることに努めます。虐待行為が疑われる業務従事者については，虐待疑い事案が生じた背景を丁寧に確認しつつ，心理状態や現場の状況に配慮したうえで，事実を冷静に判断することが求められます。そして，都道府県等の調査・検証結果に基づいて患者やその家族等に連絡と説明（謝罪と今後の対応など）を行います。

虐待通報があった場合は，その事案が虐待と判断されるか否かが重要なのではなく，虐待を受けたと思われる患者の安全と保護を最優先し，虐待と判断されない事案であっても虐待が疑われる状況に至っていることを真摯に受け止め，業務改善や支援内容の見直しを行っていくことに努めてください。

Q 109 ＞罰則

都道府県等の調査により，虐待があったと判断された場合には，職員は罰せられるのでしょうか。

A 障害者虐待防止法では，第３条で定める，「何人も，障害者に対し，虐待をしてはならない」ことを前提に，虐待防止のための必要な措置を規定しています。つまり，その行為が罰せられる行為であるかどうかではなく，虐待行為自体が許されない行為であることの認識はしっかりともっておくようにしてください。

虐待の判断は，虐待加害者の自覚は問いませんから，相手を傷つけるつもりがなく無自覚で虐待行為に至るケースがあります。業務従事者が正義感が強く他者に高圧的に接するタイプだったり，人の気持ちが汲み取れないことから不衛生な環境や栄養不足に陥っている人に気がつかないでいることなどが虐待として判断されることもあります。このような虐待ケースすべてに道義的責任が生じ，病院の管理者には精神保健福祉法上の法的責任（行政上の責任）が問われますが，必ずしも刑事責任や民事責任を負うことになるというわけではありません。ただし，障害者への虐待は，その被害者にとって身体的にも心理的にも深刻な外傷をもたらす行為ですから，例えば身体的虐待により，患者に暴力を加えていれば暴行罪として虐待加害者に刑事責任が問われます。また，明らかな暴力行為でないにせよ，患者に対して権利侵害行為を行い，これにより患者に損害が発生していれば民事責任が問われることになり，病院も損害賠償責任を負うことになります。さらに，虐待が疑われる場合において，障害者の生命などに重大な危険が生じているおそれがあるときに，精

表　精神保健福祉法に違反した場合の罰則例

虐待行為の分類	該当する刑法の例
①身体的虐待	第204条傷害罪，第208条暴行罪，第220条逮捕監禁罪
②性的虐待	第176条不同意わいせつ罪，第177条不同意性交等罪
③心理的虐待	第222条脅迫罪，第223条強要罪，第230条名誉毀損罪
④放置・放任	第218条保護責任者遺棄罪
⑤経済的虐待	第235条窃盗罪，第246条詐欺罪，第252条横領罪

神科病院が行政機関による立入調査を拒んだり，調査に対して虚偽の報告をしたりしたときには，刑事罰の対象になる場合があります。

被虐待者が受けた虐待による心身の影響は計り知れません。一方で虐待加害者の虐待行為がたった一度の過ちであったとしても自分自身をも傷つける行為であることをしっかりと認識して，倫理観をもった医療サービスの提供に努めてください。

第 2 章

法令・通知

精神保健及び精神障害者福祉に関する法律

〔昭和25年5月1日
法律第123号〕

改正 令和5年5月17日法律第28号現在
注 未施行分については〔参考〕として242頁に収載

目次

第1章　総則

（この法律の目的）

第1条　この法律は，障害者基本法（昭和45年法律第84号）の基本的な理念にのつとり，精神障害者の権利の擁護を図りつつ，その医療及び保護を行い，障害者の日常生活及び社会生活を総合的に支援するための法律（平成17年法律第123号）と相まつてその社会復帰の促進及びその自立と社会経済活動への参加の促進のために必要な援助を行い，並びにその発生の予防その他国民の精神的健康の保持及び増進に努めることによつて，精神障害者の福祉の増進及び国民の精神保健の向上を図ることを目的とする。

（国及び地方公共団体の義務）

第2条　国及び地方公共団体は，障害者の日常生活及び社会生活を総合的に支援するための法律の規定による自立支援給付及び地域生活支援事業と相まつて，医療施設及び教育施設を充実する等精神障害者の医療及び保護並びに保健及び福祉に関する施策を総合的に実施することによつて精神障害者が社会復帰をし，自立と社会経済活動への参加をすることができるように努力するとともに，精神保健に関する調査研究の推進及び知識の普及を図る等精神障害者の発生の予防その他国民の精神保健の向上のための施策を講じなければならない。

（国民の義務）

第3条　国民は，精神的健康の保持及び増進に努めるとともに，精神障害者に対する理解を深め，及び精神障害者がその障害を克服して社会復帰をし，自立と社会経済活動への参加をしようとする努力に対し，協力するように努めなければならない。

（精神障害者の社会復帰，自立及び社会参加への配慮）

第4条　医療施設の設置者は，その施設を運営するに当たつては，精神障害者の社会復帰の促進及び自立と社会経済活動への参加の促進を図るため，当該施設において医療を受ける精神障害者が，障害者の日常生活及び社会生活を総合的に支援するための法律第5条第1項に規定する障害福祉サービスに係る事業（以下「障害福祉サービス事業」という。），同条第18項に規定する一般相談支援事業（以下「一般相談支援事業」という。）その他の精神障害者の福祉に関する事業に係るサービスを円滑に利用することができるように配慮し，必要に応じ，これらの事業を行う者と連携を図るとともに，地域に即した創意と工夫を行い，及び地域住民等の理解と協力を得るように努めなければならない。

2　国，地方公共団体及び医療施設の設置者は，精神障害者の社会復帰の促進及び自立と社会経済活動への参加の促進を図るため，相互に連携を図りながら協力するよう努めなければならない。

（定義）

第5条　この法律で「精神障害者」とは，統合失調症，精神作用物質による急性中毒又はその依存症，知的障害その他の精神疾患を有する者をいう。

2　この法律で「家族等」とは，精神障害者の配偶者，親権を行う者，扶養義務者及び後見人又は保佐人をいう。ただし，次の各号のいずれかに該当する者を除く。

一　行方の知れない者

二　当該精神障害者に対して訴訟をしている者又はした者並びにその配偶者及び直系血族

三　家庭裁判所で免ぜられた法定代理人，保佐人又は補助人

四　当該精神障害者に対して配偶者からの暴力の防止及び被害者の保護等に関する法律（平成13年法律第31号）第１条第１項に規定する身体に対する暴力等を行つた配偶者その他の当該精神障害者の入院及び処遇についての意思表示を求めることが適切でない者として厚生労働省令で定めるもの

五　心身の故障により当該精神障害者の入院及び処遇についての意思表示を適切に行うことができない者として厚生労働省令で定めるもの

六　未成年者

第2章　精神保健福祉センター

（精神保健福祉センター）

第6条　都道府県は，精神保健の向上及び精神障害者の福祉の増進を図るための機関（以下「精神保健福祉センター」という。）を置くものとする。

2　精神保健福祉センターは，次に掲げる業務を行うものとする。

一　精神保健及び精神障害者の福祉に関する知識の普及を図り，及び調査研究を行うこと。

二　精神保健及び精神障害者の福祉に関する相談及び援助のうち複雑又は困難なものを行うこと。

三　精神医療審査会の事務を行うこと。

四　第45条第１項の申請に対する決定及び障害者の日常生活及び社会生活を総合的に支援するための法律第52条第１項に規定する支給認定（精神障害者に係るものに限る。）に関する事務のうち専門的な知識及び技術を必要とするものを行うこと。

五　障害者の日常生活及び社会生活を総合的に支援するための法律第22条第２項又は第51条の７第２項の規定により，市町村（特別区を含む。第47条第３項及び第４項並びに第48条の３第１項を除き，以下同じ。）が同法第22条第１項又は第51条の７第１項の支給の要否の決定を行うに当たり意見を述べること。

六　障害者の日常生活及び社会生活を総合的に支援するための法律第26条第１項又は第51条の11の規定により，市町村に対し技術的事項についての協力その他必要な援助を行うこと。

（国の補助）

第7条　国は，都道府県が前条の施設を設置したときは，政令の定めるところにより，その設置に要する経費については２分の１，その運営に要する経費については３分の１を補助する。

（条例への委任）

第8条　この法律に定めるもののほか，精神保健福祉センターに関して必要な事項は，条例で定める。

第3章　地方精神保健福祉審議会及び精神医療審査会

（地方精神保健福祉審議会）

第9条　精神保健及び精神障害者の福祉に関する事項を調査審議させるため，都道府県は，条例で，精神保健福祉に関する審議会その他の合議制の機関（以下「地方精神保健福祉審議会」という。）を置くことができる。

2　地方精神保健福祉審議会は，都道府県知事の諮問に答えるほか，精神保健及び精神障害者の福祉に関する事項に関して都道府県知事に意見を具申することができる。

3　前２項に定めるもののほか，地方精神保健福祉審議会の組織及び運営に関し必要な事項は，都道府県の条例で定める。

第10条及び第11条　削除

（精神医療審査会）

第12条　第38条の３第２項（同条第６項において準用する場合を含む。）及び第38条の５第２項の規定による審査を行わせるため，都道府県に，精神医療審

査会を置く。

（委員）

第13条　精神医療審査会の委員は，精神障害者の医療に関し学識経験を有する者（第18条第１項に規定する精神保健指定医である者に限る。），精神障害者の保健又は福祉に関し学識経験を有する者及び法律に関し学識経験を有する者のうちから，都道府県知事が任命する。

２　委員の任期は，２年（委員の任期を２年を超え３年以下の期間で都道府県が条例で定める場合にあつては，当該条例で定める期間）とする。

（審査の案件の取扱い）

第14条　精神医療審査会は，その指名する委員５人をもつて構成する合議体で，審査の案件を取り扱う。

２　合議体を構成する委員は，次の各号に掲げる者とし，その員数は，当該各号に定める員数以上とする。

一　精神障害者の医療に関し学識経験を有する者　２

二　精神障害者の保健又は福祉に関し学識経験を有する者　１

三　法律に関し学識経験を有する者　１

（政令への委任）

第15条　この法律で定めるもののほか，精神医療審査会に関し必要な事項は，政令で定める。

第16条及び第17条　削除

第４章　精神保健指定医，登録研修機関，精神科病院及び精神科救急医療体制

第１節　精神保健指定医

（精神保健指定医）

第18条　厚生労働大臣は，その申請に基づき，次に該当する医師のうち第19条の４に規定する職務を行うのに必要な知識及び技能を有すると認められる者を，精神保健指定医（以下「指定医」という。）に指定する。

一　５年以上診断又は治療に従事した経験を有すること。

二　３年以上精神障害の診断又は治療に従事した経験を有すること。

三　厚生労働大臣が定める精神障害につき厚生労働大臣が定める程度の診断又は治療に従事した経験を有すること。

四　厚生労働大臣の登録を受けた者が厚生労働省令で定めるところにより行う研修（申請前３年以内に行われたものに限る。）の課程を修了していること。

２　厚生労働大臣は，前項の規定にかかわらず，第19条の２第１項又は第２項の規定により指定医の指定を取り消された後５年を経過していない者その他指定医として著しく不適当と認められる者については，前項の指定をしないことができる。

３　厚生労働大臣は，第１項第３号に規定する精神障害及びその診断又は治療に従事した経験の程度を定めようとするとき，同項の規定により指定医の指定をしようとするとき又は前項の規定により指定医の指定をしないものとするときは，あらかじめ，医道審議会の意見を聴かなければならない。

（指定後の研修）

第19条　指定医は，５の年度（毎年４月１日から翌年３月31日までをいう。以下この条において同じ。）ごとに厚生労働大臣が定める年度において，厚生労働大臣の登録を受けた者が厚生労働省令で定めるところにより行う研修を受けなければならない。

２　前条第１項の規定による指定は，当該指定を受けた者が前項に規定する研修を受けなかつたときは，当該研修を受けるべき年度の終了の日にその効力を失う。ただし，当該研修を受けなかつたことにつき厚生労働省令で定めるやむを得ない理由が存すると厚生労働大臣が認めたときは，この限りでない。

（指定の取消し等）

第19条の２　指定医がその医師免許を取り消され，又は期間を定めて医業の停止を命ぜられたときは，厚生労働大臣は，その指定を取り消さなければならない。

２　指定医がこの法律若しくはこの法律に基づく命令に違反したとき又はその職務に関し著しく不当な行為を行つたときその他指定医として著しく不適当と認められるときは，厚生労働大臣は，その指定を取り消し，又は期間を定めてその職務の停止を命ずることができる。

３　厚生労働大臣は，前項の規定による処分をしようとするときは，あらかじめ，医道審議会の意見を聴かなければならない。

４　都道府県知事は，指定医について第２項に該当すると思料するときは，その旨を厚生労働大臣に通知することができる。

第19条の３　削除

（職務）

第19条の４　指定医は，第21条第３項及び第29条の５

の規定により入院を継続する必要があるかどうかの判定，第33条第１項及び第33条の６第１項の規定による入院を必要とするかどうか及び第20条の規定による入院が行われる状態にないかどうかの判定，第33条第６項第１号の規定による同条第１項第１号に掲げる者に該当するかどうかの判定，第36条第３項に規定する行動の制限を必要とするかどうかの判定，第38条の２第１項に規定する報告事項に係る入院中の者の診察並びに第40条の規定により一時退院させて経過を見ることが適当かどうかの判定の職務を行う。

2　指定医は，前項に規定する職務のほか，公務員として，次に掲げる職務を行う。

一　第29条第１項及び第29条の２第１項の規定による入院を必要とするかどうかの判定

二　第29条の２の２第３項（第34条第４項において準用する場合を含む。）に規定する行動の制限を必要とするかどうかの判定

三　第29条の４第２項の規定により入院を継続する必要があるかどうかの判定

四　第34条第１項及び第３項の規定による移送を必要とするかどうかの判定

五　第38条の３第３項（同条第６項において準用する場合を含む。）及び第38条の５第４項の規定による診察

六　第38条の６第１項及び第40条の５第１項の規定による立入検査，質問及び診察

七　第38条の７第２項の規定により入院を継続する必要があるかどうかの判定

八　第45条の２第４項の規定による診察

3　指定医は，その勤務する医療施設の業務に支障がある場合その他やむを得ない理由がある場合を除き，前項各号に掲げる職務を行うよう都道府県知事から求めがあつた場合には，これに応じなければならない。

（診療録の記載義務）

第19条の４の２　指定医は，前条第１項に規定する職務を行つたときは，遅滞なく，当該指定医の氏名その他厚生労働省令で定める事項を診療録に記載しなければならない。

（指定医の必置）

第19条の５　第29条第１項，第29条の２第１項，第33条第１項から第３項まで又は第33条の６第１項若しくは第２項の規定により精神障害者を入院させている精神科病院（精神科病院以外の病院で精神病室が設けられているものを含む。第19条の10を除き，以下同じ。）の管理者は，厚生労働省令で定めるところにより，その精神科病院に常時勤務する指定医（第19条の２第２項の規定によりその職務を停止されている者を除く。第53条第１項を除き，以下同じ。）を置かなければならない。

（政令及び省令への委任）

第19条の６　この法律に規定するもののほか，指定医の指定に関して必要な事項は政令で，第18条第１項第４号及び第19条第１項の規定による研修に関して必要な事項は厚生労働省令で定める。

第２節　登録研修機関

（登録）

第19条の６の２　第18条第１項第４号又は第19条第１項の登録（以下この節において「登録」という。）は，厚生労働省令で定めるところにより，第18条第１項第４号又は第19条第１項の研修（以下この節において「研修」という。）を行おうとする者の申請により行う。

（欠格条項）

第19条の６の３　次の各号のいずれかに該当する者は，登録を受けることができない。

一　この法律若しくはこの法律に基づく命令又は障害者の日常生活及び社会生活を総合的に支援するための法律若しくは同法に基づく命令に違反し，罰金以上の刑に処せられ，その執行を終わり，又は執行を受けることがなくなつた日から２年を経過しない者

二　第19条の６の13の規定により登録を取り消され，その取消しの日から２年を経過しない者

三　法人であつて，その業務を行う役員のうちに前２号のいずれかに該当する者があるもの

（登録基準）

第19条の６の４　厚生労働大臣は，第19条の６の２の規定により登録を申請した者が次に掲げる要件のすべてに適合しているときは，その登録をしなければならない。

一　別表の第１欄に掲げる科目を教授し，その時間数が同表の第３欄又は第４欄に掲げる時間数以上であること。

二　別表の第２欄で定める条件に適合する学識経験を有する者が前号に規定する科目を教授するものであること。

2　登録は，研修機関登録簿に登録を受ける者の氏名又は名称，住所，登録の年月日及び登録番号を記載してするものとする。

（登録の更新）

第19条の６の５　登録は，５年ごとにその更新を受けなければ，その期間の経過によつて，その効力を失う。

2　前３条の規定は，前項の登録の更新について準用する。

（研修の実施義務）

第19条の６の６　登録を受けた者（以下「登録研修機関」という。）は，正当な理由がある場合を除き，毎事業年度，研修の実施に関する計画（以下「研修計画」という。）を作成し，研修計画に従つて研修を行わなければならない。

2　登録研修機関は，公正に，かつ，第18条第１項第４号又は第19条第１項の厚生労働省令で定めるところにより研修を行わなければならない。

3　登録研修機関は，毎事業年度の開始前に，第１項の規定により作成した研修計画を厚生労働大臣に届け出なければならない。これを変更しようとするときも，同様とする。

（変更の届出）

第19条の６の７　登録研修機関は，その氏名若しくは名称又は住所を変更しようとするときは，変更しようとする日の２週間前までに，その旨を厚生労働大臣に届け出なければならない。

（業務規程）

第19条の６の８　登録研修機関は，研修の業務に関する規程（以下「業務規程」という。）を定め，研修の業務の開始前に，厚生労働大臣に届け出なければならない。これを変更しようとするときも，同様とする。

2　業務規程には，研修の実施方法，研修に関する料金その他の厚生労働省令で定める事項を定めておかなければならない。

（業務の休廃止）

第19条の６の９　登録研修機関は，研修の業務の全部又は一部を休止し，又は廃止しようとするときは，厚生労働省令で定めるところにより，あらかじめ，その旨を厚生労働大臣に届け出なければならない。

（財務諸表等の備付け及び閲覧等）

第19条の６の10　登録研修機関は，毎事業年度経過後３月以内に，当該事業年度の財産目録，貸借対照表及び損益計算書又は収支計算書並びに事業報告書（その作成に代えて電磁的記録（電子的方式，磁気的方式その他の人の知覚によつては認識することができない方式で作られる記録であつて，電子計算機による情報処理の用に供されるものをいう。以下同じ。）の作成がされている場合における当該電磁的記録を含む。次項及び第57条において「財務諸表等」という。）を作成し，５年間事務所に備えて置かなければならない。

2　研修を受けようとする者その他の利害関係人は，登録研修機関の業務時間内は，いつでも，次に掲げる請求をすることができる。ただし，第２号又は第４号の請求をするには，登録研修機関の定めた費用を支払わなければならない。

一　財務諸表等が書面をもつて作成されているときは，当該書面の閲覧又は謄写の請求

二　前号の書面の謄本又は抄本の請求

三　財務諸表等が電磁的記録をもつて作成されているときは，当該電磁的記録に記録された事項を厚生労働省令で定める方法により表示したものの閲覧又は謄写の請求

四　前号の電磁的記録に記録された事項を電磁的方法であつて厚生労働省令で定めるものにより提供することの請求又は当該事項を記載した書面の交付の請求

（適合命令）

第19条の６の11　厚生労働大臣は，登録研修機関が第19条の６の４第１項各号のいずれかに適合しなくなつたと認めるときは，その登録研修機関に対し，これらの規定に適合するため必要な措置をとるべきことを命ずることができる。

（改善命令）

第19条の６の12　厚生労働大臣は，登録研修機関が第19条の６の６第１項又は第２項の規定に違反していると認めるときは，その登録研修機関に対し，研修を行うべきこと又は研修の実施方法その他の業務の方法の改善に関し必要な措置をとるべきことを命ずることができる。

（登録の取消し等）

第19条の６の13　厚生労働大臣は，登録研修機関が次の各号のいずれかに該当するときは，その登録を取り消し，又は期間を定めて研修の業務の全部若しくは一部の停止を命ずることができる。

一　第19条の６の３第１号又は第３号に該当するに

至つたとき。

二　第19条の６の６第３項，第19条の６の７，第19条の６の８，第19条の６の９，第19条の６の10第１項又は次条の規定に違反したとき。

三　正当な理由がないのに第19条の６の10第２項各号の規定による請求を拒んだとき。

四　第19条の６の11又は前条の規定による命令に違反したとき。

五　不正の手段により登録を受けたとき。

（帳簿の備付け）

第19条の６の14　登録研修機関は，厚生労働省令で定めるところにより，帳簿を備え，研修に関し厚生労働省令で定める事項を記載し，これを保存しなければならない。

（厚生労働大臣による研修業務の実施）

第19条の６の15　厚生労働大臣は，登録を受ける者がいないとき，第19条の６の９の規定による研修の業務の全部又は一部の休止又は廃止の届出があつたとき，第19条の６の13の規定により登録を取り消し，又は登録研修機関に対し研修の業務の全部若しくは一部の停止を命じたとき，登録研修機関が天災その他の事由により研修の業務の全部又は一部を実施することが困難となつたときその他必要があると認めるときは，当該研修の業務の全部又は一部を自ら行うことができる。

２　前項の規定により厚生労働大臣が行う研修を受けようとする者は，実費を勘案して政令で定める金額の手数料を納付しなければならない。

３　厚生労働大臣が第１項の規定により研修の業務の全部又は一部を自ら行う場合における研修の業務の引継ぎその他の必要な事項については，厚生労働省令で定める。

（報告の徴収及び立入検査）

第19条の６の16　厚生労働大臣は，研修の業務の適正な運営を確保するために必要な限度において，登録研修機関に対し，必要と認める事項の報告を求め，又は当該職員に，その事務所に立ち入り，業務の状況若しくは帳簿書類その他の物件を検査させることができる。

２　前項の規定により立入検査を行う当該職員は，その身分を示す証票を携帯し，関係者の請求があつたときは，これを提示しなければならない。

３　第１項の規定による権限は，犯罪捜査のために認められたものと解釈してはならない。

（公示）

第19条の６の17　厚生労働大臣は，次の場合には，その旨を公示しなければならない。

一　登録をしたとき。

二　第19条の６の７の規定による届出があつたとき。

三　第19条の６の９の規定による届出があつたとき。

四　第19条の６の13の規定により登録を取り消し，又は研修の業務の停止を命じたとき。

五　第19条の６の15の規定により厚生労働大臣が研修の業務の全部若しくは一部を自ら行うものとするとき，又は自ら行つていた研修の業務の全部若しくは一部を行わないこととするとき。

第３節　精神科病院

（都道府県立精神科病院）

第19条の７　都道府県は，精神科病院を設置しなければならない。ただし，次条の規定による指定病院がある場合においては，その設置を延期することができる。

２　都道府県又は都道府県及び都道府県以外の地方公共団体が設立した地方独立行政法人（地方独立行政法人法（平成15年法律第118号）第２条第１項に規定する地方独立行政法人をいう。次条において同じ。）が精神科病院を設置している場合には，当該都道府県については，前項の規定は，適用しない。

（指定病院）

第19条の８　都道府県知事は，国，都道府県並びに都道府県又は都道府県及び都道府県以外の地方公共団体が設立した地方独立行政法人（以下「国等」という。）以外の者が設置した精神科病院であつて厚生労働大臣の定める基準に適合するものの全部又は一部を，その設置者の同意を得て，都道府県が設置する精神科病院に代わる施設（以下「指定病院」という。）として指定することができる。

（指定の取消し）

第19条の９　都道府県知事は，指定病院が，前条の基準に適合しなくなつたとき，又はその運営方法がその目的遂行のために不適当であると認めたときは，その指定を取り消すことができる。

２　都道府県知事は，前項の規定によりその指定を取り消そうとするときは，あらかじめ，地方精神保健福祉審議会（地方精神保健福祉審議会が置かれていない都道府県にあつては，医療法（昭和23年法律第205号）第72条第１項に規定する都道府県医療審議会）の意見を聴かなければならない。

3　厚生労働大臣は，第１項に規定する都道府県知事の権限に属する事務について，指定病院に入院中の者の処遇を確保する緊急の必要があると認めるときは，都道府県知事に対し同項の事務を行うことを指示することができる。

（国の補助）

第19条の10　国は，都道府県が設置する精神科病院及び精神科病院以外の病院に設ける精神病室の設置及び運営に要する経費（第30条第１項の規定により都道府県が負担する費用を除く。次項において同じ。）に対し，政令の定めるところにより，その２分の１を補助する。

2　国は，営利を目的としない法人が設置する精神科病院及び精神科病院以外の病院に設ける精神病室の設置及び運営に要する経費に対し，政令の定めるところにより，その２分の１以内を補助することができる。

第４節　精神科救急医療の確保

第19条の11　都道府県は，精神障害の救急医療が適切かつ効率的に提供されるように，夜間又は休日において精神障害の医療を必要とする精神障害者又はその家族等その他の関係者からの相談に応ずること，精神障害の救急医療を提供する医療施設相互間の連携を確保することその他の地域の実情に応じた体制の整備を図るよう努めるものとする。

2　都道府県知事は，前項の体制の整備に当たつては，精神科病院その他の精神障害の医療を提供する施設の管理者，当該施設の指定医その他の関係者に対し，必要な協力を求めることができる。

第５章　医療及び保護

第１節　任意入院

第20条　精神科病院の管理者は，精神障害者を入院させる場合においては，本人の同意に基づいて入院が行われるように努めなければならない。

第21条　精神障害者が自ら入院する場合においては，精神科病院の管理者は，その入院に際し，当該精神障害者に対して第38条の４の規定による退院等の請求に関することその他厚生労働省令で定める事項を書面で知らせ，当該精神障害者から自ら入院する旨を記載した書面を受けなければならない。

2　精神科病院の管理者は，自ら入院した精神障害者（以下「任意入院者」という。）から退院の申出があつた場合においては，その者を退院させなければならない。

3　前項に規定する場合において，精神科病院の管理者は，指定医による診察の結果，当該任意入院者の医療及び保護のため入院を継続する必要があると認めたときは，同項の規定にかかわらず，72時間を限り，その者を退院させないことができる。

4　前項に規定する場合において，精神科病院（厚生労働省令で定める基準に適合すると都道府県知事が認めるものに限る。）の管理者は，緊急その他やむを得ない理由があるときは，指定医に代えて指定医以外の医師（医師法（昭和23年法律第201号）第16条の６第１項の規定による登録を受けていることその他厚生労働省令で定める基準に該当する者に限る。以下「特定医師」という。）に任意入院者の診察を行わせることができる。この場合において，診察の結果，当該任意入院者の医療及び保護のため入院を継続する必要があると認めたときは，前２項の規定にかかわらず，12時間を限り，その者を退院させないことができる。

5　第19条の４の２の規定は，前項の規定により診察を行つた場合について準用する。この場合において，同条中「指定医は，前条第１項」とあるのは「第21条第４項に規定する特定医師は，同項」と，「当該指定医」とあるのは「当該特定医師」と読み替えるものとする。

6　精神科病院の管理者は，第４項後段の規定による措置を採つたときは，遅滞なく，厚生労働省令で定めるところにより，当該措置に関する記録を作成し，これを保存しなければならない。

7　精神科病院の管理者は，第３項又は第４項後段の規定による措置を採る場合においては，当該任意入院者に対し，当該措置を採る旨及びその理由，第38条の４の規定による退院等の請求に関することその他厚生労働省令で定める事項を書面で知らせなければならない。

第２節　指定医の診察及び措置入院

（診察及び保護の申請）

第22条　精神障害者又はその疑いのある者を知つた者は，誰でも，その者について指定医の診察及び必要な保護を都道府県知事に申請することができる。

2　前項の申請をするには，次の事項を記載した申請書を最寄りの保健所長を経て都道府県知事に提出しなければならない。

一　申請者の住所，氏名及び生年月日

二　本人の現在場所，居住地，氏名，性別及び生年

月日
三　症状の概要
四　現に本人の保護の任に当たつている者があるときはその者の住所及び氏名
（警察官の通報）
第23条　警察官は，職務を執行するに当たり，異常な挙動その他周囲の事情から判断して，精神障害のために自身を傷つけ又は他人に害を及ぼすおそれがあると認められる者を発見したときは，直ちに，その旨を，最寄りの保健所長を経て都道府県知事に通報しなければならない。
（検察官の通報）
第24条　検察官は，精神障害者又はその疑いのある被疑者又は被告人について，不起訴処分をしたとき，又は裁判（懲役若しくは禁錮の刑を言い渡し，その刑の全部の執行猶予の言渡しをせず，又は拘留の刑を言い渡す裁判を除く。）が確定したときは，速やかに，その旨を都道府県知事に通報しなければならない。ただし，当該不起訴処分をされ，又は裁判を受けた者について，心神喪失等の状態で重大な他害行為を行った者の医療及び観察等に関する法律（平成15年法律第110号）第33条第１項の申立てをしたときは，この限りでない。
２　検察官は，前項本文に規定する場合のほか，精神障害者若しくはその疑いのある被疑者若しくは被告人又は心神喪失等の状態で重大な他害行為を行った者の医療及び観察等に関する法律の対象者（同法第２条第２項に規定する対象者をいう。第26条の３及び第44条第１項において同じ。）について，特に必要があると認めたときは，速やかに，都道府県知事に通報しなければならない。
（保護観察所の長の通報）
第25条　保護観察所の長は，保護観察に付されている者が精神障害者又はその疑いのある者であることを知つたときは，速やかに，その旨を都道府県知事に通報しなければならない。
（矯正施設の長の通報）
第26条　矯正施設（拘置所，刑務所，少年刑務所，少年院及び少年鑑別所をいう。以下同じ。）の長は，精神障害者又はその疑いのある収容者を釈放，退院又は退所させようとするときは，あらかじめ，次の事項を本人の帰住地（帰住地がない場合は当該矯正施設の所在地）の都道府県知事に通報しなければならない。
一　本人の帰住地，氏名，性別及び生年月日
二　症状の概要
三　釈放，退院又は退所の年月日
四　引取人の住所及び氏名
（精神科病院の管理者の届出）
第26条の２　精神科病院の管理者は，入院中の精神障害者であつて，第29条第１項の要件に該当すると認められるものから退院の申出があつたときは，直ちに，その旨を，最寄りの保健所長を経て都道府県知事に届け出なければならない。
（心神喪失等の状態で重大な他害行為を行つた者に係る通報）
第26条の３　心神喪失等の状態で重大な他害行為を行った者の医療及び観察等に関する法律第２条第５項に規定する指定通院医療機関の管理者及び保護観察所の長は，同法の対象者であつて同条第４項に規定する指定入院医療機関に入院していないものがその精神障害のために自身を傷つけ又は他人に害を及ぼすおそれがあると認めたときは，直ちに，その旨を，最寄りの保健所長を経て都道府県知事に通報しなければならない。
（申請等に基づき行われる指定医の診察等）
第27条　都道府県知事は，第22条から前条までの規定による申請，通報又は届出のあつた者について調査の上必要があると認めるときは，その指定する指定医をして診察をさせなければならない。
２　都道府県知事は，入院させなければ精神障害のために自身を傷つけ又は他人に害を及ぼすおそれがあることが明らかである者については，第22条から前条までの規定による申請，通報又は届出がない場合においても，その指定する指定医をして診察をさせることができる。
３　都道府県知事は，前２項の規定により診察をさせる場合には，当該職員を立ち会わせなければならない。
４　指定医及び前項の当該職員は，前３項の職務を行うに当たつて必要な限度においてその者の居住する場所へ立ち入ることができる。
５　第19条の６の16第２項及び第３項の規定は，前項の規定による立入りについて準用する。この場合において，同条第２項中「前項」とあるのは「第27条第４項」と，「当該職員」とあるのは「指定医及び当該職員」と，同条第３項中「第１項」とあるのは「第27条第４項」と読み替えるものとする。

（診察の通知）

第28条　都道府県知事は，前条第１項の規定により診察をさせるに当つて現に本人の保護の任に当つている者がある場合には，あらかじめ，診察の日時及び場所をその者に通知しなければならない。

２　後見人又は保佐人，親権を行う者，配偶者その他現に本人の保護の任に当たつている者は，前条第１項の診察に立ち会うことができる。

（判定の基準）

第28条の２　第27条第１項又は第２項の規定により診察をした指定医は，厚生労働大臣の定める基準に従い，当該診察をした者が精神障害者であり，かつ，医療及び保護のために入院させなければその精神障害のために自身を傷つけ又は他人に害を及ぼすおそれがあるかどうかの判定を行わなければならない。

（都道府県知事による入院措置）

第29条　都道府県知事は，第27条の規定による診察の結果，その診察を受けた者が精神障害者であり，かつ，医療及び保護のために入院させなければその精神障害のために自身を傷つけ又は他人に害を及ぼすおそれがあると認めたときは，その者を国等の設置した精神科病院又は指定病院に入院させることができる。

２　前項の場合において都道府県知事がその者を入院させるには，その指定する２人以上の指定医の診察を経て，その者が精神障害者であり，かつ，医療及び保護のために入院させなければその精神障害のために自身を傷つけ又は他人に害を及ぼすおそれがあると認めることについて，各指定医の診察の結果が一致した場合でなければならない。

３　都道府県知事は，第１項の規定による入院措置を採る場合においては，当該精神障害者及びその家族等であつて第28条第１項の規定による通知を受けたもの又は同条第２項の規定による立会いを行つたものに対し，当該入院措置を採る旨及びその理由，第38条の４の規定による退院等の請求に関することその他厚生労働省令で定める事項を書面で知らせなければならない。

４　国等の設置した精神科病院及び指定病院の管理者は，病床（病院の一部について第19条の８の指定を受けている指定病院にあつてはその指定に係る病床）に既に第１項又は次条第１項の規定により入院をさせた者がいるため余裕がない場合のほかは，第１項の精神障害者を入院させなければならない。

第29条の２　都道府県知事は，前条第１項の要件に該当すると認められる精神障害者又はその疑いのある者について，急速を要し，第27条，第28条及び前条の規定による手続を採ることができない場合において，その指定する指定医をして診察をさせた結果，その者が精神障害者であり，かつ，直ちに入院させなければその精神障害のために自身を傷つけ又は他人を害するおそれが著しいと認めたときは，その者を前条第１項に規定する精神科病院又は指定病院に入院させることができる。

２　都道府県知事は，前項の規定による入院措置を採つたときは，速やかに，その者につき，前条第１項の規定による入院措置を採るかどうかを決定しなければならない。

３　第１項の規定による入院の期間は，72時間を超えることができない。

４　第27条第４項及び第５項並びに第28条の２の規定は第１項の規定による診察について，前条第３項の規定は第１項の規定による入院措置を採る場合について，同条第４項の規定は第１項の規定により入院する者の入院について準用する。

第29条の２の２　都道府県知事は，第29条第１項又は前条第１項の規定による入院措置を採ろうとする精神障害者を，当該入院措置に係る病院に移送しなければならない。

２　都道府県知事は，前項の規定により移送を行う場合においては，当該精神障害者に対し，当該移送を行う旨その他厚生労働省令で定める事項を書面で知らせなければならない。

３　都道府県知事は，第１項の規定による移送を行うに当たつては，当該精神障害者を診察した指定医が必要と認めたときは，その者の医療又は保護に欠くことのできない限度において，厚生労働大臣があらかじめ社会保障審議会の意見を聴いて定める行動の制限を行うことができる。

第29条の３　第29条第１項に規定する精神科病院又は指定病院の管理者は，第29条の２第１項の規定により入院した者について，都道府県知事から，第29条第１項の規定による入院措置を採らない旨の通知を受けたとき，又は第29条の２第３項の期間内に第29条第１項の規定による入院措置を採る旨の通知がないときは，直ちに，その者を退院させなければならない。

（入院措置の解除）

第29条の４　都道府県知事は，第29条第１項の規定により入院した者（以下「措置入院者」という。）が，入院を継続しなくてもその精神障害のために自身を傷つけ又は他人に害を及ぼすおそれがないと認められるに至つたときは，直ちに，その者を退院させなければならない。この場合においては，都道府県知事は，あらかじめ，その者を入院させている同項に規定する精神科病院又は指定病院の管理者の意見を聞くものとする。

２　前項の場合において都道府県知事がその者を退院させるには，その者が入院を継続しなくてもその精神障害のために自身を傷つけ又は他人に害を及ぼすおそれがないと認められることについて，その指定する指定医による診察の結果又は次条の規定による診察の結果に基づく場合でなければならない。

第29条の５　措置入院者を入院させている第29条第１項に規定する精神科病院又は指定病院の管理者は，指定医による診察の結果，措置入院者が，入院を継続しなくてもその精神障害のために自身を傷つけ又は他人に害を及ぼすおそれがないと認められるに至つたときは，直ちに，その旨，その者の症状その他厚生労働省令で定める事項を最寄りの保健所長を経て都道府県知事に届け出なければならない。

（措置入院者の退院による地域における生活への移行を促進するための措置）

第29条の６　措置入院者を入院させている第29条第１項に規定する精神科病院又は指定病院の管理者は，精神保健福祉士その他厚生労働省令で定める資格を有する者のうちから，厚生労働省令で定めるところにより，退院後生活環境相談員を選任し，その者に措置入院者の退院後の生活環境に関し，措置入院者及びその家族等からの相談に応じさせ，及びこれらの者に対する必要な情報の提供，助言その他の援助を行わせなければならない。

第29条の７　措置入院者を入院させている第29条第１項に規定する精神科病院又は指定病院の管理者は，措置入院者又はその家族等から求めがあつた場合その他措置入院者の退院による地域における生活への移行を促進するために必要があると認められる場合には，これらの者に対して，厚生労働省令で定めるところにより，次に掲げる者（第33条の５において「地域援助事業者」という。）を紹介しなければならない。

一　一般相談支援事業又は障害者の日常生活及び社会生活を総合的に支援するための法律第５条第19項に規定する特定相談支援事業（第49条第１項において「特定相談支援事業」という。）を行う者

二　障害者の日常生活及び社会生活を総合的に支援するための法律第77条第１項第３号又は第３項各号に掲げる事業を行う者

三　介護保険法（平成９年法律第123号）第８条第24項に規定する居宅介護支援事業を行う者

四　前３号に掲げる者のほか，地域の精神障害者の保健又は福祉に関する各般の問題につき精神障害者又はその家族等からの相談に応じ必要な情報の提供，助言その他の援助を行う事業を行うことができると認められる者として厚生労働省令で定めるもの

（入院措置の場合の診療方針及び医療に要する費用の額）

第29条の８　第29条第１項及び第29条の２第１項の規定により入院する者について国等の設置した精神科病院又は指定病院が行う医療に関する診療方針及びその医療に要する費用の額の算定方法は，健康保険の診療方針及び療養に要する費用の額の算定方法の例による。

２　前項に規定する診療方針及び療養に要する費用の額の算定方法の例によることができないとき，及びこれによることを適当としないときの診療方針及び医療に要する費用の額の算定方法は，厚生労働大臣の定めるところによる。

（社会保険診療報酬支払基金への事務の委託）

第29条の９　都道府県は，第29条第１項及び第29条の２第１項の規定により入院する者について国等の設置した精神科病院又は指定病院が行つた医療が前条に規定する診療方針に適合するかどうかについての審査及びその医療に要する費用の額の算定並びに国等又は指定病院の設置者に対する診療報酬の支払に関する事務を社会保険診療報酬支払基金に委託することができる。

（費用の負担）

第30条　第29条第１項及び第29条の２第１項の規定により都道府県知事が入院させた精神障害者の入院に要する費用は，都道府県が負担する。

２　国は，都道府県が前項の規定により負担する費用を支弁したときは，政令の定めるところにより，その４分の３を負担する。

（他の法律による医療に関する給付との調整）

第30条の２　前条第１項の規定により費用の負担を受ける精神障害者が，健康保険法（大正11年法律第70号），国民健康保険法（昭和33年法律第192号），船員保険法（昭和14年法律第73号），労働者災害補償保険法（昭和22年法律第50号），国家公務員共済組合法（昭和33年法律第128号。他の法律において準用し，又は例による場合を含む。），地方公務員等共済組合法（昭和37年法律第152号），高齢者の医療の確保に関する法律（昭和57年法律第80号）又は介護保険法の規定により医療に関する給付を受けることができる者であるときは，都道府県は，その限度において，同項の規定による負担をすることを要しない。

（費用の徴収）

第31条　都道府県知事は，第29条第１項及び第29条の２第１項の規定により入院させた精神障害者又はその扶養義務者が入院に要する費用を負担することができると認めたときは，その費用の全部又は一部を徴収することができる。

２　都道府県知事は，前項の規定による費用の徴収に関し必要があると認めるときは，当該精神障害者又はその扶養義務者の収入の状況につき，当該精神障害者若しくはその扶養義務者に対し報告を求め，又は官公署に対し必要な書類の閲覧若しくは資料の提供を求めることができる。

第32条　削除

第３節　医療保護入院等

（医療保護入院）

第33条　精神科病院の管理者は，次に掲げる者について，その家族等のうちいずれかの者の同意があるときは，本人の同意がなくても，６月以内で厚生労働省令で定める期間の範囲内の期間を定め，その者を入院させることができる。

一　指定医による診察の結果，精神障害者であり，かつ，医療及び保護のため入院の必要がある者であつて当該精神障害のために第20条の規定による入院が行われる状態にないと判定されたもの

二　第34条第１項の規定により移送された者

２　精神科病院の管理者は，前項第１号に掲げる者について，その家族等がない場合又はその家族等の全員がその意思を表示することができず，若しくは同項の規定による同意若しくは不同意の意思表示を行わない場合において，その者の居住地（居住地がないか，又は明らかでないときは，その者の現在地。第45条第１項を除き，以下同じ。）を管轄する市町村長（特別区の長を含む。以下同じ。）の同意があるときは，本人の同意がなくても，６月以内で厚生労働省令で定める期間の範囲内の期間を定め，その者を入院させることができる。第34条第２項の規定により移送された者について，その者の居住地を管轄する市町村長の同意があるときも，同様とする。

３　前２項に規定する場合において，精神科病院（厚生労働省令で定める基準に適合すると都道府県知事が認めるものに限る。）の管理者は，緊急その他やむを得ない理由があるときは，指定医に代えて特定医師に診察を行わせることができる。この場合において，診察の結果，精神障害者であり，かつ，医療及び保護のため入院の必要がある者であつて当該精神障害のために第20条の規定による入院が行われる状態にないと判定されたときは，第１項又は前項の規定にかかわらず，本人の同意がなくても，12時間を限り，その者を入院させることができる。

４　第19条の４の２の規定は，前項の規定により診察を行つた場合について準用する。この場合において，同条中「指定医は，前条第１項」とあるのは「第21条第４項に規定する特定医師は，第33条第３項」と，「当該指定医」とあるのは「当該特定医師」と読み替えるものとする。

５　精神科病院の管理者は，第３項後段の規定による入院措置を採つたときは，遅滞なく，厚生労働省令で定めるところにより，当該措置に関する記録を作成し，これを保存しなければならない。

６　精神科病院の管理者は，第１項又は第２項の規定により入院した者（以下「医療保護入院者」という。）であつて次の各号のいずれにも該当する者について，厚生労働省令で定めるところによりその家族等のうちいずれかの者（同項の場合にあつては，その者の居住地を管轄する市町村長）の同意があるときは，本人の同意がなくても，６月以内で厚生労働省令で定める期間の範囲内の期間を定め，これらの規定による入院の期間（この項の規定により入院の期間が更新されたときは，その更新後の入院の期間）を更新することができる。

一　指定医による診察の結果，なお第１項第１号に掲げる者に該当すること。

二　厚生労働省令で定める者により構成される委員会において当該医療保護入院者の退院による地域における生活への移行を促進するための措置につ

いて審議が行われたこと。

7　第２項に規定する市町村長は，同項又は前項の規定に基づく事務に関し，関係行政機関又は関係地方公共団体に対し，必要な事項を照会することができる。

8　精神科病院の管理者は，厚生労働省令で定めるところにより，医療保護入院者の家族等に第６項の規定によるその同意に関し必要な事項を通知しなければならない。この場合において，厚生労働省令で定める日までにその家族等のいずれの者からも同項の規定による入院の期間の更新について不同意の意思表示を受けなかつたときは，同項の規定による家族等の同意を得たものとみなすことができる。ただし，当該同意の趣旨に照らし適当でない場合として厚生労働省令で定める場合においては，この限りでない。

9　精神科病院の管理者は，第１項，第２項若しくは第３項後段の規定による入院措置を採つたとき，又は第６項の規定による入院の期間の更新をしたときは，10日以内に，その者の症状その他厚生労働省令で定める事項を当該入院又は当該入院の期間の更新について同意をした者の同意書を添え（前項の規定により家族等の同意を得たものとみなした場合にあつては，その旨を示し），最寄りの保健所長を経て都道府県知事に届け出なければならない。

第33条の２　精神科病院の管理者は，医療保護入院者を退院させたときは，10日以内に，その旨及び厚生労働省令で定める事項を最寄りの保健所長を経て都道府県知事に届け出なければならない。

第33条の３　精神科病院の管理者は，第33条第１項，第２項若しくは第３項後段の規定による入院措置を採る場合又は同条第６項の規定による入院の期間の更新をする場合においては，当該精神障害者及びその家族等であつて同条第１項又は第６項の規定による同意をしたものに対し，当該入院措置を採る旨又は当該入院の期間の更新をする旨及びその理由，第38条の４の規定による退院等の請求に関することその他厚生労働省令で定める事項を書面で知らせなければならない。ただし，当該精神障害者については，当該入院措置を採つた日又は当該入院の期間の更新をした日から４週間を経過する日までの間であつて，その症状に照らし，その者の医療及び保護を図る上で支障があると認められる間においては，この限りでない。

2　精神科病院の管理者は，前項ただし書の規定により同項本文に規定する事項を書面で知らせなかつたときは，厚生労働省令で定めるところにより，厚生労働省令で定める事項を診療録に記載しなければならない。

（医療保護入院者の退院による地域における生活への移行を促進するための措置）

第33条の４　第29条の６及び第29条の７の規定は，医療保護入院者を入院させている精神科病院の管理者について準用する。この場合において，これらの規定中「措置入院者」とあるのは，「医療保護入院者」と読み替えるものとする。

第33条の５　精神科病院の管理者は，前条において準用する第29条の６及び第29条の７に規定する措置のほか，厚生労働省令で定めるところにより，必要に応じて地域援助事業者と連携を図りながら，医療保護入院者の退院による地域における生活への移行を促進するために必要な体制の整備その他の当該精神科病院における医療保護入院者の退院による地域における生活への移行を促進するための措置を講じなければならない。

（応急入院）

第33条の６　厚生労働大臣の定める基準に適合するものとして都道府県知事が指定する精神科病院の管理者は，医療及び保護の依頼があつた者について，急速を要し，その家族等の同意を得ることができない場合において，その者が，次に該当する者であるときは，本人の同意がなくても，72時間を限り，その者を入院させることができる。

一　指定医の診察の結果，精神障害者であり，かつ，直ちに入院させなければその者の医療及び保護を図る上で著しく支障がある者であつて当該精神障害のために第20条の規定による入院が行われる状態にないと判定されたもの

二　第34条第３項の規定により移送された者

2　前項に規定する場合において，同項に規定する精神科病院の管理者は，緊急その他やむを得ない理由があるときは，指定医に代えて特定医師に同項の医療及び保護の依頼があつた者の診察を行わせることができる。この場合において，診察の結果，その者が，精神障害者であり，かつ，直ちに入院させなければその者の医療及び保護を図る上で著しく支障がある者であつて当該精神障害のために第20条の規定による入院が行われる状態にないと判定されたときは，同項の規定にかかわらず，本人の同意がなくて

も，12時間を限り，その者を入院させることができる。

3　第19条の4の2の規定は，前項の規定により診察を行つた場合について準用する。この場合において，同条中「指定医は，前条第1項」とあるのは「第21条第4項に規定する特定医師は，第33条の6第2項」と，「当該指定医」とあるのは「当該特定医師」と読み替えるものとする。

4　第1項に規定する精神科病院の管理者は，第2項後段の規定による入院措置を採つたときは，遅滞なく，厚生労働省令で定めるところにより，当該入院措置に関する記録を作成し，これを保存しなければならない。

5　第1項に規定する精神科病院の管理者は，同項又は第2項後段の規定による入院措置を採つたときは，直ちに，当該入院措置を採つた理由その他厚生労働省令で定める事項を最寄りの保健所長を経て都道府県知事に届け出なければならない。

6　都道府県知事は，第1項の指定を受けた精神科病院が同項の基準に適合しなくなつたと認めたときは，その指定を取り消すことができる。

7　厚生労働大臣は，前項に規定する都道府県知事の権限に属する事務について，第1項の指定を受けた精神科病院に入院中の者の処遇を確保する緊急の必要があると認めるときは，都道府県知事に対し前項の事務を行うことを指示することができる。

第33条の7　第19条の9第2項の規定は前条第6項の規定による処分をする場合について，第29条第3項の規定は精神科病院の管理者が前条第1項又は第2項後段の規定による入院措置を採る場合について準用する。この場合において，第29条第3項中「当該精神障害者及びその家族等であつて第28条第1項の規定による通知を受けたもの又は同条第2項の規定による立会いを行つたもの」とあるのは，「当該精神障害者」と読み替えるものとする。

（医療保護入院等のための移送）

第34条　都道府県知事は，その指定する指定医による診察の結果，精神障害者であり，かつ，直ちに入院させなければその者の医療及び保護を図る上で著しく支障がある者であつて当該精神障害のために第20条の規定による入院が行われる状態にないと判定されたものにつき，その家族等のうちいずれかの者の同意があるときは，本人の同意がなくてもその者を第33条第1項の規定による入院をさせるため第33条の6第1項に規定する精神科病院に移送することができる。

2　都道府県知事は，前項に規定する精神障害者の家族等がない場合又はその家族等の全員がその意思を表示することができず，若しくは同項の規定による同意若しくは不同意の意思表示を行わない場合において，その者の居住地を管轄する市町村長の同意があるときは，本人の同意がなくてもその者を第33条第2項の規定による入院をさせるため第33条の6第1項に規定する精神科病院に移送することができる。

3　都道府県知事は，急速を要し，その者の家族等の同意を得ることができない場合において，その指定する指定医の診察の結果，その者が精神障害者であり，かつ，直ちに入院させなければその者の医療及び保護を図る上で著しく支障がある者であつて当該精神障害のために第20条の規定による入院が行われる状態にないと判定されたときは，本人の同意がなくてもその者を第33条の6第1項の規定による入院をさせるため同項に規定する精神科病院に移送することができる。

4　第29条の2の2第2項及び第3項の規定は前3項の規定による移送を行う場合について，第33条第7項の規定は第2項の規定による移送を行う場合について準用する。この場合において，同条第7項中「第2項」とあるのは「第34条第2項」と，「同項又は前項」とあるのは「同項」と読み替えるものとする。

第35条　削除

第4節　入院者訪問支援事業

（入院者訪問支援事業）

第35条の2　都道府県は，精神科病院に入院している者のうち第33条第2項の規定により入院した者その他の外部との交流を促進するための支援を要するものとして厚生労働省令で定める者に対し，入院者訪問支援員（都道府県知事が厚生労働省令で定めるところにより行う研修を修了した者のうちから都道府県知事が選任した者をいう。次項及び次条において同じ。）が，その者の求めに応じ，訪問により，その者の話を誠実かつ熱心に聞くほか，入院中の生活に関する相談，必要な情報の提供その他の厚生労働省令で定める支援を行う事業（第3項及び次条において「入院者訪問支援事業」という。）を行うことができる。

2　入院者訪問支援員は，その支援を受ける者が個人の尊厳を保持し，自立した生活を営むことができるよう，常にその者の立場に立つて，誠実にその職務を行わなければならない。

3　入院者訪問支援事業に従事する者又は従事していた者は，正当な理由がなく，その職務に関して知り得た人の秘密を漏らしてはならない。

（支援体制の整備）

第35条の３　入院者訪問支援事業を行う都道府県は，精神科病院の協力を得て，精神科病院における入院者訪問支援員による支援の在り方及び支援に関する課題を検討し，支援の体制の整備を図るよう努めなければならない。

第５節　精神科病院における処遇等

（処遇）

第36条　精神科病院の管理者は，入院中の者につき，その医療又は保護に欠くことのできない限度において，その行動について必要な制限を行うことができる。

2　精神科病院の管理者は，前項の規定にかかわらず，信書の発受の制限，都道府県その他の行政機関の職員との面会の制限その他の行動の制限であつて，厚生労働大臣があらかじめ社会保障審議会の意見を聴いて定める行動の制限については，これを行うことができない。

3　第１項の規定による行動の制限のうち，厚生労働大臣があらかじめ社会保障審議会の意見を聴いて定める患者の隔離その他の行動の制限は，指定医が必要と認める場合でなければ行うことができない。

第37条　厚生労働大臣は，前条に定めるもののほか，精神科病院に入院中の者の処遇について必要な基準を定めることができる。

2　前項の基準が定められたときは，精神科病院の管理者は，その基準を遵守しなければならない。

3　厚生労働大臣は，第１項の基準を定めようとするときは，あらかじめ，社会保障審議会の意見を聴かなければならない。

（指定医の精神科病院の管理者への報告等）

第37条の２　指定医は，その勤務する精神科病院に入院中の者の処遇が第36条の規定に違反していると思料するとき又は前条第１項の基準に適合していないと認めるときその他精神科病院に入院中の者の処遇が著しく適当でないと認めるときは，当該精神科病院の管理者にその旨を報告すること等により，当該管理者において当該精神科病院に入院中の者の処遇の改善のために必要な措置が採られるよう努めなければならない。

（相談，援助等）

第38条　精神科病院その他の精神障害の医療を提供する施設の管理者は，当該施設において医療を受ける精神障害者の社会復帰の促進を図るため，当該施設の医師，看護師その他の医療従事者による有機的な連携の確保に配慮しつつ，その者の相談に応じ，必要に応じて一般相談支援事業を行う者と連携を図りながら，その者に必要な援助を行い，及びその家族等その他の関係者との連絡調整を行うように努めなければならない。

（定期の報告等）

第38条の２　措置入院者を入院させている第29条第１項に規定する精神科病院又は指定病院の管理者は，措置入院者の症状その他厚生労働省令で定める事項（以下この項において「報告事項」という。）を，厚生労働省令で定めるところにより，定期に，最寄りの保健所長を経て都道府県知事に報告しなければならない。この場合においては，報告事項のうち厚生労働省令で定める事項については，指定医による診察の結果に基づくものでなければならない。

2　都道府県知事は，条例で定めるところにより，精神科病院の管理者（第38条の７第１項，第２項若しくは第４項又は第40条の６第１項若しくは第３項の規定による命令を受けた者であつて，当該命令を受けた日から起算して厚生労働省令で定める期間を経過しないものその他これに準ずる者として厚生労働省令で定めるものに限る。）に対し，当該精神科病院に入院中の任意入院者（厚生労働省令で定める基準に該当する者に限る。）の症状その他厚生労働省令で定める事項について報告を求めることができる。

（入院措置時及び定期の入院の必要性に関する審査）

第38条の３　都道府県知事は，第29条第１項の規定による入院措置を採つたとき，又は第33条第９項の規定による届出（同条第１項若しくは第２項の規定による入院措置又は同条第６項の規定による入院の期間の更新に係るものに限る。）若しくは前条第１項の規定による報告があつたときは，当該入院措置又は届出若しくは報告に係る入院中の者の症状その他厚生労働省令で定める事項を精神医療審査会に通知し，当該入院中の者についてその入院の必要があるかどうかに関し審査を求めなければならない。

2　精神医療審査会は，前項の規定により審査を求められたときは，当該審査に係る入院中の者についてその入院の必要があるかどうかに関し審査を行い，その結果を都道府県知事に通知しなければならない。

3　精神医療審査会は，前項の審査をするに当たつて必要があると認めるときは，当該審査に係る入院中の者に対して意見を求め，若しくはその者の同意を得て委員（指定医である者に限る。第38条の5第4項において同じ。）に診察させ，又はその者が入院している精神科病院の管理者その他関係者に対して報告若しくは意見を求め，診療録その他の帳簿書類の提出を命じ，若しくは出頭を命じて審問することができる。

4　都道府県知事は，第2項の規定により通知された精神医療審査会の審査の結果に基づき，その入院が必要でないと認められた者を退院させ，又は精神科病院の管理者に対しその者を退院させることを命じなければならない。

5　都道府県知事は，第1項に定めるもののほか，前条第2項の規定による報告を受けたときは，当該報告に係る入院中の者の症状その他厚生労働省令で定める事項を精神医療審査会に通知し，当該入院中の者についてその入院の必要があるかどうかに関し審査を求めることができる。

6　第2項及び第3項の規定は，前項の規定により都道府県知事が審査を求めた場合について準用する。

（退院等の請求）

第38条の4　精神科病院に入院中の者又はその家族等（その家族等がない場合又はその家族等の全員がその意思を表示することができない場合にあつてはその者の居住地を管轄する市町村長とし，その家族等の全員が第33条第1項若しくは第6項又は第34条第1項の規定による同意又は不同意の意思表示を行わなかつた場合にあつてはその者の居住地を管轄する市町村長を含む。）は，厚生労働省令で定めるところにより，都道府県知事に対し，その者を退院させ，又は精神科病院の管理者に対し，その者を退院させることを命じ，若しくはその者の処遇の改善のために必要な措置を採ることを命じることを求めることができる。

（退院等の請求による入院の必要性等に関する審査）

第38条の5　都道府県知事は，前条の規定による請求を受けたときは，当該請求の内容を精神医療審査会に通知し，当該請求に係る入院中の者について，その入院の必要があるかどうか，又はその処遇が適当であるかどうかに関し審査を求めなければならない。

2　精神医療審査会は，前項の規定により審査を求められたときは，当該審査に係る者について，その入院の必要があるかどうか，又はその処遇が適当であるかどうかに関し審査を行い，その結果を都道府県知事に通知しなければならない。

3　精神医療審査会は，前項の審査をするに当たつては，当該審査に係る前条の規定による請求をした者及び当該審査に係る入院中の者が入院している精神科病院の管理者の意見を聴かなければならない。ただし，精神医療審査会がこれらの者の意見を聴く必要がないと特に認めたときは，この限りでない。

4　精神医療審査会は，前項に定めるもののほか，第2項の審査をするに当たつて必要があると認めるときは，当該審査に係る入院中の者の同意を得て委員に診察させ，又はその者が入院している精神科病院の管理者その他関係者に対して報告を求め，診療録その他の帳簿書類の提出を命じ，若しくは出頭を命じて審問することができる。

5　都道府県知事は，第2項の規定により通知された精神医療審査会の審査の結果に基づき，その入院が必要でないと認められた者を退院させ，又は当該精神科病院の管理者に対しその者を退院させることを命じ若しくはその者の処遇の改善のために必要な措置を採ることを命じなければならない。

6　都道府県知事は，前条の規定による請求をした者に対し，当該請求に係る精神医療審査会の審査の結果及びこれに基づき採つた措置を通知しなければならない。

（報告徴収等）

第38条の6　厚生労働大臣又は都道府県知事は，必要があると認めるときは，精神科病院の管理者に対し，当該精神科病院に入院中の者の症状若しくは処遇に関し，報告を求め，若しくは診療録その他の帳簿書類の提出若しくは提示を命じ，当該職員若しくはその指定する指定医に，精神科病院に立ち入り，これらの事項に関し，診療録その他の帳簿書類（その作成又は保存に代えて電磁的記録の作成又は保存がされている場合における当該電磁的記録を含む。）を検査させ，若しくは当該精神科病院に入院中の者その他の関係者に質問させ，又はその指定する指定医に，精神科病院に立ち入り，当該精神科病院に入院中の者を診察させることができる。

2　厚生労働大臣又は都道府県知事は，必要があると認めるときは，精神科病院の管理者，精神科病院に入院中の者又は第33条第１項から第３項までの規定による入院若しくは同条第６項の規定による入院の期間の更新について同意をした者に対し，この法律による入院に必要な手続に関し，報告を求め，又は帳簿書類の提出若しくは提示を命じることができる。

3　第19条の６の16第２項及び第３項の規定は，第１項の規定による立入検査，質問又は診察について準用する。この場合において，同条第２項中「前項」とあるのは「第38条の６第１項」と，「当該職員」とあるのは「当該職員及び指定医」と，同条第３項中「第１項」とあるのは「第38条の６第１項」と読み替えるものとする。

（改善命令等）

第38条の７　厚生労働大臣又は都道府県知事は，精神科病院に入院中の者の処遇が第36条の規定に違反していると認めるとき又は第37条第１項の基準に適合していないと認めるときその他精神科病院に入院中の者の処遇が著しく適当でないと認めるときは，当該精神科病院の管理者に対し，措置を講ずべき事項及び期限を示して，処遇を確保するための改善計画の提出を求め，若しくは提出された改善計画の変更を命じ，又はその処遇の改善のために必要な措置を採ることを命ずることができる。

2　厚生労働大臣又は都道府県知事は，必要があると認めるときは，第21条第３項の規定により入院している者，医療保護入院者又は第33条第３項若しくは第33条の６第１項若しくは第２項の規定により入院した者について，その指定する２人以上の指定医に診察させ，各指定医の診察の結果がその入院を継続する必要があることに一致しない場合又はこれらの者の入院がこの法律若しくはこの法律に基づく命令に違反して行われた場合には，これらの者が入院している精神科病院の管理者に対し，その者を退院させることを命ずることができる。

3　都道府県知事は，前２項の規定による命令をした場合において，その命令を受けた精神科病院の管理者がこれに従わなかつたときは，その旨を公表することができる。

4　厚生労働大臣又は都道府県知事は，精神科病院の管理者が第１項又は第２項の規定による命令に従わないときは，当該精神科病院の管理者に対し，期間を定めて第21条第１項，第33条第１項から第３項まで並びに第33条の６第１項及び第２項の規定による精神障害者の入院に係る医療の提供の全部又は一部を制限することを命ずることができる。

5　都道府県知事は，前項の規定による命令をした場合においては，その旨を公示しなければならない。

（無断退去者に対する措置）

第39条　精神科病院の管理者は，入院中の者で自身を傷つけ又は他人に害を及ぼすおそれのあるものが無断で退去しその行方が不明になつたときは，所轄の警察署長に次の事項を通知してその探索を求めなければならない。

一　退去者の住所，氏名，性別及び生年月日

二　退去の年月日及び時刻

三　症状の概要

四　退去者を発見するために参考となるべき人相，服装その他の事項

五　入院年月日

六　退去者の家族等又はこれに準ずる者の住所，氏名その他厚生労働省令で定める事項

2　警察官は，前項の探索を求められた者を発見したときは，直ちに，その旨を当該精神科病院の管理者に通知しなければならない。この場合において，警察官は，当該精神科病院の管理者がその者を引き取るまでの間，24時間を限り，その者を，警察署，病院，救護施設等の精神障害者を保護するのに適当な場所に，保護することができる。

（仮退院）

第40条　第29条第１項に規定する精神科病院又は指定病院の管理者は，指定医による診察の結果，措置入院者の症状に照らしその者を一時退院させて経過を見ることが適当であると認めるときは，都道府県知事の許可を得て，６月を超えない期間を限り仮に退院させることができる。

第６節　虐待の防止

（虐待の防止等）

第40条の２　精神科病院の管理者は，当該精神科病院において医療を受ける精神障害者に対する虐待の防止に関する意識の向上のための措置，当該精神科病院において精神障害者の医療及び保護に係る業務に従事する者（以下「業務従事者」という。）その他の関係者に対する精神障害者の虐待の防止のための研修の実施及び普及啓発，当該精神科病院において医療を受ける精神障害者に対する虐待に関する相談に係る体制の整備及びこれに対処するための措置その他の当該精神科病院において医療を受ける精神障害者に対する虐待を防止するため必要な措置を講ず

るものとする。

2　指定医は，その勤務する精神科病院の管理者において，前項の規定による措置が円滑かつ確実に実施されるように協力しなければならない。

（障害者虐待に係る通報等）

第40条の３　精神科病院において業務従事者による障害者虐待（業務従事者が，当該精神科病院において医療を受ける精神障害者について行う次の各号のいずれかに該当する行為をいう。以下同じ。）を受けたと思われる精神障害者を発見した者は，速やかに，これを都道府県に通報しなければならない。

一　障害者虐待の防止，障害者の養護者に対する支援等に関する法律（平成23年法律第79号。次号において「障害者虐待防止法」という。）第２条第７項各号（第４号を除く。）のいずれかに該当すること。

二　精神障害者を衰弱させるような著しい減食又は長時間の放置，当該精神科病院において医療を受ける他の精神障害者による障害者虐待防止法第２条第７項第１号から第３号までに掲げる行為と同様の行為の放置その他の業務従事者としての業務を著しく怠ること。

2　業務従事者による障害者虐待を受けた精神障害者は，その旨を都道府県に届け出ることができる。

3　刑法（明治40年法律第45号）の秘密漏示罪の規定その他の守秘義務に関する法律の規定は，第１項の規定による通報（虚偽であるもの及び過失によるものを除く。次項において同じ。）をすることを妨げるものと解釈してはならない。

4　業務従事者は，第１項の規定による通報をしたことを理由として，解雇その他不利益な取扱いを受けない。

（秘密保持義務）

第40条の４　都道府県が前条第１項の規定による通報又は同条第２項の規定による届出を受けた場合においては，当該通報又は届出を受けた都道府県の職員は，その職務上知り得た事項であつて当該通報又は届出をした者を特定させるものを漏らしてはならない。

（報告徴収等）

第40条の５　厚生労働大臣又は都道府県知事は，必要があると認めるときは，第40条の２第１項の措置又は第40条の３第１項の規定による通報若しくは同条第２項の規定による届出に関し，精神科病院の管理者に対し，報告を求め，若しくは診療録その他の帳簿書類の提出若しくは提示を命じ，当該職員若しくはその指定する指定医に，精神科病院に立ち入り，診療録その他の帳簿書類（その作成又は保存に代えて電磁的記録の作成又は保存がされている場合における当該電磁的記録を含む。）を検査させ，若しくは当該精神科病院に入院中の者その他の関係者に質問させ，又はその指定する指定医に，精神科病院に立ち入り，当該精神科病院に入院中の者を診察させることができる。

2　第19条の６の16第２項及び第３項の規定は，前項の規定による立入検査，質問又は診察について準用する。この場合において，同条第２項中「前項」とあるのは「第40条の５第１項」と，「当該職員」とあるのは「当該職員及び指定医」と，同条第３項中「第１項」とあるのは「第40条の５第１項」と読み替えるものとする。

（改善命令等）

第40条の６　厚生労働大臣又は都道府県知事は，第40条の２第１項の必要な措置が講じられていないと認めるとき，又は第40条の３第１項の規定による通報若しくは同条第２項の規定による届出に係る精神科病院において業務従事者による障害者虐待が行われたと認めるときは，当該精神科病院の管理者に対し，措置を講ずべき事項及び期限を示して，改善計画の提出を求め，若しくは提出された改善計画の変更を命じ，又は必要な措置を採ることを命ずることができる。

2　都道府県知事は，前項の規定による命令をした場合において，その命令を受けた精神科病院の管理者がこれに従わなかつたときは，その旨を公表することができる。

3　厚生労働大臣又は都道府県知事は，精神科病院の管理者が第１項の規定による命令に従わないときは，当該精神科病院の管理者に対し，期間を定めて第21条第１項，第33条第１項から第３項まで並びに第33条の６第１項及び第２項の規定による精神障害者の入院に係る医療の提供の全部又は一部を制限することを命ずることができる。

4　都道府県知事は，前項の規定による命令をした場合においては，その旨を公示しなければならない。

（公表）

第40条の７　都道府県知事は，毎年度，業務従事者による障害者虐待の状況，業務従事者による障害者虐待があつた場合に採つた措置その他厚生労働省令で定める事項を公表するものとする。

（調査及び研究）

第40条の８　国は，業務従事者による障害者虐待の事例の分析を行うとともに，業務従事者による障害者虐待の予防及び早期発見のための方策並びに業務従事者による障害者虐待があつた場合の適切な対応方法に資する事項についての調査及び研究を行うものとする。

第７節　雑則

（指針）

第41条　厚生労働大臣は，精神障害者の障害の特性その他の心身の状態に応じた良質かつ適切な精神障害者に対する医療の提供を確保するための指針（以下この条において「指針」という。）を定めなければならない。

２　指針に定める事項は，次のとおりとする。

一　精神病床（病院の病床のうち，精神疾患を有する者を入院させるためのものをいう。）の機能分化に関する事項

二　精神障害者の居宅等（居宅その他の厚生労働省令で定める場所をいう。）における保健医療サービス及び福祉サービスの提供に関する事項

三　精神障害者に対する医療の提供に当たつての医師，看護師その他の医療従事者と精神保健福祉士その他の精神障害者の保健及び福祉に関する専門的知識を有する者との連携に関する事項

四　その他良質かつ適切な精神障害者に対する医療の提供の確保に関する重要事項

３　厚生労働大臣は，指針を定め，又はこれを変更したときは，遅滞なく，これを公表しなければならない。

第42条　削除

（刑事事件に関する手続等との関係）

第43条　この章の規定は，精神障害者又はその疑いのある者について，刑事事件若しくは少年の保護事件の処理に関する法令の規定による手続を行い，又は刑若しくは保護処分の執行のためこれらの者を矯正施設に収容することを妨げるものではない。

２　第24条，第26条及び第27条の規定を除くほか，この章の規定は矯正施設に収容中の者には適用しない。

（心神喪失等の状態で重大な他害行為を行つた者に係る手続等との関係）

第44条　この章の規定は，心神喪失等の状態で重大な他害行為を行った者の医療及び観察等に関する法律の対象者について，同法又は同法に基づく命令の規定による手続又は処分をすることを妨げるものではない。

２　前各節の規定は，心神喪失等の状態で重大な他害行為を行った者の医療及び観察等に関する法律第34条第１項前段若しくは第60条第１項前段の命令若しくは第37条第５項前段若しくは第62条第２項前段の決定により入院している者又は同法第42条第１項第１号若しくは第61条第１項第１号の決定により指定入院医療機関に入院している者については，適用しない。

第６章　保健及び福祉

第１節　精神障害者保健福祉手帳

（精神障害者保健福祉手帳）

第45条　精神障害者（知的障害者を除く。以下この章及び次章において同じ。）は，厚生労働省令で定める書類を添えて，その居住地（居住地を有しないときは，その現在地）の都道府県知事に精神障害者保健福祉手帳の交付を申請することができる。

２　都道府県知事は，前項の申請に基づいて審査し，申請者が政令で定める精神障害の状態にあると認めたときは，申請者に精神障害者保健福祉手帳を交付しなければならない。

３　前項の規定による審査の結果，申請者が同項の政令で定める精神障害の状態にないと認めたときは，都道府県知事は，理由を付して，その旨を申請者に通知しなければならない。

４　精神障害者保健福祉手帳の交付を受けた者は，厚生労働省令で定めるところにより，２年ごとに，第２項の政令で定める精神障害の状態にあることについて，都道府県知事の認定を受けなければならない。

５　第３項の規定は，前項の認定について準用する。

６　前各項に定めるもののほか，精神障害者保健福祉手帳に関し必要な事項は，政令で定める。

（精神障害者保健福祉手帳の返還等）

第45条の２　精神障害者保健福祉手帳の交付を受けた者は，前条第２項の政令で定める精神障害の状態がなくなつたときは，速やかに精神障害者保健福祉手帳を都道府県に返還しなければならない。

２　精神障害者保健福祉手帳の交付を受けた者は，精神障害者保健福祉手帳を譲渡し，又は貸与してはならない。

３　都道府県知事は，精神障害者保健福祉手帳の交付

を受けた者について，前条第２項の政令で定める状態がなくなつたと認めるときは，その者に対し精神障害者保健福祉手帳の返還を命ずることができる。

4　都道府県知事は，前項の規定により，精神障害者保健福祉手帳の返還を命じようとするときは，あらかじめその指定する指定医をして診察させなければならない。

5　前条第３項の規定は，第３項の認定について準用する。

第２節　相談及び援助

（精神障害者等に対する包括的支援の確保）

第46条　この節に定める相談及び援助は，精神障害の有無及びその程度にかかわらず，地域の実情に応じて，精神障害者等（精神障害者及び日常生活を営む上での精神保健に関する課題を抱えるもの（精神障害者を除く。）として厚生労働省令で定める者をいう。以下同じ。）の心身の状態に応じた保健，医療，福祉，住まい，就労その他の適切な支援が包括的に確保されることを旨として，行われなければならない。

（正しい知識の普及）

第46条の２　都道府県及び市町村は，精神障害についての正しい知識の普及のための広報活動等を通じて，精神障害者の社会復帰及びその自立と社会経済活動への参加に対する地域住民の関心と理解を深めるように努めなければならない。

（相談及び援助）

第47条　都道府県，保健所を設置する市又は特別区（以下「都道府県等」という。）は，必要に応じて，次条第１項に規定する精神保健福祉相談員その他の職員又は都道府県知事若しくは保健所を設置する市若しくは特別区の長（以下「都道府県知事等」という。）が指定した医師をして，精神保健及び精神障害者の福祉に関し，精神障害者及びその家族等その他の関係者からの相談に応じさせ，及びこれらの者に対する必要な情報の提供，助言その他の援助を行わせなければならない。

2　都道府県等は，必要に応じて，医療を必要とする精神障害者に対し，その精神障害の状態に応じた適切な医療施設を紹介しなければならない。

3　市町村（保健所を設置する市を除く。次項において同じ。）は，前２項の規定により都道府県が行う精神障害者に関する事務に必要な協力をするとともに，必要に応じて，精神障害者の福祉に関し，精神障害者及びその家族等その他の関係者からの相談に応じ，及びこれらの者に対し必要な情報の提供，助言その他の援助を行わなければならない。

4　市町村は，前項に定めるもののほか，必要に応じて，精神保健に関し，精神障害者及びその家族等その他の関係者からの相談に応じ，及びこれらの者に対し必要な情報の提供，助言その他の援助を行うように努めなければならない。

5　都道府県及び市町村は，精神保健に関し，第46条の厚生労働省令で定める者及びその家族等その他の関係者からの相談に応じ，及びこれらの者に対し必要な情報の提供，助言その他の援助を行うことができる。

6　市町村，精神保健福祉センター及び保健所は，精神保健及び精神障害者の福祉に関し，精神障害者等及びその家族等その他の関係者からの相談に応じ，又はこれらの者に対し必要な情報の提供，助言その他の援助を行うに当たつては，相互に，及び福祉事務所（社会福祉法（昭和26年法律第45号）に定める福祉に関する事務所をいう。）その他の関係行政機関と密接な連携を図るよう努めなければならない。

（精神保健福祉相談員）

第48条　都道府県及び市町村は，精神保健福祉センター及び保健所その他これらに準ずる施設に，精神保健及び精神障害者の福祉に関する相談に応じ，並びに精神障害者等及びその家族等その他の関係者を訪問して必要な情報の提供，助言その他の援助を行うための職員（次項において「精神保健福祉相談員」という。）を置くことができる。

2　精神保健福祉相談員は，精神保健福祉士その他政令で定める資格を有する者のうちから，都道府県知事又は市町村長が任命する。

（支援体制の整備）

第48条の２　都道府県及び市町村は，障害者の日常生活及び社会生活を総合的に支援するための法律第89条の３第１項に規定する協議会の活用等により，精神障害者等への支援の体制の整備について，関係機関，関係団体並びに精神障害者等及びその家族等並びに精神障害者等の保健医療及び福祉に関連する職務に従事する者その他の関係者による協議を行うように努めなければならない。

（都道府県の協力等）

第48条の３　都道府県は，市町村（保健所を設置する市を除く。）の求めに応じ，第47条第４項及び第５

項の規定により当該市町村が行う業務の実施に関し，その設置する精神保健福祉センター及び保健所による技術的事項についての協力その他当該市町村に対する必要な援助を行うように努めなければならない。

2　都道府県は，保健所を設置する市（地方自治法（昭和22年法律第67号）第252条の19第１項の指定都市（以下「指定都市」という。）を除く。）及び特別区の求めに応じ，第47条第１項，第２項及び第５項の規定により当該保健所を設置する市及び特別区が行う業務の実施に関し，その設置する精神保健福祉センターによる技術的事項についての協力その他当該保健所を設置する市及び特別区に対する必要な援助を行うように努めなければならない。

（事業の利用の調整等）

第49条　市町村は，精神障害者から求めがあつたときは，当該精神障害者の希望，精神障害の状態，社会復帰の促進及び自立と社会経済活動への参加の促進のために必要な訓練その他の援助の内容等を勘案し，当該精神障害者が最も適切な障害福祉サービス事業の利用ができるよう，相談に応じ，必要な助言を行うものとする。この場合において，市町村は，当該事務を一般相談支援事業又は特定相談支援事業を行う者に委託することができる。

2　市町村は，前項の助言を受けた精神障害者から求めがあつた場合には，必要に応じて，障害福祉サービス事業の利用についてあつせん又は調整を行うとともに，必要に応じて，障害福祉サービス事業を行う者に対し，当該精神障害者の利用についての要請を行うものとする。

3　都道府県は，前項の規定により市町村が行うあつせん，調整及び要請に関し，その設置する保健所による技術的事項についての協力その他市町村に対する必要な援助及び市町村相互間の連絡調整を行う。

4　障害福祉サービス事業を行う者は，第２項のあつせん，調整及び要請に対し，できる限り協力しなければならない。

第50条及び第51条　削除

第７章　精神障害者社会復帰促進センター

（指定等）

第51条の２　厚生労働大臣は，精神障害者の社会復帰の促進を図るための訓練等に関する研究開発を行うこと等により精神障害者の社会復帰を促進することを目的とする一般社団法人又は一般財団法人であつて，次条に規定する業務を適正かつ確実に行うことができると認められるものを，その申請により，全国を通じて１個に限り，精神障害者社会復帰促進センター（以下「センター」という。）として指定することができる。

2　厚生労働大臣は，前項の規定による指定をしたときは，センターの名称，住所及び事務所の所在地を公示しなければならない。

3　センターは，その名称，住所又は事務所の所在地を変更しようとするときは，あらかじめ，その旨を厚生労働大臣に届け出なければならない。

4　厚生労働大臣は，前項の規定による届出があつたときは，当該届出に係る事項を公示しなければならない。

（業務）

第51条の３　センターは，次に掲げる業務を行うものとする。

一　精神障害者の社会復帰の促進に資するための啓発活動及び広報活動を行うこと。

二　精神障害者の社会復帰の実例に即して，精神障害者の社会復帰の促進を図るための訓練等に関する研究開発を行うこと。

三　前号に掲げるもののほか，精神障害者の社会復帰の促進に関する研究を行うこと。

四　精神障害者の社会復帰の促進を図るため，第２号の規定による研究開発の成果又は前号の規定による研究の成果を，定期的に又は時宜に応じて提供すること。

五　精神障害者の社会復帰の促進を図るための事業の業務に関し，当該事業に従事する者及び当該事業に従事しようとする者に対して研修を行うこと。

六　前各号に掲げるもののほか，精神障害者の社会復帰を促進するために必要な業務を行うこと。

（センターへの協力）

第51条の４　精神科病院その他の精神障害の医療を提供する施設の設置者及び障害福祉サービス事業を行う者は，センターの求めに応じ，センターが前条第２号及び第３号に掲げる業務を行うために必要な限度において，センターに対し，精神障害者の社会復帰の促進を図るための訓練に関する情報又は資料その他の必要な情報又は資料で厚生労働省令で定めるものを提供することができる。

（特定情報管理規程）

第51条の５　センターは，第51条の３第２号及び第３

号に掲げる業務に係る情報及び資料（以下この条及び第51条の7において「特定情報」という。）の管理並びに使用に関する規程（以下この条及び第51条の7において「特定情報管理規程」という。）を作成し，厚生労働大臣の認可を受けなければならない。これを変更しようとするときも，同様とする。

2　厚生労働大臣は，前項の認可をした特定情報管理規程が特定情報の適正な管理又は使用を図る上で不適当となつたと認めるときは，センターに対し，当該特定情報管理規程を変更すべきことを命ずることができる。

3　特定情報管理規程に記載すべき事項は，厚生労働省令で定める。

（秘密保持義務）

第51条の6　センターの役員若しくは職員又はこれらの職にあつた者は，第51条の3第2号又は第3号に掲げる業務に関して知り得た秘密を漏らしてはならない。

（解任命令）

第51条の7　厚生労働大臣は，センターの役員又は職員が第51条の5第1項の認可を受けた特定情報管理規程によらないで特定情報の管理若しくは使用を行つたとき，又は前条の規定に違反したときは，センターに対し，当該役員又は職員を解任すべきことを命ずることができる。

（事業計画等）

第51条の8　センターは，毎事業年度の事業計画書及び収支予算書を作成し，当該事業年度の開始前に厚生労働大臣に提出しなければならない。これを変更しようとするときも，同様とする。

2　センターは，毎事業年度の事業報告書及び収支決算書を作成し，当該事業年度経過後3月以内に厚生労働大臣に提出しなければならない。

（報告及び検査）

第51条の9　厚生労働大臣は，第51条の3に規定する業務の適正な運営を確保するために必要な限度において，センターに対し，必要と認める事項の報告を求め，又は当該職員に，その事務所に立ち入り，業務の状況若しくは帳簿書類その他の物件を検査させることができる。

2　第19条の6の16第2項及び第3項の規定は，前項の規定による立入検査について準用する。この場合において，同条第2項中「前項」とあるのは「第51条の9第1項」と，同条第3項中「第1項」とあるのは「第51条の9第1項」と読み替えるものとする。

（監督命令）

第51条の10　厚生労働大臣は，この章の規定を施行するため必要な限度において，センターに対し，第51条の3に規定する業務に関し，監督上必要な命令をすることができる。

（指定の取消し等）

第51条の11　厚生労働大臣は，センターが次の各号のいずれかに該当するときは，第51条の2第1項の規定による指定を取り消すことができる。

一　第51条の3に規定する業務を適正かつ確実に実施することができないと認められるとき。

二　指定に関し不正な行為があつたとき。

三　この章の規定又は当該規定による命令若しくは処分に違反したとき。

2　厚生労働大臣は，前項の規定により指定を取り消したときは，その旨を公示しなければならない。

第8章　雑則

（審判の請求）

第51条の11の2　市町村長は，精神障害者につき，その福祉を図るため特に必要があると認めるときは，民法（明治29年法律第89号）第7条，第11条，第13条第2項，第15条第1項，第17条第1項，第876条の4第1項又は第876条の9第1項に規定する審判の請求をすることができる。

（後見等を行う者の推薦等）

第51条の11の3　市町村は，前条の規定による審判の請求の円滑な実施に資するよう，民法に規定する後見，保佐及び補助（以下この条において「後見等」という。）の業務を適正に行うことができる人材の活用を図るため，後見等の業務を適正に行うことができる者の家庭裁判所への推薦その他の必要な措置を講ずるよう努めなければならない。

2　都道府県は，市町村と協力して後見等の業務を適正に行うことができる人材の活用を図るため，前項に規定する措置の実施に関し助言その他の援助を行うように努めなければならない。

（大都市の特例）

第51条の12　この法律の規定中都道府県が処理することとされている事務で政令で定めるものは，指定都市においては，政令の定めるところにより，指定都市が処理するものとする。この場合においては，この法律の規定中都道府県に関する規定は，指定都市に関する規定として指定都市に適用があるものとする。

2　前項の規定により指定都市の長がした処分（地方自治法第２条第９項第１号に規定する第１号法定受託事務（以下「第１号法定受託事務」という。）に係るものに限る。）に係る審査請求についての都道府県知事の裁決に不服がある者は，厚生労働大臣に対し再審査請求をすることができる。

3　指定都市の長が第１項の規定によりその処理することとされた事務のうち第１号法定受託事務に係る処分をする権限をその補助機関である職員又はその管理に属する行政機関の長に委任した場合において，委任を受けた職員又は行政機関の長がその委任に基づいてした処分につき，地方自治法第255条の２第２項の再審査請求の裁決があつたときは，当該裁決に不服がある者は，同法第252条の17の４第５項から第７項までの規定の例により，厚生労働大臣に対して再々審査請求をすることができる。

（事務の区分）

第51条の13　この法律（第１章から第３章まで，第19条の２第４項，第19条の７，第19条の８，第19条の９第１項，同条第２項（第33条の７において準用する場合を含む。），第19条の11，第29条の９，第30条第１項及び第31条，第33条の６第１項及び第６項，第５章第４節，第40条の３，第40条の７，第６章並びに第51条の11の３第２項を除く。）の規定により都道府県が処理することとされている事務は，第１号法定受託事務とする。

2　この法律（第６章第２節を除く。）の規定により保健所を設置する市又は特別区が処理することとされている事務（保健所長に係るものに限る。）は，第１号法定受託事務とする。

3　第33条第２項及び第６項並びに第34条第２項の規定により市町村が処理することとされている事務は，第１号法定受託事務とする。

（権限の委任）

第51条の14　この法律に規定する厚生労働大臣の権限は，厚生労働省令で定めるところにより，地方厚生局長に委任することができる。

2　前項の規定により地方厚生局長に委任された権限は，厚生労働省令で定めるところにより，地方厚生支局長に委任することができる。

（経過措置）

第51条の15　この法律の規定に基づき命令を制定し，又は改廃する場合においては，その命令で，その制定又は改廃に伴い合理的に必要と判断される範囲内において，所要の経過措置（罰則に関する経過措置を含む。）を定めることができる。

第９章　罰則

第52条　次の各号のいずれかに該当する場合には，当該違反行為をした者は，３年以下の懲役又は100万円以下の罰金に処する。

一　第38条の３第４項の規定による命令に違反したとき。

二　第38条の５第５項の規定による退院の命令に違反したとき。

三　第38条の７第２項の規定による命令に違反したとき。

四　第38条の７第４項の規定による命令に違反したとき。

五　第40条の６第３項の規定による命令に違反したとき。

第53条　精神科病院の管理者，指定医，地方精神保健福祉審議会の委員，精神医療審査会の委員，第21条第４項，第33条第３項若しくは第33条の６第２項の規定により診察を行つた特定医師若しくは第47条第１項の規定により都道府県知事等が指定した医師又はこれらの職にあつた者が，この法律の規定に基づく職務の執行に関して知り得た人の秘密を正当な理由がなく漏らしたときは，１年以下の懲役又は100万円以下の罰金に処する。

2　精神科病院の職員又はその職にあつた者が，この法律の規定に基づく精神科病院の管理者の職務の執行を補助するに際して知り得た人の秘密を正当な理由がなく漏らしたときも，前項と同様とする。

第53条の２　第51条の６の規定に違反した者は，１年以下の懲役又は100万円以下の罰金に処する。

第53条の３　第35条の２第３項の規定に違反した者は，１年以下の拘禁刑又は30万円以下の罰金に処する。

2　前項の罪は，告訴がなければ公訴を提起することができない。

第54条　第19条の６の13の規定による停止の命令に違反したときは，当該違反行為をした者は，６月以下の懲役又は50万円以下の罰金に処する。

2　虚偽の事実を記載して第22条第１項の申請をした者は，６月以下の拘禁刑又は50万円以下の罰金に処する。

第55条　次の各号のいずれかに該当する場合には，当該違反行為をした者は，30万円以下の罰金に処する。

一　第19条の６の16第１項の規定による報告をせず，若しくは虚偽の報告をし，又は同項の規定による検査を拒み，妨げ，若しくは忌避したとき。

二　第27条第１項又は第２項の規定による診察を拒み，妨げ，若しくは忌避し，又は同条第４項の規定による立入りを拒み，若しくは妨げたとき。

三　第29条の２第１項の規定による診察を拒み，妨げ，若しくは忌避し，又は同条第４項において準用する第27条第４項の規定による立入りを拒み，若しくは妨げたとき。

四　第38条の３第３項（同条第６項において準用する場合を含む。以下この号において同じ。）の規定による報告若しくは提出をせず，若しくは虚偽の報告をし，同条第３項の規定による診察を妨げ，又は同項の規定による出頭をせず，若しくは同項の規定による審問に対して，正当な理由がなく答弁せず，若しくは虚偽の答弁をしたとき。

五　第38条の５第４項の規定による報告若しくは提出をせず，若しくは虚偽の報告をし，同項の規定による診察を妨げ，又は同項の規定による出頭をせず，若しくは同項の規定による審問に対して，正当な理由がなく答弁せず，若しくは虚偽の答弁をしたとき。

六　第38条の６第１項の規定による報告若しくは提出若しくは提示をせず，若しくは虚偽の報告をし，同項の規定による検査若しくは診察を拒み，妨げ，若しくは忌避し，又は同項の規定による質問に対して，正当な理由がなく答弁せず，若しくは虚偽の答弁をしたとき。

七　精神科病院の管理者が，第38条の６第２項の規定による報告若しくは提出若しくは提示をせず，又は虚偽の報告をしたとき。

八　第40条の５第１項の規定による報告若しくは提出若しくは提示をせず，若しくは虚偽の報告をし，同項の規定による検査若しくは診察を拒み，妨げ，若しくは忌避し，又は同項の規定による質問に対して，正当な理由がなく答弁せず，若しくは虚偽の答弁をしたとき。

九　第51条の９第１項の規定による報告をせず，若しくは虚偽の報告をし，又は同項の規定による検査を拒み，妨げ，若しくは忌避したとき。

第56条　法人の代表者又は法人若しくは人の代理人，使用人その他の従業者が，その法人又は人の業務に関して第52条，第54条第１項又は前条の違反行為をしたときは，行為者を罰するほか，その法人又は人に対しても各本条の罰金刑を科する。

第57条　次の各号のいずれかに該当する者は，10万円以下の過料に処する。

一　第19条の４の２（第21条第５項，第33条第４項及び第33条の６第３項において準用する場合を含む。）の規定に違反した者

二　第19条の６の９の規定による届出をせず，又は虚偽の届出をした者

三　第19条の６の10第１項の規定に違反して財務諸表等を備えて置かず，財務諸表等に記載すべき事項を記載せず，若しくは虚偽の記載をし，又は正当な理由がないのに同条第２項各号の規定による請求を拒んだ者

四　第19条の６の14の規定に違反して同条に規定する事項の記載をせず，若しくは虚偽の記載をし，又は帳簿を保存しなかつた者

五　第21条第７項の規定に違反した者

六　正当な理由がなく，第31条第２項の規定による報告をせず，又は虚偽の報告をした者

七　第33条第９項の規定に違反した者

八　第33条の６第５項の規定に違反した者

九　第38条の２第１項の規定に違反した者

附　則（抄）

（施行期日）

1　この法律は，公布の日〔昭和25年５月１日〕から施行する。

（精神病者監護法及び精神病院法の廃止）

2　精神病者監護法（明治33年法律第38号）及び精神病院法（大正８年法律第25号）は廃止する。〔以下略〕

別表（第19条の６の４関係）

科　　目	教　授　す　る　者	第18条第１項第４号に規定する研修の課程の時間数	第19条第１項に規定する研修の課程の時間数
精神保健及び精神障害者福祉に関する法律及び障害者の日常生活及び社会生活を総合的に支援するための法律並びに精神保健福祉行政概論	この法律及び障害者の日常生活及び社会生活を総合的に支援するための法律並びに精神保健福祉行政に関し学識経験を有する者であること。	８時間	３時間
精神障害者の医療に関する法令及び実務	精神障害者の医療に関し学識経験を有する者として精神医療審査会の委員に任命されている者若しくはその職にあつた者又はこれらの者と同等以上の学識経験を有する者であること。		
精神障害者の人権に関する法令	法律に関し学識経験を有する者として精神医療審査会の委員に任命されている者若しくはその職にあつた者又はこれらの者と同等以上の学識経験を有する者であること。		
精神医学	学校教育法（昭和22年法律第26号）に基づく大学において精神医学の教授若しくは准教授の職にある者若しくはこれらの職にあつた者又はこれらの者と同等以上の学識経験を有する者であること。	４時間	
精神障害者の社会復帰及び精神障害者福祉	精神障害者の社会復帰及び精神障害者福祉に関し学識経験を有する者であること。	２時間	１時間
精神障害者の医療に関する事例研究	次に掲げる者が共同して教授すること。 一　指定医として10年以上精神障害の診断又は治療に従事した経験を有する者 二　法律に関し学識経験を有する者として精神医療審査会の委員に任命されている者若しくはその職にあつた者又はこれらの者と同等以上の学識経験を有する者 三　この法律及び精神保健福祉行政に関し学識経験を有する者	４時間	３時間
備考　第１欄に掲げる精神障害者の医療に関する事例研究は，最新の事例を用いて教授すること。			

〔参考１〕

◉刑法等の一部を改正する法律の施行に伴う関係法律の整理等に関する法律（抄）

（令和４年６月17日
法律第68号）

改正 令和４年法律第104号・令和５年法律第28号

第１編 関係法律の一部改正

第11章 厚生労働省関係

（精神保健及び精神障害者福祉に関する法律の一部改正）

第236条 精神保健及び精神障害者福祉に関する法律（昭和25年法律第123号）の一部を次のように改正する。

第24条第１項中「懲役若しくは禁錮の刑」を「拘禁刑」に改める。

第52条，第53条第１項，第53条の２及び第54条第１項中「懲役」を「拘禁刑」に改める。

第２編 経過措置

第３章 刑法等の一部を改正する法律の施行に伴う関係法律の整理等に伴う経過措置

（精神保健及び精神障害者福祉に関する法律の一部改正に伴う経過措置）

第505条 刑法等一部改正法等の施行前にした行為に係る第236条の規定による改正後の精神保健及び精神障害者福祉に関する法律第24条第１項の規定の適用については，懲役又は禁錮の刑の言渡しはそれぞれ拘禁刑の言渡しと，旧拘留の刑の言渡しは拘留の刑の言渡しとみなす。

第４章 その他

（経過措置の政令への委任）

第509条 この編に定めるもののほか，刑法等一部改正法等の施行に伴い必要な経過措置は，政令で定める。

附　則（抄）

（施行期日）

1　この法律は，刑法等一部改正法施行日〔令和７年６月１日〕から施行する。ただし，次の各号に掲げる規定は，当該各号に定める日から施行する。

一　第509条の規定　公布の日

〔参考２〕

◉障害者の日常生活及び社会生活を総合的に支援するための法律等の一部を改正する法律（抄）

（令和４年12月16日
法律第104号）

（精神保健及び精神障害者福祉に関する法律の一部改正）

第８条 精神保健及び精神障害者福祉に関する法律〔昭和25年法律第123号〕の一部を次のように改正する。

第４条第１項中「同条第18項」を「同条第19項」に改める。

附　則（抄）

（施行期日）

第１条 この法律は，令和６年４月１日から施行する。ただし，次の各号に掲げる規定は，当該各号に定める日から施行する。

四　〔前略〕第８条中精神保健福祉法第４条第１項の改正規定〔中略〕　公布の日から起算して３年を超えない範囲内において政令で定める日

精神保健及び精神障害者福祉に関する法律施行令

〔昭和25年5月23日 政令第155号〕

改正 令和元年6月28日政令第44号現在

〔国庫の補助〕

第1条 精神保健及び精神障害者福祉に関する法律（以下「法」という。）第7条の規定による国庫の補助は，各年度において都道府県が精神保健福祉センターの設置のために支出した費用の額及び運営のために支出した費用のうち次に掲げる事業に係るもの（職員の給与費を除く。）の額から，その年度における事業に伴う収入その他の収入の額を控除した精算額につき，厚生労働大臣が総務大臣及び財務大臣と協議して定める算定基準に従つて行うものとする。

一 児童及び精神作用物質（アルコールに限る。）の依存症を有する者の精神保健の向上に関する事業

二 精神障害者の社会復帰の促進に関する事業

2 前項の規定により控除しなければならない金額がその年度において都道府県が支出した費用の額を超過したときは，その超過額は，後年度における支出額から同項の規定による控除額と併せて控除する。

〔精神医療審査会〕

第2条 精神医療審査会（以下「審査会」という。）に会長を置き，委員の互選によつてこれを定める。

2 会長は，会務を総理する。

3 会長に事故があるときは，あらかじめ委員のうちから互選された者が，その職務を行う。

4 審査会は，会長が招集する。

5 審査会は，委員の過半数が出席しなければ，議事を開き，議決することができない。

6 審査会の議事は，出席した委員の過半数で決し，可否同数のときは，会長の決するところによる。

7 審査の案件を取り扱う合議体に長を置き，合議体を構成する委員の互選によつてこれを定める。

8 合議体は，精神障害者の医療に関し学識経験を有する者のうちから任命された委員，精神障害者の保健又は福祉に関し学識経験を有する者のうちから任命された委員及び法律に関し学識経験を有する者のうちから任命された委員がそれぞれ1人出席しなければ，議事を開き，議決することができない。

9 合議体の議事は，出席した委員の過半数で決する。

10 前各項に定めるもののほか，審査会の運営に関し必要な事項は，審査会が定める。

〔精神保健指定医の指定の申請〕

第2条の2 精神保健指定医（以下「指定医」という。）の指定を受けようとする者は，申請書に厚生労働省令で定める書類を添え，住所地の都道府県知事を経由して，これを厚生労働大臣に提出しなければならない。

〔精神保健指定医証の交付〕

第2条の2の2 厚生労働大臣は，法第18条第1項の指定をしたときは，厚生労働省令で定めるところにより，当該指定を受けた者に，住所地の都道府県知事を経由して指定医証を交付しなければならない。

〔指定医証変更の申請〕

第2条の2の3 指定医は，指定医証の記載事項に変更を生じたときは，その書換交付を申請することができる。

2 指定医は，指定医証を破損し，汚し，又は失つたときは，その再交付を申請することができる。

3 前2項の申請をしようとする者は，申請書に厚生労働省令で定める書類を添え，住所地の都道府県知事を経由して，これを厚生労働大臣に提出しなければならない。

4 指定医は，指定医証の再交付を受けた後，失つた指定医証を発見したときは，直ちにその住所地の都道府県知事を経由して，厚生労働大臣にこれを返納しなければならない。

〔指定取消しによる指定医証の返納〕

第2条の2の4 指定医は，法第19条の2第1項の規定によりその指定を取り消され，又は同条第2項の規定によりその指定を取り消され若しくは職務の停止を命じられたときは，直ちにその住所地の都道府県知事を経由して，厚生労働大臣に指定医証を返納

しなければならない。

〔研修受講義務の特例に関する書類の提出〕

第2条の2の5　法第19条第２項ただし書の規定による厚生労働大臣の認定を受けようとする者は，申請書に厚生労働省令で定める書類を添え，住所地の都道府県知事を経由して，これを厚生労働大臣に提出しなければならない。

〔国庫の補助〕

第2条の3　法第19条の10第１項の規定による国庫の補助は，各年度において都道府県が精神科病院及び精神科病院以外の病院に設ける精神病室の設置及び運営のために支出した費用（法第30条第１項の規定により都道府県が負担する費用を除く。）の額から，その年度における事業に伴う収入その他の収入の額を控除した精算額につき，厚生労働大臣が総務大臣及び財務大臣と協議して定める算定基準に従つて行うものとする。

2　第１条第２項の規定は，前項の場合に準用する。

〔国庫の負担〕

第3条　法第30条第２項の規定による国庫の負担は，各年度において都道府県が同条第１項の規定により負担した費用の額から，その年度における法第31条第１項の規定により徴収する費用の額の予定額（徴収した費用の額が予定額を超えたときは，徴収した額）及びその費用のための寄附金その他の収入の額を控除した額について行うものとする。

2　前項に規定する予定額は，厚生労働大臣があらかじめ総務大臣及び財務大臣と協議して定める基準に従つて算定する。

3　第１条第２項の規定は，第１項の場合に準用する。

第4条　削除

〔精神障害者保健福祉手帳の交付の申請〕

第5条　法第45条第１項の規定による精神障害者保健福祉手帳の交付の申請は，精神障害者の居住地（居住地を有しないときは，その現在地。以下同じ。）を管轄する市町村長（特別区の長を含む。以下同じ。）を経由して行わなければならない。

〔精神障害者保健福祉手帳〕

第6条　法第45条第２項に規定する政令で定める精神障害の状態は，第３項に規定する障害等級に該当する程度のものとする。

2　精神障害者保健福祉手帳には，次項に規定する障害等級を記載するものとする。

3　障害等級は，障害の程度に応じて重度のものから１級，２級及び３級とし，各級の障害の状態は，それぞれ次の表の下欄に定めるとおりとする。

障害等級	精神障害の状態
１級	日常生活の用を弁ずることを不能ならしめる程度のもの
２級	日常生活が著しい制限を受けるか，又は日常生活に著しい制限を加えることを必要とする程度のもの
３級	日常生活若しくは社会生活が制限を受けるか，又は日常生活若しくは社会生活に制限を加えることを必要とする程度のもの

〔精神障害者保健福祉手帳の交付〕

第6条の2　法第45条第２項の規定による精神障害者保健福祉手帳の交付は，その申請を受理した市町村長を経由して行わなければならない。

〔精神障害者保健福祉手帳交付台帳等〕

第7条　都道府県知事は，当該都道府県の区域に居住地を有する精神障害者に係る精神障害者保健福祉手帳交付台帳を備え，厚生労働省令で定めるところにより，精神障害者保健福祉手帳の交付に関する事項を記載しなければならない。

2　精神障害者保健福祉手帳の交付を受けた者は，氏名を変更したとき，又は同一の都道府県の区域内において居住地を移したときは，30日以内に，精神障害者保健福祉手帳を添えて，その居住地を管轄する市町村長を経由して，都道府県知事にその旨を届け出なければならない。

3　前項の規定による届出があつたときは，その市町村長は，その精神障害者保健福祉手帳にその旨を記載するとともに，その者に返還しなければならない。

4　精神障害者保健福祉手帳の交付を受けた者は，他の都道府県の区域に居住地を移したときは，30日以内に，新居住地を管轄する市町村長を経由して，新居住地の都道府県知事にその旨を届け出なければならない。

5　都道府県知事は，前項の届出を受理したときは，旧居住地の都道府県知事にその旨を通知するとともに，新居住地を管轄する市町村長を経由して，旧居住地の都道府県知事が交付した精神障害者保健福祉手帳と引換えに，新たな精神障害者保健福祉手帳をその者に交付しなければならない。

6　都道府県知事は，次に掲げる場合には，精神障害者保健福祉手帳交付台帳から，その精神障害者保健福祉手帳に関する記載事項を消除しなければならない。

一　法第45条の2第1項若しくは第10条の2第1項の規定による精神障害者保健福祉手帳の返還を受けたとき，又は同項の規定による精神障害者保健福祉手帳の返還がなく，かつ，精神障害者本人が死亡した事実が判明したとき。

二　法第45条の2第3項の規定により精神障害者保健福祉手帳の返還を命じたとき。

三　前項の規定による通知を受けたとき。

〔精神障害者保健福祉手帳の更新〕

第8条　法第45条第4項の規定による認定の申請は，その居住地を管轄する市町村長を経由して行わなければならない。

2　都道府県知事は，前項の規定による申請を行つた者が第6条第3項で定める精神障害の状態であると認めたときは，厚生労働省令で定めるところにより，その申請を受理した市町村長においてその者の精神障害者保健福祉手帳に必要な事項を記載した後に当該精神障害者保健福祉手帳をその者に返還し，又は先に交付した精神障害者保健福祉手帳と引換えに新たな精神障害者保健福祉手帳をその者に交付しなければならない。

3　前項の規定による新たな精神障害者保健福祉手帳の交付は，その申請を受理した市町村長を経由して行わなければならない。

〔障害等級の変更申請〕

第9条　精神障害者保健福祉手帳の交付を受けた者は，その精神障害の状態が精神障害者保健福祉手帳に記載された障害等級以外の障害等級に該当するに至つたときは，障害等級の変更の申請を行うことができる。

2　都道府県知事は，前項の申請を行つた者の精神障害の状態が精神障害者保健福祉手帳に記載された障害等級以外の障害等級に該当するに至つたと認めたときは，先に交付した精神障害者保健福祉手帳と引換えに，新たな精神障害者保健福祉手帳をその者に交付しなければならない。

3　第1項の規定による申請及び前項の規定による精神障害者保健福祉手帳の交付は，その居住地を管轄する市町村長を経由して行わなければならない。

〔再交付申請〕

第10条　都道府県知事は，精神障害者保健福祉手帳を破り，汚し，又は失つた者から精神障害者保健福祉手帳の再交付の申請があつたときは，精神障害者保健福祉手帳を交付しなければならない。

2　精神障害者保健福祉手帳を失つた者が，前項の規定により精神障害者保健福祉手帳の再交付を受けた後，失つた精神障害者保健福祉手帳を発見したときは，速やかにこれを居住地の都道府県知事に返還しなければならない。

3　第1項の規定による精神障害者保健福祉手帳の申請及び交付並びに前項の規定による精神障害者保健福祉手帳の返還は，その居住地を管轄する市町村長を経由して行わなければならない。

〔精神障害者保健福祉手帳の返還〕

第10条の2　精神障害者保健福祉手帳の交付を受けた者が死亡したときは，戸籍法（昭和22年法律第224号）の規定による届出義務者は，速やかに当該精神障害者保健福祉手帳を都道府県知事に返還しなければならない。

2　法第45条の2第1項又は前項の規定による精神障害者保健福祉手帳の返還は，当該精神障害者保健福祉手帳に記載された居住地を管轄する市町村長を経由して行わなければならない。

〔省令への委任〕

第11条　第6条から前条までに定めるもののほか，精神障害者保健福祉手帳について必要な事項は，厚生労働省令で定める。

〔精神保健に関する業務に従事する職員の資格〕

第12条　法第48条第2項に規定する政令で定める資格を有する者は，次の各号のいずれかに該当する者とする。

一　学校教育法（昭和22年法律第26号）に基づく大学において社会福祉に関する科目又は心理学の課程を修めて卒業した者（当該科目又は当該課程を修めて同法に基づく専門職大学の前期課程を修了した者を含む。）であつて，精神保健及び精神障害者の福祉に関する知識及び経験を有するもの

二　医師

三　厚生労働大臣が指定した講習会の課程を修了した保健師であつて，精神保健及び精神障害者の福祉に関する経験を有するもの

四　前3号に準ずる者であつて，精神保健福祉相談員として必要な知識及び経験を有するもの

〔大都市の特例〕

第13条　地方自治法（昭和22年法律第67号）第252条の19第1項の指定都市（以下「指定都市」という。）

において，法第51条の12第１項の規定により，指定都市が処理する事務については，地方自治法施行令（昭和22年政令第16号）第174条の36に定めるところによる。

〔事務の区分〕

第14条　第２条の２，第２条の２の２，第２条の２の３第３項及び第４項，第２条の２の４並びに第２条の２の５の規定により都道府県が処理することとされている事務は，地方自治法第２条第９項第１号に規定する第１号法定受託事務とする。

２　第５条，第６条の２，第７条第２項から第５項まで，第８条，第９条第３項，第10条第３項及び第10条の２第２項の規定により市町村が処理することとされている事務は，地方自治法第２条第９項第２号に規定する第２号法定受託事務とする。

〔権限の委任〕

第15条　この政令に規定する厚生労働大臣の権限は，厚生労働省令で定めるところにより，地方厚生局長に委任することができる。

２　前項の規定により地方厚生局長に委任された権限は，厚生労働省令で定めるところにより，地方厚生支局長に委任することができる。

附　則

〔施行期日〕

１　この政令は，公布の日〔昭和25年５月23日〕から施行し，法施行の日〔昭和25年５月１日〕から適用する。

〔関係勅令の廃止〕

２　左の勅令は，廃止する。

精神病者監護法第６条及び第８条第３項に依る監護に関する件（明治33年勅令第282号）

精神病院法施行令（大正12年勅令第325号）

精神保健及び精神障害者福祉に関する法律施行規則

〔昭和25年6月24日 厚生省令第31号〕

改正 令和6年8月30日厚生労働省令第119号現在
注 未施行分については〔参考〕として264頁に収載

〔法第5条第2項第4号の厚生労働省令で定める者〕

第1条 精神保健及び精神障害者福祉に関する法律（昭和25年法律第123号。以下「法」という。）第5条第2項第4号の厚生労働省令で定める者は，次のとおりとする。

一 当該精神障害者に対して児童虐待の防止等に関する法律（平成12年法律第82号）第2条に規定する児童虐待を行つた者

二 当該精神障害者に対して配偶者からの暴力の防止及び被害者の保護等に関する法律（平成13年法律第31号）第1条第1項に規定する身体に対する暴力等を行つた配偶者

三 当該精神障害者に対して高齢者虐待の防止，高齢者の養護者に対する支援等に関する法律（平成17年法律第124号）第2条第3項に規定する高齢者虐待を行つた者

四 当該精神障害者に対して障害者虐待の防止，障害者の養護者に対する支援等に関する法律（平成23年法律第79号）第2条第2項に規定する障害者虐待を行つた者

五 その他前各号に準ずる者

〔法第5条第2項第5号の厚生労働省令で定める者〕

第1条の2 法第5条第2項第5号の厚生労働省令で定める者は，精神の機能の障害により当該精神障害者の入院及び処遇についての意思表示を適切に行うに当たつて必要な認知，判断及び意思疎通を適切に行うことができない者とする。

〔申請書に添える書類〕

第1条の3 精神保健及び精神障害者福祉に関する法律施行令（昭和25年政令第155号。以下「令」という。）第2条の2の厚生労働省令で定める書類は，次のとおりとする。

一 履歴書

二 医師免許証の写し

三 5年以上診断又は治療に従事した経験を有することを証する書面

四 3年以上精神障害の診断又は治療に従事した経験を有することを証する書面

五 法第18条第1項第3号に規定する厚生労働大臣が定める精神障害につき厚生労働大臣が定める程度の診断又は治療に従事した経験を有することを証する書面

六 法第18条第1項第4号に規定する研修の課程を修了したことを証する書面

2 法第19条第2項の規定により同項に規定する指定の効力が失われた日から起算して1年を超えない期間に法第18条第1項の申請を行う場合においては，令第2条の2の厚生労働省令で定める書類は，前項の規定にかかわらず，同項第1号，第2号及び第6号に掲げる書類並びに当該効力が失われた指定に係る指定医証とする。

〔精神保健指定医証の様式〕

第1条の4 令第2条の2の2の指定医証の様式は，別記様式第1号によるものとする。

〔研修受講義務の特例に関する書類〕

第1条の5 令第2条の2の5の厚生労働省令で定める書類は，法第19条第1項の研修を受けなかつたことにつきやむを得ない理由が存することを証する書類とする。

〔研修の課程〕

第2条 法第18条第1項第4号及び第19条第1項に規定する研修（次項及び第4条を除き，以下「研修」という。）の課程は，法別表のとおりとする。

2 法第19条第2項の規定により同項に規定する指定の効力が失われた日から起算して1年を超えない期間に法第18条第1項の申請を行う場合においては，法第18条第1項第4号に規定する研修の課程は，前項の規定にかかわらず，法別表第19条第1項に規定する研修の課程の時間数によるものとする。

〔研修課程修了証の交付〕

第3条 研修の実施者は，その研修の課程を修了した者に対して，研修の課程を修了したことを証する書

面（以下「研修課程修了証」という。）を交付するものとする。

〔指定後の研修受講義務の特例〕

第４条　法第19条第２項の厚生労働省令で定めるやむを得ない理由は，同条第１項の研修を受けるべき年度において実施されるいずれの研修をも受けることができないことについて，災害，傷病，長期の海外渡航その他の事由があることとする。

〔診療録の記載事項〕

第４条の２　法第19条の４の２の厚生労働省令で定める事項は，次の各号に掲げる記載の区分に応じ，それぞれ当該各号に定める事項とする。

一　法第21条第３項の規定により入院を継続する必要があるかどうかの判定に係る記載

イ　法第21条第３項の規定による措置を採つた年月日及び時刻並びに解除した年月日及び時刻

ロ　当該措置を採つたときの症状

二　法第29条の５の規定により入院を継続する必要があるかどうかの判定に係る記載

イ　入院後の症状又は状態像の経過の概要

ロ　今後の治療方針

三　法第33条第１項又は第２項の規定による入院を必要とするかどうか及び法第20条の規定による入院が行われる状態にないかどうかの判定に係る記載

イ　法第33条第１項又は第２項の規定による入院措置を採つたときの症状

ロ　法第20条の規定による入院が行われる状態にないと判定した理由

三の二　法第33条第６項第１号の規定による同条第１項第１号に掲げる者に該当するかどうかの判定に係る記載

イ　判定を行つたときの症状

ロ　法第20条の規定による入院が行われる状態にないと判定した理由

四　法第33条の６第１項の規定による入院を必要とするかどうか及び法第20条の規定による入院が行われる状態にないかどうかの判定に係る記載

イ　法第33条の６第１項の規定による入院措置を採つた年月日及び時刻並びに解除した年月日及び時刻

ロ　当該入院措置を採つたときの症状

ハ　法第20条の規定による入院が行われる状態にないと判定した理由

五　法第36条第３項に規定する行動の制限を必要とするかどうかの判定に係る記載

イ　法第36条第３項の規定による指定医（法第18条第１項に規定する指定医をいう。以下同じ。）が必要と認めて行つた行動の制限の内容

ロ　当該行動の制限を開始した年月日及び時刻並びに解除した年月日及び時刻

ハ　当該行動の制限を行つたときの症状

六　法第38条の２第１項に規定する報告事項に係る入院中の者の診察に係る記載

イ　症状

ロ　過去６月間の病状又は状態像の経過の概要

ハ　生活歴及び現病歴

ニ　今後の治療方針

七　法第40条の規定により一時退院させて経過を見ることが適当かどうかの判定に係る記載　第２号に掲げる事項

〔常時勤務する指定医の条件〕

第４条の３　法第19条の５に規定する精神科病院（精神科病院以外の病院で精神病室が設けられているものを含む。以下同じ。）に常時勤務する指定医は，１日に８時間以上，かつ，１週間に４日以上当該精神科病院において精神障害の診断又は治療に従事する者でなければならない。

〔登録の申請〕

第４条の４　法第19条の６の２の登録の申請をしようとする者は，次に掲げる事項を記載した申請書を厚生労働大臣に提出しなければならない。

一　氏名及び住所（法人にあつては，その名称，主たる事務所の所在地及び代表者の氏名）

二　研修の業務を行おうとする事務所の名称及び所在地

三　研修の業務を開始しようとする年月日

四　研修の種類

2　前項の申請書には，次に掲げる書類を添付しなければならない。

一　申請者が法人である場合は，その定款又は寄附行為及び登記事項証明書

二　申請者が個人である場合は，その住民票の写し

三　申請者が法第19条の６の３各号の規定に該当しないことを説明した書面

四　次の事項を記載した書面

イ　申請者が法人である場合は，その役員の氏名及び略歴

ロ　研修の業務を管理する者の氏名及び略歴

五　研修の業務を開始する初年度の研修計画（法第19条の６の６第１項に規定する研修計画をいう。）を記載した書面

〔登録の更新〕

第４条の５　前条の規定は，法第19条の６の５第１項の登録の更新について準用する。

〔業務規程〕

第４条の６　法第19条の６の８第２項の厚生労働省令で定める事項は，次のとおりとする。

一　研修の実施方法

二　研修に関する料金

三　前号の料金の収納の方法に関する事項

四　研修課程修了証の発行に関する事項

五　研修の業務に関して知り得た秘密の保持に関する事項

六　研修の業務に関する帳簿及び書類の保存に関する事項

七　法第19条の６の10第２項第２号及び第４号の請求に係る費用に関する事項

八　その他研修の業務の実施に関し必要な事項

〔業務の休廃止の届出〕

第４条の７　法第19条の６の６第１項に規定する登録研修機関（以下「登録研修機関」という。）は，法第19条の６の９の届出をしようとするときは，次の事項を記載した書面を厚生労働大臣に提出しなければならない。

一　休止し，又は廃止しようとする研修の業務の範囲

二　休止し，又は廃止しようとする年月日

三　休止又は廃止の理由

四　休止しようとする場合にあつては，休止の予定期間

〔電磁的記録に記録された情報の内容を表示する方法〕

第４条の８　法第19条の６の10第２項第３号の厚生労働省令で定める方法は，当該電磁的記録に記録された事項を紙面又は出力装置の映像面に表示する方法とする。

〔情報通信の技術を利用する方法〕

第４条の９　法第19条の６の10第２項第４号の厚生労働省令で定める電磁的方法は，次に掲げるいずれかの方法とする。

一　送信者の使用に係る電子計算機と受信者の使用に係る電子計算機とを電気通信回線で接続した電子情報処理組織を使用する方法であつて，当該電気通信回線を通じて情報が送信され，受信者の使用に係る電子計算機に備えられたファイルに当該情報が記録されるもの

二　磁気ディスクその他これに準ずる方法により一定の情報を確実に記録しておくことができる物をもつて調製するファイルに情報を記録したものを交付する方法

２　前項各号に掲げる方法は，受信者がファイルへの記録を出力することによる書面を作成できるものでなければならない。

〔研修結果の報告〕

第４条の10　登録研修機関は，研修を行つたときは，当該研修が終了した日の属する月の翌月末日までに，受講申込者数及び受講者数を記載した研修結果報告書並びに研修の修了者の氏名，生年月日，住所，勤務先の名称及び所在地，修了年月日，研修課程修了証の番号及び修了した研修の種類を記載した研修修了者一覧表を厚生労働大臣に提出しなければならない。

〔帳簿の備付け〕

第４条の11　登録研修機関は，研修を行つたときは，研修の修了者の氏名，生年月日，住所，勤務先の名称及び所在地，修了年月日，研修課程修了証の番号及び修了した研修の種類を記載した帳簿を作成し，研修の業務を廃止するまで保存しなければならない。

〔研修を受けなければならないことの通知等〕

第４条の12　登録研修機関は，前条に規定する帳簿に記載された者であつて指定医に指定されたものに対し，当該者が法第19条第１項に規定する研修を受けるべき年度に，あらかじめ，当該研修を受けなければならないことを通知しなければならない。

２　指定医は，法第18条第１項の申請の日以降にその住所を変更したときは，速やかに，その旨を地方厚生局長に届け出なければならない。

〔研修業務の引継ぎ等〕

第４条の13　登録研修機関は，法第19条の６の15第１項の規定により厚生労働大臣が研修の業務の全部又は一部を自ら行う場合には，次に掲げる事項を行わなければならない。

一　研修の業務の厚生労働大臣への引継ぎ

二　研修の業務に関する帳簿及び書類の厚生労働大臣への引継ぎ

三　その他厚生労働大臣が必要と認める事項

〔身分を示す証票〕

第4条の14　法第19条の6の16第2項に規定する当該職員の身分を示す証票は，別記様式第2号によらなければならない。

〔任意入院に際しての告知事項〕

第5条　法第21条第1項の厚生労働省令で定める事項は，次のとおりとする。

一　患者の同意に基づく入院である旨

二　法第36条に規定する行動の制限に関する事項

三　処遇に関する事項

四　法第21条第2項に規定する退院の申出により退院できる旨並びに同条第3項及び第4項後段の規定による措置に関する事項

〔法第21条第4項の厚生労働省令で定める精神科病院の基準〕

第5条の2　法第21条第4項の厚生労働省令で定める精神科病院の基準は，次のとおりとする。

一　法第33条の6第1項の規定による都道府県知事の指定を受けていること又は受ける見込みが十分であること。

二　地方公共団体の救急医療（精神障害の医療に係るものに限る。）の確保に関する施策に協力して，休日診療及び夜間診療を行つていること。

三　2名以上の常時勤務する指定医を置いていること。

四　法第21条第4項後段の規定による措置について審議を行うため，事後審査委員会を設けていること。

五　精神科病院に入院中の者に対する行動の制限がその症状に応じて最も制限の少ない方法により行われているかどうかを審議するため，行動制限最小化委員会を設けていること。

〔法第21条第4項の厚生労働省令で定める医師の基準〕

第5条の3　法第21条第4項の厚生労働省令で定める医師の基準は，次のとおりとする。

一　4年以上診断又は治療に従事した経験を有すること。

二　2年以上精神障害の診断又は治療に従事した経験を有すること。

三　精神障害の診断又は治療に従事する医師として著しく不適当と認められる者でないこと。

〔法第21条第5項において準用する厚生労働省令で定める事項〕

第5条の4　法第21条第5項において準用する法第19条の4の2に規定する厚生労働省令で定める事項は，次の各号に掲げる事項とする。

一　法第21条第4項後段の規定による措置を採つた年月日及び時刻並びに解除した年月日及び時刻

二　当該措置を採つたときの症状

〔任意入院者に関する措置の記録〕

第5条の5　法第21条第4項後段の規定による措置を採つた精神科病院の管理者は，当該措置を採つた日から1月以内に，次の各号に掲げる事項に関する記録を作成し，保存しなければならない。

一　精神科病院の名称及び所在地

二　患者の住所，氏名，性別及び生年月日

三　診察した法第21条第4項に規定する特定医師（以下「特定医師」という。）の氏名

四　入院年月日及び時刻

五　病名

六　生活歴及び現病歴

七　当該措置から12時間以内に法第21条第3項の規定による診察をした指定医の氏名及び診察した日時

八　前号の診察の結果，法第21条第3項の措置は必要ないと認めたときは，その理由

九　第5条の2第4号の事後審査委員会による審議を行つた結果

〔入院等に関する告知事項〕

第6条　法第21条第7項，第29条第3項（法第29条の2第4項及び第33条の7において準用する場合を含む。）及び第33条の3第1項本文の厚生労働省令で定める事項は，第5条第2号に掲げる事項とする。

〔身分を示す証票〕

第7条　第4条の14の規定は，法第27条第5項，第38条の6第3項及び第40条の5第2項において読み替えて準用する法第19条の6の16第2項に規定する指定医及び当該職員の身分を示す証票について準用する。この場合において，第4条の14中「別記様式第2号」とあるのは，「それぞれ別記様式第1号及び第2号」と読み替えるものとする。

〔移送の告知〕

第8条　法第29条の2の2第2項の厚生労働省令で定める事項は，次のとおりとする。

一　移送先の精神科病院の名称及び所在地

二　移送の方法

三　法第29条の2の2第3項に規定する行動の制限に関する事項

〔入院措置の解除が認められるに至つたときの届出事項〕

第９条　法第29条の５の厚生労働省令で定める事項は，次のとおりとする。

一　精神科病院の名称及び所在地

二　患者の住所，氏名，性別及び生年月日

三　入院年月日

四　病名及び入院後の病状又は状態像の経過の概要

五　退院後の処置に関する事項

六　退院後の帰住先及びその住所

七　診察した指定医の氏名

第10条及び第11条　削除

〔診療報酬の請求〕

第12条　国等の設置した精神科病院又は指定病院は，療養の給付及び公費負担医療に関する費用の請求に関する命令（昭和51年厚生省令第36号），訪問看護療養費及び公費負担医療に関する費用の請求に関する命令（平成４年厚生省令第５号）又は介護給付費及び公費負担医療等に関する費用等の請求に関する命令（平成12年厚生省令第20号）の定めるところにより，当該精神科病院又は指定病院が行つた医療に係る診療報酬を請求するものとする。

第13条から第15条まで　削除

〔法第29条の６の厚生労働省令で定める資格を有する者〕

第15条の２　法第29条の６（法第33条の４において準用する場合を含む。）の厚生労働省令で定める資格を有する者は，次の各号のいずれかに該当するものとする。

一　次のイからヘまでに掲げる者であつて，精神障害者に関する当該イからヘまでに定める業務に従事した経験を有するもの

イ　保健師　保健師助産師看護師法（昭和23年法律第203号）第２条に規定する業務

ロ　看護師　保健師助産師看護師法第５条に規定する業務

ハ　准看護師　保健師助産師看護師法第６条に規定する業務

ニ　作業療法士　理学療法士及び作業療法士法（昭和40年法律第137号）第２条第４項に規定する業務

ホ　社会福祉士　社会福祉士及び介護福祉士法（昭和62年法律第30号）第２条第１項に規定する業務

ヘ　公認心理師　公認心理師法（平成27年法律第68号）第２条に規定する業務

二　前号に掲げる者以外の者で，３年以上，精神障害者及びその家族等からの精神障害者の退院後の生活環境に関する相談及びこれらの者に対する指導についての実務に従事した経験を有し，かつ，厚生労働大臣が定める研修を修了したもの

〔法第29条の６の規定による退院後生活環境相談員の選任〕

第15条の３　法第29条の６の規定による退院後生活環境相談員の選任は，法第29条第１項の規定による入院措置が採られた日から７日以内に行わなければならない。

２　前項の規定は，法第33条の４において読み替えて準用する法第29条の６の規定による退院後生活環境相談員の選任について準用する。この場合において，前項中「第29条第１項」とあるのは，「第33条第１項又は第２項」と読み替えるものとする。

〔地域援助事業者の紹介〕

第15条の４　措置入院者（法第29条の４第１項に規定する措置入院者をいう。以下同じ。）及び医療保護入院者（法第33条第６項に規定する医療保護入院者をいう。以下同じ。）を入院させている精神科病院の管理者は，法第29条の７（法第33条の４において準用する場合を含む。）に規定する地域援助事業者（第15条の12第３項第２号において「地域援助事業者」という。）を紹介するに当たつては，当該地域援助事業者の連絡先を記載した書面を交付する方法その他の適切な方法により行うものとする。

〔法第29条の７の厚生労働省令で定める者〕

第15条の５　法第29条の７（法第33条の４において準用する場合を含む。）の厚生労働省令で定める者は，次の各号に掲げるものとする。

一　障害者の日常生活及び社会生活を総合的に支援するための法律（平成17年法律第123号）第５条第１項に規定する障害福祉サービス（第22条の２において「障害福祉サービス」という。）に係る事業を行う者

二　介護保険法（平成９年法律第123号）第８条第11項に規定する特定施設入居者生活介護を行う者

三　介護保険法第８条第19項に規定する小規模多機能型居宅介護を行う者（介護支援専門員（同法第７条第５項に規定する介護支援専門員をいう。以下同じ。）を有するものに限る。）

四　介護保険法第８条第20項に規定する認知症対応型共同生活介護を行う者（介護支援専門員を有するものに限る。）

五　介護保険法第８条第21項に規定する地域密着型特定施設入居者生活介護を行う者

六　介護保険法第８条第22項に規定する地域密着型介護老人福祉施設入所者生活介護を行う者

七　介護保険法第８条第23項に規定する複合型サービスを行う者

八　介護保険法第８条第27項に規定する介護福祉施設サービスを行う者

九　介護保険法第８条第28項に規定する介護保健施設サービスを行う者

十　介護保険法第８条第29項に規定する介護医療院サービスを行う者

十一　介護保険法第８条の２第９項に規定する介護予防特定施設入居者生活介護を行う者

十二　介護保険法第８条の２第14項に規定する介護予防小規模多機能型居宅介護を行う者

十三　介護保険法第８条の２第15項に規定する介護予防認知症対応型共同生活介護を行う者（介護支援専門員を有するものに限る。）

十四　介護保険法第８条の２第16項に規定する介護予防支援事業を行う者（介護支援専門員を有するものに限る。）

十五　健康保険法等の一部を改正する法律（平成18年法律第83号）附則第130条の２第１項の規定によりなおその効力を有するものとされた同法第26条の規定による改正前の介護保険法第８条第26項に規定する介護療養施設サービスを行う者

〔法第33条第１項等の厚生労働省令で定める期間〕

第15条の６　法第33条第１項，第２項及び第６項の厚生労働省令で定める期間は，当該医療保護入院から６月を経過するまでの間は３月とし，６月を経過した後は６月とする。

〔法第33条第３項の厚生労働省令で定める基準〕

第15条の７　第５条の２の規定は，法第33条第３項の厚生労働省令で定める基準について準用する。この場合において，第５条の２第４号中「法第21条第４項」とあるのは「法第33条第３項」と，「措置」とあるのは「入院措置」と読み替えるものとする。

〔法第33条第４項において準用する法第19条の４の２に規定する厚生労働省令で定める事項〕

第15条の８　法第33条第４項において準用する法第19条の４の２に規定する厚生労働省令で定める事項は，次の各号に掲げる事項とする。

一　法第33条第３項後段の規定による入院措置を採つたときの症状

二　法第20条の規定による入院が行われる状態にないと判定した理由

〔医療保護入院措置に関する記録〕

第15条の９　法第33条第１項又は第２項の規定による入院措置を採ろうとする場合において，同条第３項後段の規定による入院措置を採つた精神科病院の管理者は，当該入院措置を採つた日から１月以内に，次の各号に掲げる事項に関する記録を作成し，保存しなければならない。

一　精神科病院の名称及び所在地

二　患者の住所，氏名，性別及び生年月日

三　診察した特定医師の氏名

四　入院年月日及び時刻

五　病名

六　法第20条の規定による入院が行われる状態にないと判定した理由

七　生活歴及び現病歴

八　当該入院措置から12時間以内に法第33条第１項又は第２項の規定による診察をした指定医の氏名及び診察した日時

九　前号の診察の結果，法第33条第１項又は第２項の入院措置は必要ないと認めたときは，その理由

十　第５条の２第１項第４号の事後審査委員会による審議を行つた結果

十一　入院について同意した法第５条第２項に規定する家族等（以下「家族等」という。）の住所，氏名，性別，生年月日及び患者との続柄

〔医療保護入院の入院の期間の更新の同意に関する通知事項〕

第15条の10　精神科病院の管理者は，法第33条第６項の規定による入院の期間の更新（以下「更新」という。）の同意を求めるときは，当該入院に係る同条第１項の規定による同意をした家族等（２回目以降の更新の同意にあつては，当該更新の同意の直前の更新の同意をした家族等）に対し，次に掲げる事項を通知しなければならない。

一　当該更新に係る医療保護入院者が，法第33条第６項第１号に該当する旨及びその理由

二　当該更新に係る医療保護入院者について，法第33条第６項第２号の規定による審議が行われたこ

と

三　更新後の入院期間

四　第15条の14に定める日までに当該通知に係る家族等から不同意の意思表示を受けなかつたときに法第33条第８項の規定により家族等の同意を得たものとみなすこととする場合は，その旨及び第15条の14に定める日の日付

2　精神科病院の管理者は，前項の規定にかかわらず，同項の家族等が次の各号のいずれかに該当する場合は，当該家族等以外の家族等に対し，更新の同意を求めることができる。この場合において，当該管理者は当該家族等以外の家族等に対し，同項各号（第４号を除く。）に掲げる事項を通知しなければならない。

一　家族等に該当しなくなつたとき。

二　死亡したとき。

三　その意思を表示することができないとき。

四　更新の同意又は不同意の意思表示を行わないとき。

五　前項の規定による更新の同意の求めに対し，不同意の意思表示を行つたとき。

3　前２項の通知は，やむを得ない場合を除き，当該通知に係る医療保護入院者の入院期間満了日の１月前から２週間前までの間に行うものとする。

〔医療保護入院者退院支援委員会の開催〕

第15条の11　精神科病院の管理者は，法第33条第１項又は第２項の規定により定めた入院期間（２回目以降の更新については，更新された入院期間）が経過する前に，当該医療保護入院者の入院を継続する必要があるかどうかの審議を行うため，医療保護入院者退院支援委員会（法第33条第６項第２号に規定する委員会をいう。以下「委員会」という。）を開催しなければならない。

2　委員会は，前項の規定による審議の結果，当該審議に係る医療保護入院者の入院を継続する必要があると認めるときは，更新後の入院期間及び退院に向けた取組の方針を定めなければならない。

3　精神科病院の管理者は，第１項の規定による審議の結果を当該審議に係る医療保護入院者及び次条第３項各号に掲げる者（同項の規定による通知を受けた者に限る。）に通知しなければならない。

〔委員会〕

第15条の12　委員会は，次に掲げる者をもつて構成する。

一　委員会の審議に係る医療保護入院者の主治医

二　当該医療保護入院者が入院している精神科病院に勤務する看護師又は准看護師

三　当該医療保護入院者について法第33条の４において読み替えて準用する第29条の６の規定により選任された退院後生活環境相談員

四　前３号に掲げる者以外の当該精神科病院の職員で，当該精神科病院の管理者から出席を求められたもの

2　精神科病院の管理者は，委員会の審議に係る医療保護入院者が委員会の構成員となることを希望するときは，委員会に，当該医療保護入院者を構成員として加えるものとする。この場合において，当該医療保護入院者は，委員会に出席し，又は書面により意見を述べることができる。

3　精神科病院の管理者は，委員会の審議に係る医療保護入院者が次の各号に掲げる者を委員会の構成員とすることを希望するときは，あらかじめ，その旨をこれらの者に対し書面により通知するものとし，当該通知を受けた者が委員会の構成員となることを希望するときは，委員会に，当該希望する者を構成員として加えるものとする。この場合において，当該希望する者は，委員会に出席し，又は書面により意見を述べることができる。

一　委員会の審議に係る医療保護入院者の家族等

二　地域援助事業者その他の当該医療保護入院者の退院後の生活環境に関わる者

〔委員会の開催日の記録等〕

第15条の13　精神科病院の管理者は，委員会の開催日その他委員会における審議の過程を文書により記録し，これを当該開催日から５年間保存しなければならない。

2　委員会の審議に係る医療保護入院者の主治医は，委員会が開催されたときは，遅滞なく，当該委員会の開催日を診療録に記載しなければならない。

〔法第33条第８項の厚生労働省令で定める日〕

第15条の14　法第33条第８項の厚生労働省令で定める日は，医療保護入院者の入院期間満了日前であつて，第15条の10第１項の通知を発した日から２週間を経過した日とする。

〔法第33条第８項の厚生労働省令で定める場合〕

第15条の15　法第33条第８項の厚生労働省令で定める場合は，次の各号のいずれかに該当する場合とする。

一　精神科病院の管理者と第15条の10第１項の通知に係る家族等との連絡が定期的に行われていないとき。

二　精神科病院の管理者が，第15条の10第１項の通知を発したときから更新するまでの間に，当該通知に係る家族等が同条第２項第１号から第４号までのいずれかに該当することを把握したとき。

三　第15条の10第２項の規定による通知がされたとき。

四　第15条の10第１項の通知を発した日から２週間が経過した日が当該医療保護入院者の入院期間満了日を経過するとき。

〔法第33条第９項の厚生労働省令で定める事項〕

第15条の16　法第33条第９項の厚生労働省令で定める事項は，次の各号に掲げる届出の区分に応じ，それぞれ当該各号に定める事項とする。

一　法第33条第１項又は第２項の規定による入院措置に係る届出

イ　精神科病院の名称及び所在地

ロ　患者の住所，氏名，性別及び生年月日

ハ　入院年月日

ニ　病名

ホ　法第20条の規定による入院が行われる状態にないと判定した理由

ヘ　生活歴及び現病歴

ト　法第33条第１項又は第２項の規定により定めた入院期間

チ　診察した指定医の氏名

リ　法第34条第１項の規定による移送の有無

ヌ　入院について同意した家族等の住所，氏名，性別，生年月日及び患者との続柄

ル　法第33条の４において読み替えて準用する第29条の６の規定により選任された退院後生活環境相談員の氏名

二　法第33条第１項又は第２項の規定による入院措置を採ろうとする場合において，同条第３項後段の規定による入院措置を採つたときの届出

イ　診察した特定医師の氏名

ロ　入院年月日及び時刻

ハ　当該入院措置から12時間以内に法第33条第１項又は第２項の規定による診察をした指定医の氏名及び診察した日時

ニ　ハの診察の結果，法第33条第１項又は第２項の入院措置は必要ないと認めたときは，その理由

ホ　前号イ，ロ，ニからへまで及びヌに掲げる事項

三　更新に係る届出

イ　法第33条第６項第１号の規定による診察をした時点における病名

ロ　イの診察の結果，法第20条の規定による入院が行われる状態にないと判定した理由

ハ　更新後の入院期間

ニ　イの診察をした指定医の氏名

ホ　法第33条第６項第２号の規定による審議が行われたこと

ヘ　更新前の入院期間に係る病状又は状態像の経過の概要

ト　退院に向けた取組の状況

チ　更新の同意をした家族等及び当該更新に係る法第33条第１項の規定による同意をした家族等（２回目以降の更新の同意にあつては，当該更新の同意の直前の更新の同意をした家族等）の住所，氏名，性別，生年月日及び患者との続柄

リ　法第33条第８項の規定により家族等の同意を得たものとみなした場合は，その旨

ヌ　第１号イからハまでに掲げる事項

〔法第33条の２の厚生労働省令で定める事項〕

第15条の17　法第33条の２の厚生労働省令で定める事項は，次のとおりとする。

一　精神科病院の名称及び所在地

二　患者の住所，氏名，性別及び生年月日

三　退院年月日

四　病名

五　退院後の処置に関する事項

六　退院後の帰住先及びその住所

〔診療録に記載しなければならない事項〕

第15条の18　法第33条の３第２項の規定により診療録に記載しなければならない事項は，次のとおりとする。

一　法第33条の３第１項本文に規定する事項（以下「医療保護入院に係る告知事項」という。）のうち知らせなかつたもの

二　症状その他医療保護入院に係る告知事項を知らせることがその者の医療及び保護を図る上で支障があると認められた理由

三　医療保護入院に係る告知事項を知らせた年月日

〔法第33条の６第３項において準用する法第19条の４

の２に規定する厚生労働省令で定める事項〕

第16条　法第33条の６第３項において準用する法第19条の４の２に規定する厚生労働省令で定める事項は，次の各号に掲げる事項とする。

一　法第33条の６第２項後段の規定による入院措置を採つた年月日及び時刻並びに解除した年月日及び時刻

二　当該入院措置を採つたときの症状

三　法第20条の規定による入院が行われる状態にないと判定した理由

〔応急入院の措置に関する記録〕

第16条の２　法第33条の６第２項後段の規定による入院措置を採つた精神科病院の管理者は，当該入院措置を採つた日から１月以内に，次の各号に掲げる事項に関する記録を作成し，保存しなければならない。

一　精神科病院の名称及び所在地

二　患者の住所，氏名，性別及び生年月日

三　診察した特定医師の氏名

四　入院年月日及び時刻

五　病名

六　法第20条の規定による入院が行われる状態にないと判定した理由

七　生活歴及び現病歴

八　当該入院措置から12時間以内に法第33条の６第１項の規定による診察をした指定医の氏名及び診察した日時

九　前号の診察の結果，法第33条の６第１項の入院措置は必要ないと認めたときは，その理由

十　法第33条の６第１項の厚生労働大臣の定める基準に基づき設置された事後審査委員会による審議を行つた結果

十一　医療及び保護を依頼した者の患者との関係

〔法第33条の６第５項の厚生労働省令で定める事項〕

第16条の３　法第33条の６第５項の厚生労働省令で定める事項は，次の各号に掲げる届出の区分に応じ，それぞれ当該各号に定める事項とする。

一　法第33条の６第１項の規定による入院措置に係る届出

イ　精神科病院の名称及び所在地

ロ　患者の住所，氏名，性別及び生年月日

ハ　入院年月日及び時刻

ニ　病名及び症状

ホ　法第20条の規定による入院が行われる状態にないと判定した理由

ヘ　診察した指定医の氏名

ト　法第34条第３項の規定による移送の有無

チ　医療及び保護を依頼した者の患者との関係

二　法第33条の６第１項の規定による入院措置を採ろうとする場合において，法同条第２項後段の規定による入院措置を採つた場合の当該入院措置に係る届出

イ　診察した特定医師の氏名

ロ　病名

ハ　生活歴及び現病歴

ニ　当該入院措置から12時間以内に法第33条の６第１項の規定による診察をした指定医の氏名及び診察した日時

ホ　前号の診察の結果，法第33条の６第１項の入院措置は必要ないと認めたときは，その理由

ヘ　前号イからハまで，ホ及びチに掲げる事項

〔準用〕

第17条　第８条の規定は，法第34条第４項において準用する法第29条の２の２第２項の厚生労働省令で定める事項について準用する。この場合において，第８条第３号中「法第29条の２の２第３項」とあるのは，「法第34条第４項において準用する法第29条の２の２第３項」と読み替えるものとする。

〔法第35条の２第１項の厚生労働省令で定める者〕

第18条　法第35条の２第１項の厚生労働省令で定める者は，次に掲げる者とする。

一　法第33条第２項の規定により入院した者

二　外部との交流を促進するための支援を要するものとして都道府県知事が適当と認める者

〔法第35条の２第１項の規定により都道府県知事が行う研修〕

第18条の２　法第35条の２第１項の規定により都道府県知事が行う研修は，次に掲げる事項についての講義及び演習により行うものとする。

一　精神保健，医療及び福祉の現状及び課題

二　入院者訪問支援事業の概要

三　入院者訪問支援員として必要な技能

〔法第35条の２第１項の厚生労働省令で定める支援〕

第18条の３　法第35条の２第１項の厚生労働省令で定める支援は，次に掲げるものとする。

一　入院中の生活に関する相談

二　必要な情報の提供

〔措置入院者に係る定期報告事項等〕

第19条　法第38条の２第１項前段の厚生労働省令で

定める事項は，次のとおりとする。
一　精神科病院の名称及び所在地
二　患者の住所，氏名，性別及び生年月日
三　入院年月日及び前回の法第38条の２第１項前段の規定による報告の年月日
四　病名及び過去６月間（入院年月日から起算して６月を経過するまでの間は，過去３月間）の病状又は状態像の経過の概要
五　処遇に関する事項
六　法第29条の６の規定により選任された退院後生活環境相談員の氏名
七　過去６月間の法第40条の規定による措置の状況
八　今後の治療方針
九　診察年月日及び診察した指定医の氏名
十　退院に向けた取組の状況
２　法第38条の２第１項後段の厚生労働省令で定める事項は，次のとおりとする。
一　症状
二　前項第４号及び第８号に掲げる事項
３　法第38条の２第１項前段の規定による報告は，法第29条第１項の規定による入院措置が採られた日の属する月の翌月を初月とする同月以後の６月ごとの各月に行わなければならない。ただし，入院年月日から起算して６月を経過するまでの間は，３月ごとの各月に行わなければならない。

第20条　削除

〔法第38条の２第２項の厚生労働省令で定める期間〕

第20条の２　法第38条の２第２項の厚生労働省令で定める期間は，５年間とする。

〔法第38条の２第２項の厚生労働省令で定める者〕

第20条の３　法第38条の２第２項の厚生労働省令で定める者は，法第38条の７第１項又は第40条の６第１項の規定による命令を受けた後，相当の期間を経過してもなお当該精神科病院に入院中の者の処遇が改善されないと認められる者とする。

〔法第38条の２第２項の厚生労働省令で定める基準〕

第20条の４　法第38条の２第２項の厚生労働省令で定める基準は，法第20条の規定により入院している者が次に掲げる要件のいずれかを満たすこととする。
一　入院後１年以上経過していること。
二　入院後６月を経過するまでの間に法第36条第３項に規定する行動の制限を受けたこと又は夜間以外の時間帯に病院から自由に外出することを制限されたこと（前号に該当する場合を除く。）。

〔法第38条の２第２項の厚生労働省令で定める事項〕

第20条の５　法第38条の２第２項の厚生労働省令で定める事項は，次のとおりとする。
一　入院年月日及び前回の法第38条の２第２項の規定による報告の年月日
二　診察年月日及び診察した医師の氏名
三　病名及び過去12月間の病状又は状態像の経過の概要
四　第19条第１項第１号，第２号及び第８号に掲げる事項

〔精神医療審査会への通知事項〕

第21条　法第38条の３第１項及び第５項の厚生労働省令で定める事項は，次の各号に掲げる区分に応じ，それぞれ当該各号に定める事項とする。
一　法第29条第１項の規定による入院措置
イ　精神科病院の名称及び所在地
ロ　患者の住所，氏名，性別及び生年月日
ハ　法第22条から第26条の３まで及び第27条第２項の規定による申請，通報，届出又は診察に関する事項
ニ　診察年月日及び診察した指定医の氏名
ホ　指定医の診察の判定内容（病名及び症状を含む。）
ヘ　法第29条の２の２第１項の規定による移送の有無
二　法第38条の２第１項前段の規定による報告　第19条第１項各号に掲げる事項
三　法第33条第９項の規定による届出のうち，同条第１項又は第２項の規定による入院措置に係るもの　第15条の16第１号イからルまでに掲げる事項
四　法第33条第９項の規定による届出のうち，更新に係るもの　第15条の16第３号イからヌまでに掲げる事項
五　法第38条の２第２項の規定による報告　第20条の５各号に掲げる事項

〔退院等の請求〕

第22条　法第38条の４の規定による請求は，次に掲げる事項に関し申し立てることにより行うものとする。
一　患者の住所，氏名及び生年月日
二　請求人が患者本人でない場合にあつては，その者の住所，氏名及び患者との続柄
三　患者が入院している精神科病院の名称
四　請求の趣旨及び理由
五　請求年月日

〔法第39条第１項第６号の厚生労働省令で定める事項〕

第22条の２　法第39条第１項第６号の厚生労働省令で定める事項は，退去者が同項第５号に掲げる入院年月日より前に障害福祉サービスを利用していた場合における当該障害福祉サービスに係る事業を行う者の名称，所在地及び連絡先とする。

〔法第40条の７の厚生労働省令で定める事項〕

第22条の２の２　法第40条の７の厚生労働省令で定める事項は，虐待を行つた業務従事者の職種とする。

〔法第41条第２項第２号の厚生労働省令で定める場所〕

第22条の３　法第41条第２項第２号の厚生労働省令で定める場所は，次に掲げる場所とする。

一　精神障害者の居宅

二　法第６条第１項に規定する精神保健福祉センター

三　地域保健法（昭和22年法律第101号）第５条第１項に規定する保健所

四　医療法（昭和23年法律第205号）第１条の５第１項に規定する病院及び同条第２項に規定する診療所（入院している精神障害者のみに対して医療を提供する場所を除く。）

五　障害者の日常生活及び社会生活を総合的に支援するための法律第５条第17項に規定する共同生活援助を行う住居

六　前各号に掲げるもののほか，精神障害者に対して保健医療サービス及び福祉サービスを提供する場所

〔精神障害者保健福祉手帳の申請〕

第23条　法第45条第１項の規定による精神障害者保健福祉手帳の交付の申請をしようとする精神障害者は，次の各号に掲げる事項を記載した申請書を，その居住地（居住地を有しないときは，その現在地。以下この条及び第30条において同じ。）の都道府県知事（地方自治法（昭和22年法律第67号）第252条の19第１項の指定都市（以下この条において「指定都市」という。）においては，指定都市の長。この条及び第30条において同じ。）に提出しなければならない。

一　当該申請に係る精神障害者の氏名，住所，生年月日，個人番号（行政手続における特定の個人を識別するための番号の利用等に関する法律（平成25年法律第27号）第２条第５項に規定する個人番号をいう。第26条及び第30条において同じ。）及び連絡先

二　当該申請に係る精神障害者が18歳未満である場合においては，当該精神障害者の親権を行う者，未成年後見人その他の者で，当該精神障害者を現に監護する者の氏名，住所，連絡先及び当該精神障害者との続柄

2　法第45条第１項の厚生労働省令で定める書類は，第１号又は第２号に掲げる書類及び第３号に掲げる書類とする。ただし，都道府県知事は，当該書類により証明すべき事実を公簿等によつて確認することができるときは，当該書類を省略させることができる。

一　指定医その他精神障害の診断又は治療に従事する医師の診断書（初めて医師の診療を受けた日から起算して６月を経過した日以後における診断書に限る。）

二　次に掲げる精神障害を支給事由とする給付を現に受けていることを証する書類の写し

イ　国民年金法（昭和34年法律第141号）による障害基礎年金及び国民年金法等の一部を改正する法律（昭和60年法律第34号。以下「昭和60年改正法」という。）第１条の規定による改正前の国民年金法による障害年金

ロ　厚生年金保険法（昭和29年法律第115号）による障害厚生年金及び昭和60年改正法第３条の規定による改正前の厚生年金保険法による障害年金

ハ　昭和60年改正法第５条の規定による改正前の船員保険法（昭和14年法律第73号）による障害年金（職務外の事由によるものに限る。）

ニ　被用者年金制度の一元化等を図るための厚生年金保険法等の一部を改正する法律（平成24年法律第63号。以下この号において「平成24年一元化法」という。）附則第36条第５項に規定する改正前国共済法による職域加算額のうち障害を給付事由とするもの及び平成24年一元化法附則第37条第１項に規定する給付のうち障害を給付事由とするもの

ホ　平成24年一元化法附則第41条第１項の規定による障害共済年金

ヘ　平成24年一元化法附則第60条第５項に規定する改正前地共済法による職域加算額のうち障害を給付事由とするもの及び平成24年一元化法附則第61条第１項に規定する給付のうち障害を給付事由とするもの

ト　平成24年一元化法附則第65条第１項の規定による障害共済年金

チ　平成24年一元化法附則第78条第３項に規定する改正前私学共済法による年金である給付のうち障害を給付事由とするもの及び平成24年一元化法附則第79条に規定する給付のうち障害を給付事由とするもの

リ　厚生年金保険制度及び農林漁業団体職員共済組合制度の統合を図るための農林漁業団体職員共済組合法等を廃止する等の法律（平成13年法律第101号。以下この号において「平成13年統合法」という。）附則第16条第１項の規定によりなおその効力を有するものとされた同法附則第２条第１項第１号に規定する廃止前農林共済法による障害共済年金及び平成13年統合法附則第16条第２項の規定によりなおその効力を有するものとされた同法附則第２条第１項第５号に規定する旧制度農林共済法による障害年金並びに平成13年統合法附則第25条第４項第11号に規定する特例障害農林年金

ヌ　特定障害者に対する特別障害給付金の支給に関する法律（平成16年法律第166号）に基づく特別障害給付金

三　精神障害者の写真

第24条　削除

〔精神障害者保健福祉手帳の記載事項等〕

第25条　精神障害者保健福祉手帳に記載すべき事項は，次のとおりとする。

一　精神障害者の氏名，現住所及び生年月日

二　精神障害者保健福祉手帳の交付番号，交付年月日及び有効期限

２　精神障害者保健福祉手帳には，やむを得ない理由がある場合を除き，当該精神障害者保健福祉手帳の交付を受けた者の写真を表示するものとする。

〔精神障害者保健福祉手帳交付台帳の記載事項〕

第26条　令第７条第１項の規定により精神障害者保健福祉手帳交付台帳に記載すべき事項は，次のとおりとする。

一　精神障害者の氏名，住所，生年月日及び個人番号

二　障害等級

三　精神障害者保健福祉手帳の交付番号，交付年月日及び有効期限

四　精神障害者保健福祉手帳の再交付をしたときは，その年月日及び理由

第27条　削除

〔精神障害者保健福祉手帳の更新〕

第28条　法第45条第４項の規定による政令で定める精神障害の状態にあることについての認定の申請は，第23条の規定を準用する。

２　前項の申請は，精神障害者保健福祉手帳に記載された有効期限の到来する日の３月前から行うことができる。

〔障害等級の変更の申請〕

第29条　令第９条第１項の規定による障害等級の変更の申請については，前条第１項の規定を準用する。

〔精神障害者保健福祉手帳の再交付の申請〕

第30条　令第10条第１項の規定による精神障害者保健福祉手帳の再交付の申請をしようとする精神障害者は，第１号に掲げる事項を記載した申請書を，その居住地の都道府県知事に提出しなければならない。ただし，当該申請を行う精神障害者が当該精神障害者に係る第２号に掲げる書類を提示する場合の申請書については，当該精神障害者の個人番号を記載することを要しない。

一　次に掲げる事項

イ　当該申請に係る精神障害者の氏名，住所，生年月日，個人番号及び先に交付を受けた精神障害者保健福祉手帳の交付番号

ロ　申請の理由

二　氏名及び生年月日又は住所（以下この号において「個人識別事項」という。）が記載された書類であつて，次に掲げるもののいずれかに該当するもの

イ　行政手続における特定の個人を識別するための番号の利用等に関する法律による個人番号カード，道路交通法（昭和35年法律第105号）による運転免許証若しくは運転経歴証明書（交付年月日が平成24年４月１日以降のものに限る。），旅券法（昭和26年法律第267号）による旅券，身体障害者福祉法（昭和24年法律第283号）による身体障害者手帳，精神障害者保健福祉手帳，療育手帳（知的障害者の福祉の充実を図るため，児童相談所又は知的障害者更生相談所において知的障害と判定された者に対して支給される手帳で，その者の障害の程度その他の事項の記載があるものをいう。），出入国管理及び難民認定法（昭和26年政令第319号）による

在留カード又は日本国との平和条約に基づき日本の国籍を離脱した者等の出入国管理に関する特例法（平成３年法律第71号）による特別永住者証明書

ロ　イに掲げるもののほか，官公署から発行され，又は発給された書類その他これに類する書類であつて，写真の表示その他の当該書類に施された措置によつて，当該精神障害者が当該書類に記載された個人識別事項により識別される特定の個人と同一の者であることを確認することができるものとして都道府県知事が適当と認めるもの

ハ　健康保険法（大正11年法律第70号）第51条の３第１項に規定する書面，船員保険法第28条の２第１項に規定する書面，国民健康保険法（昭和33年法律第192号）第９条第２項（同法第22条において準用する場合を含む。）に規定する書面若しくは高齢者の医療の確保に関する法律（昭和57年法律第80号）第54条第３項に規定する書面，防衛省の職員の給与等に関する法律（昭和27年法律第266号）第22条第６項に規定する書面，国家公務員共済組合法（昭和33年法律第128号）第53条の２第１項（私立学校教職員共済法（昭和28年法律第245号）第25条において同項の規定を読み替えて準用する場合を含む。）に規定する書面又は地方公務員等共済組合法（昭和37年法律第152号）第55条の２第１項に規定する書面，健康保険法による日雇特例被保険者手帳（健康保険印紙を貼り付けるべき余白があるものに限る。），介護保険法による被保険者証，児童扶養手当法（昭和36年法律第238号）による児童扶養手当証書又は官公署から発行され，若しくは発給された書類その他これに類する書類であつて都道府県知事が適当と認めるもののうち２以上の書類

２　都道府県知事は，精神障害者保健福祉手帳を破り，又は汚した者に対する令第10条第１項の規定による精神障害者保健福祉手帳の再交付については，先に交付した精神障害者保健福祉手帳と引換えに行わなければならない。

〔法第46条の厚生労働省令で定める者〕

第31条　法第46条の厚生労働省令で定める者は，保健，医療，福祉，住まい，就労その他日常生活に係る精神保健に関する課題を抱える者とする。

第32条から第34条まで　削除

〔精神障害者社会復帰促進センター指定申請書〕

第35条　法第51条の２第１項の規定により指定を受けようとする法人は，次の事項を記載した申請書を厚生労働大臣に提出しなければならない。

一　名称，住所及び事務所の所在地

二　代表者の氏名

２　前項の申請書には，次に掲げる書面を添付しなければならない。

一　定款

二　登記事項証明書

三　役員の氏名，住所及び略歴を記載した書面

四　法第51条の３各号に掲げる業務の実施に関する基本的な計画

五　資産の総額並びにその種類及びこれを証する書類

〔名称等変更の届出〕

第36条　法第51条の２第１項に規定する精神障害者社会復帰促進センター（以下「センター」という。）は，同条第３項の規定により届出をしようとするときは，次の事項を記載した書面を厚生労働大臣に提出しなければならない。

一　変更後の名称，住所又は事務所の所在地

二　変更しようとする年月日

三　変更の理由

〔センターへの協力〕

第37条　法第51条の４の厚生労働省令で定める情報又は資料は，次のとおりとする。

一　精神障害者の社会復帰の促進を図るための相談及び訓練に関する情報又は資料

二　前号に掲げる相談及び訓練を受けた精神障害者の性別，生年月日及び家族構成並びに状態像の経過に関する情報又は資料（当該精神障害者を識別できるものを除く。）

〔特定情報管理規程の認可申請等〕

第38条　センターは，法第51条の５第１項前段の規定により特定情報管理規程の認可を受けようとするときは，その旨を記載した申請書に当該特定情報管理規程を添えて，これを厚生労働大臣に提出しなければならない。

２　センターは，法第51条の５後段の規定により特定情報管理規程の変更の認可を受けようとするときは，次に掲げる事項を記載した申請書を厚生労働大臣に提出しなければならない。

一　変更しようとする事項
二　変更の理由

〔特定情報管理規程記載事項〕

第39条　法第51条の５第３項の規定により特定情報管理規程に記載すべき事項は，次のとおりとする。
一　特定情報（法第51条の５第１項に規定する特定情報をいう。以下この条において同じ。）の適正な管理及び使用に関する職員の意識の啓発及び教育に関する事項
二　特定情報の適正な管理及び使用に係る事務を統括管理する者に関する事項
三　特定情報の記録された物の紛失，盗難及びき損を防止するための措置に関する事項
四　特定情報の使用及びその制限に関する事項
五　特定情報の処理に関し電子計算機を用いる場合には，当該電子計算機及び端末装置を設置する場所の入出場の管理その他これらの施設への不正なアクセスを予防するための措置に関する事項
六　その他特定情報の適正な管理又は使用を図るための必要な措置に関する事項

〔身分を示す証票〕

第40条　法第51条の９第２項の規定において準用する法第19条の６の16第２項の規定による当該職員の身分を示す証票は，別記様式第４号によらなければならない。

附　則

1　この省令は，公布の日〔昭和25年６月24日〕から施行し，法施行の日〔昭和25年５月１日〕から適用する。

2　精神病者監護法施行規則（明治33年内務省令第35号）及び精神病院法施行規則（大正12年内務省令第17号）は廃止する。

別記様式第１号

（表　面）

第　　　　号 精神保健指定医の証 氏　名 年　　月　　日　生 勤務先 厚生労働省　　印	写真ちょう付面 交付日 令和　　年　　月　　日 有効期限 令和　　年　　月　　日

（Ａ列６番）

（裏　面）

精神保健及び精神障害者福祉に関する法律抜すい

（報告の徴収及び立入検査）

第十九条の六の十六　略

２　前項の規定により立入検査を行う当該職員は、その身分を示す証票を携帯し、関係者の請求があつたときは、これを提示しなければならない。

３　第一項の規定による権限は、犯罪捜査のために認められたものと解釈してはならない。

（申請等に基づき行われる指定医の診察等）

第二十七条　都道府県知事は、第二十二条から前条までの規定による申請、通報又は届出のあつた者について調査の上必要があると認めるときは、その指定する指定医をして診察をさせなければならない。

２　都道府県知事は、入院させなければ精神障害のために自身を傷つけ又は他人に害を及ぼすおそれがあることが明らかである者については、第二十二条から前条までの規定による申請、通報又は届出がない場合においても、その指定する指定医をして診察をさせることができる。

３　都道府県知事は、前二項の規定により診察をさせる場合には、当該職員を立ち会わせなければならない。

４　指定医及び前項の当該職員は、前三項の職務を行うに当たつて必要な限度においてその者の居住する場所へ立ち入ることができる。

５　第十九条の六の十六第二項及び第三項の規定は、前項の規定による立入りについて準用する。この場合において、同条第二項中「前項」とあるのは「第二十七条第四項」と、「当該職員」とあるのは「指定医及び当該職員」と、同条第三項中「第一項」とあるのは「第二十七条第四項」と読み替えるものとする。

（報告徴収等）

第三十八条の六　厚生労働大臣又は都道府県知事は、必要があると認めるときは、精神科病院の管理者に対し、当該精神科病院に入院中の者の症状若しくは処遇に関し、報告を求め、若しくは診療録その他の帳簿書類の提出若しくは提示を命じ、当該職員若しくはその指定する指定医に、精神科病院に立ち入り、これらの事項に関し、診療録その他の帳簿書類（その作成又は保存に代えて電磁的記録の作成又は保存がされている場合における当該電磁的記録を含む。）を検査させ、若しくは当該精神科病院に入院中の者その他の関係者に質問させ、又はその指定する指定医に、精神科病院に立ち入り、当該精神科病院に入院中の者を診察させることができる。

２　略

３　第十九条の六の十六第二項及び第三項の規定は、第一項の規定による立入検査、質問又は診察について準用する。この場合において、同条第二項中「前項」とあるのは「第三十八条の六第一項」と、「当該職員」とあるのは「当該職員及び指定医」と、同条第三項中「第一項」とあるのは「第三十八条の六第一項」と読み替えるものとする。

（注意）

一　この証票の取扱いに注意し、破り、汚し、又は失ったときは直ちに厚生労働大臣に届け出ること。

二　精神保健指定医でなくなったときは、厚生労働大臣に返還すること。

三　この証票の記載事項に変更が生じたときは、直ちに厚生労働大臣に届け出ること。

別記様式第２号

（表　面）

第　　　号

（職）氏名

年　月　日生

精神保健福祉職員の証

令和　年　月　日

厚生労働省（都道府県又は指定都市）印

写真ちょう付面

（A列６番）

（裏　面）

精神保健及び精神障害者福祉に関する法律抜すい

（報告の徴収及び立入検査）

第十九条の六の十六　略

2　前項の規定により立入検査を行う当該職員は、その身分を示す証票を携帯し、関係者の請求があつたときは、これを提示しなければならない。

3　第一項の規定による権限は、犯罪捜査のために認められたものと解釈してはならない。

（申請等に基づき行われる指定医の診察等）

第二十七条　都道府県知事は、第二十二条から前条までの規定による申請、通報又は届出のあつた者について調査の上必要があると認めるときは、その指定する指定医をして診察をさせなければならない。

2　都道府県知事は、入院させなければ精神障害のために自身を傷つけ又は他人に害を及ぼすおそれがあることが明らかである者については、第二十二条から前条までの規定による申請、通報又は届出がない場合においても、その指定する指定医をして診察をさせることができる。

3　都道府県知事は、前二項の規定により診察をさせる場合には、当該職員を立ち会わせなければならない。

4　指定医及び前項の当該職員は、前三項の職務を行うに当たつて必要な限度においてその者の居住する場所へ立ち入ることができる。

5　第十九条の六の十六第二項及び第三項の規定は、前項の規定による立入りについて準用する。この場合において、同条第二項中「前項」とあるのは「第二十七条第四項」と、「当該職員」とあるのは「指定医及び当該職員」と、同条第三項中「第一項」とあるのは「第二十七条第四項」と読み替えるものとする。

（報告徴収等）

第三十八条の六　厚生労働大臣又は都道府県知事は、必要があると認めるときは、精神科病院の管理者に対し、当該精神科病院に入院中の者の症状若しくは処遇に関し、報告を求め、若しくは診療録その他の帳簿書類の提出若しくは提示を命じ、当該職員若しくはその指定する指定医に、精神科病院に立ち入り、これらの事項に関し、診療録その他の帳簿書類（その作成又は保存に代えて電磁的記録の作成又は保存がされている場合における当該電磁的記録を含む。）を検査させ、若しくは当該精神科病院に入院中の者その他の関係者に質問させ、又はその指定する指定医に、精神科病院に立ち入り、当該精神科病院に入院中の者を診察させることができる。

2　略

3　第十九条の六の十六第二項及び第三項の規定は、第一項の規定による立入検査、質問又は診察について準用する。この場合において、同条第二項中「前項」とあるのは「第三十八条の六第一項」と、「当該職員」とあるのは「当該職員及び指定医」と、同条第三項中「第一項」とあるのは「第三十八条の六第一項」と読み替えるものとする。

（注意）

一　この証票の取扱いに注意し、破り、汚し、又は失ったときは直ちに厚生労働大臣（都道府県知事又は指定都市市長）に届け出ること。

二　精神保健福祉職員でなくなったときは、厚生労働大臣（都道府県知事又は指定都市市長）に返還すること。

別記様式第３号　削除

別記様式第４号

（表　面）

第　　　号

（職）氏名

年　月　日生

精神保健及び精神障害者福祉に関する法律第五十一条の九第一項の規定による立入検査を行う職員の証

令和　年　月　日

厚生労働省㊞

写真ちよう付面

（A列６番）

（裏　面）

精神保健及び精神障害者福祉に関する法律抜すい

（報告の徴収及び立入検査）

第十九条の六の十六　（略）

２　前項の規定により立入検査を行う当該職員は、その身分を示す証票を携帯し、関係者の請求があつたときは、これを提示しなければならない。

３　第一項の規定による権限は、犯罪捜査のために認められたものと解釈してはならない。

（報告及び検査）

第五十一条の九　厚生労働大臣は、第五十一条の三に規定する業務の適正な運営を確保するために必要な限度において、センターに対し、必要と認める事項の報告を求め、又は当該職員に、その事務所に立ち入り、業務の状況若しくは帳簿書類その他の物件を検査させることができる。

２　第十九条の六の十六第二項及び第三項の規定は、前項の規定による立入検査について準用する。この場合において、同条第二項中「前項」とあるのは「第五十一条の九第一項」と、同条第三項中「第一項」とあるのは「第五十一条の九第一項」と読み替えるものとする。

（注意）

一　この証票の取扱いに注意し、破り、汚し、又は失ったときは直ちに厚生労働大臣に届け出ること。

二　精神保健福祉職員でなくなったときは、厚生労働大臣に返還すること。

〔参　考〕

◉障害者の日常生活及び社会生活を総合的に支援するための法律等の一部を改正する法律の一部の施行に伴う厚生労働省関係省令の整理に関する省令（抄）

（令和６年１月25日 厚生労働省令第18号）

（精神保健及び精神障害者福祉に関する法律施行規則の一部改正）

第２条　精神保健及び精神障害者福祉に関する法律施行規則（昭和25年厚生省令第31号）の一部を次の表のように改正する。

（傍線部分は改正部分）

改　正　後	改　正　前
〔法第41条第２項第２号の厚生労働省令で定める場所〕 **第22条の３**　法第41条第２項第２号の厚生労働省令で定める場所は，次に掲げる場所とする。 一～四　（略） 五　障害者の日常生活及び社会生活を総合的に支援するための法律第５条第18項に規定する共同生活援助を行う住居 六　（略）	〔法第41条第２項第２号の厚生労働省令で定める場所〕 **第22条の３**　法第41条第２項第２号の厚生労働省令で定める場所は，次に掲げる場所とする。 一～四　（略） 五　障害者の日常生活及び社会生活を総合的に支援するための法律第５条第17項に規定する共同生活援助を行う住居 六　（略）

附　則（抄）

この省令は，障害者の日常生活及び社会生活を総合的に支援するための法律等の一部を改正する法律〔令和４年法律第104号〕附則第１条第４号に掲げる規定の施行の日〔令和４年12月16日から起算して３年を超えない範囲内において政令で定める日〕から施行する。〔以下略〕

精神保健及び精神障害者福祉に関する法律第28条の２の規定に基づき厚生労働大臣の定める基準

〔昭和63年４月８日
厚生省告示第125号〕

改正　平成18年１月12日厚生労働省告示第４号現在

精神保健法（昭和25年法律第123号）第28条の２第１項（第29条の２第４項において準用する場合を含む。）の規定に基づき，厚生大臣の定める基準を次のように定め，昭和63年７月１日から適用する。

第一

一　精神保健及び精神障害者福祉に関する法律（昭和25年法律第123号。以下「法」という。）第29条第１項の規定に基づく入院に係る精神障害者であり，かつ，医療及び保護のために入院させなければその精神障害のために自身を傷つけ又は他人に害を及ぼすおそれがある旨の法第18条第１項の規定により指定された精神保健指定医による判定は，診察を実施した者について，入院させなければその精神障害のために，次の表に示した病状又は状態像により，自殺企図等，自己の生命，身体を害する行為（以下「自傷行為」という。）又は殺人，傷害，暴行，性的問題行動，侮辱，器物破損，強盗，恐喝，窃盗，詐欺，放火，弄火等他の者の生命，身体，貞操，名誉，財産等又は社会的法益等に害を及ぼす行為（以下「他害行為」といい，原則として刑罰法令に触れる程度の行為をいう。）を引き起こすおそれがあると認めた場合に行うものとすること。

二　自傷行為又は他害行為のおそれの認定に当たつては，当該者の既往歴，現病歴及びこれらに関連する事実行為等を考慮するものとすること。

病状又は状態像	自傷行為又は他害行為のおそれの認定に関する事項	原因となる主な精神障害の例示
抑うつ状態	悲哀感，焦燥感，絶望感等の一般的な抑うつ感情，思考面での集中困難，思考制止，行動面での運動制止等がみられ，これに抑うつ的な内容の錯覚，幻覚，妄（もう）想を伴うことがしばしばあることから，このような病状又は状態像にある精神障害者は，自殺念慮，自傷念慮，心中念慮等を抱く結果，自傷行為又は他害行為を行うことがある。	躁うつ病圏 統合失調症圏 症状性又は器質性精神障害 心因性精神障害 等
躁状態	爽快感，易怒的，刺激的な昂揚感等の躁的感情，自我感情の肥大，思考面での観念奔逸，行動面での運動興奮等がみられ，これに躁的な内容の誇大等の妄（もう）想を伴うことがしばしばあることから，このような病状又は状態像にある精神障害者は，思考及び運動の抑制が減弱又は欠如し，傲（ごう）慢不そんな態度が度を超す結果，自傷行為又は他害行為を行うことがある。	躁うつ病圏 統合失調症圏 症状性又は器質性精神障害 等
幻覚妄（もう）想状態	幻覚，妄（もう）想がみられ，これに幻覚，妄（もう）想に対する自覚，洞察の欠如を伴うことがしばしばあることから，このような病状又は状態像にある精神障害者は，現実検討能力に欠け，恐慌状態や興奮状態に陥りやすい結果，自傷行為又は他害行為を行うことがある。	統合失調症圏 中毒性精神障害 躁うつ病圏 症状性又は器質性精神障害 等
精神運動興奮状態	欲動や意志の昂進又は抑制の減弱がみられ，これに思考の滅裂傾向を伴うことがしばしばあることから，このような病状又は状態像にある精神障害者は，多動興奮状態に陥りやすい結果，	統合失調症圏 中毒性精神障害

	突発的に自傷行為又は他害行為を行うことがある。	躁うつ病圏 心因性精神障害 症状性又は器質性精神障害 等
昏迷状態	意志発動性が強く抑制されているために，精神的にも身体的にも外界にほとんど応答できない状態がみられ，このような病状又は状態像にある精神障害者は，対人接触等の日常社会活動のみならず，摂食，排泄（せつ），睡眠等の生命維持に必要な活動を行うことができない結果，又は突発的な衝動行為を行う結果，自傷行為又は他害行為を行うことがある。	統合失調症圏 心因性精神障害 躁うつ病圏 中毒性精神障害 等
意識障害	周囲に対して適切な注意を払い，外界の刺激を的確に受けとつて対象を認知し，必要な思考及び判断を行つて行動に移し，それらのことの要点に記憶に留めておくという一連の能力の全般的な障害がみられ，このような病状又は状態像にある精神障害者は，見当識の障害を伴う結果，自傷行為又は他害行為を行うことがある。	中毒性精神障害 症状性又は器質性精神障害 心因性精神障害 等
知能障害	先天性若しくは幼少時発症の脳障害により知能の発達が障害された状態又は成人後に生ずる器質的脳障害により知能が低下している状態にあり，周囲との意志の疎通や外界に対する感情の表出等の障害がみられ，このような病状又は状態像にある精神障害者は，突発的な衝動行為等を伴う結果，自傷行為又は他害行為を行うことがある。	知的障害 症状性又は器質性精神障害 等
人格の病的状態	知能にほとんど欠陥はないが，人格構成要素の不均衡又は人格全体の異常等のために，本人が悩み又は他人が悩まされ，そのため個人あるいは社会に対し対立するに至るような人格の病的状態がみられ，このような病状又は状態像にある精神障害者は，周囲との意志の疎通や外界に対する感情の表出又は内的葛藤の処理が障害されやすいことに起因する適応障害が顕著な場合，自傷行為又は他害行為を行うことがある。	精神病質 統合失調症圏 症状性又は器質性精神障害に伴う人格変化 中毒性精神障害 けいれん発作後の人格変容 等

第二

法第29条の２第１項の規定に基づく入院に係る精神障害者であり，かつ，直ちに入院させなければその精神障害のために自身を傷つけ又は他人を害するおそれが著しい旨の法第18条第１項の規定により指定された精神保健指定医による判定は，診察を実施した者について，第１の表に示した病状又は状態像により，自傷行為又は他害行為を引き起こすおそれが著しいと認めた場合に行うものとすること。

精神保健及び精神障害者福祉に関する法律第29条の２の２第３項の規定に基づき厚生労働大臣が定める行動の制限

［平成12年３月28日
厚生省告示第96号］

改正　平成12年12月28日厚生省告示第533号現在

精神保健及び精神障害者福祉に関する法律（昭和25年法律第123号）第29条の２の２第３項（同法第34条第４項において準用する場合を含む。）の規定に基づき，精神保健及び精神障害者福祉に関する法律第29条の２の２第３項の規定に基づき厚生大臣が定める行動の制限を次のように定め，平成12年４月１日から適用する。

身体的拘束（衣類又は綿入り帯等を使用して，一時的に当該患者の身体を拘束し，その運動を抑制する行動の制限をいう。）

精神保健及び精神障害者福祉に関する法律第36条第２項の規定に基づき厚生労働大臣が定める行動の制限

［昭和63年４月８日
厚生省告示第128号］

改正　令和５年３月30日厚生労働省告示第117号現在

精神保健法（昭和25年法律第123号）第36条第２項の規定に基づき，厚生大臣が定める行動の制限を次のように定め，昭和63年７月１日から適用する。

一　信書の発受の制限（刃物，薬物等の異物が同封されていると判断される受信信書について，患者によりこれを開封させ，異物を取り出した上患者に当該受信信書を渡すことは，含まれない。）

二　都道府県及び地方法務局その他の人権擁護に関する行政機関の職員並びに患者の代理人である弁護士との電話の制限

三　都道府県及び地方法務局その他の人権擁護に関する行政機関の職員並びに患者の代理人である弁護士及び患者又はその家族等（精神保健及び精神障害者福祉に関する法律（昭和25年法律第123号）第５条第２項に規定する家族等をいう。）その他の関係者の依頼により患者の代理人となろうとする弁護士との面会の制限

精神保健及び精神障害者福祉に関する法律第36条第３項の規定に基づき厚生労働大臣が定める行動の制限

〔昭和63年４月８日
厚生省告示第129号〕

改正　平成12年12月28日厚生省告示第536号現在

精神保健法（昭和25年法律第123号）第36条第３項の規定に基づき，厚生大臣が定める行動の制限を次のように定め，昭和63年７月１日から適用する。

一　患者の隔離（内側から患者本人の意思によつては出ることができない部屋の中へ１人だけ入室させることにより当該患者を他の患者から遮断する行動の制限をいい，12時間を超えるものに限る。）

二　身体的拘束（衣類又は綿入り帯等を使用して，一時的に当該患者の身体を拘束し，その運動を抑制する行動の制限をいう。）

精神保健及び精神障害者福祉に関する法律第37条第1項の規定に基づき厚生労働大臣が定める基準

〔昭和63年4月8日 厚生省告示第130号〕

改正 令和5年3月30日厚生労働省告示第117号現在

精神保健法（昭和25年法律第123号）第37条第1項の規定に基づき，厚生大臣が定める処遇の基準を次のように定め，昭和63年7月1日から適用する。

第一　基本理念

入院患者の処遇は，患者の個人としての尊厳を尊重し，その人権に配慮しつつ，適切な精神医療の確保及び社会復帰の促進に資するものでなければならないものとする。また，処遇に当たつて，患者の自由の制限が必要とされる場合においても，その旨を患者にできる限り説明して制限を行うよう努めるとともに，その制限は患者の症状に応じて最も制限の少ない方法により行われなければならないものとする。

第二　通信・面会について

一　基本的な考え方

㈠　精神科病院入院患者の院外にある者との通信及び来院者との面会（以下「通信・面会」という。）は，患者と家族，地域社会等との接触を保ち，医療上も重要な意義を有するとともに，患者の人権の観点からも重要な意義を有するものであり，原則として自由に行われることが必要である。

㈡　通信・面会は基本的に自由であることを，文書又は口頭により，患者及びその家族等（精神保健及び精神障害者福祉に関する法律（昭和25年法律第123号）第5条第2項に規定する家族等をいう。以下同じ。）その他の関係者に伝えることが必要である。

㈢　電話及び面会に関しては患者の医療又は保護に欠くことのできない限度での制限が行われる場合があるが，これは，病状の悪化を招き，あるいは治療効果を妨げる等，医療又は保護の上で合理的な理由がある場合であつて，かつ，合理的な方法及び範囲における制限に限られるものであり，個々の患者の医療又は保護の上での必要性を慎重に判断して決定すべきものである。

二　信書に関する事項

㈠　患者の病状から判断して，家族等その他の関係者からの信書が患者の治療効果を妨げることが考えられる場合には，あらかじめ家族等その他の関係者と十分連絡を保つて信書を差し控えさせ，あるいは主治医あてに発信させ患者の病状をみて当該主治医から患者に連絡させる等の方法に努めるものとする。

㈡　刃物，薬物等の異物が同封されていると判断される受信信書について，患者によりこれを開封させ，異物を取り出した上，患者に当該受信信書を渡した場合においては，当該措置を採つた旨を診療録に記載するものとする。

三　電話に関する事項

㈠　制限を行つた場合は，その理由を診療録に記載し，かつ，適切な時点において制限をした旨及びその理由を患者及びその家族等その他の関係者に知らせるものとする。

㈡　電話機は，患者が自由に利用できるような場所に設置される必要があり，閉鎖病棟内にも公衆電話等を設置するものとする。また，都道府県精神保健福祉主管部局，地方法務局人権擁護主管部局等の電話番号を，見やすいところに掲げる等の措置を講ずるものとする。

四　面会に関する事項

㈠　制限を行つた場合は，その理由を診療録に記載し，かつ，適切な時点において制限をした旨及びその理由を患者及びその家族等その他の関係者に知らせるものとする。

㈡　入院後は患者の病状に応じできる限り早期に患者に面会の機会を与えるべきであり，入院直後一定期間一律に面会を禁止する措置は採らないものとする。

㈢　面会する場合，患者が立会いなく面会できるようにするものとする。ただし，患者若しくは面会者の希望のある場合又は医療若しくは保護のため特に必要がある場合には病院の職員が立ち会うことができるものとする。

第三　患者の隔離について

一　基本的な考え方

㈠　患者の隔離（以下「隔離」という。）は，患者の症状からみて，本人又は周囲の者に危険が及ぶ可能性が著しく高く，隔離以外の方法ではその危険を回避することが著しく困難であると判断される場合に，その危険を最小限に減らし，患者本人の医療又は保護を図ることを目的として行われるものとする。

㈡　隔離は，当該患者の症状からみて，その医療又は保護を図る上でやむを得ずなされるものであつて，制裁や懲罰あるいは見せしめのために行われるようなことは厳にあつてはならないものとする。

㈢　12時間を超えない隔離については精神保健指定医の判断を要するものではないが，この場合にあつてもその要否の判断は医師によつて行われなければならないものとする。

㈣　なお，本人の意思により閉鎖的環境の部屋に入室させることもあり得るが，この場合には隔離には当たらないものとする。この場合においては，本人の意思による入室である旨の書面を得なければならないものとする。

二　対象となる患者に関する事項

隔離の対象となる患者は，主として次のような場合に該当すると認められる患者であり，隔離以外によい代替方法がない場合において行われるものとする。

ア　他の患者との人間関係を著しく損なうおそれがある等，その言動が患者の病状の経過や予後に著しく悪く影響する場合

イ　自殺企図又は自傷行為が切迫している場合

ウ　他の患者に対する暴力行為や著しい迷惑行為，器物破損行為が認められ，他の方法ではこれを防ぎきれない場合

エ　急性精神運動興奮等のため，不穏，多動，爆発性などが目立ち，一般の精神病室では医療又は保護を図ることが著しく困難な場合

オ　身体的合併症を有する患者について，検査及び処置等のため，隔離が必要な場合

三　遵守事項

㈠　隔離を行つている閉鎖的環境の部屋に更に患者を入室させることはあつてはならないものとする。また，既に患者が入室している部屋に隔離のため他の患者を入室させることはあつてはならないものとする。

㈡　隔離を行うに当たつては，当該患者に対して隔離を行う理由を知らせるよう努めるとともに，隔離を行つた旨及びその理由並びに隔離を開始した日時及び解除した日時を診療録に記載するものとする。

㈢　隔離を行つている間においては，定期的な会話等による注意深い臨床的観察と適切な医療及び保護が確保されなければならないものとする。

㈣　隔離を行つている間においては，洗面，入浴，掃除等患者及び部屋の衛生の確保に配慮するものとする。

㈤　隔離が漫然と行われることがないように，医師は原則として少なくとも毎日１回診察を行うものとする。

第四　身体的拘束について

一　基本的な考え方

㈠　身体的拘束は，制限の程度が強く，また，二次的な身体的障害を生ぜしめる可能性もあるため，代替方法が見出されるまでの間のやむを得ない処置として行われる行動の制限であり，できる限り早期に他の方法に切り替えるよう努めなければならないものとする。

㈡　身体的拘束は，当該患者の生命を保護すること及び重大な身体損傷を防ぐことに重点を置いた行動の制限であり，制裁や懲罰あるいは見せしめのために行われるようなことは厳にあつてはならないものとする。

㈢　身体的拘束を行う場合は，身体的拘束を行う目的のために特別に配慮して作られた衣類又は綿入り帯等を使用するものとし，手錠等の刑具類や他の目的に使用される紐，縄その他の物は使用してはならないものとする。

二　対象となる患者に関する事項

身体的拘束の対象となる患者は，主として次のような場合に該当すると認められる患者であり，身体的拘束以外によい代替方法がない場合において行われるものとする。

ア　自殺企図又は自傷行為が著しく切迫している場合

イ　多動又は不穏が顕著である場合

ウ　ア又はイのほか精神障害のために，そのまま放置すれば患者の生命にまで危険が及ぶおそれがある場合

三　遵守事項

㈠　身体的拘束に当たつては，当該患者に対して身体的拘束を行う理由を知らせるよう努めるとともに，身体的拘束を行つた旨及びその理由並びに身体的拘束を開始した日時及び解除した日時を診療録に記載するものとする。

㈡　身体的拘束を行つている間においては，原則として常時の臨床的観察を行い，適切な医療及び保護を確保しなければならないものとする。

㈢　身体的拘束が漫然と行われることがないように，医師は頻回に診察を行うものとする。

第五　任意入院者の開放処遇の制限について

一　基本的な考え方

㈠　任意入院者は，原則として，開放的な環境での処遇（本人の求めに応じ，夜間を除いて病院の出入りが自由に可能な処遇をいう。以下「開放処遇」という。）を受けるものとする。

㈡　任意入院者は開放処遇を受けることを，文書により，当該任意入院者に伝えるものとする。

㈢　任意入院者の開放処遇の制限は，当該任意入院者の症状からみて，その開放処遇を制限しなければその医療又は保護を図ることが著しく困難であると医師が判断する場合にのみ行われるものであって，制裁や懲罰あるいは見せしめのために行われるようなことは厳にあってはならないものとする。

㈣　任意入院者の開放処遇の制限は，医師の判断によって始められるが，その後おおむね72時間以内に，精神保健指定医は，当該任意入院者の診察を行うものとする。また，精神保健指定医は，必要に応じて，積極的に診察を行うよう努めるものとする。

㈤　なお，任意入院者本人の意思により開放処遇が制限される環境に入院させることもあり得るが，この場合には開放処遇の制限に当たらないものとする。この場合においては，本人の意思による開放処遇の制限である旨の書面を得なければならないものとする。

二　対象となる任意入院者に関する事項

開放処遇の制限の対象となる任意入院者は，主として次のような場合に該当すると認められる任意入院者とする。

ア　他の患者との人間関係を著しく損なうおそれがある等，その言動が患者の病状の経過や予後に悪く影響する場合

イ　自殺企図又は自傷行為のおそれがある場合

ウ　ア又はイのほか，当該任意入院者の病状からみて，開放処遇を継続することが困難な場合

三　遵守事項

㈠　任意入院者の開放処遇の制限を行うに当たっては，当該任意入院者に対して開放処遇の制限を行う理由を文書で知らせるよう努めるとともに，開放処遇の制限を行った旨及びその理由並びに開放処遇の制限を始めた日時を診療録に記載するものとする。

㈡　任意入院者の開放処遇の制限が漫然と行われることがないように，任意入院者の処遇状況及び処遇方針について，病院内における周知に努めるものとする。

良質かつ適切な精神障害者に対する医療の提供を確保するための指針

［平成26年3月7日 厚生労働省告示第65号］

改正 令和6年3月15日厚生労働省告示第87号現在
注 未適用分については〔参考〕として281頁に収載

精神保健及び精神障害者福祉に関する法律の一部を改正する法律（平成25年法律第47号）の施行に伴い，及び精神保健及び精神障害者福祉に関する法律（昭和25年法律第123号）第41条第1項の規定に基づき，良質かつ適切な精神障害者に対する医療の提供を確保するための指針を次のように定めたので，同条第3項の規定に基づき公表し，精神保健及び精神障害者福祉に関する法律の一部を改正する法律の施行の日（平成26年4月1日）から適用する。

前文

精神疾患を発症して精神障害者となると，通院，入院又は退院後に地域生活を行う場面等様々な状況に応じて，精神障害者本人の精神疾患の状態や本人の置かれている状況が変化することとなるが，どのような場面においても，精神障害者が精神疾患の悪化や再発を予防しながら，地域社会の一員として安心して生活することができるようにすることが重要である。

そのような重要性に鑑み，精神障害者の社会復帰及び自立並びに社会経済活動への参加を促進し，精神障害者が社会貢献できるよう，精神障害者の障害の特性その他の心身の状態に応じた良質かつ適切な精神障害者に対する医療の提供を確保することが必要である。

これを踏まえ，本指針においては，入院医療中心の精神医療から精神障害者の地域生活を支えるための精神医療への改革の実現に向け，精神障害者に対する保健・医療・福祉に携わる全ての関係者（国，地方公共団体，精神障害者本人及びその家族，医療機関，保健医療サービス及び福祉サービスの従事者その他の精神障害者を支援する者をいう。）が目指すべき方向性を定める。

本指針は，次に掲げる事項を基本的な考え方とする。

① 精神医療においても，インフォームドコンセント（医師等が医療を提供するに当たり適切な説明を行い，患者が理解し同意することをいう。以下同じ。）の理念に基づき，精神障害者本位の医療を実現していくことが重要であり，精神障害者に対する適切な医療及び保護の確保の観点から，精神障害者本人の同意なく入院が行われる場合においても，精神障害者の人権に最大限配慮した医療を提供すること。

② 精神疾患の発生を予防し，発症した場合であっても早期に適切な医療を受けられるよう，精神疾患に関する知識の普及啓発や精神医療の体制の整備を図るとともに，精神障害者が地域の一員として安心して生活できるよう精神疾患に対する理解の促進を図ること。

③ 精神障害者同士の支え合い等を行うピアサポートを促進するとともに，精神障害者を身近で支える家族を支援することにより，精神障害者及びその家族が，それぞれ自立した関係を構築することを促し，社会からの孤立を防止するための取組を推進すること。

国及び地方公共団体は，相互に連携を図りながら，必要な人材の確保と質の向上を推進するとともに，本指針の方向性を実現するため，必要な財源の確保を図る等の環境整備に努め，医療機関，保健医療サービス及び福祉サービスの従事者その他の精神障害者を支援する者は，本指針に沿った精神医療の提供を目指す。

第1　精神病床の機能分化に関する事項

一　基本的な方向性

1　精神医療のニーズの高まりに対応し，入院医療の質の向上を図るため，世界的な潮流も踏まえつつ，我が国の状況に応じて，精神障害者の精神疾患の状態や特性に応じた精神病床（病院の病床のうち，精神疾患を有する者を入院させるためのものをいう。以下同じ。）の機能分化を進める。

2　精神病床の機能分化に当たっては，精神障害者の退院後の地域生活支援を強化するため，外来医療等の入院外医療や，医師，看護職員，精神保健福祉士，作業療法士，公認心理師等の多職種による訪問支援その他の保健医療サービス及び福祉サービスの充実を推進する。

3　精神病床の機能分化は段階的に行い，精神医療に係る人材及び財源を効率的に配分するとともに，精神障害者の地域移行を更に進める。その結果として，精神病床は減少する。また，こうした方向性を更に進めるため，地域の受け皿づくりの在り方や病床を転換することの可否を含む具体的な方策の在り方について，精神障害者の意向を踏まえつつ，保健・医療・福祉に携わる様々な関係者で検討する。

二　入院医療から地域生活への移行の推進

1　精神病床の機能分化に当たっては，それぞれの病床の機能に応じて，精神障害者が早期に退院するための体制を確保し，精神障害者の状況に応じた医師，看護職員，精神保健福祉士，作業療法士，公認心理師等の多職種のチームによる質の高い医療を提供すること等により精神障害者の退院の促進に取り組む。

2　病院内で精神障害者の退院支援に関わる者は，精神障害者に必要な情報を提供した上で，精神障害者本人の希望等も踏まえながら，できる限り早い段階から地域の相談支援専門員（障害者の日常生活及び社会生活を総合的に支援するための法律に基づく指定地域相談支援の事業の人員及び運営に関する基準（平成24年厚生労働省令第27号）第３条第２項に規定する相談支援専門員及び障害者の日常生活及び社会生活を総合的に支援するための法律に基づく指定計画相談支援の事業の人員及び運営に関する基準（平成24年厚生労働省令第28号）第３条第１項に規定する相談支援専門員をいう。以下同じ。）や介護支援専門員（介護保険法（平成９年法律第123号）第７条第５項に規定する介護支援専門員をいう。）等と連携しつつ，精神障害者に対する働きかけを行うとともに，精神障害者が地域で生活するための必要な環境整備を推進する。

3　退院後の生活環境の整備状況等を踏まえつつ，入院前に診療を行っていた地域の医療機関等とも連携し，精神障害者に対する入院医療の継続の必要性について，随時検討する体制を整備する。

三　急性期の精神障害者に対して医療を提供するための体制の確保等

1　新たに入院する急性期の精神障害者が早期に退院できるよう，手厚く密度の高い医療を提供するための体制を確保する。

2　当該体制の確保のため，急性期の精神障害者を対象とする精神病床においては，医師及び看護職員の配置を一般病床と同等とすることを目指し，精神障害者の状況に応じた医師，看護職員，精神保健福祉士，作業療法士，公認心理師等の多職種のチームによる質の高い医療を提供し，退院支援等の取組を推進する。

3　救急の外来で受診し，入院した急性期の精神障害者に対して適切な医療を提供できる体制の確保を推進する。

四　入院期間が１年未満の精神障害者に対する医療を提供するための体制の確保

1　入院期間が長期化した場合，精神障害者の社会復帰が難しくなる傾向があることを踏まえ，入院期間が１年未満で退院できるよう，精神障害者の退院に向けた取組を行いつつ，必要な医療を提供するための体制を確保する。

2　当該体制の確保のため，入院期間が１年未満の精神障害者に対して医療を提供する場合においては，当該精神障害者の状況に応じた医師，看護職員，精神保健福祉士，作業療法士，公認心理師等の多職種のチームによる質の高い医療を提供し，退院支援等の取組を推進する。

五　重度かつ慢性の症状を有する精神障害者に対して医療を提供するための体制の確保

重度かつ慢性の症状を有する精神障害者について，その症状に関する十分な調査研究を行い，当該調査研究の結果を踏まえて，当該精神障害者の特性に応じた医療を提供するための機能を確保する。

六　重度かつ慢性の症状を有する精神障害者以外の，入院期間が１年以上の長期入院精神障害者に対する医療を提供するための体制の確保等

1　重度かつ慢性の症状を有する精神障害者以外の精神障害者であって，本指針の適用日時点で１年以上の長期入院をしているものについては，退院支援や生活支援等を通じて地域移行を推進し，併せて，当該長期入院精神障害者の状態に合わせた医療を提供するための体制を確保する。

2　当該体制の確保のため，重度かつ慢性の症状

を有する精神障害者以外の精神障害者であって，本指針の適用日時点で1年以上の長期入院をしているものに対して医療を提供する場合においては，医師，看護職員，精神保健福祉士，作業療法士，公認心理師等の多職種による退院支援等の退院の促進に向けた取組を推進する。

3　当該長期入院をしている者に対しては，原則として行動の制限は行わないこととし，精神科病院内での面会や外出支援等の支援を通じて，障害福祉サービスを行う事業者等の外部の支援者との関係を作りやすい環境や，社会とのつながりを深められるような開放的な環境を整備すること等により，地域生活に近い療養環境の整備を推進する。

七　身体疾患を合併する精神障害者に対する医療を提供するための体制の確保

1　身体疾患を合併する精神障害者については，身体疾患を優先して治療すべき場合や一般病床に入院しているときに精神症状を呈した場合等において，精神科以外の診療科と精神科リエゾンチーム（精神科医，専門性の高い看護師，薬剤師，作業療法士，精神保健福祉士，公認心理師等の多職種からなるチームをいう。）等との連携を図りつつ，身体疾患を一般病床で治療することのできる体制を確保する。

2　総合病院における精神科の機能の確保及び充実を図りつつ，精神病床においても身体合併症に適切に対応できる体制を確保する。

第2　精神障害者の居宅等における保健医療サービス及び福祉サービスの提供に関する事項

一　基本的な方向性

精神障害者の地域生活への移行を促進するとともに，精神障害者が地域で安心して生活し続けることができるよう，地域における居住環境及び生活環境の一層の整備や精神障害者の主体性に応じた社会参加を促進するための支援を行い，入院医療のみに頼らず精神障害者が地域で生活しながら医療を受けられるよう，精神障害者の急性増悪等への対応や外来医療の充実等を推進することにより，精神障害者の精神疾患の状態やその家族の状況に応じていつでも必要な保健医療サービス及び福祉サービスを提供できる体制を確保する。

二　外来・デイケア等を利用する精神障害者に対する医療の在り方

1　精神障害者が，外来・デイケア等で適切な医療を受けながら地域で生活できるよう，病院及び診療所における外来医療の提供体制の整備・充実及び地域における医療機関間の連携を推進する。

2　精神障害者が地域で安心して生活し続けることができるよう，生活能力等の向上に向けた専門的かつ効果的なリハビリテーションを外来・デイケア等で行うことができる体制の確保を推進する。

三　居宅等における医療サービスの在り方

1　アウトリーチ

ア　病院及び診療所において，アウトリーチ（医師，看護職員，精神保健福祉士，作業療法士，公認心理師等の多職種のチームによる訪問支援をいう。以下同じ。）を行うことのできる体制を整備し，受療が必要であるにもかかわらず治療を中断している者（以下「受療中断者」という。），長期間入院した後に退院したが，病状が不安定である者等が地域で生活するために必要な医療へのアクセスを確保する。

2　訪問診療・訪問看護

ア　精神障害者の地域生活を支えるため，通院が困難な精神障害者等に対する往診や訪問診療の充実を推進する。

イ　精神科訪問看護による地域生活支援を強化するため，病院，診療所及び訪問看護ステーションにおいては，看護職員，精神保健福祉士等の多職種による連携を図るとともに，その他の保健医療サービス及び福祉サービスを担う職種の者との連携を図る。

四　精神科救急医療体制の整備

1　24時間365日対応できる医療体制の確保

ア　都道府県は，在宅の精神障害者の急性増悪等に対応できるよう，精神科病院と地域の精神科診療所との役割分担の下，地域の特性を活かしつつ，患者に24時間365日対応できる精神科救急医療のシステムの整備や精神医療に関する相談窓口の設置等の医療へアクセスするための体制の整備を推進する。

イ　地域の特性を活かしつつ，精神科診療所間又は精神科救急医療を行う病院間の輪番等に協力することにより夜間・休日における救急診療を行う等，精神科診療所の医師が救急医療に参画できる体制の整備を推進する。

2　身体疾患を合併する精神障害者の受入体制の確保

ア　身体疾患を合併する精神障害者に係る救急の対応については，当該精神障害者の身体疾患及び精神疾患の状態を評価した上で，両疾患のうち優先して治療すべき疾患に対応できる救急医療機関が患者を受け入れるとともに，身体疾患の治療を優先した場合には，精神科の医療機関が当該患者に係る精神疾患の治療の後方支援を行い，精神疾患の治療を優先した場合は，身体疾患の治療を行うことができる医療機関が当該患者に係る精神疾患の治療の後方支援を行う体制を構築する。

イ　都道府県は，精神科救急医療機関と他の医療機関の連携が円滑に行われるよう，両機関の関係者が参加する協議会の開催等の取組を推進する。

ウ　都道府県は，身体疾患を合併する精神障害者に対応するため，精神医療に関する相談窓口や精神科救急医療に関する情報センターの整備等に加え，医療機関が当該患者を速やかに受け入れられるよう，身体疾患を合併する精神障害者の受入体制を確保する。

エ　精神科及び身体疾患に対応する内科等の診療科の両方を有する医療機関においても，身体疾患を合併する精神障害者に対応できる体制の充実を図る。

3　評価指標の導入

精神科救急医療機関は，他の医療機関との相互評価等を行い，提供する医療の質の向上を推進する。

五　他の診療科の医療機関との連携

1　精神科外来等において身体疾患に対する医療提供の必要性が認められた場合は，精神科の医療機関と他の診療科の医療機関の連携が円滑に行われるよう，両機関の関係者が参加する協議会の開催等の取組を推進する。

2　鬱病等の気分障害の患者，認知症の患者等は，内科医等のかかりつけ医が最初に診療する場合もあることから，鬱病等の気分障害の患者，認知症の患者等の早期発見・治療のため，かかりつけ医の診療技術等の向上に努め，また，かかりつけ医と精神科の医療機関の連携を強化する。

六　保健サービスの提供

保健所や精神保健福祉センター等における相談支援及び訪問支援を通して，地域の病院及び診療所が連携・協力しつつ，精神障害者が早期に必要な医療に適切にアクセスできる体制の整備を推進するとともに，関係機関の連携を進める。

七　福祉サービスの提供等

1　精神障害者が地域で福祉サービスを受けながら適切な医療を受けることができるよう，医療機関及び障害福祉サービス事業を行う者，介護サービス事業を行う者等の連携を進める。

2　地域移行・地域定着支援サービス（障害者の日常生活及び社会生活を総合的に支援するための法律（平成17年法律第123号。以下「障害者総合支援法」という。）第５条第20項に規定する地域移行支援及び同条第21項に規定する地域定着支援をいう。）の充実を図るため，市町村が単独又は共同して設置する協議会（障害者総合支援法第89条の３第１項の協議会をいう。）における地域の関係機関等の連携及び支援体制の整備に関する機能を強化するとともに，市町村における地域生活支援拠点等（障害者総合支援法第77条第４項の地域生活支援拠点等をいう。）の整備並びに市町村における基幹相談支援センター（障害者総合支援法第77条の２第１項の基幹相談支援センターをいう。）の整備及び機能の充実強化に努める。

3　精神障害者が地域で生活するために必要なグループホーム（障害者総合支援法第５条第17項に規定する共同生活援助を行う住居をいう。）や賃貸住宅等の居住の場の確保・充実，家賃債務等保証（家賃や原状回復等に係る債務保証の仕組みをいう。）の活用等の居住支援に関する施策を推進する。

4　精神障害者の精神疾患の状態やその家族の状況等に応じ，短期入所（障害者総合支援法第５条第７項に規定する短期入所をいう。）による宿泊等の支援が受けられる体制の整備を推進する。

5　その他地域での相談支援，就労支援を含む日中活動支援，居住支援，ホームヘルパーの派遣等による訪問支援等の様々なサービスを地域において提供できる支援体制の整備を推進する。

第3　精神障害者に対する医療の提供に当たっての医師，看護師その他の医療従事者と精神保健福祉士その他の精神障害者の保健及び福祉に関する専門的知識を有する者との連携に関する事項

一　基本的な方向性

1　精神障害者に対する医療の提供，地域移行のための退院支援及び地域で生活するための生活支援においては，医師，看護職員，精神保健福祉士，作業療法士，公認心理師等の多職種のチームにより行うことが重要であり，当該多職種のチームで連携して医療を提供できる体制を確保する。

2　精神障害者本人のための支援を行えるよう，医師，看護職員，精神保健福祉士，作業療法士，公認心理師等の多職種間の連携や関係機関の連携に当たっては，個人情報の保護に十分に配慮しつつ，本人の意向を踏まえた支援を行う。

二　精神障害者に対する入院医療における医師，看護職員，精神保健福祉士，作業療法士，公認心理師等の多職種の連携の在り方

1　精神障害者に対する入院医療においては，精神障害者に対する医療の質の向上のため，医師，看護職員，精神保健福祉士，作業療法士，公認心理師等の多職種の適切な連携を確保し，当該多職種のチームによる医療を提供する。

2　精神障害者の退院支援等における医師，看護職員，精神保健福祉士，作業療法士，公認心理師等の多職種の連携に当たっては，精神障害者及びその家族の支援や医療機関及び関係機関の連携を推進する。

3　入院早期から退院に向けた取組が行えるよう，早期退院を目指した取組を推進する。

三　地域で生活する精神障害者に対する医療における医師，看護職員，精神保健福祉士，作業療法士，公認心理師等の多職種の連携の在り方

1　精神科の医療機関での外来・デイケア等においては，医師，看護職員，精神保健福祉士，作業療法士，薬剤師，公認心理師等の多職種が連携し，精神障害者の精神疾患の状態に応じた医療を提供するとともに，必要な支援を行えるような体制の整備を推進する。

2　アウトリーチにおいては，受療中断者等に対し，医師，看護職員，作業療法士，精神保健福祉士，薬剤師，公認心理師等の医療従事者を中心としつつ，必要に応じて，保健所及び市町村保健センターの保健師及び精神保健福祉相談員（精神保健及び精神障害者福祉に関する法律（昭和25年法律第123号。以下「法」という。）第48条に規定する精神保健福祉相談員をいう。）並びに相談支援専門員等の多職種が連携し，必要な医療を確保する。

四　人材の養成と確保

1　精神障害者に対する質の高い医療の提供，精神障害者の退院の促進及び地域生活支援のため，精神障害者に対して保健医療サービス及び福祉サービスを提供するチームを構成する専門職種その他の精神障害者を支援する人材の育成と質の向上を推進する。

2　ピアサポーターは，精神障害者やその家族の気持ちを理解し支える支援者であることを踏まえ，ピアサポーターが適切に支援を行えるよう，必要な研修等の取組を推進する。

3　医療従事者が多様な精神疾患に関する一定の知識及び技術を持つことができるよう，医療機関において各専門職が精神科での研修を受けることを推進する等，精神疾患に関する正しい知識及び技術の普及啓発を推進する。

4　精神保健指定医（法第18条第1項に規定する精神保健指定医をいう。以下同じ。）が行う業務に関するニーズの増大や多様化等を踏まえ，精神保健指定医の人材の確保及び効率的な活用並びに質の向上を推進する。

第4　その他良質かつ適切な精神障害者に対する医療の提供の確保に関する重要事項

一　関係行政機関等の役割

1　都道府県

ア　都道府県は，医療計画（医療法（昭和23年法律第205号）第30条の4第1項に規定する医療計画をいう。7において同じ。），障害福祉計画（障害者総合支援法第88条第1項に規定する市町村福祉計画及び同法第89条第1項に規定する都道府県障害福祉計画をいう。7において同じ。），介護保険事業計画（介護保険法（平成9年法律第123号）第117条第1項に規定する市町村介護保険事業計画及び同法第118条第1項に規定する都道府県介護保険事業支援計画をいう。7において同じ。）等

を踏まえながら，必要な医療を提供できる体制を確保する。

イ　都道府県は，市町村と協力しつつ一次予防の観点から心の健康づくりを推進し，精神疾患の予防に努める。

ウ　都道府県は，特に重い精神疾患を有する精神障害者については，必要に応じて法第34条第１項の規定による移送を行い，法第33条第１項に基づき医療保護入院を行うことを検討し，当該入院のための調整を行う等，関係機関と連携して，精神障害者に対して適切な医療を提供する。

エ　都道府県は，措置入院者（法第29条第１項の規定により入院した者をいう。）の入院初期から積極的に支援に関与し，医療機関や障害福祉サービスの事業者等と協力して，措置入院者の退院に向けた支援の調整を行う。

２　市町村

市町村は，その実情に応じて，都道府県及び保健所と協力しながら，心の健康づくりや精神保健に関する相談への対応に努める。また，障害福祉サービスや介護サービスの必要な提供体制を確保するとともに，地域包括支援センターで高齢者の相談に対応すること等によりこれらのサービスの利用に関する相談に対応する。

３　保健所

ア　保健所は，市町村と協力しつつ一次予防の観点から心の健康づくりを推進し，精神疾患の予防に努める。

イ　保健所は，保健師や精神保健福祉相談員等の職員等による相談支援や訪問支援等を通じ，精神障害者等（法第46条に規定する精神障害者等をいう。以下同じ。）やその家族等に対して治療の必要性を説明し，精神疾患に関する知識の普及を図ることにより，早期に適切な治療につなげることを目指す。

ウ　保健所は，精神障害者が適切な医療を受け，安心して地域生活を送ることができるよう，医療機関等と連携して，精神障害者の急性増悪や精神疾患の再発に迅速かつ適切に対応するための体制の整備に努める。

エ　保健所は，特に重い精神疾患を有する精神障害者については，必要に応じて法第34条第１項の規定による移送を行い，法第33条第１項に基づき医療保護入院を行うことを検討し，当該入院のための調整を行う等，関係機関と連携して，精神障害者に対して適切な医療を提供する。

オ　措置入院者（法第29条第１項の規定により入院した者をいう。）の入院初期から積極的に支援に関与し，医療機関や障害福祉サービスの事業者等と協力して，措置入院者の退院に向けた支援の調整を行う。

カ　精神障害者等が適切な医療を継続的に受けることができるよう，精神障害者等及びその家族に対する相談支援，精神障害者等に対する訪問支援並びに関係機関との調整等，保健所の有する機能を最大限有効に活用するための方策を，市町村等の他の関係機関の在り方も含めて様々な関係者で検討し，当該検討に基づく方策を推進する。

４　精神保健福祉センター

ア　精神保健福祉センターは，精神保健の向上及び精神障害者の福祉の増進を図るための総合的な対策を行う機関として，自殺対策，災害時のこころのケア活動等メンタルヘルスの課題に対する取組に関して地域における推進役となるとともに，関係機関への必要な情報提供，助言その他の援助，研修の実施等による人材育成，専門的な相談支援及び保健所と協力した訪問支援等を行う。

イ　精神疾患の患者像の多様化に伴い，アルコール・薬物の依存症や発達障害等に関する専門的な相談支援及び精神障害者の家族に対する支援に対応できるよう，相談員の質の向上や体制の整備を推進する。

５　精神医療審査会

精神医療審査会（法第12条に規定する精神医療審査会をいう。）は，精神障害者の人権に配慮しつつ，その適正な医療及び保護を行うため，専門的かつ独立的な機関として，精神科病院に入院している精神障害者の処遇等について適切な審査を行うことを推進する。

二　人権に配慮した精神医療の提供

１　精神障害者の医療及び保護の観点から，本人の同意なく入院が行われる場合でも，行動の制限は最小限の範囲とし，併せて，インフォームドコンセントに努める等，精神障害者の人権擁護に関する障害者の権利に関する条約（平成26年条約第１号）その他の国際的な取決め並びに精神障害者の意思決定及び意思表明の支援に係る検討も踏まえつつ，精神障害者の人権に最大限配慮して，その心身の状態に応じた医療を確保する。

２　精神保健指定医については，医療保護入院に係る診断等において，精神障害者の人権に配慮した判断を行うものであるが，精神医療における急性期医療のニーズの増加に伴い，病院における精神保健指定医の数が不足していること等を踏まえ，診療所の精神保健指定医が積極的に精神保健指定医としての業務を行う体制の整備を推進する。

三　多様な精神疾患・患者像への医療の提供

１　児童・思春期精神疾患

子どもに対する心の診療（発達障害に係る診療を含む。）に対応できる体制を確保する観点から，都道府県の拠点病院を中心とした診療ネットワークの整備等を推進する。また，児童・思春期精神疾患に関する医療を担う人材の確保を図る。

２　老年期精神障害等

ア　認知症（若年性認知症を含む。以下同じ。）をはじめとする老年期精神障害等については，生活能力が低下しやすい，服薬による副作用が生じやすい等の高齢者の特性等を考慮しつつ，介護サービスとも連携しながら，精神障害者本人の意思が尊重され，できる限り住み慣れた地域で生活し続けられるよう支援を行う。

イ　認知症による行動及び心理症状の治療のために入院が必要な場合でも，できる限り早期に退院できるよう，必要な体制の整備を推進し，適切な療養環境の確保を図る。

ウ　認知症については，まずは，早期診断・早期対応が重要であることから，鑑別診断や専門医療相談等を行うことができる医療機関（認知症疾患医療センター等）を整備する。

３　自殺対策

ア　鬱病等の精神疾患は自殺の主な要因の一つであることから，その多様な類型に留意しつつ，自殺予防の観点からの精神医療の質の向上を図る。

イ　自殺未遂者や自殺者の遺族に対しては十分なケアを行うことが求められることから，保健所，精神保健福祉センター等での相談支援，自助グループによる相互支援等の適切な支援につなげるとともに，自殺予防の観点から，精神科救急医療機関及び他の医療機関間における連携を図る。

ウ　医師，薬剤師等の連携の下，過量服薬の防止を図るとともに，自殺のリスクが疑われる者に対しては，必要な受診勧奨を行う等適切な医療へのアクセスの向上の取組を推進する。

４　依存症

アルコール，薬物等による依存症患者については，自助グループにおける取組の促進や家族への支援等を通して支援を行うとともに，依存症の治療を行う医療機関が少ないことから，依存症の治療拠点となる医療機関の整備，重度依存症入院患者に対する医療提供体制の確保等，適切な依存症の治療を行うことができる体制の整備を推進する。

５　てんかん

ア　てんかん患者は，適切な診断，手術や服薬等の治療によって症状を抑えることができる又は治癒する場合もあり，社会で活動しながら生活することができる場合も多いことから，てんかん患者が適切な服薬等を行うことができるよう，てんかんに関する正しい知識や理解の普及啓発を推進する。

イ　てんかんの診療を行うことができる医療機関間の連携を図るため，専門的な診療を行うことができる体制を整備し，てんかんの診療ネットワークを整備する。

６　高次脳機能障害

高次脳機能障害の患者に対する支援の在り方は様々であることから，支援拠点機関において専門的な相談支援を行うとともに，高次脳機能障害の支援に関する普及啓発を推進する。

７　摂食障害

ア　摂食障害は，適切な治療と支援によって回復が可能な疾患である一方，専門とする医療機関が少ないことから，摂食障害の患者に対する治療や支援方法の確立を行うための体制を整備する。

イ　摂食障害の特性として極度の脱水症状等の

身体合併症状があり，生命の危険を伴う場合があることから，摂食障害の患者に対して身体合併症の治療や栄養管理等を行いながら精神医療を提供できる体制の整備を推進する。

8　その他必要な医療

ア　災害医療

㈠　平時から情報連携体制の構築に努め，災害発生時には早期に被災地域で精神医療及び精神保健に関する活動による支援を効率的に行える体制を確保する。

㈡　大規模災害が発生した場合には，被災の状況に応じて中長期的に被災者の精神的な治療や心理的ケアを行うための体制を整備する。

イ　心神喪失等の状態で重大な他害行為を行った者に対する医療

指定医療機関（心神喪失等の状態で重大な他害行為を行った者の医療及び観察等に関する法律（平成15年法律第110号）第２条第３項に規定する指定医療機関をいう。）における心神喪失等の状態で重大な他害行為を行った者に対する医療が，最新の司法精神医学の知見を踏まえた専門的なものとなるよう，個人情報の保護に配慮しつつ，その運用の実態を公開及び検証し，その水準の向上を推進する。また，当該医療を担う人材の育成及び確保を図る。

四　精神医療の診療方法の標準化

1　精神疾患の特性を踏まえ，多様な疾患や患者像に対応するためのガイドラインの整備等を通じて，精神医療の診療方法の標準化を図る。

2　向精神薬は依存症状を生じやすく，過量服薬が行われやすいことを踏まえ，適正な向精神薬の処方の在り方を確立する。

3　認知行動療法等の薬物療法以外の治療法の普及を図る。

4　難治性患者に対して，適切な診断の下，地域の医療機関と連携しつつ，高度な医療を提供する等先進的な医療の普及を進める。

五　心の健康づくりの推進及び知識の普及啓発

1　社会生活環境の変化等に伴う国民の精神的ストレスの増大に鑑み，精神疾患の予防を図るため，国民の健康の保持増進等の健康づくりの一環として，心の健康づくりのための取組を推進する。

2　精神疾患の早期発見・治療を促進し，また，精神障害者が必要な保健医療サービス及び福祉サービスの提供を受け，その疾患について周囲の理解を得ながら地域の一員として安心して生活することができるよう，学校，企業及び地域社会と連携しながら精神保健医療福祉に関する知識の普及啓発を推進する。

六　精神医療に関する研究の推進

1　精神疾患の治療に有効な薬剤の開発の推進を図るとともに，薬物治療以外の治療法の研究を推進する。

2　脳科学，ゲノム科学，情報科学等の進歩を踏まえ，精神疾患の病態の解明，バイオマーカー（生体内の生物学的変化を主に定量的に把握するための指標をいう。）の確立を含む早期診断及び予防の方法並びに革新的な治療法の開発に向けた研究等を推進する。

七　他の指針等との関係の整理

この指針に基づく具体的な施策を実施するに当たっては，医療計画，障害福祉計画，介護保険事業計画その他の分野の計画等に配慮することとする。

八　推進体制

1　本指針で示す方向性に従い，国は，関係者の協力を得ながら，各種施策を講じていくこととする。

2　本指針は，公表後５年を目途として必要な見直しを行うこととする。

〔参　考〕

◉障害者の日常生活及び社会生活を総合的に支援するための法律等の一部を改正する法律の施行に伴う厚生労働省関係告示の整理に関する告示（抄）

（令和6年3月15日　厚生労働省告示第87号）

（良質かつ適切な精神障害者に対する医療の提供を確保するための指針の一部改正）

第12条　良質かつ適切な精神障害者に対する医療の提供を確保するための指針〔平成26年厚生労働省告示第65号〕の一部を次の表のように改正する。

（傍線部分は改正部分）

改　正　後	改　正　前
第2　精神障害者の居宅等における保健医療サービス及び福祉サービスの提供に関する事項	第2　精神障害者の居宅等における保健医療サービス及び福祉サービスの提供に関する事項
一～六　（略）	一～六　（略）
七　福祉サービスの提供等	七　福祉サービスの提供等
1　（略）	1　（略）
2　地域移行・地域定着支援サービス（障害者の日常生活及び社会生活を総合的に支援するための法律（平成17年法律第123号。以下「障害者総合支援法」という。）第5条第21項に規定する地域移行支援及び同条第22項に規定する地域定着支援をいう。）の充実を図るため，市町村が単独又は共同して設置する協議会（障害者総合支援法第89条の3第1項の協議会をいう。）における地域の関係機関等の連携及び支援体制の整備に関する機能を強化するとともに，市町村における地域生活支援拠点等（障害者総合支援法第77条第4項の地域生活支援拠点等をいう。）の整備並びに市町村における基幹相談支援センター（障害者総合支援法第77条の2第1項の基幹相談支援センターをいう。）の整備及び機能の充実強化に努める。	2　地域移行・地域定着支援サービス（障害者の日常生活及び社会生活を総合的に支援するための法律（平成17年法律第123号。以下「障害者総合支援法」という。）第5条第20項に規定する地域移行支援及び同条第21項に規定する地域定着支援をいう。）の充実を図るため，市町村が単独又は共同して設置する協議会（障害者総合支援法第89条の3第1項の協議会をいう。）における地域の関係機関等の連携及び支援体制の整備に関する機能を強化するとともに，市町村における地域生活支援拠点等（障害者総合支援法第77条第4項の地域生活支援拠点等をいう。）の整備並びに市町村における基幹相談支援センター（障害者総合支援法第77条の2第1項の基幹相談支援センターをいう。）の整備及び機能の充実強化に努める。
3　精神障害者が地域で生活するために必要なグループホーム（障害者総合支援法第5条第18項に規定する共同生活援助を行う住居をいう。）や賃貸住宅等の居住の場の確保・充実，家賃債務等保証（家賃や原状回復等に係る債務保証の仕組みをいう。）の活用等の居住支援に関する施策を推進する。	3　精神障害者が地域で生活するために必要なグループホーム（障害者総合支援法第5条第17項に規定する共同生活援助を行う住居をいう。）や賃貸住宅等の居住の場の確保・充実，家賃債務等保証（家賃や原状回復等に係る債務保証の仕組みをいう。）の活用等の居住支援に関する施策を推進する。
4・5　（略）	4・5　（略）

附　則（抄）

この告示は，令和6年4月1日から適用する。ただし，〔中略〕第12条の規定は，障害者の日常生活及び社会生活を総合的に支援するための法律等の一部を改正する法律〔令和4年法律第104号〕附則第1条第4号の政令で定める日〔令和4年12月16日から起算して3年を超えない範囲内において政令で定める日〕から適用する。

精神科病院に対する指導監督等の徹底について

平成10年３月３日　障第113号・健政発第232号・医薬発第176号・社援第491号
各都道府県知事・各指定都市市長宛
厚生省大臣官房障害保健福祉部長・健康政策・医薬安全・社会・援護局長連名通知

改正　令和５年11月27日医政発1127第12号・社援発1127第９号・障発1127第12号現在

精神科病院に対する指導監督等については，従来から適正な実施をお願いしているところであるが，最近，精神科病院における不祥事が相次いで発生し，精神科病院に対する国民の不信を招き，今後の精神保健福祉施策の推進を阻害しかねない事態となっている。

今般，精神科病院に対する指導監督等について見直しを行い，下記のとおりまとめたので，今後の指導監督等の実施に当たっては遺憾なきよう留意されたい。

また，本通知（２⑷から⑹まで，３⑶ア㈠第３段落（法第19条の８に規定する指定病院である場合の措置に係る部分）及びオ，５並びに別紙様式１から３までを除く。）は，地方自治法（昭和22年法律第67号）第245条の９第１項及び第３項に規定する都道府県及び指定都市が法定受託事務を処理するに当たりよるべき基準であることを申し添える。

なお，昭和31年６月８日衛発第357号厚生省公衆衛生・医務局長連名通知，昭和43年３月25日衛発第230号公衆衛生局長通知，昭和45年３月14日衛発第170号公衆衛生・医務局長連名通知，昭和59年６月22日衛発第425号・医発第583号・社保第62号厚生省公衆衛生・医務・社会局長連名通知，昭和59年６月22日社保第63号社会局長通知及び平成元年５月９日健医精発第22号精神保健課長通知は廃止する。

記

１　適正な精神医療の確保等について

精神保健福祉施策の推進については，人権に配慮した適正な精神医療の確保，精神障害者の社会復帰・社会参加を促進するという観点から，地域において，障害者の日常生活及び社会生活を総合的に支援するための法律（平成17年法律第123号。以下「障害者総合支援法」という。）に規定する障害福祉サービスを行う施設等との連携を図りつつ，より良い精神医療を目指していくことが必要である。

特に，入院患者の処遇については，精神保健及び精神障害者福祉に関する法律（昭和25年法律第123号。以下「法」という。）等に基づき，行動制限，面会，信書，電話，金銭管理等にかかる処遇が適切に行われ，社会復帰に向けた様々な環境整備を積極的に推進していく必要があることから，管下精神医療機関に対して指導の徹底を図られたい。

２　入院制度等の適正な運用について

都道府県及び指定都市においては，以下の点に留意し，適正な運用を図られるようお願いする。

⑴　措置入院制度について

ア　入院手続について

入院に当たっては，精神保健指定医２名以上の診察により適切に行い，その診察を行う際には，後見人又は保佐人，親権を行う者，配偶者その他現に本人の保護の任に当たっている者の立ち会いが可能であるので，これらの者に診察の通知を行うこと。

また，入院措置を採る場合には，法第29条第３項の規定に基づき，当該入院措置を採る旨及びその理由について，書面告知を患者及びその家族等（法第５条第２項に規定する家族等をいう。以下同じ。）であって診察の通知を受けた者又は立会いを行った者に対して行うこと。

なお，精神保健指定医の選定に当たっては，原則として同一の医療機関に所属する者を選定しないこととするとともに，措置決定後の入院先については当該精神保健指定医の所属病院を避けるよう配慮すること。

また，都道府県立精神科病院については，法律の趣旨に照らし，進んで措置入院者を受け入れること。

イ　通報申請等の取扱いについて

法第22条から第26条の３までの規定による通報申請等がなされた場合においては，速やかに法第27条の規定による所要の措置を講ずること。

ウ　病状報告について

各都道府県及び指定都市においては，精神科病院の管理者（以下「病院管理者」という。）

に対し，常時措置入院者の病状把握に努めるとともに，当該措置入院者が自傷他害のおそれがないと認められるに至った場合には，直ちにその旨を最寄りの保健所長を経由して都道府県知事又は指定都市市長に届け出るよう指導するとともに，都道府県及び指定都市については，速やかに退院の手続をとること。

また，病状報告は，6カ月（ただし，入院後6カ月経過しない間については，3カ月）の範囲内で定期的に求めるとともに，それ以外にも必要に応じ随時これを求めること。

なお，患者台帳等を作成するなどにより措置入院者についての現状把握に努め，病状報告が確実に提出されているかどうかについても確認すること。

エ　仮退院について

仮退院は，精神保健指定医による診察の結果，入院患者の症状に照らし，その者を一時退院させて経過を見ることが適当であると認める場合に限り行えるものであり，決して目的外に仮退院させることのないようにすること。

オ　緊急措置入院について

緊急措置入院は，急速を要し，通常の措置入院の手続によることができない場合において，その指定する精神保健指定医をして診察をさせた結果，直ちに入院させなければならないと認めたときに行うものであり，72時間を超えて入院させることのないようにすること。

カ　退院促進措置について

法第29条の6に規定する退院後生活環境相談員については，その一覧が作成され，適切な資格を有する者が退院後生活環境相談員として選任されているか確認すること。

また，法第29条の7に規定する地域援助事業者については，措置入院者又はその家族等から求めがあった場合その他地域移行を促進するために必要があると認められる場合に紹介しなければならないとされていること。

キ　措置入院者の診察について

措置入院者については，入院後概ね3カ月を経過した時に精神保健指定医による診察を行うこととする。

また，これ以外の場合にも必要に応じ積極的にこれを行うよう努めること。

ク　退院手続について

都道府県知事及び指定都市市長においては，措置入院者が措置入院を継続しなくてもよいと認められたときは，直ちにその者を退院させること。

また，措置入院者を退院させるに当たっては，医療機関，保健所，福祉事務所等との連携を密にし，その後の医療，保護及び社会復帰に支障が生じないよう十分配慮すること。

(2)　医療保護入院制度について

ア　入院手続について

病院管理者は，入院の要否について法第20条の規定による入院が行われる状態にないことを必ず精神保健指定医に判断させるとともに，入院に際しての同意者に所定の様式に基づく同意書を提出させることにより，当該同意者が家族等のうちいずれかの者であることを確認するよう指導すること。

また，市町村長同意の場合において迅速な対応がなされるよう日頃から市町村長との連携を密にしておくこと。

なお，同意者となった市町村長においては，入院後面会して患者の病状を把握するとともに，市町村の担当者への連絡先，連絡方法を患者に伝えるよう指導すること。

入院措置を採る場合には，当該患者及びその家族等であって入院の同意をした者に対し，当該入院措置を採る旨及びその理由を書面で知らせていることを確認すること。

イ　入院期間について

入院期間については，精神保健及び精神障害者福祉に関する法律施行規則（昭和25年厚生省令第31号。以下「規則」という。）第15条の6の規定に基づき，当該医療保護入院から6カ月を経過するまでの間は3カ月以内の期間とし，入院から6カ月を経過した後は6カ月以内の期間とされているかを確認すること。

ウ　届出について

法第33条第9項の規定に基づく届出については，必ず法定の10日以内に行われるよう指導すること。また，入院に際しての同意者が家庭裁判所により選任された者であるときは届出書に選任書の写しを添付させること。

また，届出内容から判断して入院手続，入院の要否等に疑問があると認められるときは，法第38条の６に基づく報告徴収等を行うなど必要な措置を講ずること。

エ　退院促進措置について

法第33条の４において読み替えて準用する法第29条の６に規定する退院後生活環境相談員については，その一覧が作成され，適切な資格を有する者が退院後生活環境相談員として選任されているか確認すること。

また，法第33条の４において読み替えて準用する法第29条の７に規定する地域援助事業者については，医療保護入院者又はその家族等から求めがあった場合その他地域移行を促進するために必要があると認められる場合に紹介しなければならないとされていること。

オ　入院期間の更新手続について

入院の期間の更新については，以下の要件をすべて満たしている場合であることを確認すること。

(ア)　指定医による診察の結果，なお法第33条第１項第１号に掲げる者に該当すること

(イ)　対象患者について，医療保護入院者退院支援委員会による審議が行われたこと（入院継続に当たって必要な退院支援措置の検討）

(ウ)　法第33条第８項の規定に基づき，同条第６項の規定による同意に関し必要な事項を家族等に通知した上で家族等の同意があること又は同条第８項の規定に基づき，家族等の同意を得たものとみなしていること

更新後の入院期間は，規則第15条の６の規定に基づき，当該医療保護入院から６カ月を経過するまでの間は３カ月以内の期間とし，入院から６カ月を経過した後は６カ月以内の期間とされているかを確認すること。

入院の期間を更新する場合には，当該患者及びその家族等であって入院期間の更新に同意をした者に対し，当該入院期間を更新する旨及びその理由を書面で知らせていることを確認すること。

また，入院期間更新届の届出については，法第33条第９項の規定に基づき，入院の期間の更新があった場合，必ず法定の10日以内に行われるよう指導すること。

カ　退院手続について

病院管理者に対し，医療保護入院者を退院させたときは，10日以内に最寄りの保健所長を経て都道府県知事又は指定都市市長に届け出るよう指導すること。

また，医療保護入院者の退院に当たっては，病院管理者が医療機関，保健所，福祉事務所等との連携を十分に行い，退院後の患者の医療，保護及び社会復帰に支障が生じないよう指導すること。

(3)　任意入院制度について

ア　入院手続について

人権に配慮しつつその適正な医療及び保護を確保するため，本人の同意に基づいて入院が行われるよう努めることは極めて重要なことであり，その旨を病院管理者に対して徹底させるとともに，その入院手続については，法に基づき適正に実施されているかどうかを確認すること。

イ　精神障害者が自ら入院する任意入院の場合においては，基本的に開放的な環境で処遇されるものである。これを制限する場合には，法第37条第１項の規定に基づく基準により適正に実施されているかどうかについても確認すること。

(4)　指定病院及び応急入院指定病院について

ア　厚生省告示に定める基準を満たす病院を３年の期限を付して指定することとし，３年ごとに見直しを行い更新すること。

イ　病床に余裕があるにもかかわらず，理由なく措置入院者又は応急入院者の受入の拒否を行っているような事実があった場合には，病院に対する指導を強化すること。

ウ　作業療法士，精神保健福祉士等の職種を配置し，入院患者の社会復帰に向けた努力を行うよう指導すること。

(5)　任意入院者の退院制限，医療保護入院及び応急入院に係る特例措置について

ア　特定病院の認定について

精神保健及び精神障害者福祉に関する法律施行規則（昭和25年厚生省令第31号）第５条の２において定める基準を満たす病院を３年の期限を付して認定することとし，３年ごとに見直しを行い更新すること。

イ　入院手続について

病院管理者は，入院の要否について任意入院が行われる状態にないことを特定医師に判断さ

せ，任意入院者の退院制限，医療保護入院又は応急入院を12時間以上継続する等の特例措置を採る場合には，必ず精神保健指定医に判断させること。

また，特例措置についての事後審査委員会による審議を適切に行うよう指導すること。

ウ　届出及び記録について

医療保護入院の特例措置の届出については，必ず法定の10日以内に，応急入院の特例措置の届出については，直ちに行われるよう指導すること。

また，任意入院者の退院制限，医療保護入院及び応急入院に係る特例措置の記録を遅滞なく作成し，保存するよう指導すること。

また，届出及び記録内容から判断して入院手続，入院の要否の判断等について適正を欠く疑いがあると認められるときは，法第38条の6に基づく報告徴収等を行う等必要な措置を講ずること。

(6)　精神医療審査会について

ア　精神医療審査会は，精神障害者の人権に配慮しつつその適正な医療及び保護を確保するため，病状報告等については，必要と認める場合においては，病院管理者等に対し意見を聴くことに加え，委員による診察，関係者に対して報告や意見を求めること，診療録その他の帳簿書類の提出，出頭を命じて審問するなど，慎重かつ速やかに審査を行うこと。

イ　都道府県知事及び指定都市市長は，措置入院者及び医療保護入院者の入院の必要性並びに医療保護入院者の入院期間の更新等の審査の過程につき問題があるという報告を受けた場合，法第38条の6の規定による報告徴収等を行い，必要な調査・診察を行うこと。

ウ　精神科病院に入院中の者又はその家族等（その家族等がない場合又はその家族等の全員がその意思を表示することができない場合若しくは同意若しくは不同意の意思表示を行わない場合にあっては，その者の居住地を管轄する市町村長）から退院請求又は処遇改善請求があったときは，速やかに請求に関する審査を行い，都道府県知事及び指定都市市長においては，請求者に対し，遅滞なく審査結果を通知するようにすること。

エ　精神病床数，審査案件の数等地域の実情に応じて委員の増員等を行い，審査が迅速かつ適切に行われるよう所要の合議体数を整備すること。

オ　審査会の運営については，「精神保健及び精神障害者福祉に関する法律第12条に規定する精神医療審査会について」（平成12年3月28日障第209号厚生省大臣官房障害保健福祉部長通知）の別添「精神医療審査会運営マニュアル」の考え方に沿って適切な運営を図ること。

(7)　虐待の防止について

ア　精神科病院の管理者が，法第40条の2第1項の規定に基づき，必要な措置を講じているかを確認すること。

イ　法第40条の3第1項の規定による通報又は同条第2項の規定による届出があった場合は，「精神科病院における虐待防止対策に係る事務取扱要領について」（令和5年11月27日障発1127第11号厚生労働省社会・援護局障害保健福祉部長通知。以下「虐待防止対策事務取扱要領」という。）に基づき，適切に対処すること。

3　実地指導等の実施方法について

(1)　実地指導の実施時期について

原則として1施設につき年1回行うこととするが，法律上適正を欠く等の疑いのある精神科病院については，数度にわたる実地指導を行うこと。

(2)　実地指導の方法について

ア　実地指導は，原則として都道府県及び指定都市精神保健福祉担当部局職員及び保健所の精神保健福祉担当職員とともに，精神保健指定医を同行させ実施することとし，病院間で指摘内容に格差が生じないよう，都道府県及び指定都市において実地指導要領等を作成して実施するよう努めること。

また，法律上極めて適正を欠く等の疑いのある精神科病院に対しては，国が直接実地指導を実施することもあり得ること。

イ　法律上適正を欠く等の疑いのある精神科病院に対して実地指導を行う場合には，最長でも1週間から10日間の予告期間をもって行うこととするが，虐待防止対策事務取扱要領第2の(4)後段に該当する場合など，入院中の者に対する虐待が強く疑われ，緊急性が高い場合等については予告期間なしに実施できること。

ウ　実地指導の際，措置入院者については，原則として各患者に対して診察を行うものとする。また，医療保護入院者については，入院期間更新届や医療監視の結果等を踏まえるとともに，患者の入院期間，病名等に十分配慮して計画的，重点的に診察を行うようにすること。

エ　人権の保護に関する聞き取り調査については，入院中の者に対する虐待が疑われる事案を含め，業務従事者に対するものだけでなく，入院患者に対しても適宜行うようにすること。

また，診療録を提出させ，内容を確認するとともに，入院期間更新届，関係書類及び聞き取り調査結果等の突合を行い，未提出の書類及び入院中の者に対する虐待が行われている事実等がないかについても確認すること。

オ　医療監視を実施する際に併せて実地指導を行うなど医療監視との連携を十分に図ること。

また，生活保護法による指導等の実地との連携も図ること。

(3)　実地指導後の措置について

ア　実地指導の結果，入院中の者の処遇等の状況について次に掲げる度合いに応じて，法第38条の７又は第40条の６の規定に基づき病院管理者等に対して必要な措置を講じること。

(ア)　著しく適当でないと認められる場合

措置を講ずべき事項及び期限を示して，適切な処遇等を確保するための改善計画書の提出を求め，必要に応じ提出された改善計画書の変更を命じ，又は，その処遇の改善のために必要な措置を採ることを命じ，その改善結果報告を書面により求めるとともに，その結果を検証するものとする。

また，命令に従わない時は，適宜，①精神障害者の入院に係る医療の提供の全部若しくは一部を制限することを命じ又は②当該精神科病院の名称及び住所並びに改善命令等を行った年月日及びその内容等を公表すること。（ただし，①及び②の両方の措置を採ることを妨げない。）

さらに法第19条の８に規定する指定病院である場合には指定の取消し，精神保健指定医に関して法第19条の２第２項に該当すると思料される場合にはその旨を厚生労働大臣あて速やかに通知する等厳正なる措置をとること。

(イ)　適当でないと認められる場合

措置を講ずべき事項及び期限を示して，その改善結果報告を書面により求めるとともに，その結果を検証するものとする。

イ　当該精神科病院の構造設備・人員配置が医療法に定める基準に著しく違反し，又はその運営が著しく不適当であると認められる場合は，改善指導を行うとともに医療監視の実施機関や保健・福祉等関係部局に必ず連絡をとること。

ウ　公費負担医療費が不当に超過して支払われている事実を発見したときは，速やかに返還を命ずること。

エ　実地指導で指摘事項が多いか重大な問題があるような精神科病院については，確認のため再度実地指導を行うこと。

オ　実地指導を行った際には，その都度別記様式１による報告書を作成すること。

また，別記様式２及び３により４月１日から翌年３月31日までを一括して取りまとめ，同年４月末日までに厚生労働省社会・援護局障害保健福祉部精神・障害保健課長あてに報告すること。

ただし，法律上適正を欠く等の疑いが発見された場合には，速やかに連絡するとともに，別記様式１による報告書についても早急に提出すること。

4　実地指導の指導項目について

実地指導を行う際には，下記の項目について十分留意し実施すること。

(1)　過去の行政指導等に対する改善状況について
(2)　精神科病院内の設備等について
(3)　医療環境について
(4)　精神保健指定医について
(5)　指定病院について
(6)　措置入院について
(7)　医療保護入院の入院手続等について
(8)　医療保護入院の入院の期間の更新について
(9)　応急入院について
(10)　任意入院について
(11)　特例措置について
(12)　入院患者の通信面会について
(13)　入院患者の隔離について
(14)　入院患者の身体的拘束について
(15)　入院患者の隔離及び身体的拘束等の行動制限に関する一覧性のある台帳の整備について

⒃　入院患者に対する虐待の防止について
⒄　入院患者のその他の処遇について
⒅　その他

5　医療法第25条の規定に基づく立入検査の実施に当たっての技術的助言について

医療監視については，従来から厳正な実施をお願いしているところであり，特に，医療法上適正を欠く等の疑いのある医療機関については，平成９年６月27日指第72号厚生省健康政策局指導課長通知「医療監視の実施方法等の見直しについて」により厳正な対処が必要である旨通知しているところであるが，精神科病院についても同様とすることが適切であること。また，実際に際しては，①医療従事者の充足，②超過収容の解消，③無資格者の医療行為の防止といった事項について，特に留意すること。

6　生活保護指定医療機関に対する指導の強化徹底等について

⑴　一般指導等の活用について

生活保護の指定医療機関に対する指導は，昭和36年９月30日付社発第727号社会局長通知に基づき行われているところであるが，一般指導，個別指導の機会を活用し，特に精神科病院に対しては，被保護者の適切な処遇の確保及び向上，自立助長並びに適正な医療が行われるよう，生活保護制度の趣旨，医療扶助の事務取扱方法，適切な入院患者日用品費等の管理などについて周知徹底を図ること。

⑵　患者委託に当たっての留意事項について

保護の実施機関は，都道府県本庁（指定都市及び中核市にあっては市本庁）と連携を密にして，生活保護の指定医療機関に対する指導に加え，医療監視や実地指導の結果を参考にしながら，管下指定医療機関の状況について実態の把握に努め，医療従事者が著しく不足している場合又は使用許可病床を著しく超過して患者を収容している場合のほか，精神科病院に入院している被保護者について，定期訪問による本人及び主治医等との面接を通じて患者の病状，治療の状況及び療養環境等を把握し，問題が認められた場合には，患者委託は他の指定医療機関に対して行うこと。

7　障害者総合支援法に基づく通院公費負担について

自立支援医療機関に関する指導監査については，「指定障害福祉サービス事業者等の指導監査について」（平成26年１月23日障発0123第２号厚生労働省社会・援護局障害保健福祉部長通知）において，その対象を全ての自立支援医療機関とし，基本的に３年に一度実施指導することとしているので，精神科病院に対しては，本実地指導の機会を活用して「指定自立支援医療機関（精神通院医療）療養担当規程」（平成18年厚生労働省告示第66号）に基づく医療の適正な実施について，効率的な指導に努めること。

8　精神医療に関する苦情等の適正な処理について

精神医療に関する苦情等については，精神保健福祉センター，保健所等において積極的に相談に応じるとともに，相談者と連携をとりながらそれぞれの事案の性質に応じた迅速，的確な処理を行い，その結果を相談者に通知すること。

様式　略

精神科病院に対する指導監督等の徹底について

平成10年3月3日　障精第16号
各都道府県・各指定都市精神保健福祉主管部(局)長宛
厚生省大臣官房障害保健福祉部精神保健福祉課長通知

改正　令和5年11月27日障精発1127第7号現在

標記について，精神科病院の入院患者の処遇改善の観点から，隔離及び身体拘束等の行動制限について一覧性のある台帳の整備，任意入院による長期入院患者に同意の再確認を求める仕組みの導入，特例措置の適正な運用等を図るため，平成10年3月3日障精第16号「精神科病院に対する指導監督等の徹底について」を別添のとおり改正することとしたので，精神科病院に対する実地指導を行う際には，下記の項目に十分留意し，実施するようお願いする。

なお，任意入院患者は原則として開放的な環境で処遇を受けるという原則（「精神保健及び精神障害者福祉に関する法律第37条第1項の規定に基づき厚生労働大臣が定める基準」（昭和63年4月8日厚生省告示第130号）及び本通知の1(9)カ～シ）を踏まえ，適切な指導方お願いする。

標記については，平成10年3月3日障第113号・健政発第232号・医薬発第176号・社援第491号厚生省大臣官房障害保健福祉部長・健康政策・医薬安全・社会・援護局長通知により精神科病院に対する指導監督等の徹底についてお願いしたところであるが，精神科病院に対する実地指導を行う際には，下記の項目に十分留意し，実施するようお願いする。

なお，本通知は，地方自治法（昭和22年法律第67号）第245条の9第1項及び第3項に規定する都道府県及び指定都市が法定受託事務を処理するに当たりよるべき基準であることを申し添える。

記

1　実地指導の指導項目について

(1)　過去の行政指導等に対する改善状況について

過去に関係法に基づき行政処分や行政指導等が行われた精神科病院については，その後，改善され適正に運営がなされているか。

(2)　精神科病院内の設備等について

ア　精神科病院の構造設備，従業員の配置等は，医療法等に沿った適切なものか。

また，入院患者に対する療養環境の改善に努めているか。

イ　夜間の管理体制については，病棟ごとに夜間勤務者を置くなど，十分に整備されているか。

ウ　緊急時の連絡体制の整備は適正に講じられているか。

(3)　医療環境について

ア　入院患者の具合が悪い際には要求に応じて医師の診察がなされる等の体制になっているか。

イ　作業療法等の社会復帰に向けた努力を行っているか。

ウ　病院内において苦情・相談等の処理は行われているか。

エ　病室，寝具，衣服等は清潔に保たれているか。

オ　暖房設備を設置し，適切に使用されているか。

カ　入浴の回数，方法等は適切か。

キ　給食について，入院患者の栄養所要量を充たすだけの食事が提供されているか。

(4)　精神保健指定医について

精神保健及び精神障害者福祉に関する法律（昭和25年法律第123号。以下「法」という。）第29条第1項，第29条の2第1項，第33条第1項若しくは第2項，第33条の6第1項又は第34条の規定により精神障害者を入院させている精神科病院の管理者（以下「病院管理者」という。）は，その精神科病院に常時勤務する精神保健指定医を置いているか。

(5)　指定病院及び応急入院指定病院について

ア　指定病院及び応急入院指定病院について，厚生省告示に定める基準を満たしているか。

イ　最近3年間に，新規又は継続の措置入院者又は応急入院者の受入を行っているか。特に，病床に余裕があるにもかかわらず，理由なく措置入院者又は応急入院者の受入の拒否を行っているようなことはないか。

ウ　作業療法士，精神保健福祉士等の職種を配置し，患者の社会復帰に向けた努力を行っているか。

(6) 措置入院について

ア 自傷他害といった措置症状が消失しているにもかかわらず，措置入院を継続しているようなことはないか。

イ 患者本人の症状を踏まえ，適切な仮退院の運用がなされているか。

ウ 法第29条の６及び精神保健及び精神障害者福祉に関する法律施行規則（昭和25年厚生省令第31号。以下「施行規則」という。）第15条の３第１項の規定により，退院後生活環境相談員が７日以内に選任され，選任後，措置入院者及びその家族等に説明が行われているか。また，ポスターの掲示等の方法により，退院促進の措置の周知が図られているか。

エ 退院後生活環境相談員が必要に応じて適切に相談を行っているか。

オ 法第29条の７の規定により措置入院者又はその家族等の求めがあった場合その他措置入院者の退院による地域における生活への移行を促進するために必要があると認められる場合には，これらの者に対して，同条に規定する地域援助事業者の紹介をしているか。

カ 措置入院費の診療報酬の請求が，診療録の記載に基づいて適正になされているか。

キ 措置入院者の定期病状報告は精神保健指定医の診察をもとに報告がなされているか。

(7) 医療保護入院について

ア 入院時の診察は精神保健指定医又は特定医師が行っているか。

また，その診察結果は，精神障害者であり，かつ，医療及び保護のため入院の必要がある者であって，当該精神障害のために法第20条の規定による入院が行われる状態にないとされているか。

イ 市町村長同意の場合には，市町村の担当者が同意後面会し，患者の状況を確認していることを把握しているか。

ウ 法第33条の規定による入院があった場合，病院管理者は同条第９項の規定による報告書を10日以内に都道府県知事又は指定都市市長あて届け出をしているか。また，医療保護入院届に記載された医療保護入院による推定される入院期間が入院から３ヶ月以内の期間となっているか。

エ 法第33条の４において読み替えて準用する法第29条の６及び施行規則第15条の３第２項において準用する前項の規定により，退院後生活環境相談員が７日以内に選任され，選任後，医療保護入院者及びその家族等に説明が行われているか。また，ポスターの掲示等の方法により，退院促進の措置の周知が図られているか。

オ 退院後生活環境相談員が必要に応じて適切に相談を行っているか。

カ 法第33条の４において読み替えて準用する法第29条の７の規定により医療保護入院者又はその家族等の求めがあった場合その他医療保護入院者の退院による地域における生活への移行を促進するために必要があると認められる場合には，これらの者に対して，同条に規定する地域援助事業者の紹介をしているか。

キ 医療保護入院者が退院した場合に，10日以内にその旨を都道府県知事又は指定都市市長あて届け出ているか。

ク 家族等の同意書がなく，医療保護入院させているようなことはないか。

(8) 入院の期間の更新について

ア 入院の期間を更新するための診察は精神保健指定医が行っているか。

また，その診察結果は，精神障害者であり，かつ，医療及び保護のため入院の必要がある者であって，当該精神障害のために法第20条の規定による入院が行われる状態にないとされているか。

イ 入院の期間を更新しようとする医療保護入院者について，退院支援委員会において，退院による地域における生活への移行を促進するための審議が行われているか。

ウ 更新後の入院期間は，入院から６ヶ月を経過するまでの間は３ヶ月以内の期間，入院から６ヶ月を経過した後は６ヶ月以内の期間となっているか。

エ 法第33条第８項の規定に基づき，医療保護入院者の家族等に対し，同意に関し必要な事項を通知した上で，同意を得ているか。

また，同項の規定に基づき，家族等の同意を得たものとみなしている場合は，施行規則第15条の15各号のいずれにも該当していないことなど，必要な要件を満たしているか。

オ　入院の期間を更新した場合に，10日以内にその旨を都道府県知事又は指定都市市長あて届け出ているか。

⑼　応急入院について

ア　応急入院をさせるにあたっては，精神保健指定医又は特定医師の判定により行っているか。

イ　精神保健指定医の診察の場合，応急入院者について，72時間以上の入院をさせていないか。

⑽　任意入院について

ア　任意入院者は，入院の同意を行っているか。

また，任意入院による入院後１年経過時及び以後２年ごとに入院に係る同意書の提出を求め，同意の再確認を行っているか。

イ　病院管理者は，入院に際し，任意入院者に対して基本的に開放的な環境で処遇（以下「開放処遇」という。）されること及び退院の請求に関すること等について書面で知らせ，自ら入院する旨を記載した書面を受けているか。

ウ　任意入院者を患者の医療及び保護の必要性なしに入院直後から，保護室に隔離しているようなことはないか。

エ　任意入院者が退院請求をした場合に，医師による診察に基づき適切に対処しているか。また，72時間以内の退院制限を行った場合，精神保健指定医の診察に基づき，診療録の記載を行っているか。

オ　医療保護入院に切り替えを行った場合は，切り替えの診察は適切か。病状の悪化がないにもかかわらず家族の要望等によって医療保護入院に切り替えを行っているようなことはないか。

カ　任意入院者の開放処遇を制限する場合には，患者本人の医療及び保護を図る観点から，患者の症状からみて開放処遇を制限しなければ治療が確保できないと判断される場合に限って行われているか。

キ　開放処遇の制限を制裁や懲罰あるいは見せしめのために行われていないか。

ク　開放処遇の制限が漫然と継続されることがないよう処遇状況及び処遇方針について病院内での周知に努めているか。

ケ　開放処遇の制限を行うに当たっては，医師は当該患者に対してその制限を行う理由を文書で知らせ理解を得るとともに，その制限を行った旨及びその理由並びにその制限を行った日時を診療録に記載しているか。

コ　開放処遇の制限を行う場合には，医師の判断に基づくものか。

また，おおむね72時間以内に精神保健指定医による診察を行っているか。

さらに，精神保健指定医は，必要に応じて積極的に診察を行うように努めているか。

サ　本人の意思によって開放処遇が制限される環境に入院する場合においても，本人の意思による開放処遇の制限である旨の書面を得ているか。

また，書面を得た後でも，本人の求めに応じていつでも開放処遇にしているか。

シ　病院管理者は，当該患者がその制限について不服がある場合には，精神医療審査会等に処遇改善請求を行うことができる旨を院内の適切な場所に掲示しているか。

⑾　任意入院者の退院制限，医療保護入院及び応急入院に係る特例措置について

ア　入院時の診察は特定医師が行っており，診療録の記載を行っているか。

また，その措置は夜間において患者を直ちに診察する必要があるにもかかわらず，精神保健指定医の不在等により速やかな診察が困難な場合など，緊急その他やむを得ない理由があるときに限られているか。

さらに特例措置は12時間以内に限られているか。

イ　任意入院者の退院制限又は応急入院の特例措置を採った後，精神保健指定医の診察に基づく任意入院者の退院制限又は応急入院を行った場合に特例措置時からの合計時間が72時間以上になっていないか。

ウ　特例措置から他の入院形態に係る特例措置を採った場合も合計12時間以内となっているか。

エ　病院管理者は，医療保護入院の特例措置を採った場合は10日以内に，応急入院の特例措置を採った場合は直ちに入院届を都道府県知事又は指定都市市長あて提出しているか。

オ　特例措置を採った後，当該措置から１ヶ月以内に事後審査委員会において審議されているか。また，行動制限最小化委員会が月１回以上開催されているか。

カ　特例措置を採って12時間以内に精神保健指定医の診察を経ずに退院制限解除又は退院した場

合にも事後審査委員会における審議の対象となっているか。

キ　特例措置を採った後，精神保健指定医による診察で入院が必要でないとされた場合，精神保健指定医による特例措置の検証内容が特例措置の入院届及び記録に記載されているか。

ク　病院管理者は任意入院の退院制限，医療保護入院及び応急入院に係る特例措置の記録（事後審査委員会による事後検証を含む。）を作成し，保存しているか。

ケ　特定病院の認定後，申出時に届け出た特定医師に変更が生じた場合は，10日以内に都道府県知事又は指定都市市長に届け出ているか。

⑿　入院患者の通信面会について

ア　病院管理者が，信書の発受の制限を行っていないか。（刃物・薬物等の異物が同封されていると判断される場合を除く。）

イ　病院管理者が，都道府県，指定都市及び地方法務局等の職員並びに患者の代理人である弁護士との電話制限及び面会制限を行っていないか。

ウ　入院患者に対して，通信・面会は基本的に自由であることを文書又は口頭により伝えているか。

エ　患者の医療又は保護の上で必要性を慎重に判断することなく，通信・面会の制限を行っていないか。

オ　電話・面会制限を行った場合，その事実及び理由を診療録に記載するとともに患者及び患者の希望する家族等その他の関係者に知らせているか。

カ　電話機は患者が自由に使える場所に設置されており，閉鎖病棟内にも設置されているか。衝立等の設置によりプライバシーが保たれているか。その際，公衆電話機等の設置や，状況に応じて携帯電話の活用を図っているか。

キ　都道府県及び指定都市精神保健福祉担当部局，地方法務局人権擁護主管部局の電話番号を入院患者の見やすいところに掲示してあるか。

ク　入院後，患者の症状に応じてできる限り早期に患者に面会の機会を与えているか。

ケ　面会について，患者若しくは面会者の希望のある場合又は医療若しくは保護のため特に必要がある場合を除き，病院の職員の立ち会いを条件として行っているようなことはないか。

⒀　入院患者の隔離について

ア　入院患者の隔離は，当該患者の症状からみて，その医療又は保護を図る上でやむを得ずなされるものであり，主として次のような場合に該当すると認められる患者であり，隔離以外によい代替方法がない場合以外に行っていないか。

(ア)　他の患者との人間関係を著しく損なうおそれがある等，その言動が患者の病状の経過や予後に著しく悪く影響する場合。

(イ)　自殺企図又は自傷行為が切迫している場合。

(ウ)　他の患者に対する暴力行為や著しい迷惑行為，器物破損行為が認められ，他の方法ではこれを防ぎきれない場合

(エ)　急性精神運動興奮等のため，不穏，多動，爆発性などが目立ち，一般の精神病室では医療又は保護を図ることが著しく困難な場合。

(オ)　身体合併症を有する患者について，検査及び処置等のため，隔離が必要な場合。

イ　入院患者の12時間以上の隔離を行う場合には，精神保健指定医の診察に基づいているものか。

ウ　12時間を超えない隔離については，医師の判断に基づくものか。

エ　隔離を行った場合には，患者にその理由を告知するよう努めているか。

オ　隔離を行った事実及びその理由並びに開始・解除日時を診療録に記載しているか。

カ　隔離が複数日に及ぶ場合，１日１回は医師による診察が行われているか。

キ　保護室に２名以上の患者を入院させていないか。

ク　隔離を行っている間も，洗面，入浴，掃除等患者及び部屋の衛生が確保されているか。

ケ　保護室を医療及び保護の目的外に使用していないか。

コ　機械的に期間を設定する等，必要以上に患者を保護室に隔離させているようなことはないか。

⒁　入院患者の身体的拘束について

ア　入院患者の身体的拘束は，当該患者の生命を保護すること及び重大な身体損傷を防ぐことに重点を置いた行動の制限であり，身体的拘束の対象となる患者は，主として次のような場合に該当すると認められる患者であり，身体的拘束以外によい代替方法がない場合以外に行ってい

ないか。

(ア) 自殺企図又は自傷行為が著しく切迫している場合。

(イ) 多動又は不穏が顕著である場合。

(ウ) (ア)又は(イ)のほか精神障害のために，そのまま放置すれば患者の生命にまで危険が及ぶおそれがある場合。

イ 患者の身体的拘束は精神保健指定医の診察に基づいているか。

ウ 身体的拘束を行った場合，患者にその理由を告知するよう努めているか。

エ 身体的拘束を行った事実及びその理由並びに開始・解除日時を診療録に記載しているか。

オ 身体的拘束を行った患者について，頻回に医師による診察が行われているか。

⒂ 入院患者の隔離及び身体的拘束等の行動制限に関する一覧性のある台帳の整備について

精神科病院への入院患者に対する隔離・身体的拘束その他の行動の制限（以下「行動制限」という。）が病状等に応じて必要最小限の範囲内で適正に行われていることを病院・病棟内で常に確認できるように，行動制限を受けている患者や患者ごとの行動制限の期間を記載した一覧性のある台帳（様式は一律には定めないが，患者氏名，行動制限開始日，入院形態及び行動制限内容（昭和63年４月８日厚生省告示第129号に定める隔離・身体的拘束については必須記載）について記載すること。別紙様式例参照。）が月毎に整備され，行動制限を行った際に直ちに記入されているか。

⒃ 入院患者に対する虐待の防止について

ア 入院患者に対し，殴る，蹴る，つねる等の暴力行為が行われていないか。

イ 入院患者が，食事や水分を十分に提供しない等による著しい体重の増減，やせすぎが見られるにもかかわらず，適切な介入が行われていない状態にされていないか。

ウ 入院患者が，皮膚の潰瘍や褥瘡が悪化しているにもかかわらず，適切なケアが行われていない状態にされていないか。

エ 入院患者が，業務従事者の暴言や拒絶的な態度，意図的な無視をされる等，人格をおとしめるような扱いを受けていないか。

オ 入院患者が，性行為・わいせつな行為を強要されていないか。

カ 入院患者名義の預貯金・資産が業務従事者に不当に使用・流用・処分されていないか（金銭管理に関する約定書を作成しているか，入院患者全員の金銭管理を一括して行っていないか，個人の預かり金を適切に管理しているか等）。

アからカまでに掲げる項目の他，令和５年11月27日付厚生労働省社会・援護局障害保健福祉部長通知「精神科病院における虐待防止対策に係る事務取扱要領について」の様式２「精神障害者虐待事実確認チェックシート」を活用の上，入院患者に対する虐待が行われていないことなどを確認すること。

⒄ 入院患者等のその他の処遇について

ア 精神科病院が行う患者の搬送について，適切に行われているか。

イ 生活保護法による入院患者については，収支状況について福祉事務所からの要請があった場合には，速やかに提示できるようにしてあるか。

ウ 作業療法の限界を超え，又は作業療法という名目の下に患者を使役するようなことはしていないか。

エ 作業療法の結果として生じた果実により得た副次的な収益について，患者の福利厚生又は当該患者自身のため以外に充当されていないか。

オ 退院患者について，病院職員としての雇用を行わないで，病院の業務に従事させていないか。

⒅ その他

ア 精神科病院の職員の資質の向上のため各種の講習等を実施しているか。

イ 精神科病院の職員は法律に基づく入院患者の処遇等について，十分に理解しているか。

ウ 結核等の伝染性の合併症を有する患者は，他の患者と区別して入院させているか。

エ 都道府県知事又は指定都市市長に届出義務のあるものについては，確実に届出がなされているか。

（別添様式）

行動制限に関する一覧性台帳（様式例）

○○○○病院　　　○年○月分

No.	ＩＤ	患者氏名	入院開始日	入院形態	行動制限開始日	1	2	3	4	5	6	7	8	9	10	11	12	13	14	15	16	17	18	19	20	21	22	23	24	25	26	27	28	29	30	31
1	1111	○○○○	H △. △. △	任	H□. □. □	他	→	→	→	→	→	→	→	→	→	他解														退院						
2	2222	○○○○	H △. △. △	医保→18. 8. 7任	H□. □. □			隔開	→	→	→	隔解																								
3	3333	○○○○	H △. △. △	措	H□. □. □									隔拘開	→	→	→	→	拘解	→	→	→	→	→	→	隔解										
4	4444	○○○○	H △. △. △	医保	H□. □. □	隔継	→	→	→	→	→	→	→	→	→	→	隔解					隔開	→	→	→	→	→	→	→	→	→	→	→	→	→	→
5	5555	○○○○	H △. △. △	特医保	H□. □. □																隔開	隔解														
6																																				
7																																				
8																																				
9																																				
10																																				
11																																				
12																																				
13																																				
14																																				
15																																				
16																																				
17																																				
18																																				
19																																				
20																																				

備考

隔　隔離
拘　拘束
他　その他の行動の制限（外出制限など）

開　開始
継　継続（前月末から継続中）
解　解除
→　行動制限の継続

任　任意入院
医保　医療保護入院
措　措置入院
応　応急入院
緊　緊急措置入院
特　特定医師の診察に基づく入院

精神科病院に入院する時の告知等に係る書面及び入退院の届出等について

〔令和５年11月27日　障精発1127第５号
各都道府県・各指定都市精神保健福祉主管部(局)長宛
厚生労働省社会・援護局障害保健福祉部精神・障害保健課長通知〕

標記については，これまで平成12年３月30日障精第22号厚生省大臣官房障害保健福祉部精神保健課長通知「精神科病院に入院する時の告知等に係る書面及び入退院の届出等について」に基づき告知及び届出等が行われてきたところである。

今般，障害者の日常生活及び社会生活を総合的に支援するための法律等の一部を改正する法律（令和４年法律第104号）により，医療保護入院の入院期間及び更新に関する規定等が設けられたところである。改正後の精神保健及び精神障害者福祉に関する法律（昭和25年法律第123号。以下「法」という。）の運用に当たって，下記のとおり書面等の標準的な様式として定めることとしたため，ご了知いただき適切な実施に努められるとともに，関係機関及び関係団体に対して周知徹底方お取り計らい願いたい。

なお，本通知は令和６年４月１日からの適用とし，平成12年３月30日障精第22号厚生省大臣官房障害保健福祉部精神保健課長通知「精神科病院に入院する時の告知等に係る書面及び入退院の届出等について」は，令和６年３月31日付けで廃止する。

記

1　任意入院に係る書面について

(1)　任意入院の告知等について

ア　法第21条第１項の規定による任意入院を行おうとする精神障害者が自ら入院する旨を記載する書面は，別添様式１（任意入院同意書）によるものとすること。

イ　法第21条第１項の規定による精神科病院の管理者が任意入院者に対して退院等の請求に関すること等を知らせる書面は，別添様式２（任意入院に際してのお知らせ）によるものとすること。

ウ　入院後１年経過時及び以後２年ごとに提出を求める精神障害者が自ら入院する旨を記載する書面は，別添様式３（任意入院（継続）同意書）を用いるものとすること。

エ　法第21条第７項の規定による任意入院者に対し同条第３項又は第４項後段の規定による措置を採る旨等を知らせる書面は，別添様式４（入院継続に際してのお知らせ）によるものとすること。

オ　法第21条第４項後段の規定による措置を採った場合の記録は，別添様式５（任意入院者を退院制限した場合の記録）によるものとすること。

カ　精神保健及び精神障害者福祉に関する法律第37条第１項の規定に基づき厚生労働大臣が定める基準（昭和63年厚生省告示第130号。以下「厚生省告示第130号」という。）の第五「任意入院者の開放処遇の制限について」に規定する開放処遇の制限を行う理由を患者に告知する書面は，別添様式６（開放処遇の制限を行うに当たってのお知らせ）によるものとすること。

(2)　任意入院者に係る報告について

法第38条の２第２項の規定による精神科病院の管理者から都道府県知事に対する報告は，別添様式７（任意入院者の定期病状報告書）によるものとすること。

報告の頻度は，入院後１年以上経過している者については，第20条の規定による入院の日の属する月の翌月を初月とする同月以降の12月ごとの各月に，開放処遇の制限（隔離・拘束を含む）を受けている者については，入院時から６か月経過時（ただし，１年以上経過している者については，12月ごとの各月）を目途として行うものとすること。

2　医療保護入院に係る書面について

(1)　入院に係る書面

ア　法第33条第１項の規定による入院措置を採る際の家族等の同意は，別添様式８（医療保護入院に関する家族等同意書）によるものとすること。

なお，法第33条第２項の規定による医療保護入院に必要な同意を市町村長が行う場合の対応については，昭和63年６月22日健医発第743号厚生省保健医療局長通知「精神保健及び精神障害者福祉に関する法律第33条第２項及び第６項の規定に基づく医療保護入院及びその入院の期間の更新の際に市町村長が行う同意について」の別添「市町村長同意事務処理要領」（(2)のイにおいて「市町村長同意事務処理要領」という。）によるものとし，精神科病院が市町村長に対し同意を求めるときに市町村長に送付する依頼書は同要領の別添様式１（医療保護入院同意依頼書），市町村長の同意が行われたときに市町村長が精神科病院に送付する同意書は同要領の別添様式３（医療保護入院に関する市町村長同意書）によるものとすること。

イ　法第33条の３第１項の規定による入院者及び家族等に入院措置を採る旨等を知らせる書面は，別添様式９（医療保護入院に際してのお知らせ）によるものとすること。

ウ　法第33条第９項の規定による精神科病院の管理者から都道府県知事に対する届出（同条第１項，第２項又は第３項後段の規定による入院措置を採る場合に限る。）は，同条第１項，第２項又は第３項後段の規定による入院に応じて別添様式10（医療保護入院者の入院届）又は別添様式11（特定医師による医療保護入院者の入院届及び記録）によるものとすること。

また，法第33条第５項の規定による精神科病院の管理者が作成する記録は，別添様式11（特定医師による医療保護入院者の入院届及び記録）を用いるものとすること。

(2)　入院期間の更新に係る書面

ア　法第33条第８項の規定による医療保護入院の入院期間の更新の同意に関する家族等への通知は，法施行規則第15条の15各号に該当しない場合は別添様式12-１（医療保護入院の入院期間の更新に関する通知（法施行規則第15条の15各号に該当しない場合）），それ以外の場合は別添様式12-２（医療保護入院の入院期間の更新に関する通知）によるものとすること。

イ　法第33条第６項の規定による入院期間の更新をする際の家族等の同意は，別添様式13（医療保護入院期間の更新に関する家族等同意書）によるものとすること。

なお，入院期間の更新に必要な同意を市町村長が行う場合の対応については，「市町村長同意事務処理要領」によるものとし，精神科病院が市町村長に対し同意を求めるときに市町村長に送付する依頼書は同要領の別添様式４（医療保護入院期間の更新に関する同意依頼書），市町村長の同意が行われたときに市町村長が精神科病院に送付する同意書は同要領の別添様式６（医療保護入院期間の更新に関する市町村長同意書）によるものとすること。

ウ　法第33条の３の規定による入院者及び家族等に対し入院期間を更新する旨等を知らせる書面は，別添様式14（医療保護入院の入院期間の更新に際してのお知らせ）によるものとすること。

エ　法第33条第９項の規定による精神科病院の管理者から都道府県知事に対する届出（同条第６項の規定による入院期間を更新する場合に限る。）は，別添様式15（医療保護入院者の入院期間更新届）によるものとすること。

(3)　退院に係る書面

法第33条の２の規定による精神科病院の管理者から都道府県知事に対する届出は，別添様式16（医療保護入院者の退院届）によるものとすること。

3　応急入院に係る書面について

(1)　応急入院の告知について

法第33条の７後段により準用する法第29条第３項の規定による入院患者に対し法第33条の６第１項又は第２項後段の規定による入院措置を採る旨等を知らせる書面は，別添様式17（応急入院に際してのお知らせ）によるものとすること。

(2)　応急入院者に係る届出等について

法第33条の６第５項の規定による精神科病院の管理者から都道府県知事に対する届出は，同条第１項又は第２項後段による入院に応じて別添様式18（応急入院届）又は別添様式19（特定医師による応急入院届及び記録）によるものとすること。

また，法第33条の６第４項の規定による精神科病院の管理者が作成する記録は，別添様式19（特定医師による応急入院届及び記録）を用いるものとすること。

4　措置入院に係る書面について

(1)　措置入院に関する診断について

法第27条第１項又は第２項の規定により法第18

条第１項に規定する精神保健指定医（以下「指定医」という。）が診察した場合には，別添様式20（措置入院に関する診断書）に記入を行うものとすること。

(2) 措置入院決定の告知について

法第29条第３項（法第29条の２第４項において準用する場合を含む。）の規定による措置入院者及びその家族等であって法第28条第１項の規定による通知を受けたもの又は同条第２項の規定による立会いを行ったものに対し入院措置を採る旨等を知らせる書面は，別添様式21（措置入院決定のお知らせ）によるものとすること。

(3) 措置入院に関する精神医療審査会への通知について

法第29条第１項の規定による入院措置を採ったときの第38条の３第１項の規定による都道府県知事から精神医療審査会への通知は，別添様式22（措置入院決定報告書）によるものとすること。

(4) 精神科病院の管理者から都道府県知事に対する届出等について

ア 法第38条の２第１項の規定による精神科病院の管理者から都道府県知事に対する定期の報告は，別添様式23（措置入院者の定期病状報告書）によるものとすること。

イ 法第29条の５の規定による精神科病院の管理者から都道府県知事に対する届出は，別添様式24（措置入院者の症状消退届）によるものとすること。

5 処遇について

(1) 患者の隔離について

厚生省告示第130号の第三「患者の隔離について」に規定する隔離を行うに当たっての入院患者への告知は，別添様式25（隔離を行うに当たってのお知らせ）により行うものとすること。

(2) 身体的拘束について

厚生省告示第130号の第四「身体的拘束について」に規定する身体的拘束を行うに当たっての入院患者への告知は，別添様式26（身体的拘束を行うに当たってのお知らせ）により行うものとすること。

6 その他の事項について

(1) 未成年者又は被後見人の任意入院に際しての同意書について

患者が任意入院に当たって行う「同意」とは，民法上の法律行為としての同意と必ずしも一致するものではなく，患者が自らの入院について積極的に拒んではいない状態をいうものであること。したがって，未成年者又は被後見人である精神障害者の入院の場合の入院同意書の作成については，精神科病院の管理者との間の入院契約と異なり，親権者又は後見人の副書を求めたり，患者本人の同意書にこれらの者の同意書を添付させることは必要ではないこと。

(2) 任意入院の退院制限について

法第21条第３項に規定する退院制限は72時間を限度として認められているものであるが，この「72時間」は，患者が医師に対して退院を希望する意思を明らかにした時点から起算するものであって，その時点が夜間又は休日等であることにより扱いが異なるものではないこと。ただし，夜間に退院を希望する意思が明らかにされた場合には，通常の診療開始前に，退院についての指定医の診療を求めることとしても差し支えないこと。

(3) 外国人等に対する告知について

外国人等の患者に対して告知を行う場合には，告知の内容について患者の理解が得られるよう配慮すること。

(4) 電算処理による届出等の取扱いについて

精神科病院の管理者が都道府県知事に提出する患者の入退院に際しての届出等については，定められた様式による場合であれば，指定医等の署名部分を除き，当該精神科病院において電算処理により作成した届出等を用いて差し支えないこと。

(5) 届出等の用紙について

届出等に用いる用紙の大きさは，原則として，Ａ４とすること。ただし，都道府県の判断により，セキュリティ対策を講じた上で，各都道府県における個人情報保護条例等の関係規定に基づき適切に運用することを前提に，別添様式７，10，11，15，16，18，19，23，24については電子媒体での提出も可とする。

様式１

任　意　入　院　同　意　書

年　　月　　日

○　○　病院長　殿

入院者本人　氏　　名

生年月日

住　　所

私は、「任意入院に際してのお知らせ」（入院時告知事項）を了承のうえ、精神保健及び精神障害者福祉に関する法律第21条第１項の規定により、貴院に入院することに同意いたします。

様式２

任意入院に際してのお知らせ

（任意入院者の氏名）　殿

年　　月　　日

1　あなたの入院は、あなたの同意に基づく、精神保健及び精神障害者福祉に関する法律第20条の規定による任意入院です。
2　あなたの入院中、手紙やはがきを受け取ったり出したりすることは制限なく行うことができます。ただし、封書に異物が同封されていると判断される場合、病院の職員と一緒に、あなたに開封してもらい、その異物は病院にあずかることがあります。
3　あなたの入院中、人権を擁護する行政機関の職員、あなたの代理人である弁護士との電話・面会や、あなた又はあなたのご家族等の依頼によりあなたの代理人となろうとする弁護士との面会は、制限されませんが、それら以外の人との電話・面接については、あなたの病状に応じて医師の指示で一時的に制限することがあります。
4　あなたの入院中、あなたの処遇は、原則として開放的な環境での処遇（夜間を除いて病院の出入りが自由に可能な処遇。）となります。しかし、治療上必要な場合には、あなたの開放処遇を制限することがあります。
5　あなたの入院中、治療上どうしても必要な場合には、あなたの行動を制限することがあります。
6　あなたの入院は任意入院でありますので、あなたの退院の申し出により、退院できます。ただし、精神保健指定医又は特定医師があなたを診察し、必要があると認めたときには、入院を継続していただくことがあります。その際には、入院継続の措置をとることについて、あなたに説明いたします。
7　入院中、あなたの病状が良くなるように力を尽くしてまいります。もしも入院中の治療や生活について不明な点、納得のいかない点がありましたら、遠慮なく病院の職員にお話しください。
8　それでも入院や入院生活に納得のいかない場合には、あなた又はあなたのご家族等は、退院や病院の処遇の改善を指示するよう、都道府県知事に請求することができます。この点について、詳しくお知りになりたいときは、病院の職員にお尋ねになるか下記にお問い合わせ下さい。

自治体の連絡先（電話番号を含む。）

9　あなたの入院中、もしもあなたが病院の職員から虐待を受けた場合、下記に届け出ることができます。また、もしも他の入院患者さんが病院の職員から虐待を受けたのを見かけた場合も、下記に通報してください。

自治体の虐待通報に関する連絡先（電話番号を含む。）

病　院　名
管理者の氏名
主治医の氏名

様式３

任　意　入　院　（継　続）　同　意　書

年　　月　　日

○　○　病院長　殿

入院者本人　氏　　名

生年月日

住　　所

私は、「任意入院に際してのお知らせ」（入院時告知事項）を了承のうえ、精神保健及び精神障害者福祉に関する法律第21条第１項の規定により、貴院に引き続き入院することに同意いたします。

様式４

入院継続に際してのお知らせ

（任意入院者の氏名）　殿

年　　月　　日

【任意入院中の退院制限について】

任意入院中の退院制限とは、任意入院者から退院の申し出があった際、精神保健指定医又は特定医師による診察の結果、当該任意入院者の医療及び保護のため入院を継続する必要があると判定された方について、72時間以内に限り入院を継続いただく制度です。

あなたから退院の申し出がありましたが、（□精神保健指定医・□特定医師）の診察の結果、以下の理由・目的により、入院が必要であると認められたため、

年　　月　　日（□午前・□午後　　時　　分）、入院継続となりました。

あなたの入院は、精神保健及び精神障害者福祉に関する法律第21条［□①第３項、□②４項後段］の規定による任意入院中の退院制限によるものです。

【入院理由について】

1　あなたは、診察の結果、以下の状態にあると判定されました。

□　①幻覚妄想状態（幻覚や妄想があり、それらを現実と区別することが難しい）
□　②精神運動興奮状態（欲動や意志が昂ぶり、興奮しやすく、自分で抑えることが難しい）
□　③昏迷状態（意志発動性の強い抑制や、著しい混乱により、外界への応答が難しい）
□　④抑うつ状態（気分の落ち込みや悲観的な考え、興味や喜びの消失などが続いている）
□　⑤躁状態（気分の高揚や著しい活発さ、苛立ち等が続いている）
□　⑥せん妄・もうろう状態（意識障害により覚醒水準が低下している）
□　⑦認知症状態（認知機能が低下し、日常全般に支障を来している）
□　⑧統合失調症等残遺状態（障害により日常生活動作、社会的判断・機能遂行が難しい）
□　⑨その他（　　　　　　　　　　　　　　　　　　　　　　　　　　　　　　）

2　あなたは、以下の理由により入院されました。

□　外来への通院等においては、十分な治療ができないことから、手厚い医療を提供するため、入院の必要性があります
□　あなたの安全を確保しながら診断や治療を行うため、入院の必要があります
□　その他（　　　　　　　　　　　　　　　　　　　　　　　　　　　　　　　）

裏面に続く

【入院中の生活について】

1　あなたの入院中、手紙やはがきを受け取ったり出したりすることは制限なく行うことができます。ただし、封書に異物が同封されていると判断される場合、病院の職員と一緒に、あなたに開封してもらい、その異物は病院であずかることがあります。

2　あなたの入院中、人権を擁護する行政機関の職員、あなたの代理人である弁護士との電話・面会や、あなた又はあなたのご家族等の依頼によりあなたの代理人となろうとする弁護士との面会は、制限されませんが、それら以外の人との電話・面接については、あなたの病状に応じて医師の指示で一時的に制限することがあります。

3　あなたの入院中、治療上どうしても必要な場合には、あなたの行動を制限することがあります。

4　あなたの入院期間については、一定期間ごとに入院の必要性について確認を行います。

5　入院中、あなたの病状が良くなるように力を尽くしてまいります。もしも入院中の治療や生活について不明な点、納得のいかない点がありましたら、遠慮なく病院の職員にお話しください。

6　それでも入院や入院生活に納得のいかない場合には、あなた又はあなたのご家族等は、退院や病院の処遇の改善を指示するよう、都道府県知事に請求することができます。この点について、詳しくお知りになりたいときは、病院の職員にお尋ねになるか下記にお問い合わせ下さい。

自治体の連絡先（電話番号を含む。）

7　あなたの入院中、もしもあなたが病院の職員から虐待を受けた場合、下記に届け出ることができます。また、もしも他の入院患者さんが病院の職員から虐待を受けたのを見かけた場合も、下記に通報してください。

自治体の虐待通報に関する連絡先（電話番号を含む。）

病　　院　　名
管　理　者　の　氏　名
指定医・特定医師の氏名
主　治　医　の　氏　名

様式５

任意入院者を退院制限した場合の記録

令和　　年　　月　　日

病 院 名
所 在 地
管理者名

任意入院者	フリガナ		生年月日	明治・大正・昭和・平成・令和　年　月　日生
	氏　名	（男・女）		（満　歳）
	住　所	都道府県　郡市区　町村区		
任意入院退院制限年月日	令和　年　月　日（午前・午後　時）		今回の入院年月日	昭和・平成・令和　年　月　日
			入院形態	
病　名	1　主たる精神障害　ICDカテゴリー（　）	2　従たる精神障害　ICDカテゴリー（　）	3　身体合併症	
生活歴及び現病歴（推定発病年月、精神科受診歴等を記載すること。）	（陳述者氏名　　続柄　）			
初回入院期間	昭和・平成・令和　年　月　日 ～ 昭和・平成・令和　年　月　日（入院形態　）			
前回入院期間	昭和・平成・令和　年　月　日 ～ 昭和・平成・令和　年　月　日（入院形態　）			
初回から前回までの入院回数	計　回			

＜現在の精神症状＞

Ⅰ　意識
　1意識混濁　2せん妄　3もうろう　4その他（　　）
Ⅱ　知能（軽度障害、中等度障害、重度障害）
Ⅲ　記憶
　1記銘障害　2見当識障害　3健忘　4その他（　　）
Ⅳ　知覚
　1幻聴　2幻視　3その他（　　）
Ⅴ　思考
　1妄想　2思考途絶　3連合弛緩　4滅裂思考　5思考奔逸　6思考制止
　7強迫観念　8その他（　　）
Ⅵ　感情・情動
　1感情平板化　2抑うつ気分　3高揚気分　4感情失禁　5焦燥・激越
　6易怒性・被刺激性亢進　7その他（　　）
Ⅶ　意欲
　1衝動行為　2行為心迫　3興奮　4昏迷　5精神運動制止　6無為・無関心
　7その他（　　）
Ⅷ　自我意識
　1離人感　2させられ体験　3解離　4その他（　　）
Ⅸ　食行動
　1拒食　2過食　3異食　4その他（　　）

＜その他の重要な症状＞	1てんかん発作　2自殺念慮　3物質依存（　　　　　） 4その他（　　　　　）
＜問題行動等＞	1暴言　2徘徊　3不潔行為　4その他（　　　　　）
＜現在の状態像＞	1幻覚妄想状態　2精神運動興奮状態　3昏迷状態　4統合失調症等残遺状態 5抑うつ状態　6躁状態　7せん妄状態　8もうろう状態　9認知症状態 10その他（　　　　　）
任意入院継続の必要性	
入院の継続が必要と認めた特定医師氏名	署名
確認した精神保健指定医氏名	署名　　診察日時　令和　年　月　日（午前・午後　時）
精神保健指定医が退院制限が妥当でないと判断した場合は、その理由	

事後審査委員会意見	

記載上の留意事項

1 □内は、特定医師の診察に基づいて記載すること。
2 今回の入院年月日の欄は、今回貴病院に入院した年月日を記載し、入院形態の欄にそのときの入院形態を記載すること。（特定医師による入院を含む。その場合は「第33条第1項・第3項入院」、「第33条第2項・第3項入院」又は「第33条の6第2項入院」と記載すること。）なお、複数の入院形態を経ている場合には、順に記載すること。
3 生活歴及び現病歴の欄は、他診療所及び他病院での受診歴をも聴取して記載すること。
4 平成20年3月31日以前に広告している神経科における受診歴を精神科受診歴等に含むこととする。
5 初回及び前回入院期間の欄は、他病院での入院歴・入院形態をも聴取して記載すること。
6 現在の精神症状、その他の重要な症状、問題行動等、現在の状態像の欄は、一般にこの書類作成までの過去数か月間に認められたものとし、主として最近のそれに重点を置くこと。
7 診断した特定医師氏名の欄は、特定医師自身が署名すること。
8 確認した精神保健指定医氏名の欄は、精神保健指定医自身が署名すること。
9 選択肢の欄は、それぞれ該当する算用数字、ローマ数字等を○で囲むこと。

様式6

開放処遇の制限を行うに当たってのお知らせ

（任意入院者の氏名）　殿

年　月　日

1 あなたの状態が、下記に該当するため、これから（午前・午後　時　分）開放処遇を制限します。
2 下記の状態がなくなれば、再び開放処遇となります。

記

ア 他の患者との人間関係を著しく損なうおそれがある等、その言動が患者の病状の経過や予後に悪く影響する状態
イ 自殺企図又は自傷行為のおそれがある状態
ウ アスはイのほか、当該患者の病状からみて、開放処遇を継続することが困難な状態
エ その他（　　　　　　　　　　）

医師の氏名

様式7

任意入院者の定期病状報告書

令和　年　月　日

○○知事　殿

病院名
所在地
管理者名

下記の任意入院者について、精神保健及び精神障害者福祉に関する法律第38条の2第2項の規定により報告します。

任意入院者	フリガナ		生年月日	明治・大正・昭和・平成・令和　年　月　日生（満　歳）
	氏名	（男・女）		
	住所	都道府県　郡市区　町村区		
任意入院年月日（第20条による入院）	昭和・平成・令和　年　月　日		今回の入院年月日	昭和・平成・令和　年　月　日
			入院形態	
前回の定期報告年月日	令和　年　月　日			
病名	1　主たる精神障害 ICDカテゴリー（　）	2　従たる精神障害 ICDカテゴリー（　）	3　身体合併症	
過去12か月間の治療の内容とその結果（過去12か月間の病状または状態像の経過の概要、並びに過去12か月間に行動制限が行われた際はその必要性について）				
症状の経過	1　悪化傾向　2　動揺傾向　3　不変　4　改善傾向			
任意入院継続の必要性（通院へ変更ができない理由について具体的に説明すること）				
今後の治療方針				
＜現在の精神症状＞	Ⅰ　意識 1意識混濁　2せん妄　3もうろう　4その他（　　　） Ⅱ　知能（軽度障害、中等度障害、重度障害） Ⅲ　記憶 1記銘障害　2見当識障害　3健忘　4その他（　　　） Ⅳ　知覚 1幻聴　2幻視　3その他（　　　） Ⅴ　思考 1妄想　2思考途絶　3連合弛緩　4滅裂思考　5思考奔逸　6思考制止 7強迫観念　8その他（　　　） Ⅵ　感情・情動 1感情平板化　2抑うつ気分　3高揚気分　4感情失禁　5焦燥・激越 6易怒性・被刺激性亢進　7その他（　　　） Ⅶ　意欲 1衝動行為　2行為心迫　3興奮　4昏迷　5精神運動制止　6無為・無関心 7その他（　　　） Ⅷ　自我意識 1離人感　2させられ体験　3解離　4その他（　　　）			

<その他の重要な症状>	Ⅸ 食行動 1拒食 2過食 3異食 4その他（ ） 1てんかん発作 2自殺念慮 3物質依存（ ） 4その他（ ）
<問題行動等>	1暴言 2徘徊 3不潔行為 4その他（ ）
<現在の状態像>	1幻覚妄想状態 2精神運動興奮状態 3昏迷状態 4統合失調症等残遺状態 5抑うつ状態 6躁状態 7せん妄状態 8もうろう状態 9認知症状態 10その他（ ）
本報告に係る診察年月日	令和 年 月 日
診断した主治医氏名	署名

審査会意見	
都道府県の措置	

記載上の留意事項

1 ▭ 内は、主治医の診察に基づいて記載すること。
2 今回の入院年月日の欄は、今回貴病院に入院した年月日を記載し、入院形態の欄にそのときの入院形態を記載すること。（特定医師による入院を含む。その場合は「第33条第1項・第3項入院」、「第33条第2項・第3項入院」又は「第33条の6第2項入院」と記載すること。）なお、複数の入院形態を経ている場合には、順に記載すること。
3 入院後の診察により精神症状が重症であって、かつ、慢性的な症状を呈することにより入院の継続が明らかに必要な病状であること等により1年以上の入院が必要であると判断される場合には、「任意入院継続の必要性」の欄にその旨を記載すること。
4 入院時より6か月の間に、開放処遇が制限された者の6か月経過時の報告においては、「過去12か月間」とあるのは「過去6か月間」と読み替えること。
5 現在の精神症状、その他の重要な症状、問題行動等、現在の状態像の欄は、一般にこの書類作成までの過去数か月間に認められたものとし、主として最近のそれに重点を置くこと。
6 診断した主治医氏名の欄は、主治医自身が署名すること。
7 選択肢の欄は、それぞれ該当する算用数字、ローマ数字等を○で囲むこと。

様式８

医療保護入院に関する家族等同意書

1 医療保護入院の同意の対象となる精神障害者本人

住所	〒
フリガナ	
氏名	
生年月日	大正・昭和・平成・令和 年 月 日

2 医療保護入院の同意者の申告事項

住所	〒	〒
フリガナ		
氏名		
生年月日	大正・昭和・平成・令和 年 月 日	大正・昭和・平成・令和 年 月 日
本人との関係		

1 配偶者 2 父母（親権者で ある・ない） 3 祖父母等 4 子・孫等 5 兄弟姉妹
6 後見人又は保佐人 7 家庭裁判所が選任した扶養義務者（ ）
（選任年月日 昭和・平成・令和 年 月 日）

なお、以下のいずれにも該当しないことを申し添えます。
①本人と訴訟をした者、本人と訴訟をした者の配偶者又は直系血族、②家庭裁判所で免ぜられた法定代理人、保佐人、補助人、③患者に対する虐待等（配偶者暴力、児童虐待、高齢者虐待、障害者虐待）を行っている者、④精神の機能の障害により同意又は不同意の意思表示を適切に行うに当たって必要な認知、判断及び意思疎通を適切に行うことができない者、⑤未成年者

※親権者が両親の場合は、原則として両親とも署名の上記載して下さい。

以上について、事実と相違ないことを確認した上で、1の者を貴病院に入院させることに同意します。

病院管理者 殿

年 月 日

（同 意 者 の 氏 名）
〔(同意者の氏名（親権者が両親の場合))〕

様式９

医療保護入院に際してのお知らせ

（医療保護入院者の氏名）　殿

年　月　日

【医療保護入院について】

医療保護入院とは、精神保健指定医又は特定医師による診察の結果、精神障害があり、医療と保護のために入院の必要があると判定された方であって、その精神障害のために入院に同意いただけない場合に、やむを得ずご家族等の同意を得て、精神保健及び精神障害者福祉に関する法律（以下「法」という。）に定める範囲内（医療保護入院開始から６か月が過ぎるまでは３か月以内、医療保護入院開始から６か月が過ぎてからは６か月以内）の期間を定めて入院していただく制度です。ただし、入院を続けることが必要とされた場合には、改めてご家族等の同意を得て、入院期間が更新されます。

あなたは、（□精神保健指定医・□特定医師）の診察の結果、以下の理由・目的により、入院が必要であると認められたため、　　年　　月　　日（□午前・□午後　　時　　分）、入院されました。

あなたの入院は、法第33条［□①第１項、□②第２項、□③第３項後段］の規定による医療保護入院です。①又は②に該当する場合、あなたの入院の期間は、入院日から３か月を超えない　　年　　月　　日までです。

【入院理由について】

1　あなたは、診察の結果、以下の状態にあると判定されました。

- □　①幻覚妄想状態（幻覚や妄想があり、それらを現実と区別することが難しい）
- □　②精神運動興奮状態（欲動や意志が昂ぶり、興奮しやすく、自分で抑えることが難しい）
- □　③昏迷状態（意志発動性の強い抑制や、著しい混乱により、外界への応答が難しい）
- □　④抑うつ状態（気分の落ち込みや悲観的な考え、興味や喜びの消失などが続いている）
- □　⑤躁状態（気分の高揚や著しい活発さ、苛立ち等が続いている）
- □　⑥せん妄・もうろう状態（意識障害により覚醒水準が低下している）
- □　⑦認知症状態（認知機能が低下し、日常全般に支障を来している）
- □　⑧統合失調症等残遺状態（障害により日常生活動作、社会的判断・機能遂行が難しい）
- □　⑨その他（　　　　　　　　　　）

2　あなたは、以下の理由により入院されました。

- □　外来への通院等においては、十分な治療ができないことから、手厚い医療を提供するため、入院の必要性があります
- □　あなたの安全を確保しながら診断や治療を行うため、入院の必要があります
- □　その他（　　　　　　　　　　）

裏面へ続く

【入院中の生活について】

1　あなたの入院中、手紙やはがきを受け取ったり出したりすることは制限なく行うことができます。ただし、封書に異物が同封されていると判断される場合、病院の職員と一緒に、あなたに開封してもらい、その異物は病院であずかることがあります。

2　あなたの入院中、人権を擁護する行政機関の職員、あなたの代理人である弁護士との電話・面会や、あなた又はご家族等の依頼によりあなたの代理人となろうとする弁護士との面会は、制限されませんが、それら以外の人との電話・面接については、あなたの病状に応じて医師の指示で一時的に制限することがあります。

3　あなたの入院中、治療上どうしても必要な場合には、あなたの行動を制限することがあります。

4　あなたの入院期間については、一定期間ごとに入院の必要性について確認を行います。

5　入院日から７日以内に、退院後の生活環境に関し、あなたやご家族等からのご相談に応じ、必要な情報の提供や助言、援助等を行う職員として、退院後生活環境相談員が選任されます。

6　介護保険や障害福祉のサービスの利用を希望される場合又はその必要性がある場合、介護や障害福祉に関する相談先を紹介しますので、退院後生活環境相談員等の病院の職員にお問い合わせください。

7　入院中、あなたの病状が良くなるように力を尽くしてまいります。もしも入院中の治療や生活について不明な点、納得のいかない点がありましたら、遠慮なく病院の職員にお話しください。

8　それでも入院や入院生活に納得のいかない場合には、あなた又はあなたのご家族等は、退院や病院の処遇の改善を指示するよう、都道府県知事に請求することができます。この点について、詳しくお知りになりたいときは、退院後生活環境相談員等の病院の職員にお尋ねになるか下記にお問い合わせ下さい。

自治体の連絡先（電話番号を含む。）

9　あなたの入院中、もしもあなたが病院の職員から虐待を受けた場合、下記に届け出ることができます。また、もしも他の入院患者さんが病院の職員から虐待を受けたのを見かけた場合も、下記に通報してください。

自治体の虐待通報に関する連絡先（電話番号を含む。）

病　　院　　名
管 理 者 の 氏 名
指定医・特定医師の氏名
主 治 医 の 氏 名（※）
（※）指定医等とは別に、すでに主治医が決まっている場合に記載

様式10

医療保護入院者の入院届

令和　　年　　月　　日

○　○　知事　殿

病院名
所在地
管理者名

下記の者が医療保護入院しましたので、精神保健及び精神障害者福祉に関する法律第33条第9項の規定により届け出ます。

医療保護入院者	フリガナ		生年月日	明・大 昭・平 令　　年　月　日生（満　歳）
	氏名	（男・女）		
	住所	都道府県　郡市区　町村区		
家族等の同意により入院した年月日	令和　年　月　日		今回の入院年月日	昭和 平成 令和　年　月　日
今回の医療保護入院の入院期間	令和　年　月　日まで		入院形態	
第34条による移送の有無	有り　　なし			
病名	1　主たる精神障害 ICDカテゴリー（　）	2　従たる精神障害 ICDカテゴリー（　）	3　身体合併症	
生活歴及び現病歴（推定発病年月、精神科受診歴等を記載すること。）（特定医師の診察により入院した場合には特定医師の採った措置の妥当性について記載すること。）	（陳述者氏名　　続柄　　）			
初回入院期間	昭和・平成・令和　年　月　日　～　昭和・平成・令和　年　月　日（入院形態　　）			
前回入院期間	昭和・平成・令和　年　月　日　～　昭和・平成・令和　年　月　日（入院形態　　）			
初回から前回までの入院回数	計　回			

<現在の精神症状>

Ⅰ　意識
　1意識混濁　2せん妄　3もうろう　4その他（　　）

Ⅱ　知能（軽度障害、中等度障害、重度障害）

Ⅲ　記憶
　1記銘障害　2見当識障害　3健忘　4その他（　　）

Ⅳ　知覚
　1幻聴　2幻視　3その他（　　）

Ⅴ　思考
　1妄想　2思考途絶　3連合弛緩　4滅裂思考　5思考奔逸　6思考制止
　7強迫観念　8その他（　　）

Ⅵ　感情・情動
　1感情平板化　2抑うつ気分　3高揚気分　4感情失禁　5焦燥・激越
　6易怒性・被刺激性亢進　7その他（　　）

Ⅶ　意欲
　1衝動行為　2行為心迫　3興奮　4昏迷　5精神運動制止　6無為・無関心
　7その他（　　）

Ⅷ　自我意識
　1離人感　2させられ体験　3解離　4その他（　　）

Ⅸ　食行動
　1拒食　2過食　3異食　4その他（　　）

<その他の重要な症状>	1てんかん発作　2自殺念慮　3物質依存（　　）4その他（　　）
<問題行動等>	1暴言　2徘徊　3不潔行為　4その他（　　）
<現在の状態像>	1幻覚妄想状態　2精神運動興奮状態　3昏迷状態　4統合失調症等残遺状態　5抑うつ状態　6躁状態　7せん妄状態　8もうろう状態　9認知症状態　10その他（　　）
医療保護入院の必要性（患者自身の病気に対する理解の程度を含め、任意入院が行われる状態にないと判断した理由について記載すること。）	
入院を必要と認めた精神保健指定医氏名	署名
選任された退院後生活環境相談員の氏名	

同意をした家族等					
氏名	（男・女）	続柄	生年月日	明・大・昭 平・令　年　月　日生
	（男・女）	続柄		明・大・昭 平・令　年　月　日生
住所	都道府県　郡市区　町村区			
	都道府県　郡市区　町村区			
1　配偶者　2　父母（親権者で　ある・ない）　3　祖父母等　4　子・孫等 5　兄弟姉妹　6　後見人又は保佐人 7　家庭裁判所が選任した扶養義務者（選任年月日　昭和・平成・令和　年　月　日） 8　市町村長				

審査会意見	
都道府県の措置	

記載上の留意事項

1　[　　] 内は、精神保健指定医の診察に基づいて記載すること。
　ただし、第34条による移送が行われた場合は、この欄は、記載する必要はないこと。

2　今回の入院年月日の欄は、今回貴病院に入院した年月日を記載し、入院形態の欄にそのときの入院形態を記載すること。（特定医師による入院を含む。その場合は「第33条第1項・第3項入院」、「第33条第2項・第3項入院」又は「第33条の6第2項入院」と記載すること。）なお、複数の入院形態を経ている場合には、順に記載すること。

3　今回の医療保護入院の入院期間の欄は、家族等の同意により入院した日から3月を上限とした年月日を記載すること。

4　生活歴及び現病歴の欄は、他診療所及び他病院での受診歴をも聴取して記載すること。

5　平成20年3月31日以前に広告している神経科における受診歴を精神科受診歴等に含むこととする。

6　初回及び前回入院期間の欄は、他病院での入院歴・入院形態をも聴取して記載すること。

7　現在の精神症状、その他の重要な症状、問題行動等、現在の状態像の欄は、一般にこの書類作成までの過去数か月間に認められたものとし、主として最近のそれに重点を置くこと。

8　入院を必要と認めた精神保健指定医氏名の欄は、精神保健指定医自身が署名すること。

9　家族等の氏名欄は、親権者が両親の場合は、原則として2人目を記載すること。

10　家族等の住所欄は、親権者が両親で住所が異なる場合に2つ目を記載すること。

11　選択肢の欄は、それぞれ該当する算用数字、ローマ数字等を○で囲むこと。

様式11

特定医師による医療保護入院者の入院届及び記録

令和　　年　　月　　日

○　○　知事　殿

病 院 名
所 在 地
管理者名

下記の者が、特定医師の診察の結果、医療保護入院しましたので、精神保健及び精神障害者福祉に関する法律第33条第9項の規定により届け出ます。

医療保護入院者	フリガナ		生年月日	明治 大正 昭和 平成 令和　年　月　日生（満　歳）
	氏　名	（男・女）		
	住　所	都道府県　郡市区　町村区		
家族等の同意により入院した年月日	令和　年　月　日（午前・午後　時）		今回の入院年月日	昭和 平成 令和　年　月　日
			入　院　形　態	
病　名	1　主たる精神障害 ICDカテゴリー（　）	2　従たる精神障害 ICDカテゴリー（　）	3　身体合併症	
生活歴及び現病歴（推定発病年月、精神科受診歴等を記載すること。）	（陳　述　者　氏　名　　　　続　柄　　）			
初回入院期間	昭和・平成・令和　年　月　日　～　昭和・平成・令和　年　月　日（入院形態　　）			
前回入院期間	昭和・平成・令和　年　月　日　～　昭和・平成・令和　年　月　日（入院形態　　）			
初回から前回までの入院回数	計　　回			

＜現在の精神症状＞	Ⅰ　意識 1意識混濁　2せん妄　3もうろう　4その他（　　） Ⅱ　知能（軽度障害、中等度障害、重度障害） Ⅲ　記憶 1記銘障害　2見当識障害　3健忘　4その他（　　） Ⅳ　知覚 1幻聴　2幻視　3その他（　　） Ⅴ　思考 1妄想　2思考途絶　3連合弛緩　4滅裂思考　5思考奔逸　6思考制止　7強迫観念　8その他（　　） Ⅵ　感情・情動 1感情平板化　2抑うつ気分　3高揚気分　4感情失禁　5焦燥・激越　6易怒性・被刺激性亢進　7その他（　　） Ⅶ　意欲 1衝動行為　2行為心迫　3興奮　4昏迷　5精神運動制止　6無為・無関心　7その他（　　） Ⅷ　自我意識 1離人感　2させられ体験　3解離　4その他（　　） Ⅸ　食行動 1拒食　2過食　3異食　4その他（　　）
＜その他の重要な症状＞	1てんかん発作　2自殺念慮　3物質依存（　　）　4その他（　　）
＜問題行動等＞	1暴言　2徘徊　3不潔行為　4その他（　　）
＜現在の状態像＞	1幻覚妄想状態　2精神運動興奮状態　3昏迷状態　4統合失調症等残遺状態　5抑うつ状態　6躁状態　7せん妄状態　8もうろう状態　9認知症状態　10その他（　　）

医療保護入院の必要性（患者自身の病気に対する理解の程度を含め、任意入院が行われる状態にないと判断した理由について記載すること。）			
入院を必要と認めた特定医師氏名	署名		
確認した精神保健指定医氏名	署名	診察日時	令和　年　月　日（午前・午後　時）
精神保健指定医が入院妥当でないと判断した場合は、その理由			

同意をした家族等	氏名	（男・女）　続柄	生年月日	明・大 昭・平・令　年　月　日生
		（男・女）　続柄		明・大 昭・平・令　年　月　日生
	住所	都道府県　郡市区　町村区		
		都道府県　郡市区　町村区		
	1　配偶者　2　父母（親権者で　ある・ない）　3　祖父母等　4　子・孫等 5　兄弟姉妹　6　後見人又は保佐人 7　家庭裁判所が選任した扶養義務者（選任年月日　昭和・平成　年　月　日） 8　市町村長			

事後審査委員会意見	

記　載　上　の　留　意　事　項

1　［太枠］内は、特定医師の診察に基づいて記載すること。
2　今回の入院年月日の欄は、今回貴病院に入院した年月日を記載し、入院形態の欄にそのときの入院形態を記載すること。（特定医師による入院を含む。その場合は「第33条の6第2項入院」と記載すること。）なお、複数の入院形態を経ている場合には、順に記載すること。
3　生活歴及び現病歴の欄は、他診療所及び他病院での受診歴をも聴取して記載すること。
4　平成20年3月31日以前に広告している神経科における受診歴を精神科受診歴等に含むこととする。
5　初回及び前回入院期間の欄は、他病院での入院歴・入院形態をも聴取して記載すること。
6　現在の精神症状、その他の重要な症状、問題行動等、現在の状態像の欄は、一般にこの書類作成までの過去数か月間に認められたものとし、主として最近のそれに重点を置くこと。
7　入院を必要と認めた特定医師氏名の欄は、特定医師自身が署名すること。
8　確認した精神保健指定医氏名の欄は、精神保健指定医自身が署名すること。
9　家族等の氏名欄は、親権者が両親の場合は、原則として2人目を記載すること。
10　家族等の住所欄は、親権者が両親で住所が異なる場合に2つ目を記載すること。
11　事後審査委員会意見の欄は、都道府県知事への届出時点では記入を要しないが、本様式を院内で記録として保存する際には、記載しておくこと。
12　選択肢の欄は、それぞれ該当する算用数字、ローマ数字等を○で囲むこと。

様式12—1

医療保護入院の入院期間の更新に関する通知
（法施行規則第15条の15各号に該当しない場合）

（医療保護入院者の家族等の氏名）　殿

年　月　日

【医療保護入院の入院期間の更新について】

医療保護入院とは、精神保健指定医による診察の結果、精神障害があり、医療と保護のために入院の必要があると判定された方であって、その精神障害のために入院に同意いただけない場合に、やむを得ずご家族等の同意を得て、精神保健及び精神障害者福祉に関する法律（以下「法」という。）に定める範囲内（医療保護入院開始から６か月が過ぎるまでは３か月以内、医療保護入院開始から６か月が過ぎてからは６か月以内）の期間を定めて入院していただく制度です。ただし、入院を続けることが必要とされた場合には、ご家族等の同意を得て、入院期間が更新されます。

今回、入院中の（医療保護入院者の氏名）様（以下「本人」という。）の入院期間の更新が必要な理由、更新後の入院期間及び同意に関する取扱いは以下のとおりとなります。

1　現在医療保護入院中の本人は、以下の理由・目的により、法第33条第６項の規定に基づき、入院を続けることが必要であると認められます。

<入院を続けることが必要な理由について>

(1)　診察の結果、本人は以下の状態にあると判定されました。

□　①幻覚妄想状態（幻覚や妄想があり、それらを現実と区別することが難しい）
□　②精神運動興奮状態（欲動や意志が昂ぶり、興奮しやすく、自分で抑えることが難しい）
□　③昏迷状態（意志発動性の強い抑制や、著しい混乱により、外界への応答が難しい）
□　④抑うつ状態（気分の落ち込みや悲観的な考え、興味や喜びの消失などが続いている）
□　⑤躁状態（気分の高揚や著しい活発さ、苛立ち等が続いている）
□　⑥せん妄・もうろう状態（意識障害により覚醒水準が低下している）
□　⑦認知症状態（認知機能が低下し、日常全般に支障を来している）
□　⑧統合失調症等残遺状態（障害により日常生活動作、社会的判断・機能遂行が難しい）
□　⑨その他（　　　　　　　　　　　　　　　）

(2)　本人は、以下の理由により入院を続けることが必要とされました。

□　外来への通院等においては、十分な治療ができないことから、手厚い医療を提供するため、入院の必要性があります
□　本人の安全を確保しながら診断や治療を行うため、入院の必要があります
□　その他（　　　　　　　　　　　　　　　）

裏面へ続く

2　医療保護入院者退院支援委員会において、地域における生活への移行を促進するために審議が行われました。

3　更新後の入院期間は、　　年　　月　　日までとなります。

4　今回の更新に同意いただける場合は、別添の同意書に必要事項を記載の上、病院へ送付してください。（電話等、同意書によらない方法で病院に回答することも可能ですが、その場合でも、後日同意書を提出する必要があります。）

5　今回の更新に同意いただけない場合は、不同意の意思を電話等で必ず病院にお知らせください。

6　今回の更新に同意も不同意もしないことを希望される場合は、その旨を電話等で病院にお知らせください。

7　ただし、このお知らせを受けてから、　　年　　月　　日（現在の医療保護入院の満了日前であって、医療保護入院の入院期間の更新に関して病院が通知を出した日（電話等の口頭での説明も含む。）から２週間を経過した日）までに、上記４から６までのいずれの回答もなかった場合には、法第33条第８項の規定により、同意を得たものとして入院期間の更新手続が行われます。なお、この場合、新たに同意書等を提出する必要はありません。

病　院　名
管理者の氏名
指定医の氏名
主治医の氏名（※）
（※）指定医とは別に、すでに主治医が決まっている場合に記載

様式12—2

医療保護入院の入院期間の更新に関する通知

（医療保護入院者の家族等の氏名）　殿

年　月　日

【医療保護入院の入院期間の更新について】

医療保護入院とは、精神保健指定医による診察の結果、精神障害があり、医療と保護のために入院の必要があると判定された方であって、その精神障害のために入院に同意いただけない場合に、やむを得ずご家族等の同意を得て、精神保健及び精神障害者福祉に関する法律（以下「法」という。）に定める範囲内（医療保護入院開始から６か月が過ぎるまでは３か月以内、医療保護入院開始から６か月が過ぎてからは６か月以内）の期間を定めて入院していただく制度です。ただし、入院を続けることが必要とされた場合には、ご家族等の同意を得て、入院期間が更新されます。

今回、入院中の（医療保護入院者の氏名）様（以下「本人」という。）の入院期間の更新が必要な理由、更新後の入院期間及び同意に関する取扱いは以下の通りとなります。

1　現在医療保護入院中の本人は、以下の理由・目的により、法第33条第６項の規定に基づき、入院を続けることが必要であると認められます。

<入院を続けることが必要な理由について>

(1)　診察の結果、本人は以下の状態にあると判定されました。

□　①幻覚妄想状態（幻覚や妄想があり、それらを現実と区別することが難しい）
□　②精神運動興奮状態（欲動や意志が昂ぶり、興奮しやすく、自分で抑えることが難しい）
□　③昏迷状態（意志発動性の強い抑制や、著しい混乱により、外界への応答が難しい）
□　④抑うつ状態（気分の落ち込みや悲観的な考え、興味や喜びの消失などが続いている）
□　⑤躁状態（気分の高揚や著しい活発さ、苛立ち等が続いている）
□　⑥せん妄・もうろう状態（意識障害により覚醒水準が低下している）
□　⑦認知症状態（認知機能が低下し、日常全般に支障を来している）
□　⑧統合失調症等残遺状態（障害により日常生活動作、社会的判断・機能遂行が難しい）
□　⑨その他（　　　　　　　　　　　　　　　）

(2)　本人は、以下の理由により入院を続けることが必要とされました。

□　外来への通院等においては、十分な治療ができないことから、手厚い医療を提供するため、入院の必要性があります
□　ご本人様の安全を確保しながら診断や治療を行うため、入院の必要があります
□　その他（　　　　　　　　　　　　　　　）

裏面へ続く

2　医療保護入院者退院支援委員会において、地域における生活への移行を促進するために審議が行われました。

3　更新後の入院期限は、　　年　　月　　日となります。

4　今回の更新に同意いただける場合は、別添の同意書に必要事項を記載の上、病院へ送付してください。（電話等、同意書によらない方法で病院に回答することも可能ですが、その場合でも、後日同意書を提出する必要があります。）

5　今回の更新に同意いただけない場合は、不同意の意思を電話等で必ず病院に回答してください。

6　今回の更新に同意も不同意もしないことを希望される場合、その旨を電話等で病院にお知らせください。

病　院　名
管理者の氏名
指定医の氏名
主治医の氏名（※）
（※）指定医とは別に、すでに主治医が決まっている場合に記載

様式13

医療保護入院期間の更新に関する家族等同意書

1　医療保護入院期間の更新に関する同意の対象となる精神障害者本人

住　所	〒
フリガナ	
氏　名	
生年月日	大正・昭和・平成・令和　　年　　月　　日

2　医療保護入院期間の更新に関する同意者の申告事項

住　所	〒	〒
フリガナ		
氏　名		
生年月日	大正・昭和・平成・令和　　年　　月　　日	大正・昭和・平成・令和　　年　　月　　日
本人との関係		

1　配偶者　2　父母（親権者で　ある・ない）3　祖父母等　4　子・孫等　5　兄弟姉妹
6　後見人又は保佐人　7　家庭裁判所が選任した扶養義務者（　　　　　　　　　　）
（選任年月日　昭和・平成・令和　　年　　月　　日）

なお、以下のいずれにも該当しないことを申し添えます。
①本人と訴訟をした者、本人と訴訟をした者の配偶者又は直系血族、②家庭裁判所で免ぜられた法定代理人、保佐人、補助人、③患者に対する虐待等（配偶者暴力、児童虐待、高齢者虐待、障害者虐待）を行っている者、④精神の機能の障害により同意又は不同意の意思表示を適切に行うに当たって必要な認知、判断及び意思疎通を適切に行うことができない者、⑤未成年者

※親権者が両親の場合は、原則として両親とも署名の上記載して下さい。

以上について、事実と相違ないことを確認した上で、1の者について貴病院における入院の期間を更新させることに同意します。

病院管理者　殿

年　　月　　日

（　同　意　者　の　氏　名　）
〔（同意者の氏名（親権者が両親の場合））〕

様式14

医療保護入院の入院期間の更新に際してのお知らせ

（医療保護入院者の氏名）　殿

年　　月　　日

【医療保護入院の入院期間の更新について】
医療保護入院とは、精神保健指定医による診察の結果、精神障害があり、医療と保護のために入院の必要があると判定された方であって、その精神障害のために入院に同意いただけない場合に、やむを得ずご家族等の同意を得て、精神保健及び精神障害者福祉に関する法律（以下「法」という。）に定める範囲内（医療保護入院開始から6か月が過ぎるまでは3か月以内、医療保護入院開始から6か月が過ぎてからは6か月以内）の期間を定めて入院していただく制度です。ただし、入院を続けることが必要とされた場合には、ご家族などの同意を得て入院期間が更新されます。
あなたは、精神保健指定医の診察の結果、以下の理由・目的により、入院を続けることが必要であると判定され、医療保護入院者退院支援委員会での審議が行われた上で、医療保護入院の期間が更新されました。
あなたの入院は、法第33条［□①第1項、□②第2項］の規定による医療保護入院であり、更新後の入院期間は、法第33条第6項の規定に基づき、　年　月　日までとなります。

【入院を続けることが必要な理由について】
1　あなたは、診察の結果、以下の状態にあると判定されました。
□　①幻覚妄想状態（幻覚や妄想があり、それらを現実と区別することが難しい）
□　②精神運動興奮状態（欲動や意志が昂ぶり、興奮しやすく、自分で抑えることが難しい）
□　③昏迷状態（意志発動性の強い抑制や、著しい混乱により、外界への応答が難しい）
□　④抑うつ状態（気分の落ち込みや悲観的な考え、興味や喜びの消失などが続いている）
□　⑤躁状態（気分の高揚や著しい活発さ、苛立ち等が続いている）
□　⑥せん妄・もうろう状態（意識障害により覚醒水準が低下している）
□　⑦認知症状態（認知機能が低下し、日常全般に支障を来している）
□　⑧統合失調症等残遺状態（障害により日常生活動作、社会的判断・機能遂行が難しい）
□　⑨その他（　　　　　　　　　　　　　　　　　　　　）
2　あなたは、以下の理由により入院を続けることが必要とされました。
□　外来への通院等においては、十分な治療ができないことから、手厚い医療を提供するため、入院の必要性があります
□　あなたの安全を確保しながら診断や治療を行うため、入院の必要があります
□　その他（　　　　　　　　　　　　　　　　　　　　）

裏面へ続く

【入院中の生活について】
1　あなたの入院中、手紙やはがきを受け取ったり出したりすることは制限なく行うことができます。ただし、封書に異物が同封されていると判断される場合、病院の職員と一緒に、あなたに開封してもらい、その異物は病院であずかることがあります。
2　あなたの入院中、人権を擁護する行政機関の職員、あなたの代理人である弁護士との電話・面会や、あなた又はあなたのご家族等の依頼によりあなたの代理人となろうとする弁護士との面会は、制限されませんが、それら以外の人との電話・面接については、あなたの病状に応じて医師の指示で一時的に制限することがあります。
3　あなたの入院中、治療上どうしても必要な場合には、あなたの行動を制限することがあります。
4　あなたの入院期間については、一定期間ごとに入院の必要性について確認を行います。
5　介護保険や障害福祉のサービスの利用を希望される場合又はその必要性がある場合、介護や障害福祉に関する相談先を紹介しますので、退院後生活環境相談員等の病院の職員にお問い合わせください。
6　入院中、あなたの病状が良くなるように力を尽くしてまいります。もしも入院中の治療や生活について不明な点、納得のいかない点がありましたら、遠慮なく病院の職員にお話しください。
7　それでも入院や入院生活に納得のいかない場合には、あなた又はあなたのご家族等は、退院や病院の処遇の改善を指示するよう、都道府県知事に請求することができます。この点について、詳しくお知りになりたいときは、退院後生活環境相談員等の病院の職員にお尋ねになるか下記にお問い合わせ下さい。

自治体の連絡先（電話番号を含む。）

8　あなたの入院中、もしもあなたが病院の職員から虐待を受けた場合、下記に届け出ることができます。また、もしも他の入院患者さんが病院の職員から虐待を受けたのを見かけた場合も、下記に通報してください。

自治体の虐待通報に関する連絡先（電話番号を含む。）

病　　院　　名
管 理 者 の 氏 名
指 定 医 の 氏 名
主 治 医 の 氏 名（※）
（※）指定医とは別に、すでに主治医が決まっている場合に記載

様式15

医療保護入院者の入院期間更新届

令和　　年　　月　　日

○　○　知事　殿

病 院 名
所 在 地
管理者名

下記の医療保護入院者の入院期間を更新しましたので、精神保健及び精神障害者福祉に関する法律第33条第9項の規定により届け出ます。

医療保護入院者	フリガナ		生年月日	明・大 昭・平　　年　月　日生 令　　　（満　歳）
	氏　名	（男・女）		
	住　所	都道府県　郡市区　町村区		
医療保護入院年月日（第33条第1項・第2項による入院）	昭和 平成　年　月　日 令和		今回の入院年月日	昭和 平成　年　月　日 令和
			入院形態	
入院届又は前回の入院期間更新届での入院期間	令和　年　月　日 ～令和　年　月　日		本更新後の入院期間	令和　年　月　日まで
病名	1　主たる精神障害 ICDカテゴリー（　）	2　従たる精神障害 ICDカテゴリー（　）	3　身体合併症	
入院又は前回更新日からの治療の内容と、その結果（更新前の入院期間に係る病状または状態像の経過の概要）				
症状の経過	1　悪化傾向　2　動揺傾向　3　不変　4　改善傾向			
＜現在の精神症状＞	Ⅰ　意識 1意識混濁　2せん妄　3もうろう　4その他（　） Ⅱ　知能（軽度障害、中等度障害、重度障害） Ⅲ　記憶 1記銘障害　2見当識障害　3健忘　4その他（　） Ⅳ　知覚 1幻聴　2幻視　3その他（　） Ⅴ　思考 1妄想　2思考途絶　3連合弛緩　4滅裂思考　5思考奔逸　6思考制止 7強迫観念　8その他（　） Ⅵ　感情・情動 1感情平板化　2抑うつ気分　3高揚気分　4感情失禁　5焦燥・激越 6易怒性・被刺激性亢進　7その他（　） Ⅶ　意欲 1衝動行為　2行為心迫　3興奮　4昏迷　5精神運動制止　6無為・無関心 7その他（　） Ⅷ　自我意識 1離人感　2させられ体験　3解離　4その他（　） Ⅸ　食行動 1拒食　2過食　3異食　4その他（　）			
＜その他の重要な症状＞	1てんかん発作　2自殺念慮　3物質依存（　） 4その他（　）			
＜問題行動等＞	1暴言　2徘徊　3不潔行為　4その他（　）			
＜現在の状態像＞	1幻覚妄想状態　2精神運動興奮状態　3昏迷状態　4統合失調症等残遺状態 5抑うつ状態　6躁状態　7せん妄状態　8もうろう状態　9認知症状態 10その他（　）			

医療保護入院の必要性 （患者自身の病気に対する理解の程度を含め、任意入院が行われる状態にないと判断した理由について記載すること。）	
今後の治療方針（患者本人の病識や治療への意欲を得るための取組等を含む。）	
本更新に係る診察の年月日	令和　年　月　日
更新が必要と診断した精神保健指定医氏名	署名
退院に向けた取組の状況 （選任された退院後生活環境相談員との相談状況、地域援助事業者の紹介状況、医療保護入院者退院支援委員会での審議内容等について）	医療保護入院者退院支援委員会での審議が行われた年月日（令和　年　月　日）

今回の更新の直前の入院又は更新に同意をした家族等	氏名	（男・女）	続柄	生年月日	明・大 昭・平・令　年　月　日生
		（男・女）	続柄		明・大 昭・平・令　年　月　日生
	住所	都道府県　郡市区　町村区			
		都道府県　郡市区　町村区			
	1　配偶者　2　父母（親権者で　ある・ない）　3　祖父母等 4　子・孫等　5　兄弟姉妹　6　後見人又は保佐人 7　家庭裁判所が選任した扶養義務者（選任年月日　昭和・平成・令和　年　月　日） 8　市町村長				
今回の更新に同意をした家族等（上記の家族等と同じ場合は記載不要）	氏名	（男・女）	続柄	生年月日	明・大 昭・平・令　年　月　日生
		（男・女）	続柄		明・大 昭・平・令　年　月　日生
	住所	都道府県　郡市区　町村区			
		都道府県　郡市区　町村区			
	1　配偶者　2　父母（親権者で　ある・ない）　3　祖父母等 4　子・孫等　5　兄弟姉妹　6　後見人又は保佐人 7　家庭裁判所が選任した扶養義務者（選任年月日　昭和・平成・令和　年　月　日） 8　市町村長				

法第33条第８項の規定に基づき家族等の同意を得たものとみなした場合は、その旨 等	□　法第33条第８項の規定に基づき、家族等の同意を得たものとみなした
	家族等へ通知を発した日　令和　　年　　月　　日 家族等に示した回答期限　令和　　年　　月　　日 （回答期限は、通知を発した日から２週間を経過した日であることに留意）
	通知をした家族等との連絡等の記録（直近２件） 令和　　年　　月　　日（□面会　□電話　□その他（　　　　　）） 令和　　年　　月　　日（□面会　□電話　□その他（　　　　　））

審査会意見	
都道府県の措置	

記載上の留意事項

1 ［　　］内は、今回の更新にあたって行われた精神保健指定医の診察に基づいて記載すること。
2 今回の入院年月日の欄は、今回貴病院に入院した年月日を記載し、入院形態の欄にそのときの入院形態を記載すること（特定医師による入院を含む。その場合は「第33条第１項・第３項入院」、「第33条第２項・第３項入院」又は「第33条の６第２項入院」と記載すること。）。なお、複数の入院形態を経ている場合には、順に記載すること。
3 本更新後の入院期間の欄は、医療保護入院者退院支援委員会で審議された入院期間に留意した上で、当該医療保護入院から６月を経過するまでの間は３月、入院から６月を経過した後は６月を上限とした期限を定めて記載すること。
4 現在の精神症状、その他の重要な症状、問題行動等、現在の状態像の欄は、一般にこの書類作成までの過去数か月間に認められたものとし、主として最近のそれに重点を置くこと。
5 更新が必要と診断した精神保健指定医氏名の欄は、精神保健指定医自身が署名すること。
6 退院に向けた取組の状況の欄については、今回の更新にあたって医療保護入院者退院支援委員会の審議が行われた年月日を記載すること。また、令和５年11月27日付障発1127第７号「措置入院者及び医療保護入院者の退院促進に関する措置について」（厚生労働省社会・援護局障害保健福祉部長通知）の別添様式２「医療保護入院者退院支援委員会審議記録」の写しを添付すること。その上で、
① 退院後生活環境相談員との最初の相談を行った時期やその後の相談の頻度等、
② 地域援助事業者の紹介の有無や紹介した地域援助事業者との相談の状況等、
③ 医療保護入院者退院支援委員会での審議内容等
について記載すること。
7 家族等の氏名欄は、親権者が両親の場合は、原則として２人目を記載すること。
8 家族等の住所欄は、親権者が両親で住所が異なる場合に２つ目を記載すること。
9 法第33条第８項の規定に基づき、家族等の同意を得たものとみなす場合は、「法第33条第８項の規定に基づき家族等の同意を得たものとみなした場合」にレ点を入れることとし、同意書の添付は不要であること。ただし、法第33条第６項による入院の更新に関する同意の通知をした時から更新するまでの間に、当該通知に係る家族等が、
① 法第５条第２項に規定する家族等に該当しなくなったとき
② 死亡したとき
③ 意思を表示できないとき
のいずれかの事由に該当すると把握した場合には、同意を得たものとみなすことができないことに留意すること。また、同意を得たものとみなす場合は、通知をした家族等との連絡等の記録（直近２件）の欄に、直前の入院期間中、通知をした家族等と直近２回の連絡を取った際の年月日及び手段について記載すること（通知をした家族等が親権者の両親である場合は、父又は母のいずれかと直近２回の連絡を取った際の年月日及び手段について記載すること。）。
10 今回の更新に同意をした家族等の欄に記載がある場合は、法第33条第８項による同意を得たものとみなさないことに留意すること。
11 選択肢の欄は、それぞれ該当する算用数字、ローマ数字等を○で囲むこと。

様式16

医療保護入院者の退院届

令和　　年　　月　　日

○　○　知事　殿

病院名
所在地
管理者名

下記の医療保護入院者が退院したので、精神保健及び精神障害者福祉に関する法律第33条の２の規定により届け出ます。

医療保護入院者	フリガナ		生年月日	明治 大正 昭和　　年　月　日生 平成　　（満　　歳） 令和
	氏　名	（男・女）		
	住　所	都道府県　郡市区　町村区		
入院年月日（医療保護入院）	昭和 平成　　年　　月　　日 令和			
退院年月日	令和　　年　　月　　日			
病名	1　主たる精神障害 ICDカテゴリー（　）	2　従たる精神障害 ICDカテゴリー（　）	3　身体合併症	
退院後の処置	1入院継続（任意入院・措置入院・他科）　2通院医療　3転医　4死亡 5その他（　　　）			
退院後の帰住先	1自宅（ⅰ 家族と同居、ⅱ 単身）　2施設　3その他（　　　）			
帰住先の住所	都道府県　郡市区　町村区			
訪問支援等に関する意見				
障害福祉サービス等の活用に関する意見				
主治医氏名				

記載上の留意事項

1 入院年月日の欄は、第33条第１項又は第２項による医療保護入院の年月日を記載すること。
2 選択肢の欄は、それぞれ該当する算用数字、ローマ数字等を○で囲むこと。

様式17

応急入院に際してのお知らせ

（応急入院者の氏名）　殿

年　月　日

【応急入院について】

応急入院とは、精神保健指定医又は特定医師による診察の結果、精神障害があり、医療と保護のために入院の必要があると判定された方であって、その精神障害のために入院に同意いただけず、また、急速を要し、ご家族等の同意を得ることができない場合に、入院後72時間以内に限り入院していただく制度です。

あなたは、（□精神保健指定医・□特定医師）の診察の結果、以下の理由・目的により、入院が必要であると認められたため、　年　月　日（□午前・□午後　時　分）、入院されました。

あなたの入院は、精神保健及び精神障害者福祉に関する法律第33条の6［□①第1項、□②第2項後段］の規定による応急入院です。

【入院理由について】

1　あなたは、診察の結果、以下の状態にあると判定されました。

- □　①幻覚妄想状態（幻覚や妄想があり、それらを現実と区別することが難しい）
- □　②精神運動興奮状態（欲動や意志が昂ぶり、興奮しやすく、自分で抑えることが難しい）
- □　③昏迷状態（意志発動性の強い抑制や、著しい混乱により、外界への応答が難しい）
- □　④抑うつ状態（気分の落ち込みや悲観的な考え、興味や喜びの消失などが続いている）
- □　⑤躁状態（気分の高揚や著しい活発さ、苛立ち等が続いている）
- □　⑥せん妄・もうろう状態（意識障害により覚醒水準が低下している）
- □　⑦認知症状態（認知機能が低下し、日常全般に支障を来している）
- □　⑧統合失調症等残遺状態（障害により日常生活動作、社会的判断・機能遂行が難しい）
- □　⑨その他（　　　　　　　　　　　　　　　　　　　　　）

2　あなたは、以下の理由により入院されました。

- □　外来への通院等においては、十分な治療ができないことから、手厚い医療を提供するため、入院の必要性があります
- □　あなたの安全を確保しながら診断や治療を行うため、入院の必要があります
- □　その他（　　　　　　　　　　　　　　　　　　　　　）

裏面に続く

【入院中の生活について】

1　あなたの入院中、手紙やはがきを受け取ったり出したりすることは制限なく行うことができます。ただし、封書に異物が同封されていると判断される場合、病院の職員と一緒に、あなたに開封してもらい、その異物は病院であずかることがあります。

2　あなたの入院中、人権を擁護する行政機関の職員、あなたの代理人である弁護士との電話・面会や、あなた又はあなたのご家族等の依頼によりあなたの代理人となろうとする弁護士との面会は、制限されませんが、それら以外の人との電話・面接については、あなたの病状に応じて医師の指示で一時的に制限することがあります。

3　あなたの入院中、治療上どうしても必要な場合には、あなたの行動を制限することがあります。

4　あなたの入院期間については、一定期間ごとに入院の必要性について確認を行います。

5　入院中、あなたの病状が良くなるように力を尽くしてまいります。もしも入院中の治療や生活について不明な点、納得のいかない点がありましたら、遠慮なく病院の職員にお話しください。

6　それでも入院や入院生活に納得のいかない場合には、あなた又はあなたのご家族等は、退院や病院の処遇の改善を指示するよう、都道府県知事に請求することができます。この点について、詳しくお知りになりたいときは、病院の職員にお尋ねになるか下記にお問い合わせ下さい。

自治体の連絡先（電話番号を含む。）

7　あなたの入院中、もしもあなたが病院の職員から虐待を受けた場合、下記に届け出ることができます。また、もしも他の入院患者さんが病院の職員から虐待を受けたのを見かけた場合も、下記に通報してください。

自治体の虐待通報に関する連絡先（電話番号を含む。）

病院名
管理者の氏名
指定医・特定医師の氏名
主治医の氏名（※）
（※）指定医等とは別に、すでに主治医が決まっている場合に記載

様式18

応急入院届

令和　年　月　日

○　○　知事　殿

病院名
所在地
管理者名

下記の者が応急入院しましたので、精神保健及び精神障害者福祉に関する法律第33条の6第5項の規定により届け出ます。

応急入院者	フリガナ		生年月日	明治 大正 昭和 平成 令和　年　月　日生（満　歳）
	氏名	（男・女）		
	住所	都道府県　郡市区　町村区		
依頼をした者の入院者との関係				
入院年月日	令和　年　月　日（午前・午後　時　分）			
第34条による移送の有無	有り　なし			
病名	1　主たる精神障害 ICDカテゴリー（　）	2　従たる精神障害 ICDカテゴリー（　）	3　身体合併症	
応急入院の必要性（患者自身の病気に対する理解の程度を含め、任意入院が行われる状態にないと判断した理由について記載すること。）				
病状または状態像の概要				
応急入院を採った理由（家族等の同意を得ることのできなかった理由を含め、応急入院を採った理由について記載すること。）				
入院を必要と認めた精神保健指定医氏名	署名			

記載上の留意事項

1　［　　　］内は、精神保健指定医の診察に基づいて記載すること。ただし、第34条による移送が行われた場合は、この欄は、記載する必要はないこと。

2　入院を必要と認めた精神保健指定医氏名の欄は、精神保健指定医自身が署名すること。

様式19

特定医師による応急入院届及び記録

令和　年　月　日

○　○　知事　殿

病院名
所在地
管理者名

下記の者が、特定医師の診察の結果、応急入院しましたので、精神保健及び精神障害者福祉に関する法律第33条の６第５項の規定により届け出ます。

応急入院者	フリガナ		生年月日	明治 大正 昭和 平成 令和　年　月　日生（満　歳）
	氏名	（男・女）		
	住所	都道府県　郡市区　町村区		
依頼をした者の入院者との関係				
入院年月日	令和　年　月　日（午前・午後　時）			
病名	1　主たる精神障害 ICDカテゴリー（　）	2　従たる精神障害 ICDカテゴリー（　）	3　身体合併症	
生活歴及び現病歴 （推定発病年月、精神科受診歴等を記載すること。）	（陳述者氏名　　続柄　）			
応急入院の必要性 （患者自身の病気に対する理解の程度を含め、任意入院が行われる状態にないと判断した理由について記載すること。）				
初回入院期間	昭和・平成・令和　年　月　日　～　昭和・平成・令和　年　月　日 （入院形態　）			
前回入院期間	昭和・平成・令和　年　月　日　～　昭和・平成・令和　年　月　日 （入院形態　）			
初回から前回までの入院回数	計　回			
＜現在の精神症状＞	Ⅰ　意識 1意識混濁　2せん妄　3もうろう　4その他（　） Ⅱ　知能（軽度障害、中等度障害、重度障害） Ⅲ　記憶 1記銘障害　2見当識障害　3健忘　4その他（　） Ⅳ　知覚 1幻聴　2幻視　3その他（　） Ⅴ　思考 1妄想　2思考途絶　3連合弛緩　4滅裂思考　5思考奔逸　6思考制止　7強迫観念　8その他（　） Ⅵ　感情・情動 1感情平板化　2抑うつ気分　3高揚気分　4感情失禁　5焦燥・激越　6易怒性・被刺激性亢進　7その他（　） Ⅶ　意欲 1衝動行為　2行為心迫　3興奮　4昏迷　5精神運動制止　6無為・無関心　7その他（　） Ⅷ　自我意識 1離人感　2させられ体験　3解離　4その他（　） Ⅸ　食行動 1拒食　2過食　3異食　4その他（　）			
＜その他の重要な症状＞	1てんかん発作　2自殺念慮　3物質依存（　）　4その他（　）			
＜問題行動等＞	1暴言　2徘徊　3不潔行為　4その他（　）			
＜現在の状態像＞	1幻覚妄想状態　2精神運動興奮状態　3昏迷状態　4統合失調症等残遺状態　5抑うつ状態　6躁状態　7せん妄状態　8もうろう状態　9認知症状態　10その他（　）			
応急入院を採った理由 （家族等の同意を得ることのできなかった理由を含め、応急入院を採った理由について記載すること。）				
入院を必要と認めた特定医師氏名	署名			
確認した精神保健指定医氏名	署名	診察日時	令和　年　月　日（午前・午後　時）	
精神保健指定医が入院妥当でないと判断した場合は、その理由				

事後審査委員会意見	

記載上の留意事項

1　□内は、特定医師の診察に基づいて記載すること。
2　生活歴及び現病歴の欄は、他診療所及び他病院での受診歴をも聴取して記載すること。
3　平成20年３月31日以前に広告している神経科における受診歴を精神科受診歴等に含むこととする。
4　初回及び前回入院期間の欄は、他病院での入院歴・入院形態をも聴取して記載すること。
5　現在の精神症状、その他の重要な症状、問題行動等、現在の状態像の欄は、一般にこの書類作成までの過去数か月間に認められたものとし、主として最近のそれに重点を置くこと。
6　入院を必要と認めた特定医師氏名の欄は、特定医師自身が署名すること。
7　確認した精神保健指定医氏名の欄は、精神保健指定医自身が署名すること。
8　事後審査委員会意見の欄は、都道府県知事への届出時点では記入を要しないが、本様式を院内で記録として保存する際には、記載しておくこと。
9　選択肢の欄は、それぞれ該当する算用数字、ローマ数字等を○で囲むこと。

様式20

措置入院に関する診断書

申請等の形式	ⅰ親族又は一般人申請（第22条）　ⅱ警察官通報（第23条） ⅲ検察官通報（第24条）　ⅳ保護観察所長通報（第25条） ⅴ矯正施設長通報（第26条）　ⅵ精神科病院管理者届出（第26条の２） ⅶ医療観察法対象者［指定通院医療機関管理者通報、保護観察所長通報］（第26条の３） ⅷ都道府県知事・指定都市市長職務診察（第27条第２項）			
申請等の添付資料	ⅰあり　　ⅱなし			
被診察者（精神障害者）	フリガナ		生年月日	明治・大正・昭和・平成・令和　年　月　日生（満　歳）
	氏名	（男・女）		
	住所	都道府県　郡市区　町村区		
	職業			
病名	1　主たる精神障害 ICDカテゴリー（　）	2　従たる精神障害 ICDカテゴリー（　）	3　身体合併症	
生活歴及び現病歴 （推定発病年月、精神科受診歴等を記載すること。）	（陳述者氏名　　続柄　　）			
初回入院期間	昭和・平成・令和　年　月　日　～　昭和・平成・令和　年　月　日 （入院形態　　）			
前回入院期間	昭和・平成・令和　年　月　日　～　昭和・平成・令和　年　月　日 （入院形態　　）			
初回から前回までの入院回数	計　　回			
重大な問題行動 （Aはこれまでの、Bは今後おそれのある問題行動）	現在の精神症状、その他の重要な症状、問題行動等、現在の状態像 （該当のローマ数字及び算用数字を○で囲むこと。）			
1 殺人 A B 2 放火 A B 3 強盗 A B 4 不同意性交等 A B 5 不同意わいせつ A B 6 傷害 A B 7 暴行 A B 8 恐喝 A B 9 脅迫 A B 10 窃盗 A B 11 器物損壊 A B 12 弄火又は失火 A B 13 家宅侵入 A B 14 詐欺等の経済的な問題行動 A B 15 自殺企図 A B 16 自傷 A B 17 その他（　） A B	＜現在の精神症状＞ Ⅰ　意識 1意識混濁　2せん妄　3もうろう　4その他（　） Ⅱ　知能（軽度障害、中等度障害、重度障害） Ⅲ　記憶 1記銘障害　2見当識障害　3健忘　4その他（　） Ⅳ　知覚 1幻聴　2幻視　3その他（　） Ⅴ　思考 1妄想　2思考途絶　3連合弛緩　4滅裂思考　5思考奔逸　6思考制止 7強迫観念　8その他（　） Ⅵ　感情・情動 1感情平板化　2抑うつ気分　3高揚気分　4感情失禁　5焦燥・激越 6易怒性・被刺激性亢進　7その他（　） Ⅶ　意欲 1衝動行為　2行為心迫　3興奮　4昏迷　5精神運動制止　6無為・無関心 7その他（　） Ⅷ　自我意識 1離人感　2させられ体験　3解離　4その他（　） Ⅸ　食行動 1拒食　2過食　3異食　4その他（　） ＜その他の重要な症状＞ 1てんかん発作　2自殺念慮　3物質依存（　） 4その他（　） ＜問題行動等＞ 1暴言　2徘徊　3不潔行為　4その他（　） ＜現在の状態像＞ 1幻覚妄想状態　2精神運動興奮状態　3昏迷状態　4統合失調症等残遺状態 5抑うつ状態　6躁状態　7せん妄状態　8もうろう状態　9認知症状態 10その他（　）			
診察時の特記事項				
医学的総合判断	Ⅰ　要措置　　Ⅱ　措置不要			
以上のように診断する。　令和　年　月　日 精神保健指定医氏名 署名				

（行政庁における記載欄） 診察に立会った者 （親権者、配偶者等）	氏名　（男・女）続柄又は職業　年齢　歳
診察場所	
診察日時	令和　年　月　日　時　分～　時　分
職員氏名	
行政庁の措置	
行政庁メモ	

記載上の留意事項

1　生活歴及び現病歴の欄は、他診療所及び他病院での受診歴をも聴取して記載すること。
2　平成20年３月31日以前に広告している神経科における受診歴を精神科受診歴等に含むこととする。
3　初回及び前回入院期間の欄は、他病院での入院歴・入院形態をも聴取して記載すること。
4　重大な問題行動の欄には、Aはこれまでに認められた問題行動を、Bは今後おそれのある問題行動を指し、該当する全ての算用数字、A及びBを○で囲むこと。
5　現在の精神症状、その他の重要な症状、問題行動等、現在の状態像の欄は、一般にこの書類作成までの過去数か月間に認められたものとし、主として最近のそれに重点を置くこと。
6　診察時の特記事項の欄は、被診察者の受診態度、表情、言語的及び非言語的なコミュニケーションの様子、診察者が受ける印象等について記載すること。
7　診断した精神保健指定医氏名の欄は、精神保健指定医自身が署名すること。
8　選択肢の欄は、それぞれ該当する算用数字、ローマ数字等を○で囲むこと。

様式21

措置入院決定のお知らせ

年　月　日

（措置入院者の氏名）　殿

○　○　知事

【入院理由について】

あなたは、精神保健指定医の診察の結果、【①幻覚妄想状態　②精神運動興奮状態　③昏迷状態　④統合失調症等残遺状態　⑤抑うつ状態　⑥躁状態　⑦せん妄状態　⑧もうろう状態　⑨認知症状態　⑩その他（　　　　）】にあり、ご自身を傷つけたり、又は他人に害を及ぼしたりするおそれがあることから、【①精神保健及び精神障害者福祉に関する法律第29条の規定　②精神保健及び精神障害者福祉に関する法律第29条の２の規定】による入院措置（措置入院・緊急措置入院）が必要であると認めたので通知します。

【入院中の生活について】

1　あなたの入院中、手紙やはがきなどを受け取ったり、出したりすることは制限なく行うことができます。ただし、封書に異物が同封されていると判断される場合、病院の職員と一緒に、あなたに開封してもらい、その異物は病院であずかることがあります。

2　あなたの入院中、人権を擁護する行政機関の職員、あなたの代理人である弁護士との電話・面会や、あなた又はあなたのご家族等の依頼によりあなたの代理人となろうとする弁護士との面会は、制限されませんが、それら以外の人との電話・面接については、あなたの病状に応じて医師の指示で一時的に制限することがあります。

3　あなたの入院中、治療上どうしても必要な場合は行動制限を受けることがあります。

4　入院日から７日以内に、退院後の生活環境に関し、あなたやご家族等からのご相談に応じ、必要な情報の提供や助言、援助等を行う職員として、退院後生活環境相談員が選任されます。

5　介護保険や障害福祉のサービスの利用を希望される場合又はその必要性がある場合、介護や障害福祉に関する相談先を紹介しますので、退院後生活環境相談員等の病院の職員にお問い合わせください。

6　もしも入院中の治療内容や生活について、あなたに不明な点、納得のいかない点がありましたら、遠慮なく病院の職員にお話しください。

7　あなたの入院中、もしもあなたが病院の職員から虐待を受けた場合、下記に届け出ることができます。また、もしも他の入院患者さんが病院の職員から虐待を受けたのを見かけた場合も、下記に通報してください。

自治体の虐待通報に関する連絡先（電話番号を含む。）

裏面に続く

【入院や入院生活にご納得のいかない場合】

1　あなたの入院や入院生活に納得のいかない場合には、あなた又はあなたのご家族等は、退院や病院の処遇の改善を指示するよう、都道府県知事に請求することができます。この点について、詳しくお知りになりたいときは、病院の職員にお尋ねになるか下記にお問い合わせ下さい。

自治体の連絡先（電話番号を含む。）

2　この処分について不服がある場合は、この処分があったことを知った日の翌日から起算して３か月以内に厚生労働大臣に対して審査請求をすることができます（なお、この処分があったことを知った日の翌日から起算して３か月以内であっても、この処分の日の翌日から起算して１年を経過すると審査請求をすることができなくなります。）。

3　この処分の取消しを求める訴えは、この処分の通知を受けた日の翌日から起算して６か月以内に限り、都道府県を被告として（訴訟において都道府県を代表する者は都道府県知事となります。）提起することができます（なお、この処分の通知を受けた日の翌日から起算して６か月以内であっても、この処分の日の翌日から起算して１年を経過するとこの処分の取消しの訴えを提起することができなくなります。）。また、この処分の通知を受けた日の翌日から起算して３か月以内に審査請求をした場合には、この処分の取消しの訴えは、その審査請求に対する裁決の送達を受けた日の翌日から起算して６か月以内であれば、提起することができます（なお、その審査請求に対する裁決の送達を受けた日の翌日から起算して６か月以内であっても、その審査請求に対する裁決の日の翌日から起算して１年を経過するとこの処分の取消しの訴えを提起することができなくなります。）。

様式22

措置入院決定報告書

令和　年　月　日

○　○　精神医療審査会　殿

○　○　知事

下記の措置入院者について、精神保健及び精神障害者福祉に関する法律第38条の３第１項の規定により通知します。

申請等の形式	i　親族又は一般人申請（第22条）　ii　警察官通報（第23条） iii　検察官通報（第24条）　iv　保護観察所長通報（第25条） v　矯正施設長通報（第26条）　vi　精神科病院管理者届出（第26条の２） vii　医療観察法対象者［指定通院医療機関管理者通報、保護観察所長通報］（第26条の３） viii　都道府県知事・指定都市市長職務診察（第27条第２項）			
措置入院中の精神科病院	名　称			
	所在地	都道府県　郡市区　町村区		
措置入院者（精神障害者）	フリガナ		生年月日	明治 大正 昭和 平成 令和　年　月　日生（満　歳）
	氏　名	（男・女）		
	住　所	都道府県　郡市区　町村区		
措置診察を行った年月日及び精神保健指定医の氏名	精神保健指定医氏名	令和　年　月　日 （指定医番号：　）		
措置診察を行った年月日及び精神保健指定医の氏名	精神保健指定医氏名	令和　年　月　日 （指定医番号：　）		
法第29条の２の２第１項の規定による移送の有無（措置診察後の移送の有無）	i あり　ii なし			

記載上の留意事項

1　選択肢の欄は、それぞれ該当するローマ数字を○で囲むこと。

2　精神保健福祉法第27条第１項又は第２項に基づき行われた精神保健指定医による診察の判定内容（病名及び症状を含む）については、該当する診察の際に作成された「措置入院に関する診断書（様式20）」を添付すること。

様式23

措置入院者の定期病状報告書

令和　　年　　月　　日

○　○　知事　殿

病 院 名
所 在 地
管理者名

下記の措置入院者について、精神保健及び精神障害者福祉に関する法律第38条の2第1項の規定により報告します。

<table>
<tr><td rowspan="3">措置入院者</td><td>フリガナ</td><td></td><td rowspan="2">生年月日</td><td rowspan="2">明治
大正
昭和　　年　月　日生
平成　　（満　　歳）
令和</td></tr>
<tr><td>氏　名</td><td>（男・女）</td></tr>
<tr><td>住　所</td><td colspan="3">都道府県　　郡市区　　町村区</td></tr>
<tr><td rowspan="2">措置年月日</td><td colspan="2" rowspan="2">昭和
平成　　年　　月　　日
令和</td><td>今回の入院年月日</td><td>昭和
平成　　年　　月　　日
令和</td></tr>
<tr><td>入院形態</td><td></td></tr>
<tr><td>前回の定期報告年月日</td><td colspan="4">令和　　年　　月　　日</td></tr>
<tr><td>病名</td><td colspan="2">1　主たる精神障害
ICDカテゴリー（　　）</td><td>2　従たる精神障害
ICDカテゴリー（　　）</td><td>3　身体合併症</td></tr>
<tr><td>過去6か月間（措置入院後3か月の場合は3か月間）の仮退院の実績</td><td colspan="4">計　　回　　　　延日数　　日</td></tr>
<tr><td>過去6か月間（措置入院後3か月の場合は過去3か月間）の治療の内容とその結果
（問題行動を中心として記載すること。）</td><td colspan="4"></td></tr>
<tr><td>今後の治療方針
（再発防止への対応含む）</td><td colspan="4"></td></tr>
<tr><td rowspan="3">処遇、看護及び指導の現状</td><td>隔　離</td><td colspan="3">ⅰ多用　ⅱ時々　ⅲほとんど不要</td></tr>
<tr><td>注意必要度</td><td colspan="3">ⅰ常に厳重な注意　ⅱ随時一応の注意　ⅲほとんど不要</td></tr>
<tr><td>日常生活の介助指導必要性</td><td colspan="3">ⅰ極めて手間のかかる介助
ⅱ比較的簡単な介助と指導
ⅲ生活指導を要する　ⅳその他（　　　　）</td></tr>
<tr><td>退院に向けた取組の状況
（選任された退院後生活環境相談員との相談状況、地域援助事業者の紹介状況等について）</td><td colspan="4">選任された退院後生活環境相談員（　　　　）
地域援助事業者の紹介について本人や家族等からの求め又は必要性の有無（あり・なし）
上記で「あり」の場合の紹介状況（　　　　）</td></tr>
<tr><td>重大な問題行動
（Aはこれまでの、Bは今後起こるおそれある行動）</td><td colspan="4">現在の精神症状、その他の重要な症状、問題行動等、現在の状態像（該当のローマ数字及び算用数字を○で囲むこと。）</td></tr>
</table>

<table>
<tr><td>1　殺人　A B
2　放火　A B
3　強盗　A B
4　不同意性交等　A B
5　不同意わいせつ　A B
6　傷害　A B
7　暴行　A B
8　恐喝　A B
9　脅迫　A B
10　窃盗　A B
11　器物損壊　A B
12　弄火又は失火　A B
13　家宅侵入　A B
14　詐欺等の経済的な問題行動　A B
15　自殺企図　A B
16　自傷　A B
17　その他（　　）　A B</td><td>＜現在の精神症状＞
Ⅰ　意識
1意識混濁　2せん妄　3もうろう　4その他（　　　）
Ⅱ　知能（軽度障害、中等度障害、重度障害）
Ⅲ　記憶
1記銘障害　2見当識障害　3健忘　4その他（　　　）
Ⅳ　知覚
1幻聴　2幻視　3その他（　　　）
Ⅴ　思考
1妄想　2思考途絶　3連合弛緩　4滅裂思考　5思考奔逸　6思考制止
7強迫観念　8その他（　　　）
Ⅵ　感情・情動
1感情平板化　2抑うつ気分　3高揚気分　4感情失禁　5焦燥・激越
6易怒性・被刺激性亢進　7その他（　　　）
Ⅶ　意欲
1衝動行為　2行為心迫　3興奮　4昏迷　5精神運動制止　6無為・無関心
7その他（　　　）
Ⅷ　自我意識
1離人感　2させられ体験　3解離　4その他（　　　）
Ⅸ　食行動
1拒食　2過食　3異食　4その他（　　　）
＜その他の重要な症状＞
1てんかん発作　2自殺念慮　3物質依存（　　　）
4その他（　　　）
＜問題行動等＞
1暴言　2徘徊　3不潔行為　4その他（　　　）
＜現在の状態像＞
1幻覚妄想状態　2精神運動興奮状態　3昏迷状態　4統合失調症等残遺状態
5抑うつ状態　6躁状態　7せん妄状態　8もうろう状態　9認知症状態
10その他（　　　）</td></tr>
<tr><td>診察時の特記事項</td><td></td></tr>
<tr><td>本報告に係る診察年月日</td><td>令和　　年　　月　　日</td></tr>
<tr><td>診察した精神保健指定医氏名</td><td>署名</td></tr>
</table>

審査会意見	
都道府県の措置	

記載上の留意事項

1　［　　］内は、精神保健指定医の診察に基づいて記載すること。
2　今回の入院年月日の欄は、今回貴病院に入院した年月日を記載し、入院形態の欄にそのときの入院形態を記載すること。（特定医師による入院を含む。その場合は「第33条第1項・第3項入院」、「第33条第2項・第3項入院」又は「第33条の6第2項入院」と記載すること。）なお、複数の入院形態を経ている場合には、順に記載すること。
3　重大な問題行動の欄には、Aはこれまでに認められた問題行動を、Bは今後おそれのある問題行動を指し、該当する全ての算用数字、A及びBを○で囲むこと。
4　現在の精神症状、その他の重要な症状、問題行動等、現在の状態像の欄は、一般にこの書類作成までの過去数か月間に認められたものとし、主として最近のそれに重点を置くこと。
5　診察時の特記事項の欄は、被診察者の受診態度、表情、言語的及び非言語的なコミュニケーションの様子、診察者が受ける印象等について記載すること。
6　診察した精神保健指定医氏名の欄は、精神保健指定医自身が署名すること。
7　退院に向けた取組の状況の欄については、退院後生活環境相談員との最初の相談を行った時期やその後の相談の頻度等や、地域援助事業者の紹介の有無や紹介した地域援助事業者との相談の状況等について記載すること。
8　選択肢の欄は、それぞれ該当する算用数字、ローマ数字等を○で囲むこと。

様式24

措置入院者の症状消退届

令和　　年　　月　　日

○　○　知事　殿

病院名
所在地
管理者名

下記の措置入院者について措置症状が消退したと認められるので、精神保健及び精神障害者福祉に関する法律第29条の５の規定により届け出ます。

措置入院者	フリガナ		生年月日	明治 大正 昭和 平成 令和　年　月　日生 （満　歳）
	氏名	（男・女）		
	住所	都道府県　郡市区　町村区		
措置年月日	昭和 平成 令和　年　月　日			
病名	1　主たる精神障害 ICDカテゴリー（　）	2　従たる精神障害 ICDカテゴリー（　）	3　身体合併症	
入院以降の病状又は状態像の経過 （措置症状消退と関連して記載すること。）				
措置症状の消退を認めた精神保健指定医氏名	署名			
措置解除後の処置に関する意見	1入院継続（任意入院・医療保護入院・他科）　2通院医療　3転医　4死亡 5その他（　）			
退院後の帰住先	1自宅（ⅰ 家族と同居、ⅱ 単身）　2施設　3その他（　）			
帰住先の住所	都道府県　郡市区　町村区			
訪問支援等に関する意見				
障害福祉サービス等の活用に関する意見				
主治医氏名				

記載上の留意事項

1　□内は、精神保健指定医の診察に基づいて記載すること。
2　措置症状の消退を認めた精神保健指定医氏名の欄は、精神保健指定医自身が署名すること。
3　選択肢の欄は、それぞれ該当する算用数字、ローマ数字等を○で囲むこと。

様式25

隔離を行うに当たってのお知らせ

（入院患者の氏名）　殿

年　　月　　日

1　あなたの状態が、下記に該当するため、これから（午前・午後　時　分）隔離をします。
2　下記の状態がなくなれば、隔離を解除します。

記

ア　他の患者との人間関係を著しく損なうおそれがある等、その言動が患者の病状の経過や予後に悪く影響する状態
イ　自殺企図又は自傷行為が切迫している状態
ウ　他の患者に対する暴行行為や著しい迷惑行為、器物破損行為が認められ、他の方法ではこれを防ぎきれない状態
エ　急性精神運動興奮等のため、不穏、多動、爆発性などが目立ち、一般の精神病室では医療又は保護を図ることが著しく困難な状態
オ　身体的合併症を有する患者について、検査及び処置等のため、隔離が必要な場合
カ　その他（　　　　　　　　　　）

医師の氏名

様式26

身体的拘束を行うに当たってのお知らせ

（入院患者の氏名）　殿

年　　月　　日

1　あなたの状態が、下記に該当するため、これから（午前・午後　時　分）身体的拘束をします。
2　下記の状態がなくなれば、身体的拘束を解除します。

記

ア　自殺企図又は自傷行為が著しく切迫している状態
イ　多動又は不穏が顕著である状態
ウ　ア又はイのほか精神障害のために、そのまま放置すれば患者の生命にまで危険が及ぶおそれがある状態
エ　その他（　　　　　　　　　　）

精神保健指定医の氏名

精神障害者の移送に関する事務処理基準について

〔平成12年３月31日　障第243号
各都道府県知事・各指定都市市長宛
厚生省大臣官房障害保健福祉部長通知〕

改正　令和元年５月７日障発0507第４号現在

精神保健及び精神障害者福祉に関する法律等の一部を改正する法律（平成11年法律第65号）による改正後の精神保健及び精神障害者福祉に関する法律（昭和25年法律第123号）に基づき創設された精神障害者の移送制度について，別紙の通り「精神障害者の移送に関する事務処理基準」を定め，平成12年４月１日から実施することとしたので通知する。移送制度の実施に当たっては，別紙の事項に十分留意の上，円滑な実施につき遺憾なきを期されたい。

また，本通知は，地方自治法（昭和22年法律第67号）第245条の９第１項及び第３項に規定する都道府県及び指定都市が法定受託事務を処理するに当たりよるべき基準とし，貴職におかれては，市町村を含め関係者，関係団体に対する周知方につき配慮されたい。

別　紙

精神障害者の移送に関する事務処理基準

第一　措置入院のための移送について

１　移送制度の基本的考え方

精神保健及び精神障害者福祉に関する法律等の一部を改正する法律（平成11年法律第65号）の施行に伴う精神保健及び精神障害者福祉に関する法律（昭和25年法律第123号。以下「法」という。）の改正により，医療保護入院等のために緊急を要する患者の移送が法定化されるとともに，措置入院（緊急措置入院を含む。以下同じ。）に付随して従来から行われていた措置入院のための移送についても法文上明確にされた。この制度において，措置入院のための移送に際して告知を義務づけ，移送に際しての行動の制限が不可避な場合の手続を明確にしたところであるので，こうした患者の人権に配慮した主旨を踏まえて移送を行なうことが重要である。

２　指定医の診察に係る事前調査

(1)　職員の派遣

都道府県知事（地方自治法（昭和22年法律第67号）第252条の19第１項の指定都市においては，その長。以下同じ。）は，法第27条又は第29条の２に規定する精神保健指定医（以下「指定医」という。）の診察を受けさせる必要があると判断した場合，当該職員を速やかに事前調査の対象者の居宅等本人の現在場所に派遣することとする。

(2)　家族等又は現に保護の任に当たっている者への連絡

(1)により都道府県職員を派遣する場合には，事前に家族等（法第33条第２項に規定する家族等をいう。以下同じ。）又は現に事前調査の対象者の保護の任に当たっている者に対してあらかじめその旨を連絡するものとする。

(3)　事前調査の実施

派遣された都道府県職員は，速やかに以下のいずれの場合においても指定医の診察の必要性を判断するための事前調査を行い，状況を把握するとともに，できる限り家族等又は事前調査の対象者の支援を行っている者等及び事前調査の対象者に主治医がいる場合には当該主治医と連絡をとり，それまでの治療状況等について把握に努めるものとする。

①　都道府県職員が事前調査の対象者の居宅等本人の現在場所に出向いたとき

②　事前調査の対象者が指定医の診察を行おうとする場所に既に搬送されたとき

(4)　緊急の場合における事前調査の実施

法第29条の２第１項に規定する措置について，急速を要し，法第27条，第28条及び第29条の規定による手続を採ることができない場合においても，都道府県知事は，できる限り事前調査を行うように努めるものとする。

(5)　事前調査票の記載

都道府県職員は，事前調査を行ったときは，次に掲げる事項について，様式１による「措置入院のための移送に関する事前調査及び移送記録票」の事前調査票に記録するものとする。

① 措置入院のための診察が必要と考えられる者の氏名等

② 調査対象者の所在地

③ 調査時の状況

④ 主治医との連絡状況

⑤ 指定医の診察が必要であるか否かの判定結果

⑥ 調査年月日，担当者氏名及び所属

3 移送の実施

(1) 移送の手続の開始時期

都道府県知事が，前記２(3)の事前調査の上，指定医の診察及び移送が必要であると判断した時点から移送（指定医の診察等を含む一連の手続をいう。以下同じ。）の手続が始まるものとする。

(2) 移送に関する告知

派遣された都道府県職員は，移送の対象者を実際に搬送（車両等を用いて移動させることをいう。以下同じ。）する以前に，書面により，移送の対象者に対して，法第29条の２の２第２項に規定する事項を知らせなければならないものとする。

(3) 移送の記録

都道府県職員は，移送を行ったときは，次に掲げる事項について，様式１による「措置入院のための移送に関する事前調査及び移送記録票」の移送記録票に記録するものとする。

① 移送の対象者の氏名

② 指定医の第１回目の診察のための移送の有無

③ 移送の手続の開始年月日及び時刻

④ 補助者の氏名，職種及び所属

⑤ 移送を行う旨等に関する告知の確認

⑥ 搬送の概要（方法，経路，時刻等）

⑦ 移送先である国若しくは都道府県の設置した精神科病院又は法第19条の８に規定する指定病院等（以下「指定病院等」という。）の名称及び所在地

⑧ 移送の手続の終了年月日及び時刻

⑨ 同行者の氏名

⑩ 行動の制限の有無

⑪ その他特記事項

⑫ 記録者の氏名及び所属

(4) 移送に用いる車両等の用意

都道府県知事は，以下のいずれの場合においても，速やかに移送の対象者を本人の現在場所から必要な場所に搬送できるよう，車両等を用意するものとする。

① 事前調査の結果，指定医の診察のための搬送が必要と判断されたとき

② 指定医の診察の結果，次の指定医の診察が必要と判断されたとき

③ ２人以上の指定医診察の結果，措置入院が必要と判断されたとき

(5) 都道府県職員の同行

移送は，都道府県知事の責務として行われることから，移送に当たっては，都道府県職員が移送の対象者に同行するものとする。

(6) 搬送のための補助者

都道府県知事は，車両等を用いて移送の対象者を搬送する場合，必要に応じて補助者を同行させることができるものとする。

(7) 移送の体制の整備

具体的な移送の体制については，都道府県知事の責務として整備するものである。ただし，移送の対象者を車両等を用いて搬送する部分については委託することができる。

(8) 移送の手続の終了

措置入院のための移送の手続は，移送先の指定病院等に入院した時点又は措置入院が不要と判定された時点で終了する。

ただし，措置入院が不要と判定され，かつ，入院が不要と判断された場合，都道府県知事は，移送の対象であった者の求めがあったときに，移送を開始した場所まで搬送するよう努めるものとする。

(9) 他の入院形態による入院のための手続

措置入院のための指定医による診察の結果，措置入院は不要と判断されたが，医療保護入院又は応急入院のための移送が必要と判断される場合には，本通知第二の医療保護入院及び応急入院のための移送の手続を行うこととする。

(10) 移送できなかった場合の取扱い

移送の手続中であって，第29条第１項又は第29条の２第１項に規定する措置の決定前において移送の対象者の所在が不明となった場合，移送の手続は一旦終了とするが，都道府県は当該

移送の対象者の所在を確かめるよう努めなければならないこととする。当該入院措置の決定以後に移送の対象者の所在が不明となった場合には，当該入院措置は継続するものとする。

4　指定医の診察

⑴　指定医の診察の補助者の派遣

都道府県知事は，指定医の求めがあったときに，診察に必要な補助者を派遣するものとする。

⑵　診察記録票に記載する項目

指定医は，行動の制限その他の移送の手続に必要な診察を行ったときは，次に掲げる事項について，様式２による「措置入院のための移送に関する診察記録票」に記載するものとする。

①　指定医の診察を必要とする者の氏名

②　行動の制限を行った場合は，以下の項目

ア　行動の制限を行ったときの症状

イ　行動の制限を開始した年月日及び時刻

ウ　行動の制限を行う旨及びその理由に関する告知の確認

エ　指定医の氏名

③　その他の特記事項

⑶　行動の制限を行った場合の診察記録票への記載等

移送の手続において，指定医が法第29条の２の２第３項に規定する行動の制限を行うことが必要であると判断したときは，様式２による「措置入院のための移送に関する診察記録票」に記載しなければならない。

また，行動の制限を行うに当たっては，指定医は行動の制限を受ける者に対して行動の制限を行う旨及びその理由を知らせるよう努めなければならない。

5　記録の保管

都道府県知事は，移送に関する事前調査票，移送記録票及び診察記録票を５年間保管しなければならないものとする。

第二　医療保護入院及び応急入院のための移送について

1　移送制度の基本的考え方

医療保護入院及び応急入院のための移送は，緊急に入院を必要とする状態にあるにも関わらず，精神障害のために患者自身が入院の必要性を理解できず，家族や主治医等が説得の努力を尽くしても本人が病院に行くことを同意しないような場合に限り，本人に必要な医療を確保するため，都道府県知事が，公的責任において適切な医療機関まで移送するものである。したがって，この移送制度の対象とならない者に本制度が適用されることのないよう，事前調査その他の移送のための手続を適切に行うことが重要である。

2　移送に係る相談の受付

都道府県知事は，移送に係る相談を受け付ける体制を整備しなければならないものとする。また，移送制度及び相談の受付窓口について周知に努めるとともに，受付窓口は利用者が利用しやすい体制となるよう配慮するものとする。

3　指定医の診察に係る事前調査

⑴　職員の派遣

都道府県知事は，相談があった事例について法第34条に規定する移送に係る事前調査を行う必要があると判断した場合，職員を速やかに事前調査の対象者の居宅等本人の現在場所に派遣するものとする。

⑵　家族等又は現に保護の任に当たっている者への連絡

措置入院の場合に準じるものとする。

⑶　事前調査の実施

措置入院の場合に準じるものとする。

なお，当該事前調査の対象者が事前調査を行うことができる状態にあることと，直ちに入院させなければ当該者の医療及び保護を図る上で著しく支障がある者であることは矛盾するものではなく，例えば，具体的には医療保護入院及び応急入院のための移送の対象者は以下のような病状のものであること。

・当該精神障害による幻覚，妄想等の病状の程度が重篤であること
・自己の健康若しくは安全の保持に深刻な困難が生じていること又は直ちに入院治療を行わなければ状態が更に深刻な悪化をする可能性が高いこと
・入院治療によって当該精神障害による病状について一定以上の治療効果が期待できること

⑷　事前調査票の記載

都道府県職員は，事前調査を行ったときは，次に掲げる事項について様式３による「医療保護入院及び応急入院のための移送に関する事前調査及び移送記録票」の事前調査票に記録する

ものとする。

① 医療保護入院及び応急入院のための移送が必要と考えられる者の氏名等

② 調査対象者の所在地

③ 調査時の状況（調査対象者への対応の内容を含む。）

④ 主治医との連絡状況

⑤ 法第20条の規定による入院が行われる状態にあるか否かの判断

⑥ 家族等のうちいずれかの者の氏名及び住所等

⑦ 医療保護入院のための移送に係る家族等のうちいずれかの者の同意の確認

⑧ 指定医の診察が必要であるか否かの判定結果

⑨ 診察が不要の場合の対応方針

⑩ 調査年月日，担当者の氏名及び所属

⑪ 指定医への報告の確認

4 移送の実施

(1) 移送の手続の開始時期

措置入院の場合に準じるものとする。

(2) 移送に関する告知

派遣された都道府県職員は，移送の対象となる者を実際に車両等を用いて搬送する以前に，書面により，移送の対象者に対して法第34条第４項に規定する事項を知らせなければならないこととする。また，家族等のうちいずれかの者等に対しても移送を行う旨等を知らせるよう努めるものとする。

(3) 移送の記録

都道府県職員は，移送を行ったときは，次に掲げる事項について，様式３による「医療保護入院及び応急入院のための移送に関する事前調査及び移送記録票」の移送記録票に記録するものとする。

① 移送の対象者の氏名

② 移送の手続の開始年月日及び時刻

③ 指定医の氏名及び所属

④ 指定医の診察の開始及び終了の年月日及び時刻

⑤ 診察場所

⑥ 診察の立会い者の氏名及び移送の対象者との続柄

⑦ 診察の補助者の氏名，職種及び所属

⑧ 指定医の診察結果

⑨ 移送を行う旨等に関する告知の確認

⑩ 搬送の概要（方法，発着の住所，時刻等）

⑪ 移送先の応急入院指定病院の名称及び所在地

⑫ 移送の手続の終了年月日及び時刻

⑬ 移送の補助者の氏名

⑭ 同行者の氏名

⑮ 行動の制限の有無

⑯ その他特記事項

⑰ 記録者の氏名及び所属

(4) 移送に用いる車両等の用意

都道府県知事は，指定医の診察の結果，医療保護入院又は応急入院が必要と判断したときには，速やかに移送の対象者を本人の現在場所から応急入院指定病院に搬送できるよう，車両等を用意するものとする。

(5) 都道府県職員の同行

措置入院の場合に準じるものとする。

(6) 搬送のための補助者

措置入院の場合に準じるものとする。

(7) 移送体制の整備

措置入院の場合に準じるものとする。

(8) 移送の手続の終了

医療保護入院及び応急入院のための移送の手続は，移送先の応急入院指定病院に入院した時点又は医療保護入院等のための移送が不要と判定された時点で終了する。

(9) 移送ができなかった場合の取扱い

移送手続中において，移送の対象者の所在が不明となった場合，移送の手続は一旦終了するが，都道府県知事は移送の対象者の所在を確かめるよう努めなければならないものとする。

5 指定医の診察

(1) 指定医の選定

都道府県知事は，法第34条に規定する診察が必要であると判断した時，速やかに指定医の診察を行うために必要な手続を開始すること。なお，この診察は，移送の対象者が入院する応急入院指定病院の指定医以外によって行われることを原則とする。

(2) 事前調査結果の指定医への報告

事前調査を行った都道府県職員は，指定医の診察に当たって，指定医に事前調査結果の報告をするとともに，報告を行ったことについて指定医の確認を得るものとする。なお，指定医の確認は，様式３による「医療保護入院及び応急入院のための移送に関する事前調査及び移送記録票」の事前調査票にある「指定医への報告の確認」の欄に指定医が署名することによるものとする。

(3) 診察への立会い

医療保護入院及び応急入院のための移送に係る指定医の診察に当たっては，都道府県職員が立ち会うものとすること。

また，後見人，保佐人，親権を行う者，配偶者その他の現に本人の保護の任に当たっている者は指定医の診察に立ち会うことができるものとする。

(4) 指定医の診察の補助

措置入院の場合に準じるものとする。

(5) 診察記録票への記載

指定医は，行動の制限その他の移送の手続に必要な診察を行ったときは，次に掲げる事項について，様式４による「医療保護入院及び応急入院のための移送に関する診察記録票」に記載するものとする。

① 指定医の診察を必要とする者の氏名
② 病名
③ 生活歴及び現病歴
④ 現在の病状又は状態像の概要
⑤ 緊急性の判定
⑥ 判定理由（法第22条の３の規定による入院が行われる状態にないと判断した理由等）
⑦ 判定結果
⑧ 行動の制限を行った場合は，以下の項目
　ア 行動の制限を行ったときの症状
　イ 行動の制限を開始した年月日及び時刻
　ウ 行動の制限を行う旨及びその理由に関する告知の確認
⑨ その他の特記事項
⑩ 診察年月日及び指定医の氏名

(6) 行動の制限を行った場合の診察記録票への記載等

移送の手続において，指定医が法第34条第４項に規定する行動の制限を行うことが必要であると判断したときは，様式４による「医療保護入院及び応急入院のための移送に関する診察記録票」に記載しなければならない。

また，行動の制限を行うに当たっては，指定医は行動の制限を受ける者に対して行動の制限を行う旨及びその理由を知らせるよう努めなければならない。

(7) 居宅への立ち入り

医療保護入院及び応急入院のための移送に係る診察を居宅において行うことについて，家族等がいる場合には，それらの者の協力を得て居宅で診察を行うことができるものとする。

家族等が存在しない場合には，措置入院の手続をとる必要があると認められない限りは本人の了解を得ないで居宅で診察することはできないものとする。

6 入院

(1) 応急入院指定病院への事前連絡

指定医による診察の結果，医療保護入院又は応急入院させるため，移送の対象者を応急入院指定病院に実際に搬送するに当たって，都道府県知事は，入院をさせる応急入院指定病院にあらかじめ指定医の診察結果の概要等について連絡するよう努めるものとする。

(2) 入院手続

医療保護入院及び応急入院のための移送が行われた場合，応急入院指定病院が，都道府県職員から，移送に関する診察記録票の写しを受け取ることにより，医療保護入院及び応急入院を行うものとする。

また，移送の対象者の入院後72時間以内に，応急入院指定病院において，医療保護入院及び応急入院の病状にないと判断し退院手続を採る場合は，指定医の診察によるものとする。

(3) 入院届

医療保護入院者の入院届及び応急入院届の記載項目のうち，病名等指定医が記載する項目については，別途，記載する必要はない。ただし，これらの届出書の「第34条による移送の有無」の欄に移送があったことを記載しておくものとする。なお，これらの入院届の届出に当たっては，移送に関する事前調査票，移送記録票及び診察記録票を当該入院届に添付するものとする。

7 記録の保管

措置入院の場合に準じることとする。

第三 その他の留意事項について

1　入院後に留意すべき事項

指定病院等及び応急入院指定病院において患者の治療方針を立てるに当たっては，入院以前の医療機関の主治医と十分な連絡をとるよう努めるものとする。

2　消防機関への協力要請

法に規定する移送を行おうとする場合，移送を要する者の状況及び地域における移送体制の実状から消防機関により移送することが適切と判断され，かつ，当該移送が救急業務と判断される場合については，この搬送を消防機関に協力を要請することができる。このため，都道府県知事は，事前に移送制度全般について，市町村の消防機関とあらかじめ協議しておく必要がある。

3　警察業務との関係

都道府県知事が法第27条又は第29条の２の規定による診察が必要であると認めた者に対し，法第27条の規定による１回目の診察又は第29条の２の規定による診察のために行う当該診察の場所までの移送は，都道府県知事の責務として行われるものである。

都道府県知事は，当該移送を適切に行うとともに，移送の安全を確保しなければならないものであるが，移送の対象者により現に犯罪が行われた場合又は犯罪がまさに行われようとしており，その行為により移送に係る事務に従事する者の生命又は身体に危険が及ぶおそれがあって，急を要する事態に陥った場合には，警察官に臨場要請を行うなどの措置に配意すること。

なお，臨場した警察官は移送用の車両の運転，対象者の乗降の補助その他の移送に係る事務に従事するものではないことに留意されたい。

4　書面による告知の様式

法第27条又は第29条の２に規定する指定医の診察のために搬送する場合に書面により告知する内容は様式５，措置入院のために指定病院等まで搬送する場合に書面により告知する内容は様式６，医療保護入院又は応急入院のために応急入院指定病院まで搬送する場合に書面により告知する内容は様式７によるものとする。

5　関係機関との連絡調整

都道府県知事は，法第29条の２の２及び法第34条に規定する移送を行う体制の整備に当たって，精神科救急医療体制連絡調整委員会の中で関係機関と連絡調整を行う等，円滑な移送が行われる体制を整備すること。また，実際に移送を行うに当たっても，精神科救急情報センター等を整備することによって，都道府県職員の派遣から入院まで，移送に係る情報を収集し，円滑な移送が行われるための連絡調整機能を整備すること。

6　その他

(1)　診察を行った指定医による医療

移送に係る診察を行った指定医が，移送の対象者の病状から緊急に医療を提供した場合，様式２又は様式４による診察記録票の特記事項の欄にその内容を記載すること。

この場合にあっては，記載する項目を以下のとおりとする。

ア　医療を提供した時の症状

イ　提供した医療の内容

ウ　医療を提供した年月日及び時刻

(2)　医療を提供した場合の指定医の同行

移送の手続において指定医が医療を提供した場合には，指定医が当該移送に同行しなければならないこと。

(3)　移送の手続上行った診療の医療費

医療保護入院及び応急入院のための移送の場合，移送の手続上行った医療に係る費用については，原則本人負担とする。

（様式1）

措置入院のための移送に関する事前調査及び移送記録票

措置入院のための診察が必要と考えられる者	フリガナ		生年月日	年　月　日
	氏　名	（男・女）		（満　歳）
	住　所	都道府県　郡市区　町村区		
	職　業			

◆ 事前調査票

調査対象者の所在地				
調査時の状況				
主治医との連絡	氏　名		連絡先等	
	主治医意見			
事前調査の総合判定	1　措置入院に関する診察が必要　　2　不必要			
調査年月日等	調査年月日	年　月　日　時　分 ～ 時　分		
	職員氏名		所　属	

◆ 移送記録票

措置診察のための移送の有無	1　措置診察のための移送を行った 2　措置診察の後に移送を行った				
移送開始及び終了	年　月　日　時　分 ～ 月　日　時　分				
移送に関する告知	1　告知を行った				
搬送の概要（方法、経路、時刻等）					
移送先の指定病院等	名　称		所在地		
補助者	氏　名		職種		所属
同行者の氏名					
行動制限の有無	1　行動制限を行った　　2　行動制限を行わなかった				
その他特記事項					
記録者の氏名等			所属		

（様式2）

措置入院のための移送に関する診察記録票

フリガナ			生年月日	年　月　日
氏　名		（男・女）		（満　歳）
移送の手続における行動の制限	行動制限の有無	1　行動制限を行った　　2　行わなかった		
	症　状			
	開始日時	年　月　日　時　分		
	告　知	1　告知を行った		
	指定医の氏名	署名		
その他の特記事項				
	指定医の氏名	署名		

（様式３）

医療保護入院及び応急入院のための移送に関する事前調査及び移送記録票

医療保護入院及び応急入院のための移送が必要と考えられる者	フリガナ			
	氏　名	（男・女）	生年月日	年　月　日（満　歳）
	住　所	都道府県　郡市区　町村区		
	職　業			
相　談　者	1　家族等のうちいずれかの者　2　行政機関（　） 3　その他（　）			

◆　事前調査票

調査対象者の所在地				
調査時の状況				
主治医との連絡	氏　名		連絡先等	
	主治医意見			
本人の同意	1　可能　2　不可能			
家族等のうちいずれかの者の同意の有無	1　有　2　無			
事前調査の総合判定	1　移送を行うための診察が必要　2　不必要			
診察が不要の場合の対応方針				
調査年月日等	調査年月日	年　月　日　時　分　～　時　分		
職員氏名		所属	指定医の確認	

◆　移送記録票

移送の開始及び終了	年　月　日　時　分～　月　日　時　分				
指定医の氏名所属	氏　名		所　属		
診察開始及び終了	年　月　日　時　分～　月　日　時　分				
診察場所					
診察の立会い者の氏名及び本人との続柄					
診察の補助者	氏　名		職種		所属
指定医の診察結果					
移送に関する告知	1　告知を行った				
搬送の概要（方法、経路、時刻等）					
移送先の応急入院指定病院	名称		所在地		
移送の補助者					
搬送の同行者					
行動制限の有無	1　行動制限を行った　2　行動制限を行わなかった				
その他特記事項					
記　録　者			所属		

同意をした家族等	氏　名	（男・女）	続柄	生年月日	年　月　日
		（男・女）	続柄		年　月　日
	住　所	都道府県　郡市区　町村区			
		都道府県　郡市区　町村区			
	1　配偶者　2　父母（親権者で　ある・ない）　3　祖父母等 4　子・孫等　5　兄弟姉妹　6　後見人又は保佐人 7　家庭裁判所が選任した扶養義務者（選任年月日　年　月　日） 8　市町村長				

記載上の留意事項

1　家族等の氏名欄は、親権者が両親の場合は２人目を記載すること。

2　家族等の住所欄は、親権者が両親で住所が異なる場合に２つ目を記載すること。

（様式４）

医療保護入院及び応急入院のための移送に関する診察記録票

フリガナ				
氏　名	（男・女）		生年月日	年　月　日（満　歳）
病　名	1　主たる精神障害	2　従たる精神障害	3　身体合併症	
生活歴及び現病歴（推定発病年月、精神科又は神経科受診歴等を記載すること。）	（陳述者氏名　続柄　）			
現在の病状又は状態像	医療保護入院者の入院届の「現在の病状又は状態像」の欄に準じる			
緊急性の判定	1　直ちに入院が必要　2　緊急を要しない			
本人の同意	1　可能　2　不可能			
判定理由				
判定結果	1　医療保護入院又は応急入院が必要　2　不必要			
移送の手続における行動の制限	行動制限の有無	1　行動制限を行った　2　行わなかった		
	症状			
	開始日時	月　日　時　分		
	告　知	1　告知を行った		
その他の特記事項				
以上のとおり診断する。　年　月　日 精神保健指定医氏名　署名				

記載上の留意事項

平成20年３月31日以前に広告している神経科における受診歴を精神科受診歴等に含むこととする。

（様式５）

移送に際してのお知らせ

○○○○殿

令和　　年　　月　　日

1　あなたをこれから、措置入院が必要であるかどうかを判定するために○○○に移送します。
2　あなたの移送は、○○○（例：車）で行います。
3　この移送に不服のあるときは、この処分があったことを知った日の翌日から起算して、３か月以内に厚生労働大臣に対し、審査請求をすることができます（なお、この処分があったことを知った日の翌日から起算して３か月以内であっても、この処分の日の翌日から起算して１年を経過すると審査請求をすることができなくなります。）。
4　この処分の取消しを求める訴えは、この処分があったことを知った日の翌日から起算して６か月以内に限り、都道府県を被告として（訴訟において都道府県を代表する者は都道府県知事となります。）提起することができます（なお、この処分があったことを知った日の翌日から起算して６か月以内であっても、この処分の日の翌日から起算して１年を経過するとこの処分の取消しの訴えを提起することができなくなります。）。また、この処分があったことを知った日の翌日から起算して３か月以内に審査請求をした場合には、この処分の取消しの訴えは、その審査請求に対する裁決の送達を受けた日の翌日から起算して６か月以内であれば、提起することができます（なお、その審査請求に対する裁決の送達を受けた日の翌日から起算して６か月以内であっても、その審査請求に対する裁決の日の翌日から起算して１年を経過するとこの処分の取消しの訴えを提起することができなくなります。）。

○○県知事○○○○

（様式６）

移送に際してのお知らせ

○○○○殿

令和　　年　　月　　日

1　あなたをこれから、措置入院のために○○○病院（住所○○○）に移送します。
2　あなたの移送は、○○○（例：車）で行います。
3　あなたの移送中、医療上必要な場合には、あなたの行動を制限することがあります。
4　この移送に不服のあるときは、この処分があったことを知った日の翌日から起算して、３か月以内に厚生労働大臣に対し、審査請求をすることができます（なお、この処分があったことを知った日の翌日から起算して３か月以内であっても、この処分の日の翌日から起算して１年を経過すると審査請求をすることができなくなります。）。
5　この処分の取消しを求める訴えは、この処分があったことを知った日の翌日から起算して６か月以内に限り、都道府県を被告として（訴訟において都道府県を代表する者は都道府県知事となります。）提起することができます（なお、この処分があったことを知った日の翌日から起算して６か月以内であっても、この処分の日の翌日から起算して１年を経過するとこの処分の取消しの訴えを提起することができなくなります。）。また、この処分があったことを知った日の翌日から起算して３か月以内に審査請求をした場合には、この処分の取消しの訴えは、その審査請求に対する裁決の送達を受けた日の翌日から起算して６か月以内であれば、提起することができます（なお、その審査請求に対する裁決の送達を受けた日の翌日から起算して６か月以内であっても、その審査請求に対する裁決の日の翌日から起算して１年を経過するとこの処分の取消しの訴えを提起することができなくなります。）。

○○県知事○○○○

（様式７）

移送に際してのお知らせ

○○○○殿

令和　　年　　月　　日

1　あなたをこれから、医療保護入院（応急入院）のために○○○病院（住所○○○）に移送します。
2　あなたの移送は、○○○（例：車）で行います。
3　あなたの移送中、医療上必要な場合には、あなたの行動を制限することがあります。
4　この移送に不服のあるときは、この処分があったことを知った日の翌日から起算して、３か月以内に厚生労働大臣に対し、審査請求をすることができます（なお、この処分があったことを知った日の翌日から起算して３か月以内であっても、この処分の日の翌日から起算して１年を経過すると審査請求をすることができなくなります。）。
5　この処分の取消しを求める訴えは、この処分があったことを知った日の翌日から起算して６か月以内に限り、都道府県を被告として（訴訟において都道府県を代表する者は都道府県知事となります。）提起することができます（なお、この処分があったことを知った日の翌日から起算して６か月以内であっても、この処分の日の翌日から起算して１年を経過するとこの処分の取消しの訴えを提起することができなくなります。）。また、この処分があったことを知った日の翌日から起算して３か月以内に審査請求をした場合には、この処分の取消しの訴えは、その審査請求に対する裁決の送達を受けた日の翌日から起算して６か月以内であれば、提起することができます（なお、その審査請求に対する裁決の送達を受けた日の翌日から起算して６か月以内であっても、その審査請求に対する裁決の日の翌日から起算して１年を経過するとこの処分の取消しの訴えを提起することができなくなります。）。

○○県知事○○○○

医療保護入院における家族等の同意に関する運用について

令和５年11月27日　障精発1127第６号
各都道府県・各指定都市精神保健福祉主管部（局）長宛
厚生労働省社会・援護局障害保健福祉部精神・障害保健課長通知

今般，障害者の日常生活及び社会生活を総合的に支援するための法律等の一部を改正する法律（令和４年法律第104号。以下「改正法」という。）により精神保健及び精神障害者福祉に関する法律（昭和25年法律第123号。以下「法」という。）が改正されたところである。

当該改正を踏まえた精神科病院の管理者が家族等からの同意を得る際の運用の考え方については下記のとおりであるので，医療保護入院制度の円滑，適正な実施に遺憾なきを期されるとともに，貴管下市町村を含め関係者，関係団体に対する周知方につき配慮されたい。

なお，本通知は令和６年４月１日からの適用とし，「医療保護入院における家族等の同意に関する運用について（平成26年１月24日障精発0124第１号厚生労働省社会・援護局障害保健福祉部精神・障害保健課長通知）」は令和６年３月31日付けで廃止する。

記

Ⅰ　家族等の同意に関する基本的な考え方

1　医療保護入院は，本人の同意を得ることなく入院させる制度であることから，その運用には格別の慎重さが求められる。本人の同意が求められる状態である場合には，可能な限り，本人に対して入院医療の必要性等について十分な説明を行い，その同意を得て，任意入院となるように努めなければならない。

2　また，医療保護入院においては，その診察の際に付き添う家族等が，通例，当該精神障害者を身近で支える家族等であると考えられることから，精神科病院の管理者（以下「管理者」という。）は，原則として，診察の際に患者に付き添う家族等に対して入院医療の必要性等について十分な説明を行い，当該家族等から同意を得ることが適当である。

Ⅱ　同意を得る際の留意点

1　管理者が家族等から医療保護入院の同意を得る際には，同意を行う者の氏名，続柄等を書面で申告させて確認する。その際には，運転免許証や各種医療保険の被保険者証等の提示により可能な範囲で本人確認を行うとともに，当該者の精神の機能の状態等を踏まえ，上記書面の申告内容を確認されたい。なお，医療保護入院及び入院期間の更新に関する同意における書面の様式については，「精神科病院に入院する時の告知等に係る書面及び入退院の届出等について」（令和５年11月27日障精発1127第５号厚生労働省社会・援護局障害保健福祉部精神・障害保健課長通知）の様式８及び13を適宜活用されたい。

2　管理者が家族等から医療保護入院の同意を得る際に，後見人又は保佐人の存在を把握した場合には，これらの者の同意に関する判断を確認することが望ましい。

3　当該医療保護入院者に係る精神障害者が未成年である場合に管理者が親権者から同意を得る際には，民法（明治29年法律第89号）第818条第３項の規定にしたがって，原則として父母双方の同意を要するものとする。なお，父母の片方が虐待を行っている場合等，父母双方の同意を得ることが不適当と認められる場合は，この限りではない。

4　精神障害者に対する医療やその後の社会復帰には家族等の理解と協力が重要であることを踏まえると，医療保護入院は，より多くの家族等の同意の下で行われることが望ましい。このため，管理者が医療保護入院の同意についての家族等の間の判断の不一致を把握した場合においては，可能な限り，家族等の間の意見の調整が図られることが望ましく，管理者は，必要に応じて家族等に対して医療保護入院の必要性等について説明することが望ましい。

5　管理者が家族等の間の判断の不一致を把握した場合であって，後見人又は保佐人の存在を把握し，これらの者が同意に反対しているときには，その意見は十分に配慮されるべきものと解する。

6　管理者が家族等の間の判断の不一致を把握した場合において，親権を行う者の同意に関する判断は，親権の趣旨に鑑みれば，特段の事情があると認める場合を除き，尊重されるべきものと解する。

7　医療保護入院後に管理者が当該入院に反対の意思を有する家族等（医療保護入院の同意を行った家族等であって，入院後に入院に反対することとなったものを含む。）の存在を把握した場合には，当該家族等に対して入院医療の必要性や手続の適法性等について説明することが望まれる。その上で，当該家族等が依然として反対の意思を有するときは，管理者は，都道府県知事（精神医療審査会）に対する退院請求を行うことができる旨を教示する。

Ⅲ　同意又は不同意の意思表示を行わない場合

1　今回新たに，家族等の全員が同意又は不同意の意思表示を行わない場合にも市町村長同意を適用することとした趣旨は，家族等であっても，本人と疎遠である等の理由で，当該家族等において本人の利益を勘案できず，同意又は不同意の判断が難しい場合や，同意又は不同意の意思表示することにより本人とその家族等の関係が悪化することを懸念し関わりを拒否する場合等があることを考慮するものである。

2　家族等が同意又は不同意の意思表示を行わなかったことにより，市町村長同意により入院した場合であって，入院後，当該家族等が，当該入院について同意又は不同意の意思表示を行った場合，当該入院について，入院手続の補正等を行う必要はない。

3　家族等が同意又は不同意の意思表示を行わなかったことにより，市町村長同意により入院した患者の入院期間を更新するため，家族等の同意を求めるときは，入院手続において家族等が同意又は不同意の意思表示を行わなかったことを理由に家族等から除くことはできないため，当該家族等に対し，入院期間の更新の同意又は不同意の意思の確認をする必要がある。

精神保健及び精神障害者福祉に関する法律第33条第２項及び第６項の規定に基づく医療保護入院及びその入院の期間の更新の際に市町村長が行う同意について

昭和63年６月22日　健医発第743号
各都道府県知事宛
厚生省保健医療局長通知

改正　令和５年11月27日障発1127第４号現在

精神保健及び精神障害者福祉に関する法律（昭和25年法律第123号）第33条に規定する医療保護入院に必要な家族等の同意を市町村長が行う際の要領を別添のとおり定めたので，貴管内の市町村長に周知のうえ，その適正な運営に配慮されたい。

なお，別添の「市町村長同意事務処理要領」は，様式１から６までを除き，地方自治法（昭和22年法律第67号）第245条の９第３項に規定する市町村が法定受託事務を処理するに当たりよるべき基準であることを申し添える。

別　添

市町村長同意事務処理要領

精神保健及び精神障害者福祉に関する法律（昭和25年法律第123号。以下「法」という。）第33条第２項及び第６項の規定に基づく医療保護入院及びその入院期間の更新に必要な同意を市町村長が行う場合の事務処理については，以下の要領によること。

一　市町村長の同意の対象となる者

次のすべての要件を満たす者

㈠　精神保健指定医（以下「指定医」という。）の診察の結果，精神障害者であって，入院の必要があると認められること。

㈡　措置入院の要件に該当しないこと（措置入院の要件にあてはまるときには，措置入院とすること。）。

㈢　入院又は入院期間の更新について本人の同意が得られないこと（本人の同意がある場合には任意入院となること。）。

㈣　病院側の調査の結果，以下のいずれかに該当すること。

ア　当該精神障害者の家族等がいずれもいない。

イ　家族等の全員がその意思を表示することができない。

ウ　家族等の全員が同意又は不同意の意思表示を行わない。

（注）　当該精神障害者について，家族等から虐待・ドメスティックバイオレンス（以下「DV」という。）等が行われている又は疑われる場合，当該家族等については，ア～ウに記載する「家族等」に該当しない者として取り扱うこと。

注

⑴　応急入院で入院した者については，72時間を超えても家族等のうちいずれかの者が判明しない場合で，引き続き入院が必要な場合には，市町村長の同意が必要であること。

⑵　家族等のうちいずれかの者がおり，その同意が得られないときで，法第29条の規定に基づく措置入院を行うべき病状にある場合は，法第22条の規定に基づく申請を行うこと。

二　入院又は入院期間の更新の同意を行う市町村長

㈠　本人の居住地を所管する市町村長とすること。

居住地とは，本人の生活の本拠が置かれている場所とすること。生活の本拠が置かれている場所が明らかでない場合においては，住民票に記載されている住所とすること。

㈡　入院の際に居住地が不明な者については，その者の現在地を所管する市町村長とすること。

現在地とは，保護を要する者が警察官等によって最初に保護された場所等をいうこと。

㈢　市町村長が同意を行うに当たっては，あらかじめ，決裁権を市町村の職員に委任することができること。

三　病院からの連絡

病院は，入院又は入院期間の更新を行う患者について，居住地，家族等のうちいずれかの者の有無等を調査し，当該患者が入院又は入院期間の更新につき市町村長の同意が必要な者である場合には，速やかに市町村長の同意の依頼を行うこと。

なお，入院又は入院期間の更新の同意の依頼の際には，市町村長の同意を行うために必要な事項が明らかになるように，次の事項について連絡すること。

ア　患者の氏名，生年月日，性別

イ　患者の居住地又は現在地

ウ　患者の本籍地

エ　患者の病状（入院又は入院期間の更新が必要かどうかの判断をする根拠となるもの）

オ　患者の家族構成及び家族に対する連絡先

カ　患者に対する家族等からの虐待・DV 等に関連して必要な情報

(ア)　患者に対する虐待・DV 等に係る家族等の氏名。

(イ)　患者に対する家族等からの虐待・DV 等が疑われ，病院から行政に対し通報等を行っている場合，その内容と通報窓口の連絡先

(ウ)　患者に対して虐待・DV 等の一時保護措置等の対応が取られている場合，その内容と保護先の施設担当者等の連絡先

(エ)　患者から DV 等支援措置を受けている旨の申し出があった場合，その内容

キ　患者を診察した指定医の氏名

ク　その他参考となる事項

入院時における市町村長の同意の依頼は，迅速に行う観点から，電話等口頭で行うことができるが，口頭依頼後に速やかに医療保護入院同意依頼書（様式１）を市町村長にあて送付すること。

また，入院期間の更新に関する同意を依頼する場合にあっては，医療保護入院期間の更新に関する同意依頼書（様式４）を市町村長にあて送付すること。

なお，家族等を一㈣ウに該当する者と扱う場合には，単に電話に出ないなど連絡が取れないだけでは不十分であり，同意又は不同意の意思表示を行わない旨を明示していることが必要なことに留意すること。

注

(1)　項目カ(イ)の「通報等」とは，以下の内容を指す（以下「通報等」という。）。

・　児童虐待の防止等に関する法律（平成12年法律第82号。以下「児童虐待防止法」という。）第６条第１項の規定による通告

・　配偶者からの暴力の防止及び被害者の保護等に関する法律（平成13年法律第31号。以下「配偶者暴力防止法」という。）第６条第１項の規定による通報

・　高齢者虐待の防止，高齢者の養護者に対する支援等に関する法律（平成17年法律第124号。以下「高齢者虐待防止法」という。）第７条第１項の規定による通報

・　障害者虐待の防止，障害者の養護者に対する支援等に関する法律（平成23年法律第79号。以下「障害者虐待防止法」という。）第７条第１項の規定による通報

(2)　項目カ(ウ)の「一時保護措置等」とは，以下の措置を指す（以下「一時保護措置等」という。）。

・　児童虐待防止法第８条第２項第１号の措置

・　配偶者暴力防止法第３条第３項第３号の措置

・　高齢者虐待防止法第９条第２項の措置

・　障害者虐待防止法第９条第２項の措置

・　その他，上記措置に準ずる措置

(3)　項目カ(エ)の「DV 等支援措置」とは，住民基本台帳事務処理要領（昭和42年10月４日法務省民事甲第2671号，自治振第150号等法務省民事局長，自治省行政局長等から各都道府県知事あて通知）第５―10の措置を指す（以下「DV 等支援措置」という。）。

四　市町村において行われる手続き

㈠　市町村の担当者は，病院から電話等で入院又は入院期間の更新の同意の依頼を受けた際には，市町村長の同意を行うために必要な次の事項については聴取票（入院時は様式２，入院期間の更新時は様式５）に記載して明らかにしておくこと。

ア　患者が入院又は入院期間の更新を行う病院の名称・所在地

イ　患者の氏名，性別，生年月日

ウ　患者の居住地又は現在地

エ　患者の本籍地

オ　患者の病状（入院又は入院期間の更新が必要かどうかの判断をする根拠となるもの）

カ　患者の家族構成及び家族に対する連絡先

キ　患者に対する家族等からの虐待・DV 等に関連して必要な情報

(ア)　患者に対する虐待・DV 等に係る家族等の氏名

(イ)　患者に対する家族等からの虐待・DV 等が疑われ，病院から行政に対し通報等を行っている場合，その内容と通報窓口の連絡先

(ウ)　患者に対して虐待・DV 等の一時保護措置等の対応が取られている場合，その内容

と保護先の施設担当者等の連絡先

(エ) 患者からDV等支援措置を受けている旨の申し出があった場合，その内容

ク 患者を診察した指定医の氏名

ケ 聴取した日

(二) 病院から依頼を受けた後，市町村の担当者は，患者が市町村長の入院又は入院期間の更新の同意の対象者であるかどうかを確認するため，以下のような手続きをとること。

ア 患者が居住地を申し出ている場合には，住民票等によりその確認を行うこと。

(注1) 確認できない場合には，居住地が不明な者として二(二)のケースとして扱うこと。

イ 病院が把握していない家族等の存在を把握し，連絡がとれる場合には，その同意の意思の有無を確認すること。ただし，その際，対象の患者がDV等支援措置の対象となっているか否かを確認する。当該患者がDV等支援措置の対象となっており，かつ，当該家族等がDV等支援措置による住民票の閲覧の制限等を受けている場合は，当該家族等については一(四)のケースとして取り扱い，連絡は取らないこと。

ウ 患者に対する家族等からの虐待・DV等が疑われ，病院が行政に対し虐待・DV等に係る通報等を行っている場合は，通報先の窓口に連絡を取り，通報等が適切に受理されていることを確認すること。（ただし，その時点で虐待の事実がないことが判明している場合は，通報の対象とされている家族等について，法第5条第2項に規定する「家族等」と取り扱って差し支えない。）

エ 患者に対して，家族等からの虐待・DV等により一時保護措置等が取られている旨，病院から連絡があった場合は，一時保護先の施設担当者等に連絡を取り，一時保護措置等が現に実施されているか確認すること。

オ 患者からDV等支援措置を受けている旨の申し出があったと病院から連絡があった場合は，その内容について事実と相違ないか確認すること。

(注2) ウからオまでに掲げる事実について確認できた場合，患者に対して虐待・DV等を行った又はそれが疑われる家族等については，精神保健及び精神障害者福祉に関する法律施行規則（昭和25年厚生省令第31号。以下「施行規則」という。）第1条各号に該当するものとして取り扱うこと。

(三) (二)の手続きをとり，患者が市町村長の入院又は入院期間の更新の同意の対象者であることを確認のうえ，市町村の担当者は速やかに同意の手続きを進めること。

(四) 市町村長の同意が行われた場合は，速やかにその旨を病院に連絡すること。このため，口頭で病院に連絡することが可能であるが，口頭で連絡した場合においても，その後速やかに同意書（様式3）を作成して病院に交付すること。この場合，同意書の日付は口頭で連絡を行った日とすること。

また，入院期間の更新の手続きの際は，医療保護入院期間の更新に関する同意書（様式6）を作成して病院に交付すること。

(五) 休日夜間等において市町村長の入院の同意の依頼を受けた場合においても，速やかに同意が行われるようにすること。

このため，休日夜間等においても迅速に対応できる体制を整えておくとともに，休日夜間等の緊急の場合の連絡方法については関係する病院にあらかじめ連絡しておくこと。

なお，聴取票の作成及び前記(二)の手続きをとることができなかった場合においては，その後速やかに手続きをとること。

五 同意後の事務

(一) 入院中の面会等

市町村の担当者は，入院の同意後，速やかに本人に面会し，その状態を把握するとともに市町村長が同意者であること及び市町村の担当者の連絡先，連絡方法を本人に伝えること。

なお，市町村長同意直後の面会後も，市町村長同意による入院が継続している間は，継続して面会等を行い，本人の状態，動向の把握等に努めること。

また，退院後生活環境相談員と連携の上，施行規則第15条の11の規定による医療保護入院者退院支援委員会に積極的に参加するほか，法第47条の規定に基づき，必要な情報の提供，助言その他の援助を行い，本人の意思を尊重した上で，退院に向けた相談支援につなげること。

上記の業務を担当する者は，患者の退院に向け

た調整をすることが期待されていることから，精神保健福祉に関する研修や精神保健福祉相談員講習会等を受講した者が望ましい。

さらに，都道府県（指定都市を含む。以下同じ。）が法第35条の２の規定による入院者訪問支援事業を実施している場合には，面会時にリーフレット等を用いて当該事業について紹介すること。なお，本人が当該事業を利用する旨について都道府県への連絡を希望した際には，訪問が速やかに実施されるよう，都道府県に確実にその旨を伝達すること。

（注）　本人が遠隔地の病院に入院した場合には，市町村間で連絡を取ってその状態や動向等の把握に努めること。

様式１

年　　月　　日

医療保護入院同意依頼書

市町村長　殿

病　　院　　名
所　　在　　地
病院管理者氏名

下記の者について、医療及び保護のために入院の必要があると認められましたが、他に家族等がいないため、精神保健及び精神障害者福祉に関する法律第33条第２項により貴職による同意をお願い致します。

記

1　居住地（又は現在地）
2　氏名
3　生年月日・性別
4　本籍地
5　病状
6　診察した指定医の氏名
7　家族構成及び連絡先
8　その他参考となる事項
（過去の入院歴等参考となる事項があれば記載する。）
（以下、患者に対する家族等からの虐待等が疑われる等の場合に記載）
9　患者に対する虐待・ＤＶ等に係る家族等の氏名
10　患者への虐待・ＤＶ等が疑われる場合、通報状況（通報内容、通報窓口の連絡先）
11　患者が一時保護等の措置を受けている場合、その内容と保護先の施設担当者等の連絡先
12　患者からのＤＶ等支援措置の適用に係る申し出の有無

様式２

医療保護入院同意依頼聴取票

1　入院する病院の名称・所在地	
2　患者の居住地（又は現在地）	
3　患者の氏名	
4　患者の生年月日・性別	
5　患者の本籍地（外国人の場合は国名）	
6　患者の症状	①幻覚妄想状態　②精神運動興奮状態　③昏迷状態 ④統合失調症等残遺状態　⑤抑うつ状態　⑥躁状態 ⑦せん妄状態　⑧もうろう状態　⑨認知症状態 ⑩その他（　　　　　　　　）
7　診察した指定医の氏名	
8　患者の家族構成及び連絡先（いない場合は「なし」、行方不明の場合は「不明」、意思を表示することができない場合は「意思表示不可」、同意・不同意の意思表示がない場合は「意思表示なし」と記入すること）	配偶者 父母 子 兄弟姉妹 祖父母又は孫 その他の親族（おじ・おば、おい・めい等）
9　８で記載した家族等のうち、患者に対する虐待・ＤＶ等に係る家族等の氏名	
（患者への虐待が疑われる場合） 10　虐待に係る通報状況（通報内容、通報窓口の連絡先）	通報の内容 通報窓口の連絡先（氏名・電話番号）
（患者が一時保護措置等の措置を受けている場合） 11　一時保護措置等の内容と保護先の施設担当者等の連絡先	一時保護等の内容 保護先の施設担当者等の連絡先（氏名・電話番号）
12　患者からのＤＶ等支援措置の適用に係る申し出の有無	有　　　　　　無
13　その他参考となる事項（過去の入院歴等参考となる事項があれば記載する）	

以上のように聴取した。

聴取日　　　　年　　月　　日

聴取者名

記載上の留意事項

1　項目10から12については、項目９に記載のない場合は記載不要。

様式３

医療保護入院に関する市町村長同意書

年　　月　　日

病院管理者　殿

市町村長

下記の者を精神保健及び精神障害者福祉に関する法律第33条第２項の規定により貴病院に入院させることに同意する。

記

居住地（又は現在地）

氏名

生年月日

様式４

年　　月　　日

医療保護入院期間の更新に関する同意依頼書

市町村長　殿

病　　院　　名
所　　在　　地
病院管理者氏名

下記の者について、医療及び保護のために入院の必要があると認められましたが、他に家族等がいないため、精神保健及び精神障害者福祉に関する法律第33条第６項により貴職による入院期間の更新に関する同意をお願い致します。

記

1　居住地（又は現在地）

2　氏名

3　生年月日・性別

4　本籍地

5　病状

6　診察した指定医の氏名

7　家族構成及び連絡先

8　その他参考となる事項

（過去の入院歴等参考となる事項があれば記載する。）

（以下、患者に対する家族等からの虐待等が疑われる等の場合に記載）

9　患者に対する虐待・ＤＶ等に係る家族等の氏名

10　患者への虐待・ＤＶ等が疑われる場合、通報状況（通報内容、通報窓口の連絡先）

11　患者が一時保護等の措置を受けている場合、その内容と保護先の施設担当者等の連絡先

12　患者からのＤＶ等支援措置の適用に係る申し出の有無

様式５

医療保護入院期間の更新に関する同意依頼聴取票

1　入院する病院の名称・所在地	
2　患者の居住地（又は現在地）	
3　患者の氏名	
4　患者の生年月日・性別	
5　患者の本籍地 （外国人の場合は国名）	
6　患者の症状	①幻覚妄想状態　②精神運動興奮状態　③昏迷状態 ④統合失調症等残遺状態　⑤抑うつ状態　⑥躁状態 ⑦せん妄状態　⑧もうろう状態　⑨認知症状態 ⑩その他（　）
7　診察した指定医の氏名	
8　患者の家族構成及び連絡先 （いない場合は「なし」、行方不明の場合は「不明」、意思を表示することができない場合は「意思表示不可」、同意・不同意の意思表示がない場合は「意思表示なし」と記入すること）	配偶者 父母 子 兄弟姉妹 祖父母又は孫 その他の親族（おじ・おば、おい・めい等）
9　８で記載した家族等のうち、患者に対する虐待・ＤＶ等に係る家族等の氏名	
（患者への虐待が疑われる場合） 10　虐待に係る通報状況（通報内容、通報窓口の連絡先）	通報の内容 通報窓口の連絡先（氏名・電話番号）
（患者が一時保護措置等の措置を受けている場合） 11　一時保護措置等の内容と保護先の施設担当者等の連絡先	一時保護等の内容 保護先の施設担当者等の連絡先（氏名・電話番号）
12　患者からのＤＶ等支援措置の適用に係る申し出の有無	有　　　無
13　その他参考となる事項 （過去の入院歴等参考となる事項があれば記載する）	

以上のように聴取した。

聴取日　　年　月　日

聴取者名

記載上の留意事項

1　項目10から12については、項目９に記載のない場合は記載不要。

様式６

医療保護入院期間の更新に関する市町村長同意書

年　月　日

病院管理者　殿

市町村長

下記の者について、精神保健及び精神障害者福祉に関する法律第33条第６項の規定により入院期間の更新することに同意する。

記

居 住 地（又は現在地）
氏　　名
生年月日

（参考）

市町村長同意の対象者について

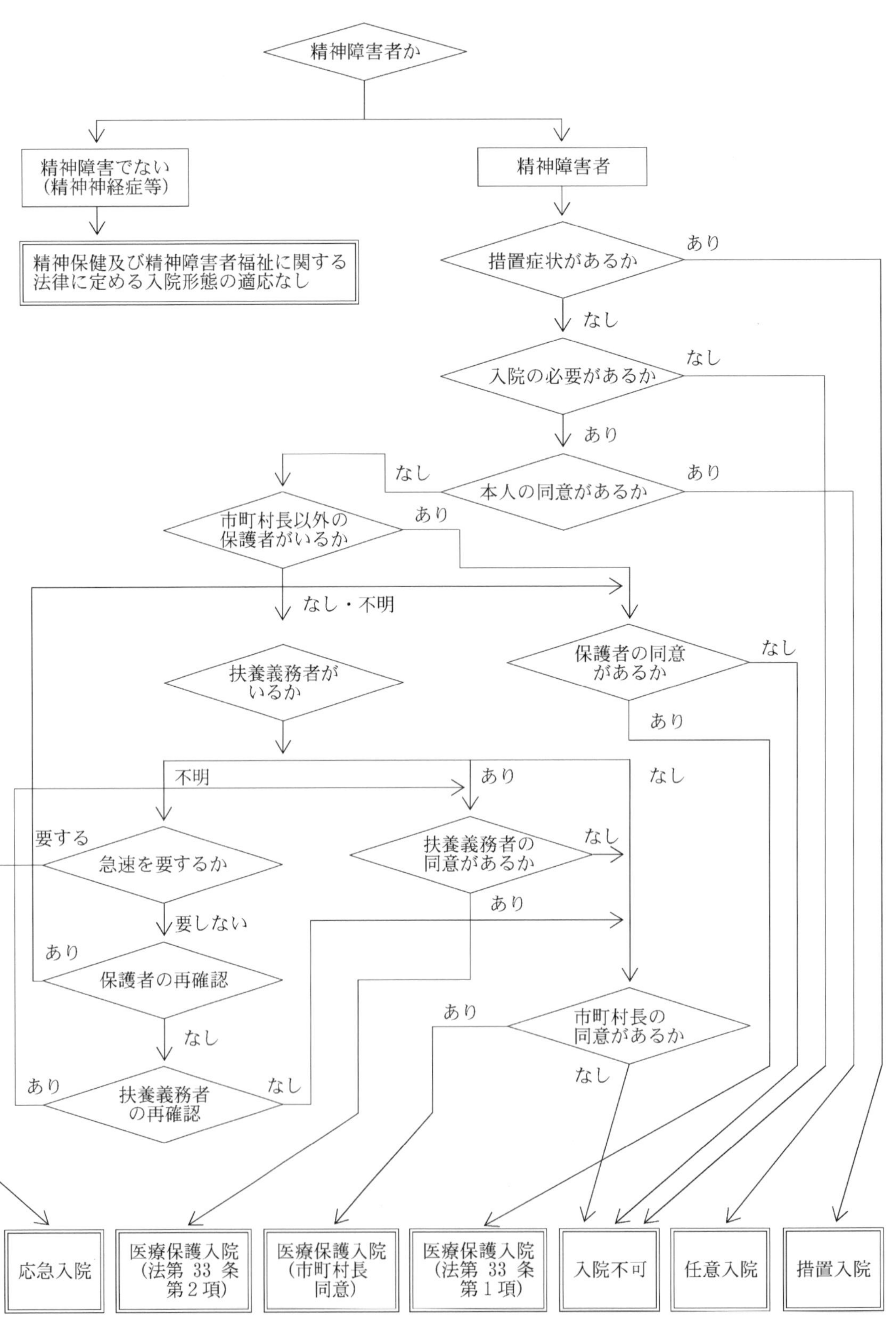

措置入院者及び医療保護入院者の退院促進に関する措置について

［令和５年11月27日　障発1127第７号
各都道府県知事・各指定都市市長宛
厚生労働省社会・援護局障害保健福祉部長通知］

今般，障害者の日常生活及び社会生活を総合的に支援するための法律の一部を改正する法律（令和４年法律第104号）により改正された精神保健及び精神障害者福祉に関する法律（昭和25年法律第123号。以下「法」という。）及び障害者の日常生活及び社会生活を総合的に支援するための法律等の一部を改正する法律の施行に伴う厚生労働省関係省令の整備及び経過措置に関する省令（令和５年厚生労働省令第144号。以下「整備省令」という。）により改正された精神保健及び精神障害者福祉に関する法律施行規則（昭和25年厚生省令第31号。以下「施行規則」という。）が，令和６年４月１日から施行されることに伴い，医療保護入院者の退院促進措置とともに，今般新たに定められた措置入院者の退院促進措置についても推進していくものである。当該措置の具体的な運用の在り方については下記のとおりであるので，適切な実施に努められるとともに，貴管下市町村並びに関係機関及び関係団体に対して周知徹底方お取り計らい願いたい。

なお，平成26年１月24日付障発0124第２号「医療保護入院者の退院促進に関する措置について」（厚生労働省社会・援護局障害保健福祉部長通知）は令和６年３月31日をもって廃止し，本通知は令和６年４月１日から適用する。

記

第１　退院促進に関する措置の趣旨

措置入院者及び医療保護入院者（以下第５を除き「入院者」という。）の退院促進に関する措置は，措置入院及び医療保護入院が本人の同意を得ることなく行われる入院であることを踏まえ，本人の人権擁護の観点から可能な限り早期治療・早期退院ができるよう講じるものであること。

第２　退院後生活環境相談員の選任

１　退院後生活環境相談員の責務・役割

(1)　退院後生活環境相談員は，入院者が可能な限り早期に退院できるよう，個々の入院者の退院支援のための取組において中心的役割を果たすことが求められること。

(2)　退院に向けた取組に当たっては，医師の指導を受けつつ，多職種連携のための調整を図ることに努めるとともに，行政機関，地域援助事業者（入院者が，退院後に利用する障害福祉サービス等について，入院中から相談することにより，円滑に地域生活に移行することができるよう，障害者の日常生活及び社会生活を総合的に支援するための法律（平成17年法律第123号。以下「障害者総合支援法」という。）に規定する一般相談支援事業又は特定相談支援事業を行う者等の事業者を総称するものをいう。以下同じ。地域援助事業者の詳細は第３を確認すること。）その他地域生活支援にかかわる機関との調整に努めること。

(3)　入院者の支援に当たっては，本人の意向に十分配慮するとともに，個人情報保護について遺漏なきよう十分留意すること。

(4)　以上の責務・役割を果たすため，退院後生活環境相談員は，その業務に必要な技術及び知識を得て，その資質の向上を図ること。

２　選任及び配置

(1)　退院に向けた相談を行うに当たっては，退院後生活環境相談員と入院者及びその家族等との間の信頼関係が構築されることが重要であることから，その選任に当たっては，入院者及び家族等の意向に配慮すること。

(2)　配置の目安としては，退院後生活環境相談員１人につき，概ね50人以下の入院者を担当すること（常勤換算としての目安）とし，入院者１人につき１人の退院後生活環境相談員を入院後７日以内に選任すること。兼務の場合等については，この目安を踏まえ，担当する入院者の人数を決めること。また，選任された退院後生活環境相談員の一覧を作成すること。

(3)　令和６年４月１日から，新たに，措置入院者についても退院後生活環境相談員の選任が義務化される。これに基づき，当該時点で既に入院している措置入院者についても退院後生活環境相談員を選任する必要があり，可能な限り速やかに，退院後生活環境相談員として選任された旨を担当する措置入院者及びその家族等に説明すること。

3　資格

退院後生活環境相談員として有するべき資格は，

①　精神保健福祉士

②　保健師，看護師，准看護師，作業療法士，社会福祉士又は公認心理師として，精神障害者に関する業務に従事した経験を有する者

③　精神障害者及びその家族等との退院後の生活環境についての相談及び指導に関する業務に3年以上従事した経験を有する者であって，かつ，厚生労働大臣が定める研修を修了した者

のいずれかに該当すること。

4　業務内容

退院後生活環境相談員は，精神科病院内の多職種による支援チームの一員として，入院者が退院に向けた取組や入院に関することについて最初に相談することができる窓口の役割を担っており，その具体的な業務は以下のとおりとする。

(1)　入院時の業務

新たに措置入院又は医療保護入院により入院した者に対して，入院後7日以内に退院後生活環境相談員を選任し，選任された退院後生活環境相談員は速やかに当該入院者及びその家族等に対して以下についての説明を行うこと。

・　退院後生活環境相談員として選任されたこと及びその役割

・　退院に向けて，入院者及びその家族等からの相談に応じること

・　地域援助事業者の趣旨並びに本人及び家族等が希望する場合，病院は地域援助事業者を紹介すること

・　退院等の請求，都道府県の虐待通報窓口等

・　市町村長同意による医療保護入院者の場合，市町村の担当者との面会が速やかに行われるように，入院者本人への説明および市町村担当者との連絡調整を行うこと

・　医療保護入院者の場合，医療保護入院者退院支援委員会（以下「委員会」という。）について，以下に掲げること

ア　委員会の趣旨

イ　委員会には本人が出席できること又は出席せずに書面により意見を述べることができること

ウ　退院後の生活環境に関わる者に委員会への出席の要請を行うことができること

(2)　退院に向けた支援業務

ア　退院後生活環境相談員は，入院者及びその家族等からの相談に応じるほか，退院に向けた意欲の喚起や具体的な取組の工程の相談等を積極的に行い，本人の意向を尊重した退院促進に努めること。

イ　入院者及びその家族等と相談を行った場合には，当該相談内容について相談記録又は看護記録等に記録をすること。

ウ　退院に向けた支援を行うに当たっては，主治医の指導を受けるとともに，その他当該入院者の治療に関わる者との連携を図ること。

エ　日頃から，市町村との連絡調整を行うことにより，地域援助事業者を中心とする地域資源の情報を把握し，当該情報を有効に活用できるよう努めること。また，地域援助事業者に限らず，入院者の退院後の生活環境に関わる者等の紹介や，これらの者との連絡調整について，入院早期から行い，退院後の環境調整に努めること。

(3)　医療保護入院者退院支援委員会に関する業務

ア　委員会の開催に当たって，開催に向けた調整や運営の中心的役割を果たすこととし，充実した審議が行われるよう努めること。

イ　医療保護入院者が家族等や地域援助事業者，市町村職員等の委員会への参加を希望した場合は，それらの者に対して積極的に出席を求める等の調整を図ること。

ウ　入院期間が更新される医療保護入院者について，委員会の審議の結果，退院後の地域生活への移行の調整に課題があることが明らかとなった場合には，速やかに市町村又は地域援助事業者に連絡し，当該入院者に係る障害福祉サービス等との連携について検討・調整を行うこと。その際，入院又は入院期間の更新に同意した家族等とも適切に連携すること。

(4)　退院調整に関する業務

ア　入院者の退院に向けて，本人が希望する退院後の地域生活について丁寧に聴取すること。

イ　入院者の希望を踏まえ，地域援助事業者等との連携により居住の場の確保等の退院後の環境に係る調整を行うとともに，地域生活の維持に必要な障害福祉サービス等の利用に向けて調整する等，円滑な地域生活への移行を図ること。

5　その他

(1)　入院者が引き続き任意入院により当該病院に入院するときは，当該入院者が地域生活へ移行するまでは，継続して退院促進のための取組を行うことが望ましいこと。

(2)　都道府県が入院者訪問支援事業を実施している場合においては，当該事業の実施状況も踏まえつつ，市町村長同意による医療保護入院者を中心に，当該事業を紹介した上で，その利用に係る希望の有無を確認すること。

第3　地域援助事業者の紹介及び地域援助事業者による相談援助

1　地域援助事業者の紹介の趣旨・目的

(1)　入院者又は家族等が，地域で利用可能な障害福祉サービス等の内容や申請方法を理解し，入院中から当該障害福祉サービス等を提供する事業者との関係を築くことができるようにすることを目的に，法第29条の7（法第33条の4において準用する場合を含む。）においては，障害者総合支援法に規定される一般相談支援事業，特定相談支援事業又は市町村の地域生活支援事業若しくは介護保険法（平成9年法律第123号）に規定される居宅介護支援事業を行う者が地域援助事業者として定められている。

さらに，入院者が個別の障害福祉サービス等を入院前に利用していた場合等については，当該事業者との連絡調整が必要になることが想定されることから，施行規則において，相談支援を行う事業者以外の事業者についても幅広く地域援助事業者に含まれるものとして定められている。

(2)　精神科病院の管理者には，入院者又はその家族等の求めに応じて地域援助事業者を紹介することが義務付けられている。実務においては，退院後生活環境相談員が，入院者又はその家族等に地域援助事業者を紹介することが想定されるが，そのためには，日頃から，市町村や地域援助事業者等と連携することが重要である。

(3)　入院者から地域援助事業者の紹介の希望がない場合においても，当該入院者が希望する地域生活について聴取するとともに，障害福祉サービス等の利用について，丁寧な説明を継続して行い，後に当該入院者がその利用を希望した場合には，速やかに紹介等を行うことができるよう連絡調整に努めること。

2　紹介の方法

(1)　地域援助事業者の紹介の方法については，書面の交付による紹介に加え，面会（オンラインによるものを含む。）による紹介やインターネット情報を活用しながらの紹介等により，入院者が地域援助事業者と積極的に相談し，退院に向けて前向きに取り組むことができるよう工夫されたいこと。

(2)　どの地域援助事業者を紹介するかについては，必要に応じて入院者の退院先又はその候補となる市町村への照会を行うこと。居住の場の確保や，退院後の生活環境に係る調整に当たっては，市町村等との協働により，地域相談支援の利用に努めること。また，精神保健福祉センター及び保健所等の知見も活用すること。

3　紹介後の対応

地域援助事業者の紹介を行った場合においては，退院後生活環境相談員を中心として，入院者と当該地域援助事業者の相談状況を把握し，連絡調整に努めること。

4　地域援助事業者による相談援助

(1)　地域援助事業者は，入院者が障害福祉サービス等を退院後円滑に利用できるよう，相談援助を行うこと。

(2)　入院者との相談に当たっては，退院後生活環境相談員との連絡調整等，連携を図ること。

(3)　相談援助を行っている医療保護入院者に係る委員会への出席の要請があった場合には，できる限り出席し，退院に向けた情報共有等に努めること。

第4　医療保護入院者退院支援委員会の開催

1　医療保護入院者退院支援委員会の趣旨・目的

委員会の趣旨は，医療保護入院者が退院後に希望する地域生活が円滑にできるよう，3に定める出席者が一堂に会し審議することにより，更新の必要性及び退院に向けた取組の方向性について，認識を共有し，退院後の生活環境を調整することである。

委員会においては，施行規則第15条の11の規定に基づき，医療保護入院者の入院期間の更新が必要と認められる場合には，更新後の入院期間及び退院に向けた取組の方針を定めなければならない。当該委員会の審議は，医療保護入院の期間の更新に際して必要な条件となり，これは，委員会の審議に基づき，退院に向けた取組を推進するための体制を整備することを目的とするものである。

したがって，委員会においては，本人の希望を丁寧に聴き，医療保護入院者の退院後の地域生活を支える，家族等や地域援助事業者をはじめとする関係者の調整を行うことが重要である。

2　対象者及び開催時期

委員会の審議の対象者は，入院時又は更新時に定める入院期間の更新が必要となる医療保護入院者である。

その開催時期は，入院期間の更新に際して，可能な限り，入院期間満了日に近い日の病状を踏まえ審議をすることが求められることから，当該入院期間満了日の１か月前から当日までの間に行うこととする。ただし，入院期間の更新の同意を求める家族等に対しては，施行規則第15条の10の規定に基づき，やむを得ない場合を除き，１か月前から２週間前に入院期間の更新に係る同意に関する通知を行うこととされていることに加え，法第33条第８項及び施行規則第15条の14の規定に基づき，当該家族等の同意を得たものとみなす場合には，当該通知を発した日から２週間以上の期間が必要であることに留意が必要である。入院期間の更新に係る詳細については，「「障害者の日常生活及び社会生活を総合的に支援するための法律等の一部を改正する法律の施行に伴う厚生労働省関係省令の整備及び経過措置に関する省令」の公布等について（通知）」（障発1127第１号令和５年11月27日障害保健福祉部長通知）を参照すること。

3　出席者

委員会の出席者は，以下のとおりとすること。

①　医療保護入院者の主治医

②　看護職員（当該医療保護入院者を担当する看護職員が出席することが望ましい）

③　当該医療保護入院者について選任された退院後生活環境相談員

④　①～③以外の病院の管理者が出席を求める病院職員

⑤　当該医療保護入院者

⑥　当該医療保護入院者の家族等

⑦　地域援助事業者その他の当該医療保護入院者の退院後の生活環境に関わる者

①から④までは参加が必須である。⑤が委員会に出席するのは，本人が出席を希望する場合であるが，本人の退院後の生活環境について調整することが委員会の趣旨であることに鑑み，本人には開催日時及びその趣旨について事前に丁寧に説明し，委員会の出席希望について本人の意向をよく聞き取ること。また，参加希望の有無にかかわらず審議の結果は通知すること。

⑥及び⑦は，⑤が出席を求め，かつ，当該出席を求められた者が出席要請に応じるときに限り出席するものとする。また，出席に際しては，⑤の了解が得られる場合には，オンライン会議等，情報通信機器の使用による出席も可能とすること。

なお，入院期間の更新の手続において，⑤が引き続き入院が必要であって法第20条に基づく任意入院が行われる状態にないかを判定する観点から，別途，指定医の診察が必要であることに鑑みて，①については，⑤の病状及び退院促進措置等の現状に最も詳しい主治医が参加することを求めるものであり，必ずしも指定医である必要はないものとする。ただし，その場合には，①から④までは，委員会開催前に審議事項について指定医とよく相談すること。

また，③が②にも該当する場合は，その双方を兼ねることも可能であるが，その場合には，④であって⑤に関わるものを出席させることが望ましいこと。

⑦として，地域援助事業者以外には，入院前に⑤が通院していた又は退院後に⑤が診療を受けることを予定する医療機関等も想定される。

4　開催方法

開催に当たっては，十分な日時の余裕を持って審議対象となる医療保護入院者に別添様式１（医療保護入院者退院支援委員会開催のお知らせ）の例により通知すること。当該通知に基づき３⑥及び⑦に掲げる者に対する出席要請の希望があった場合には，当該希望があった者に対し，以下の内容を通知すること。

・　委員会の開催日時及び開催場所
・　医療保護入院者本人から出席要請の希望があったこと
・　出席が可能であれば委員会に出席されたいこと
・　文書による意見提出も可能であること

5　審議内容

委員会においては，以下の２点その他必要な事項を審議すること。

①　医療保護入院者の入院期間の更新の必要性の有無及びその理由
②　入院期間の更新が必要な場合，更新後の入院期間及び当該期間における退院に向けた具体的な取組

6　審議結果

(1)　委員会における審議の結果については，別添様式２「医療保護入院者退院支援委員会審議記録」（以下「審議記録」という。）により作成すること。なお，(3)のとおり，当該審議記録は本人及び委員会出席者に通知することから，病院の業務従事者以外にもわかりやすい記載となるように配慮をすること。

(2)　病院の管理者（大学病院等においては，精神科診療部門の責任者）は，委員会の審議状況を確認し，審議記録に署名すること。また，審議状況に不十分な点がみられる場合には，適切な指導を行うこと。

(3)　審議終了後できる限り速やかに，審議の結果を本人並びに委員会に出席した３⑥及び⑦に対して審議記録の写しにより通知すること。

(4)　委員会における審議の結果，入院の必要性が認められない場合には，速やかに退院に向けた手続をとること。

(5)　入院期間の更新の際には，当該更新に係る委員会の審議記録を更新届に添付し，提出すること。

7　経過措置

令和６年４月１日以降に入院する医療保護入院者について，入院期間の上限が設けられることとなり，その入院期間の更新に際しては，委員会の開催が必須となる。令和６年３月31日以前に医療保護入院した者については，整備省令第５条の規定に基づき，法第33条第１項第１号に掲げる者に該当するかどうかについて指定医に診察させなければならず，当該診察の結果，当該者を引き続き入院させることとする場合に必要な委員会の開催等の手続に関する経過措置が設けられているため，「「障害者の日常生活及び社会生活を総合的に支援するための法律等の一部を改正する法律の施行に伴う厚生労働省関係省令の整備及び経過措置に関する省令」の公布等について（通知）」（障発1127第１号令和５年11月27日障害保健福祉部長通知）を参照すること。

第５　その他

本措置について，法令上は，第２及び第３については措置入院者及び医療保護入院者，第４については医療保護入院者のみを対象として講じる義務が課されているものであるが，その他の入院形態の入院患者の早期退院のためにも有効な措置であることから，同様の措置を講じることにより退院促進に努められたいこと。

別添様式１

医療保護入院者退院支援委員会の開催のお知らせ

○○○○殿

令和　　年　　月　　日

1　あなたの医療保護入院期間が令和　　年　　月　　日までのため、精神保健及び精神障害者福祉に関する法律第33条第６項第２号に関する医療保護入院者退院支援委員会（以下「委員会」という。）を令和　　年　　月　　日に　　　　　　で開催いたします。
2　委員会では、
①　入院期間の更新の必要性の有無及びその理由
②　入院期間の更新が必要な場合、更新後の入院期間及び当該期間における退院に向けた具体的な取組
について審議を行います。
3　委員会には、主治医、看護職員、退院後生活環境相談員その他のあなたの診療に関わる方が出席するほか、あなた自身も出席することができます。出席を希望する場合は、あなたを担当する退院後生活環境相談員に伝えて下さい。なお、あなたが出席をしない場合も、委員会の審議の結果はお知らせいたします。
4　また、あなたのご家族、後見人又は保佐人がいる場合は後見人又は保佐人の方、あなたが退院後の生活について相談している地域援助事業者の方や入院前に通っていた診療所の方等のあなたの地域での暮らしに関わる方に、委員会への出席の要請をすることができますので、委員会への出席の要請を希望する場合は、退院後生活環境相談員に伝えて下さい。ただし、要請を行った場合でも、都合がつかない等の事情により出席できない場合もあります。
5　御不明な点などがありましたら、あなたを担当する退院後生活環境相談員にお尋ね下さい。

病院名
管理者の氏名
退院後生活環境相談員の氏名

別添様式２

医療保護入院者退院支援委員会審議記録

委員会開催年月日　　　　年　　月　　日

患者氏名		生年月日	大正 昭和 平成 令和　　年　　月　　日
退院後生活環境相談員の氏名			
現在の入院期間	年　　月　　日から　　年　　月　　日まで		
出席者	主治医（　　　　） 看護職員（　　　　） 退院後生活環境相談員（　　　　） 本人（出席・欠席）、家族等（　　　　（続柄）　） その他（　　　　）		
本人及び家族等の意見			
・入院期間の更新の必要性の有無とその理由 ・退院に向けた具体的な取組	有　・　無		
更新後の入院期間 ※入院から６か月経過までは３か月以内、６か月経過後は６か月以内の期間。	年　　月　　日まで		
その他			

〔病院管理者の署名：　　　　〕
〔記録者の署名：　　　　〕

「地方公共団体による精神障害者の退院後支援に関するガイドライン」について

平成30年３月27日　障発0327第16号
各都道府県知事・各保健所設置市市長・各特別区区長宛
厚生労働省社会・援護局障害保健福祉部長通知

改正　令和元年５月７日障発0507第４号現在

入院をした精神障害者は，地域生活を送る上で様々な課題やニーズを抱えていることが多く，円滑な社会復帰等の観点からは，そのニーズに応じて，退院後に必要な医療，福祉，介護，就労支援等の支援を受けられる環境を整備することが重要です。

このため，今般，「精神障害者の地域生活支援を推進する政策研究」（研究代表者：国立研究開発法人精神・神経医療研究センター　藤井千代）における検討内容を踏まえ，「地方公共団体による精神障害者の退院後支援に関するガイドライン」を別添のとおり取りまとめましたので，通知します。

各都道府県，保健所設置市及び特別区におかれましては，管内市町村，関係機関等に対し，本ガイドラインについて周知をいただくとともに，本ガイドラインを踏まえ，関係機関等と協力し，積極的に退院後支援の取組を進めていただくようお願いします。

なお，この通知は，地方自治法（昭和22年法律第67号）第245条の４第１項の規定に基づく技術的な助言であることを申し添えます。

別　添

地方公共団体による精神障害者の退院後支援に関するガイドライン

（平成30年３月
厚生労働省）

Ⅰ　地方公共団体による精神障害者の退院後支援の趣旨

入院をした精神障害者は，地域生活を送る上で様々な課題やニーズを抱えていることが多く，円滑な社会復帰等の観点からは，そのニーズに応じて，退院後に必要な医療，福祉，介護，就労支援等の支援（以下「医療等の支援」という。）が実施されることが望ましい。

これまでも，平成25年の精神保健及び精神障害者福祉に関する法律（昭和25年法律第123号。以下「法」という。）の改正では，医療保護入院を行った入院先病院の管理者に退院後生活環境相談員の選任義務や地域援助事業者の紹介の努力義務を課すなど，病院による退院促進措置の取組を推進してきた。

一方で，例えば，措置入院は，都道府県知事又は政令指定都市の長（以下「都道府県知事等」という。）が行政処分として行うものであり，退院の決定も都道府県知事等が行うものであることから，退院後支援についても，地方公共団体（以下「自治体」という。）が，入院中から入院先病院と協力しつつ検討を行う必要性が高いものと考えられる。

このため，本ガイドラインでは，入院した精神障害者のうち，自治体が中心となって退院後の医療等の支援を行う必要があると認められる者について，各自治体が，その体制を整備しつつ，可能な範囲で積極的な支援を進めていくことができるよう，現行の法の下で実施可能な，自治体が中心となった退院後の医療等の支援の具体的な手順を整理した。

本ガイドラインに基づく退院後の医療等の支援は，精神障害者が退院後にどこの地域で生活することになっても，社会復帰の促進及び自立と社会経済活動への参加の促進等のために必要な医療等の包括的な支援を継続的かつ確実に受けられるようにすることで，地域でその人らしい生活を安心して送れるようにすることを目的として，法第47条に基づく相談支援業務の一環として自治体が中心となって行うものである。

多くのニーズや課題を抱える精神障害者が，地域で安心して生活するためには，多職種・多機関が有機的に連携し，本人のニーズに応じた包括的支援を提供する必要がある。国及び自治体は，精神障害者への退院後支援体制を整備することを通じて，行政と医療，障害福祉サービス，介護サービス等の顔の見える連携を推進し，本人の意向やニーズに応えられるよう地域の包括的支援体制を構築していくべきである。これにより，全ての精神障害者がその人らしい地域生活を送ることのできる社会を目指すことが，法の趣旨に適うものであり，地域移行の促進にもつながるものと考えられる。

自治体は，法の理念と退院後支援の趣旨を十分踏まえた上で，医療機関や地域援助事業者等の関係者と連携・協力して精神障害者の退院後支援に取り組むことが必要である。その際には，本人の支援ニーズを的確に把握し，本人及び家族その他の支援者（本人を支援している家族，支援への関与を本人が希望する友人等の支援者をいう。以下同じ。）の意向を十分踏まえながら，入院中の精神障害者が円滑に地域生活に移行することができるよう，過不足のない支援を提供すべきである。

Ⅱ　退院後支援に関する計画の作成

1　概要

2の作成主体の自治体は，法第47条に基づく相談支援業務の一環として，自治体が中心となって退院後支援を行う必要があると認められる入院中の精神障害者について，退院後に社会復帰の促進及び自立と社会経済活動への参加の促進のために必要な医療等の支援を適切かつ円滑に受けることができるよう，本人の同意を得た上で，必要な医療等の支援内容等を記載した退院後支援に関する計画（別添参考様式1，2）（以下「計画」という。）を作成することが適当である。

計画に基づく退院後支援は，入院中の精神障害者が希望する地域生活を送るための援助として，そのニーズに応じて行われるものである。このため，計画の作成に当たっては，本人の支援ニーズを的確に把握し，本人及び家族その他の支援者の意向を十分踏まえることが重要であり，本人及び家族その他の支援者が計画作成に参画できるよう十分な働きかけを行う必要がある。

作成主体の自治体は，計画の作成に当たり，原則として，退院後の医療等の支援の関係者（以下「支援関係者」という。）等が参加する会議（以下「会議」という。7で詳述）を開催し，計画の内容を協議することが適当である。

2　作成主体

支援対象者の退院後の居住地を管轄する保健所設置自治体（都道府県，保健所を設置する市及び特別区をいう。）（以下「帰住先保健所設置自治体」という。）が，計画の作成主体となり，計画に基づく相談支援等を実施することが原則である。

ただし，支援対象者が措置入院者又は緊急措置入院者の場合には，措置を行った都道府県又は政令指定都市（以下「都道府県等」という。）と帰住先保健所設置自治体が異なる場合がある。この場合には，措置を行った都道府県等が入退院の決定を行うこととなるため，当該都道府県等が，帰住先保健所設置自治体と共同して作成主体となることが適当である。この場合も，実効性のある計画を作成し，効果的な退院後支援を実施する観点から，帰住先保健所設置自治体が，計画の作成やそのための会議の開催に当たって中心的な役割を果たすことが必要である。なお，本人が地域へ退院する際には，多くの場合，入院前の居住地に戻ることになるため，入院前の居住地が確認されている場合には，当該居住地を管轄する保健所設置自治体を帰住先保健所設置自治体として取り扱う。ただし，本人が地域へ退院する際に入院前の居住地に戻らない可能性が高い場合又は入院前の居住地が不明な場合においては，帰住先が確定するまでは帰住先不明の扱いとし，措置を行った都道府県等が計画作成のために必要な準備を進める。

作成主体となる自治体の具体的な機関としては，法第47条に基づく相談支援を行っている保健所等の機関が想定される。

3　支援対象者

計画は，作成主体の自治体が，自治体が中心となって退院後の医療等の支援を行う必要があると認めた入院中の精神障害者のうち，計画に基づく支援を受けることに同意した者について作成する。

措置入院者については，都道府県知事等が入退院の決定を行うものであり，退院後支援に自治体が関与する必要性が高いと考えられるが，まずは，措置入院者のうち退院後支援を実施する必要性が特に高いと認められる者から支援対象とするなど，自治体の支援体制に応じて対応していくことが考えられる。また，医療保護入院や任意入院等で入院している者や，緊急措置入院後に措置入院とならなかった者についても，本人や家族その他の支援者，入院先病院から求めがあった場合等で，自治体が中心となって退院後支援を行う必要性が高いと認められる場合には，自治体の支援体制に応じて可能な範囲で支援対象とすることが考えられる。

4　計画作成についての本人の同意，本人及び家族その他の支援者の参画

計画の作成は，本人に対して計画に基づく支援

の必要性等について丁寧に説明し，本人から，自治体が計画を作成すること，退院後は計画に基づき支援関係者が協力して退院後支援を実施すること，計画の作成・実施に必要な本人の情報及び作成された計画を支援関係者間で共有すること等について同意を得た上で行う。作成主体の自治体は，本人から同意を得たことについて記録を行うことが適当である。

計画の作成に当たって，十分な説明を行っても，本人から同意が得られない場合には，計画の作成は行わない。

ただし，この場合も，作成主体の自治体は，本人や家族その他の支援者に対して，その希望に応じて保健所等の職員が退院後の支援等について相談に応じることができる旨を伝える等，必要に応じて法第47条による相談支援等を提供できるよう環境調整等を行うことが望ましい。

退院後支援は，支援対象者が必要な医療等の支援を受けることで，本人が希望する地域生活の実現と維持を図ることが目的であるため，本人の支援ニーズを的確に把握し，本人及び家族その他の支援者の意向を十分に踏まえて作成することが重要である。このため，計画の作成主体及び入院先病院は，本人及び家族その他の支援者が７の会議への参加等を通じて計画作成に参画ができるように，十分な働きかけを行う必要がある。その際，本人に視覚障害，聴覚障害，知的障害等が重複している場合には，障害特性に応じた合理的配慮の提供が必要である。

5　計画作成の時期

作成主体の自治体は，原則として入院中（措置入院の場合は措置解除を行うまでの間）に計画を作成する。

ただし，

・　入院期間が短い場合
・　計画の内容の検討に時間を要し，入院中に作成することが難しい場合
・　その他精神医療審査会の審査の結果に基づき退院させる場合等入院中に計画を作成できないことについて，やむを得ない事情がある場合

は，退院後（措置入院の場合は措置解除後）速やかに作成するものとする。

この場合も，退院前に，計画の作成等について本人の意向を確認しておくことが望ましい。

この点，措置入院者については，都道府県知事等は，入院を継続しなくても精神障害による自傷他害のおそれがないと認められるに至ったときは，直ちに措置入院者を退院させなければならないとされている。（法第29条の４）

このため，措置症状が消退しているにもかかわらず，計画に基づく支援について本人の同意が得られないことや，計画の作成に時間を要していることを理由として措置入院を延長することは，法律上認められない。

措置入院者に計画を作成する場合には，この点に厳に留意することが必要である。

6　計画の内容

⑴　計画の記載事項

計画には，本人の支援ニーズに応じ，次の各事項を記載することが適当である（参考様式１，２）。

ア　本人の氏名，生年月日，帰住先住所，連絡先
イ　精神科の病名，治療が必要な身体合併症
ウ　今回の入院年月日
エ　入院先病院名及び連絡先
オ　退院後の生活に関する本人の希望（就労・就学，家庭，娯楽等）
カ　家族その他の支援者の氏名，続柄，連絡先，退院後支援に関する意見
キ　退院日（予定）
ク　入院継続の必要性
ケ　【入院継続の場合のみ】予定されている入院形態，推定入院期間（転院の場合（身体科への転院を含む。）は，転院先病院名及び連絡先）
コ　医療・障害福祉サービス・介護サービス等に関する基本情報
サ　退院後に必要な医療等の支援の種類（精神科外来通院，保健所等による相談支援，外来診療以外の精神科医療サービス，身体合併症治療，障害福祉サービス，介護サービス，その他）
シ　退院後支援の担当機関名，本人の支援ニーズ・課題，支援内容，連絡先（担当者）
ス　必要な医療等の支援の利用が継続されなかった場合の対処方針
セ　計画に基づく支援期間

ソ　【推奨項目】病状が悪化した場合の対処方針

前記の項目に加え，計画に基づく支援期間中に転居した場合には本人の同意を得た上で転居先の自治体に計画に関する情報を提供する旨を付記する。

なお，措置解除後に医療保護入院等により入院を継続する場合は，入院継続となる段階で作成する計画は，参考様式1における入院継続時の必須記入項目を記載すれば足りる。この場合，本人が，医療保護入院等から退院した後も，引き続き自治体による退院後支援を受けることを希望している場合には，医療保護入院等から退院する段階で，全ての項目を記載した計画に見直し，当該計画に基づき必要な支援を行うことが望ましい。

(2)　必要な医療等の支援の利用が継続されなかった場合の対処方針及び病状が悪化した場合の対処方針

必要な医療等の支援の利用が継続されなかった場合の対処方針として，例えば，本人が通院先の外来を受診しなかった場合には，通院先医療機関から本人の居所に電話連絡を入れる，通院先医療機関の看護師が精神科訪問看護・指導を実施する，通院先医療機関が自治体に連絡し自治体職員が訪問する，家族その他の支援者や関係機関に照会を行う，といった種々の対応が考えられる。これらの対処方針については，会議においてあらかじめ協議を行い，本人がその必要性を理解できるように丁寧に説明することが必要である。

病状が悪化した場合の対処方針とは，病状悪化を未然に防ぎ，病状が悪化したときでも可能な限り本人の意向に添った対応を行うことを目的に，病状悪化の兆候に気づいたときに本人が行う対処や，支援関係者及び家族その他の支援者が行う対処等をあらかじめ確認しておくものである。このため，計画の作成に当たっては，この対処方針をあわせて作成することが望ましい。この対処方針は，医療機関において，本人との話し合いにより，当初案を作成し，会議において協議した後，計画の一部として決定する。

病状が悪化した場合の対処方針には，次の各項目が含まれる。

・　病状悪化の兆候
・　病状悪化の兆候に気づいたときに本人が行う対処
・　病状悪化の兆候に気づいたときに支援関係者及び家族その他の支援者が行う対処
・　緊急連絡先

医療機関においては，病状が悪化した場合の対処方針を作成する意義や活用方法について，本人に十分説明した上で，本人との共同作業によりこの対処方針の案を作成する。

(3)　計画に基づく支援期間

自治体が中心となって行う計画に基づく支援期間は，本人が希望する地域生活に円滑に移行するための期間として，退院後6か月以内を基本として設定する。具体的な支援期間については，本人の意向や病状，支援ニーズ，退院後の生活環境等を踏まえて適切に設定し，不要に長い期間となることがないよう留意する。

最初に設定した支援期間が満了した場合は，原則として，計画に基づく支援を終了する。このため，自治体は，計画に基づく支援期間が終了した後に既存の精神保健医療福祉サービス等による支援に円滑に移行できるよう，支援期間中から地域における既存サービスの活用やネットワークの構築を図ることが適当である。

ただし，本人の病状や生活環境の変化（例えば，支援を終了すると本人の病状が悪化して危機的状況に陥るおそれが高い場合等）によっては，本人の同意を得た上で，例外的に，支援期間の延長を行うことが考えられるが，その場合も，延長は原則1回とし，退院後1年以内には，計画に基づく支援を終了して本人が地域生活を送ることができるよう努めることが適当である。計画に基づく支援期間に関して，本人及び家族その他の支援者の理解と納得を得られるよう，作成主体の自治体は，最初の計画作成の段階で，支援期間の延長があり得る旨も丁寧に説明することが適当である。

(4)　計画内容に関するその他の留意事項

計画作成にあたっては，本人の病状や支援ニーズに応じた過不足のない支援を提供できるように留意する。例えば，比較的支援ニーズが小さく，病状も安定しているような場合には，外来通院と必要に応じた保健所等による相談支援を行う旨のみを記載した計画とすることも考えられる。

入院前から障害福祉サービスを受けている場合や，入院後に障害福祉サービスを利用する場合には，障害者の日常生活及び社会生活を総合的に支援するための法律（平成17年法律第123号。以下「障害者総合支援法」という。）に基づくサービス等利用計画やサービス毎の個別支援計画が，計画とは別に作成される。このため，計画の支援内容や担当機関等については，障害者総合支援法に基づく各計画の内容との整合性を図る必要がある。介護保険法（平成９年法律第123号）に基づく居宅サービス計画等についても同様である。計画の作成時に障害福祉サービス等の具体的な内容や担当機関等が未定の場合は，計画には，その作成時点で予定されているサービス内容等を記載し，事後に作成されたサービス等利用計画等の内容を，本人の同意を得た上で，追加資料として支援関係者と共有する。

計画については，地域で生活を行うために十分な内容とする観点から，その作成の際，都道府県等の常勤，非常勤，嘱託の精神科医や精神保健福祉センターの精神科医など，地域の社会資源等に係る知識を有する者の意見を聴くことも有用と考えられる。

7　会議の開催

(1)　概要

計画の作成にあたっては，原則として，入院中に会議を開催し，支援関係者等で計画の内容等を協議することが適当である。

計画は，本人の社会復帰の促進等のために作成するものであるため，会議には，本人及び家族その他の支援者の参加を原則とする。

(2)　設置主体，事務局

会議の設置主体は，計画の作成主体の自治体である。

措置入院者又は緊急措置入院者の場合に，措置を行った都道府県等と帰住先保健所設置自治体が共同で計画を作成する場合には，帰住先保健所設置自治体が会議の設置主体となることを原則とし，措置を行った都道府県等は，支援関係者として参加する。ただし，帰住先保健所設置自治体が遠方であって，入院先病院への移動が困難であるなど，相応の理由がある場合には，入院中に開催する会議については，措置を行った都道府県等が設置主体となり，帰住先保健所設置自治体が支援関係者として参加することとしても差し支えない。この場合，帰住先保健所設置自治体は，会議への出席が困難な場合は，電話やインターネット回線等を活用して支援関係者と協議を行うこととして差し支えないが，本人が地域に退院した後，帰住先において，改めて会議を開催することが望ましい。

会議の日程調整，記録の作成等，関係事務を行う事務局は，会議の設置主体となる自治体の保健所等の機関が担うことが想定される。

(3)　参加者

①　本人及び家族その他の支援者の参加

計画は，本人及び家族その他の支援者の意向を十分に踏まえた上で作成することが必要である。

このため，会議には，本人及び家族その他の支援者の参加を原則とする。その際，事前に本人及び家族その他の支援者に計画や会議の目的と参加の意義について丁寧に説明し，その参加を促すものとする。ただし，家族の参加に関しては，本人の意向を尊重し，本人が同席を望まない家族は原則として参加しないこととする。しかしながら，本人の病状の影響により家族との関わりを忌避する場合もあることを考慮し，本人を支援する意思を表示している家族が計画の作成過程から排除されることのないよう，作成主体の自治体は，会議の前後で当該家族の意向を確認する等の配慮を行う必要がある。本人又は家族その他の支援者が会議への参加を希望しない場合や，本人の病状や家族その他の支援者の事情により本人又は家族その他の支援者の参加が困難な場合には，例外的にこれらの者が会議に参加しないことはありえるが，この場合も，作成主体の自治体は，事前又は事後にその意向を確認する機会を設けるなど，本人及び家族その他の支援者の意向を計画に反映させるための対応を行うべきである。

②　弁護士等の代理人の参加

本人が，弁護士等を成年後見人や代理人として，会議に参加させることを希望する場合には，これらの者を会議に参加させるものとする。

③　支援関係者

会議は，原則として本人及び家族その他の支援者の参加を得た上で，支援関係者により構成し，開催する。具体的には以下の者等が支援関係者となることが想定され，設置主体の自治体が，本人の支援ニーズその他の状況に応じて決定する。本人から，支援関係者に関する具体的な意思表示（支援を希望する機関，支援を希望しない機関等）があった場合は，本人の希望を尊重するよう努める。

なお，【　】内は，実際に会議に出席することが想定される担当者を示したものである。

会議に出席できなかった支援関係者については，会議の前後で事務局が個別に協議し，その内容を記録することが適当である。

ア　作成主体の自治体【精神保健医療福祉担当部局，保健所，精神保健福祉センター等の職員】

イ　帰住先の市町村（保健所を設置する市を除く。以下同じ。）【障害福祉担当課，生活保護担当課，地域包括支援センター，市町村保健センター等の職員】

ウ　入院先病院【主治医，退院後生活環境相談担当者（9(1)で詳述），看護師，作業療法士，臨床心理技術者等】

エ　通院先医療機関【主治医，精神保健福祉士，看護師，作業療法士，臨床心理技術者等】

オ　入院前の通院先医療機関【主治医，精神保健福祉士，看護師，作業療法士，臨床心理技術者等】

カ　地域援助事業者その他の障害福祉サービス，介護サービス事業者【担当職員】

キ　訪問看護ステーション【担当職員】

ク　NPO などの支援機関【担当職員】，民生委員等

なお，会議には防犯の観点から警察が参加することは認められず，警察は参加しない。

例外的に，例えば，退院後に再び自殺を企図するおそれがあると認められる者や，繰り返し応急の救護を要する状態が認められている者等について，警察が支援関係者として本人の支援を目的に参加することは考えられるが，この場合は，事務局は，本人及び家族その他の支援者から意見を聴いた上で，警察以外の支援関係者間で警察の参加についての合意を得ることが必要である。この際，本人が警察の参加を拒否した場合には，警察を参加させてはならない。

警察の参加に関する本人，家族その他の支援者，支援関係者の意見の確認は，客観性を担保する観点から，書面等により行うことが望ましい。

(4)　開催時期

会議の事務局は，本人の症状が一定程度落ち着き，退院後支援のニーズをある程度評価できるようになった段階で，入院先病院から提出された計画に係る意見書（参考様式３，４）及び退院後支援のニーズに関するアセスメント（9(2)で詳述。参考様式５）の結果を踏まえて，会議の開催時期及び支援関係者を検討する。その上で，支援関係者及び本人，家族その他の支援者と調整を行い，会議の開催日を設定する。

退院前に会議を開催することが原則であるが，開催が困難な場合は，退院後可能な限り早期に開催する。会議の開催日は退院前に決定しておくことが望ましい。

なお，措置入院者が入院形態を変更して入院を継続する場合は，措置入院中に作成する計画の作成にあたって会議を開催することは要しない。

また，医療保護入院者に計画を作成する場合に，法第33条の６の規定に基づく退院支援委員会の開催予定時期に近接して会議の開催が予定されているときは，会議の開催をもって退院支援委員会の開催とみなすことができる。ただし，会議の開催後に，病状の変化等により地域への退院の時期を再検討する必要が生じた場合には，退院支援委員会は当初予定されていた時期に開催することが適当である。

(5)　開催方法

会議は対面で協議することを原則とするが，遠方等の理由で参加が困難な支援関係者がいる場合などには，電話やインターネット回線等を活用して協議を行うこととしても差し支えない。

(6)　開催場所

本人の入院中に開催される会議は，本人の参加を容易にするため，原則として入院先病院内で開催する。本人が地域へ退院した後で開催される会議は，地域の実情に合わせ，本人の参加しやすさを勘案して開催場所を決定する。

(7) 協議内容

会議においては，入院先病院から提出された計画に係る意見書（参考様式3，4）や直近の退院後支援のニーズに関するアセスメント（9(2)で詳述。参考様式5）の結果等を踏まえ，以下の項目について情報共有及び協議を実施することが考えられるが，協議内容は，本人の状態やニーズに応じて柔軟に設定して差し支えない。

会議において資料を共有する際には，退院後支援のニーズに関するアセスメントの項目に慎重に扱うべき個人情報が含まれていることを考慮し，必要に応じて参考様式6を活用するなど，資料の提示方法を工夫する等の配慮を行うことが望ましい。

・ 治療経過
・ 入院に至った経緯の振り返り
・ 退院後支援のニーズに関するアセスメントの結果
・ 今後の治療計画
・ 計画の内容

(8) 会議の事務に関して知り得た情報の管理

設置主体の自治体は，支援関係者に，正当な理由なく会議の事務に関して知り得た情報（計画の内容，支援の実施状況，本人の病状等）を漏らさないこと等，会議の事務に関して知り得た情報の適正な取扱いについてあらかじめ説明し，文書により各支援関係者から当該取扱いを遵守することについて同意を得ておくことが適当である。また，各支援機関内で当該情報を共有するにあたっては，退院後支援の実施に当たり当該情報の共有が職務上必要となる者に限り，支援の実施のために必要な限度の情報を共有するに留め，本人の情報を取り扱う者全員がその責任を自覚して適切な情報管理を行うことが求められる。

(9) 会議の記録等の取扱い

会議の記録及び計画等の関係資料については，各自治体の文書管理の規則等に基づき，事務局が保存する。保存期間は，計画に基づく支援終了後，5年を目途として設定することが適当と考えられる。これらの記録は，機微な個人情報であることから，不要に長い期間保存することのないよう留意する。

各支援関係者は，退院後支援に関する資料を，同様の保存期間を設定して適切に管理するとともに，退院後支援以外の目的で使用することのないよう厳に留意するべきであり，各自治体はその旨を各支援関係者に対して周知することが適当である。

また，本人から会議の記録について情報開示の求めがあった場合には，本人に関する情報であることを踏まえ，各自治体の条例に基づき，できる限り速やかにこれに応じるよう努めることが適当である。

(10) その他の留意点

会議には本人の参加が原則であるが，参加にあたっては，本人が自らの希望や意見を十分に伝えられる環境設定が重要である。このため，会議には，本人と信頼関係が構築されている支援関係者が参加していることが重要であり，入院先病院の主治医，退院後生活環境相談担当者（9(1)で詳述）等や自治体職員等は，入院早期から本人との信頼関係構築に努めることが重要である。

8 計画の交付及び支援関係者への通知

計画を決定したときは，作成主体の自治体は，速やかに，本人に対して計画を交付する。この際，本人及び家族その他の支援者に対して，計画の内容等について再度丁寧に説明する。その際，計画の見直しや同意の撤回を申し出ることが可能である旨をあわせて説明することが適当である。これらの説明は対面により行うことが望ましいが，対面による説明が困難な場合は，郵送により交付し，電話にて説明することとしても差し支えない。

交付した計画について本人又は家族その他の支援者が見直しを求めた場合や，計画に基づく支援への同意を本人が撤回した場合の対応については，Ⅲの4及び7で後述する。

また，作成主体の自治体は，計画内容の協議を行った支援関係者に対し，作成した計画の内容を通知する。なお，本人又は家族その他の支援者の求めに応じて本人に交付した計画の見直しを検討する場合や計画に基づく支援への同意を本人が撤回した場合については，その旨を速やかに支援関係者に伝えておくことが適当である。

9　入院先病院の役割

入院先病院は，計画の作成主体の自治体に協力し，以下の対応を行うことが望ましい。

(1)　退院後の生活環境に関する相談支援を行う担当者の選任

入院した精神障害者が，退院後に円滑に社会復帰等を行うためには，入院中から，退院後に必要な医療等の支援の検討が行われることが望ましい。本人の同意を得ることなく行われる医療保護入院については，こうした検討を入院中から行うことで可能な限り早期退院等を促していく観点から，既に，精神科病院の管理者に，医療保護入院者に退院後生活環境相談員を選任することが義務付けられている（法第33条の４）。

この点，措置入院は，医療保護入院と同様に本人同意を得ることなく行われる入院であり，自治体が中心となって退院後の医療等の支援が行われることが想定されるが，措置入院先病院においても，本人や家族等が退院後の生活環境に関する相談を容易に行える体制を整えておくことが望ましいと考えられる。このため，措置入院先病院の管理者は，措置入院者を入院させた場合には，退院後の生活環境に関し，本人及びその家族等の相談支援を行う担当者（以下「退院後生活環境相談担当者」という。）を選任することが望ましい。

退院後生活環境相談担当者は，計画の作成等のための病院における取組の中心的役割を果たすことが期待される。この際，本人の治療と生活支援の両面からの支援を，本人を主体とした権利擁護の視点に立って考えることが求められる。

退院後生活環境相談担当者には，当該病院の精神保健福祉士が最も適任と考えられるが，保健師，看護師，准看護師，作業療法士，社会福祉士として精神障害者に関する業務に従事した経験を有する者についても，退院後生活環境相談担当者として選任することが考えられる。

退院後生活環境相談担当者は，以下に示す業務を行うことが望ましい。なお，計画が作成されない場合には，〈計画に関する業務〉を除く業務を実施する。

〈入院時の業務〉

- 本人及び家族その他の支援者に対して，退院後生活環境相談担当者として選任されたこと及びその役割について説明する。
- 入院時における入院診療計画の立案に参画し，適宜本人及び家族その他の支援者に説明を行う。

〈退院に向けた相談支援業務〉

- 本人及び家族その他の支援者からの相談に応じる。
- 入院当初より，退院後の支援ニーズに関係する情報を積極的に把握する。
- 本人及びその家族等と相談を行った場合には，当該相談内容について相談記録又は看護記録等に記録する。
- 退院に向けた相談支援を行うに当たっては，主治医の指導を受けるとともに，本人の治療に関わる者との連携を図る。
- 本人及び家族その他の支援者の意向を踏まえて，必要に応じた経済的支援制度の紹介及び申請等の支援，退院後の障害福祉サービス，介護サービス等の紹介及び利用の申請支援等，各種社会資源を活用するための支援を行う。

〈計画に関する業務〉

- 症状が一定程度落ち着いた段階で，本人に，入院中から，本人及び家族その他の支援者とともに，自治体と連携して退院後の支援について検討を行う旨の説明を行う。
- 自治体が作成する計画が適切なものとなるよう，他の職種と協働して退院後支援のニーズに関するアセスメントを実施し，自治体と協力して計画作成のために必要な情報収集，連絡調整を行う。
- 入院後早期から本人との信頼関係の構築に努め，計画に関して本人が意見を表明できるよう支援する。
- 本人の退院後の生活を想定して，自治体と協力し，入院中から通院先医療機関，行政関係者，地域援助事業者等による支援体制を形成していくための調整を行う。
- 自治体が開催する会議への参加，院内の関係者への連絡調整を行う。

〈退院調整に関する業務〉

・　退院に向け，自治体や支援関係者と必要に応じて連絡調整を行うこと等により，地域生活への円滑な移行を図る。

・　他院に転院となる場合は，本人の希望や意向を十分に確認しながら，転院先病院への情報提供，転院調整等を行う。

以上の責務・役割を果たすため，退院後生活環境相談担当者は，その業務に必要な技術及び知識を得て，その資質の向上を図ることが望ましい。

なお，医療保護入院者が支援対象者となる場合には，退院後生活環境相談員が，通常の業務に加え，〈計画に関する業務〉を担うことが望ましい。

(2)　退院後支援のニーズに関するアセスメントの実施

〈概要〉

退院後支援のニーズに関するアセスメントは，入院中の精神障害者が地域に退院した後に必要な医療等の支援の内容を明らかにするための取組の一環として行われる評価である。

支援対象者の入院先病院は，本人のニーズに応じた退院後支援が実施できるよう，支援対象者について，退院後支援のニーズに関するアセスメントを実施することが望ましい。ここでいう必要な支援とは，本人が必要と考えているものと，評価者又は家族その他の支援者から見て必要と考えられるものの両方を含む。

〈実施主体〉

退院後支援のニーズに関するアセスメントは，原則として，実施時点において本人の治療に直接携わっている医療従事者が，多職種（主治医，退院後生活環境相談担当者，看護師等）による協議を経て行う。可能であれば，本人の退院後の地域生活に関わる帰住先保健所設置自治体の職員，地域援助事業者の職員，家族その他の支援者も協議に参加することが望ましい。

〈内容〉

退院後支援のニーズに関するアセスメントは，本人の生活機能，生活環境や人間関係等の環境要因，心身の状態，支援継続に関する課題，行動に関する課題等について多面的に評価するものである。（参考様式５，評価マニュアル参照）

(3)　本人の退院後の居住地に関する自治体への連絡

支援対象者の入院先病院は，支援対象者の退院後の居住地が入院前の居住地から変更になることを把握した場合は，速やかに作成主体の自治体に対して連絡を行うことが望ましい。また，住所不定の者の退院後の居住地に関しては，関係する自治体と協力して本人が居住地を確定するために必要な援助を行うことが望ましい。

(4)　計画に係る意見書等の自治体への提出

支援対象者の入院先病院は，支援対象者の症状が一定程度落ち着き，退院後支援のニーズをある程度評価できるようになった段階で，直近の退院後支援ニーズに関するアセスメントの結果を踏まえ，計画に係る意見書（参考様式３，４）を可能な範囲で記載し，当該アセスメントの結果とともに，作成主体の自治体に提出することが望ましい。

その際には，本人及び家族その他の支援者の意向を確認し，意見書の作成に本人及び家族その他の支援者が参画できるようにすることが望ましい。また，この際，入院先病院は，可能な範囲で，通院先医療機関等，具体的な支援関係者の候補も併せて作成主体の自治体に情報提供する。

(5)　会議への参加

支援対象者の入院先病院の職員は，会議に支援関係者として出席し，本人の病状や治療経過，退院後支援のニーズに関するアセスメントの結果，計画に関する意見等について説明するなど，計画の作成が適切かつ円滑に行われるよう協力することが望ましい。出席する担当者としては，主治医，退院後生活環境相談担当者，看護師，作業療法士，臨床心理技術者等が想定される。主治医が精神保健指定医（以下「指定医」という。）ではない場合には，主治医に加え，指定医が参加することが望ましい。

10　地域援助事業者の役割

前述の通り，地域援助事業者は支援関係者として会議に参加することが想定されている。とりわけ，本人が入院をする前から関わっていた事業者は，原則として会議に参加し，退院後支援のニーズに関するアセスメントの結果について意見を述べるとともに，計画の作成に関与することが望ましい。その際，本人が事前に希望している内容に十分配慮する。病状が悪化した場合の対処方針を作成する上で重要な情報となる，本人の精神症状悪化前後における様子等についても情報提供することが望ましい。計画の作成時に，相談支援事業者が作成するサービス等利用計画等，障害者総合支援法や介護保険法に基づく各種計画が既に作成されている場合には，計画にその内容を反映し，整合性を図る。計画の作成時に他の各種計画の作成が未了の場合には，各種計画が作成され次第，本人の同意を得て支援関係者にその内容を共有する。

Ⅲ　計画に基づく退院後支援の実施

1　帰住先保健所設置自治体の役割

支援対象者が地域に退院した後は，帰住先保健所設置自治体が，計画に基づき，本人及び家族その他の支援者に対して，電話，訪問，来所による相談等の相談支援を行う。また，計画に基づく支援全体が適切に行われるよう，医療等の支援の実施状況を確認し，障害者総合支援法及び介護保険法に基づく支援計画等も勘案して支援関係者と支援の実施に係る連絡調整を行うことにより，支援全体の調整主体としての役割を担う。

退院後支援の実施状況の把握や課題解決に向けた協議を行うため，帰住先保健所設置自治体は，必要に応じて会議を開催し，本人の状況に応じた適切な支援が実施できるよう調整を行う。

この役割を担う帰住先保健所設置自治体の具体的な機関としては，計画作成の場合と同様，法第47条に基づく相談支援業務を実施している保健所等の機関が想定される。また，都道府県等の精神保健福祉センターは，保健所等に対し，退院後支援に関する積極的な技術的指導・援助を行うことが望ましい。

2　各支援関係者の役割

(1)　帰住先保健所設置自治体への協力

支援関係者は，計画に沿った支援を提供するよう努める。また，会議の事務局である帰住先保健所設置自治体から，支援対象者の計画の作成や実施に係る連絡調整のために必要な範囲で，計画の作成又は見直しに関する情報提供，会議への参加，支援の実施状況の確認等の協力を求められた場合には，これに協力するよう努めることが望ましい。なお，市町村は必要に応じて，本人及び家族その他の支援者に対する福祉に関する相談等を実施し，又は精神保健に関する相談等を実施するよう努めなければならない（法第47条第３項及び第４項）とされており，本人の支援ニーズに応じ，支援関係者として，退院後支援に必要な協力を行うことが適当である。

(2)　計画に基づく支援の実施に関する留意点

計画に基づく支援の実施にあたり，障害福祉サービスや介護サービスの利用を含む包括的な支援を提供する必要がある場合は，帰住先保健所設置自治体，医療機関，地域援助事業者，市町村の担当部署等，多機関間の調整が必要となる。この場合，帰住先保健所設置自治体が調整主体となるが，本人の医療ニーズが高い場合には，通院先医療機関に，調整主体の自治体及び各支援関係者との連絡調整を円滑に行うための精神保健福祉士等の担当者が配置されていることが望ましい。当該担当者は，本人の意向や支援ニーズ等を十分に理解した上で連絡調整を行うことが重要であり，本人との面談や実際の支援の提供を通じて，本人との信頼関係の構築に努めることが必要である。

地域援助事業者は，本人の身近で生活を見守る立場にあり本人が希望する地域生活を営むことができるよう，本人の意思決定を支援し，本人の意向や生活状況等を他の支援関係者と共有するよう努めることが必要である。

3　必要な医療等の支援の利用が継続されなかった場合又は病状が悪化した場合の対応

退院後支援を行うに当たって，支援対象者が必要な医療等の支援の利用を継続しなかった場合や，精神症状の悪化がみられた場合には，帰住先保健所設置自治体は，計画にあらかじめ記載した対処方針に基づき，通院先医療機関や地域援助事業所等の支援関係者と連携，協力して対応する。その際には，本人が事前に希望している内容に十分配慮する。

通院が継続されない可能性が高い場合においては，通院先医療機関は，精神科訪問看護・指導や，訪問診療，多職種アウトリーチの実施，家族その他の支援者との連絡等により，通院中断を予防する取組を積極的に行うことが望ましい。障害者総合支援法に基づく地域定着支援や自立生活援助の活用，自立訓練（生活訓練）事業所からの訪問も推奨される。また，本人が必要な通院を継続しなかった場合には，市町村からも必要に応じて受診勧奨等を行うことが望ましい。

4　計画の見直し

帰住先保健所設置自治体は，本人又は家族その他の支援者が計画の見直しを希望した場合又は計画に基づく支援を実施する中で本人の状況に応じて支援内容等を見直す必要があると考えられた場合には，速やかに，計画の見直しについて，その必要性も含めて検討を行う。支援関係者は，支援計画の見直しの必要性を認識した場合には，速やかに，帰住先保健所設置自治体と情報共有を行う。

計画の見直しに当たっては，以下のいずれかに該当する場合には会議を開催することが適当である。

・　計画に基づく支援期間を延長する場合
・　見直し内容が複数の支援関係者に関係しており，協議が必要と認められる場合

計画の見直しに当たって会議を開催しない場合には，本人及び家族その他の支援者並びに見直し内容に関係する支援関係者と個別に調整を行って見直しを行う。見直し後の計画は本人に交付するとともに，支援関係者に通知する。

5　本人が居住地を移した場合の対応

⑴　概要

計画に基づく支援期間中に本人が居住地を移した場合には，社会復帰の促進及び自立と社会経済活動への参加の促進等のために，新しい環境においても，本人が必要な医療等の支援を継続的に受けることができるようにすることが重要である。このため，移転元の保健所設置自治体（以下「移転元自治体」という。）は，本人が支援期間中にその居住地を移したことを把握した場合には，本人の同意を得て，移転先の保健所設置自治体（以下「移転先自治体」という。）に対して計画の内容等を通知することが適当である。また，移転先自治体は，移転元自治体からの情報に基づき，本人の同意を得た上で，本人及び家族その他の支援者の意向を十分踏まえて，計画を作成することが適当である。

なお，「居住地」とは本人の生活の本拠が置かれている場所であり，本人が住民票を移していない場合においても，本人の生活の本拠が置かれている場所が移転した場合には，居住地を移したものとして取り扱う。

⑵　移転元自治体の対応

移転元自治体は，本人に対して，計画の交付の際等に，居住地を移す場合の取扱いについてあらかじめ説明し，居住地を移す予定が決まった場合には，事前に移転元自治体の担当者に連絡するよう依頼しておき，本人が居住地を移したことを把握した場合には，移転先自治体への通知を行う旨と通知内容等について本人に丁寧に説明し，本人の同意を得た上で，退院後支援に関する計画の内容，新居住地の住所，転居後の医療等の支援の必要性，これまでの支援の実施状況等について移転先自治体に通知することが適当である（参考様式7）。

本人が居住地を移した後，速やかに計画に基づく支援が開始できるよう，可能な場合には，居住地を移す予定が確定した段階で事前にこの通知を行うことが望ましい。また，このような対応に関して本人の理解と納得が得られるよう，移転元自治体は，平素から本人との信頼関係の構築に努めることが重要である。

⑶　移転先自治体の対応

移転元自治体から通知を受けた移転先自治体は，速やかに，本人の同意を得て，その者の計画を作成することが適当である。

その際は，移転元自治体の作成した計画の内容を踏まえつつ，会議の開催等，措置入院からの退院時の計画作成と同様の手続を経て，本人及び家族その他の支援者の意見を十分踏まえて計画を作成する。本人への交付及び説明，支援関係者への通知も同様に行う。なお，移転先自治体の計画に基づく支援期間中に，再度本人が居住地を移した場合には，その移転先の保健所設置自治体に対して，本人の同意を得た上で，同様の通知を行うことが適当である。

移転先の保健所設置自治体が作成する計画の支援期間は，原則として，移転元の保健所設置自治体が作成した計画の支援期間の残存期間とする。

6　計画に基づく支援の終了及び延長

(1)　計画に基づく支援の終了及びその後の対応

計画に基づく支援期間が満了する場合は，原則として，計画に基づく支援を終了する。支援終了の決定は，帰住先保健所設置自治体が，本人及び家族その他の支援者，各支援関係者の意見を確認した上で行う。この際，帰住先保健所設置自治体は，必要に応じた会議の開催，各支援関係者との個別協議等により，計画に基づく支援終了後の各支援関係者による対応や支援体制について確認しておくことが望ましい。

また，計画に基づく支援期間が経過する前であっても，本人の病状や支援ニーズ等から，本人が地域生活を送るに当たって計画に基づく支援を継続する必要性がないと認められる場合には，退院後支援の調整主体である自治体は計画を終了することが考えられる。なお，計画に基づく支援期間中に医療観察法の対象となった場合には，医療観察法における処遇を優先させ，計画に基づく支援を終了することが適当である。支援期間が満了する前に支援を終了する場合においても，本人及び家族その他の支援者，各支援関係者の意見を確認し，可能であれば，会議を開催した上で終了を決定することが望ましい。

支援の終了を決定した場合においては，帰住先保健所設置自治体は，本人及び家族その他の支援者，支援関係者にその旨を連絡する。なお，会議の場でこれらの者の合意が得られている場合は，改めて連絡を行う必要はない。

計画に基づく支援を終了した後も，保健所設置自治体は，法第47条に基づき必要に応じて一般的な相談支援を実施することが望ましい。

計画に基づく支援の終了後も，本人が包括的な支援を受ける必要性が高い場合には，多職種・多機関の連携による包括的支援が継続されることが適当である。この場合，通院先医療機関又は地域援助事業者が，他の支援関係者と支援の実施に係る連絡調整を行うなど調整主体の役割を引き継ぐことが望ましい。特に本人の医療ニーズが高い場合には，各支援関係者と連絡調整を円滑に行うための精神保健福祉士等の担当者が，通院先医療機関に配置されていることが望ましい。

(2)　計画に基づく支援期間の延長

本人の病状や生活環境の変化（例えば，支援を終了すると本人の病状が悪化して危機的状況に陥るおそれが高い場合等）によっては，例外的に支援期間の延長を行うことも考えられる。この場合には，当初の支援期間が満了する前に，会議を開催し，延長の必要性について検討を行い，本人及び家族その他の支援者に延長の必要性について丁寧に説明し，本人の同意を得た上で延長を行う。ただし，この場合も，延長は原則１回とし，退院後１年以内には，計画に基づく支援を終了して本人が地域生活を送ることができるよう努めることが適当である。

7　本人が交付された計画に基づく支援への同意を撤回した場合の対応

計画の交付後に，本人から計画に基づく支援への同意を撤回する旨の意向が示された場合には，本人の意向を傾聴し，その真意を確認した上で，必要に応じて計画内容（担当機関，支援内容，計画に基づく支援期間等）を見直すなどの対応することが考えられる。また，本人の状態に応じて，計画に記載された医療等の支援が継続されなかった場合の対処方針や病状が悪化した場合の対処方針に沿った対応を行うことも考慮する。

十分な対応を行っても，計画に基づく支援に本人から同意を得られない場合には，計画に基づく支援の終了を決定する。

その場合も，保健所等の職員が本人や家族その他の支援者から求めがあった場合に相談に応じる等，法第47条に基づく相談支援の範囲内で必要な支援を行うことが望ましい。

8　退院後支援の業務の委託

(1)　概要

計画に基づく支援は，帰住先保健所設置自治体が実施することが想定されているが，円滑に退院後支援全体の調整等を行う観点から，帰住先保健所設置自治体は，地域の医療機関等に対し，計画に基づく退院後支援に係る以下の業務を委託することができる。

・　計画に基づく相談支援の実施
・　各支援関係者の支援の実施状況の確認
・　退院後支援の実施に必要な連絡調整　等

(2)　業務委託を実施する場合の留意点

地域の医療機関等に計画に基づく支援に係る業務を委託する場合には，これらの業務が，支援対象者が退院後に必要な医療等の支援を継続的に受けられるようにするための重要な業務であることをから，以下の点に留意が必要である。

・　委託先の選定過程及び委託に係る費用を公開すること
・　委託先の医療機関等（※）は，多職種の配置等がなされ，一定程度，精神障害者の退院後支援の実績を有すること
　※　訪問看護ステーション，相談支援事業者等が医療機関と連携して支援体制を確保することも想定
・　委託元は，委託先と，定期的なミーティングを実施し必要に応じて助言を行うなど，密接な連携をとること
・　委託元は，必要に応じて本人又は家族その他の支援者に連絡を行い，委託先の医療機関等による業務が適切に行われていることを確認すること
・　委託元は，委託先における業務の実施状況，個人情報管理及び記録の適切性等について定期的に把握及び評価すること。これらの評価は，外部委員が参加する評価委員会において実施することが望ましい。
・　委託先の医療機関等の名称，委託期間，委託事例数等，委託に関する状況を公開すること

9　退院後支援の体制整備，実施状況の適切な把握

自治体は，自治体が中心となって退院後の医療等の支援を行うことが必要であると認められる者について，必要な支援を提供できるよう，精神保健福祉士等の専門職の配置や研修の実施を行うなど，必要な体制整備を進めることが望ましい。

退院後支援の実施状況に関しては，各保健所設置自治体において，計画の作成数（単独・共同作成の別），計画に基づく支援期間及び転帰，会議の開催状況，職員1名あたりの担当者数等を把握し，適正な運用となるよう努めることが適当である。

<参考：計画作成の具体的な手順の流れ>

計画を作成する具体的な手順の流れを以下に示す。

①　計画の作成に向けた手続等の確認【作成主体の自治体，入院先病院】

作成主体の自治体は，入院先病院との間で計画の作成に向けた今後の手続（③～⑨）等について確認する。

※　措置入院の場合は，措置を行った都道府県等が，措置入院後速やかに確認を行うことが望ましい。

②　退院後生活環境相談担当者の選任【入院先病院】

Ⅱ9(1)参照。なお，医療保護入院者の場合は，退院後生活環境相談員が通常の業務に加え，計画の作成に関する業務を担うことが望ましい。

③　計画に関する説明と本人の意向の確認【作成主体の自治体，入院先病院】

Ⅱ4参照。本人の症状が一定程度落ち着いた段階で，作成主体の自治体は，必要に応じて入院先病院と協力しつつ，計画に基づく支援に関する説明を行い，計画の作成等について本人の意向を確認し，その同意を得る。

④　退院後支援のニーズに関するアセスメントの実施【入院先病院】

Ⅱ9(2)参照。支援対象者の入院先病院は，支援対象者について，退院後支援のニーズに関するアセスメントを実施することが望ましい。

⑤　計画に係る意見書等の自治体への提出【入院先病院→作成主体の自治体】

Ⅱ9(4)参照。入院先病院は，支援対象者の症状が一定程度落ち着き，退院後支援のニーズをある程度評価できるようになった段階で，直近の退院後支援のニーズに関するアセスメントの結果を踏まえ，計画に係る意見書を作成し，当該アセスメントの結果とともに，作成主体の自治体に提出することが望ましい。

⑥　会議の開催【作成主体の自治体，入院先病院，地域援助事業者等】

Ⅱ7参照。なお，措置解除後に医療保護入院等で継続して入院する場合には，会議の開催は不要である。

⑦　計画の決定【作成主体の自治体】

作成主体の自治体は，退院後支援のニーズに関するアセスメントの結果，計画に係る意見書，会議における協議内容等を踏まえ，計画を決定する。

※　措置入院の場合には，入院先病院の管理者は，症状消退届を提出する際に，本人の直近の状態等からその時点で作成されている計画の内容を修正する必要があると認めた場合には，症状消退届の「訪問指導等に関する意見」又は「障害福祉サービス等の活用に関する意見」の欄に，修正意見を

記載して提出することが適当である。作成主体の自治体は，この内容も踏まえて計画を決定する。

⑧　計画の交付，支援関係者への通知【作成主体の自治体】

Ⅱ８参照。

（注）

・　入院期間が短い場合や，計画の内容の検討に時間を要し，入院中に作成することが難しい場合等は，退院後速やかに計画を作成する（Ⅱ５参照）。

・　措置解除後に医療保護入院等で継続して入院する者が，医療保護入院等から地域に退院した後も，引き続き自治体による退院後支援を受けることを希望している場合には，医療保護入院等から退院する段階で会議を開催して，全ての項目を記載した計画に見直し，当該計画に基づき必要な支援を行うことが望ましい。

参考様式1

退院後支援に関する計画

令和　　年　　月　　日

※は入院継続時の必須記入項目

○○県○○課／△△市△△保健所

フリガナ	生年月日	大正 昭和 平成 令和　　年　　月　　日生 （満　　歳）
氏名　　　様 （男・女）		
帰住先住所：		
電話番号：		
病　名※	●身体合併症がある場合は、その病名を併せて記載すること	
今回の入院年月日※	令和　　年　　月　　日	
入院先病院※	病院名：　　　　連絡先：	
退院後の生活に関する本人の希望※		
家族その他の支援者の意見※	氏名：　　　　続柄： 連絡先：	
退院日（予定）	令和　　年　　月　　日　　未定	
入院継続の必要性※	要（医療保護・任意・転院（精神科／身体科））　不要 推定入院期間： 転院先病院名：　　　　連絡先：	
医療・障害福祉サービス等に関する基本情報※	自立支援医療：　無　有　不明　申請予定 精神障害者保健福祉手帳：　無　有（　　級）　不明　申請予定 療育手帳：　無　有（等級　　）　不明　申請予定 身体障害者：　無　有（　　級）　不明　申請予定 障害年金受給：　無　有（　　級）　不明　申請予定 障害支援区分：　無　有（区分　　）　不明　申請予定 要介護認定：　無　有（　　）　不明　申請予定 生活保護受給：　無　有　不明　申請予定	
退院後に必要な医療等の支援	□ 精神科外来通院　□ 保健所等による相談支援 □ 外来診療以外の精神科医療サービス（訪問看護、デイケア等、その他） □ 身体合併症治療　□ 障害福祉サービス　□ 介護サービス □ その他	

支援内容				
	支援担当機関	本人の支援ニーズ・課題	支援内容	連絡先（担当者）
1				
2				
3				
4				
5				
必要な医療等の支援の利用が継続されなかった場合の対処方針				
計画に基づく支援期間※				

● 計画に基づく支援期間中に転居される場合は、担当保健所にご連絡ください。同意をいただければ、転居先の自治体に退院後支援に関する計画の内容等を情報提供いたします。

参考様式2

病状が悪化した場合の対処方針（困ったときの対処）

令和　　年　　月　　日

私の調子が悪くなる前は （サインは）	

サインかなと思ったら

私のすること	
周りの人にしてほしいこと	
周りの人にしてほしくないこと	

緊急連絡先

① 所属／続柄　　名前　　電話番号

② 所属／続柄　　名前　　電話番号

③ 所属／続柄　　名前　　電話番号

連絡してほしくない人

① 続柄　　名前

② 続柄　　名前

参考様式３

退院後支援に関する計画に係る意見書

令和　　年　　月　　日

病 院 名：
所 在 地：
管理者名：

※は入院継続時の必須記入項目

フリガナ 氏名　　　　　　様 （男・女）		生年月日	大正 昭和　　年　　月　　日生 平成 令和　　（満　　歳）
帰住先住所：			
住居形態：　家族同居　独居　グループホーム等　その他（　　）　不明			
電話番号：			
病　名※	●身体合併症がある場合は、その病名を併せて記載すること		
今回の入院年月日※	令和　　年　　月　　日		
退院後の生活に関する本人の希望※			
家族その他の支援者の意見※	氏名：　　　　続柄： 連絡先：		
退院予定日	令和　　年　　月　　日　　未定		
入院継続の必要性※	要（医療保護・任意・転院（精神科／身体科））　不要 推定入院期間： 転院先病院名：　　　　連絡先：		
医療・障害福祉サービス等に関する基本情報※	自立支援医療：　無　有　不明　申請予定 精神障害者保健福祉手帳：　無　有（　　級）　不明　申請予定 療育手帳：　無　有（等級　　）　不明　申請予定 身体障害者：　無　有（　　級）　不明　申請予定 障害年金受給：　無　有（　　級）　不明　申請予定 障害支援区分：　無　有（区分　　）　不明　申請予定 要介護認定：　無　有（　　）　不明　申請予定 生活保護受給：　無　有　不明　申請予定		
退院後に必要な医療等の支援	□ 精神科外来通院　□ 保健所等による相談支援 □ 外来診療以外の精神科医療サービス（訪問看護、デイケア等、その他） □ 身体合併症治療　□ 障害福祉サービス　□ 介護サービス □ その他		

支援内容

	支援担当機関	本人の支援ニーズ・課題	支援内容	連絡先（担当者）
1				
2				
3				
4				
5				

必要な医療等の支援の利用が継続されなかった場合の対処方針	
計画に基づく支援期間	
主治医氏名※	
退院後生活環境相談担当者／相談員氏名※	

参考様式４

病状が悪化した場合の対処方針（困ったときの対処）

令和　　年　　月　　日

私の調子が悪くなる前は （サインは）	

サインかなと思ったら

私のすること	
周りの人にしてほしいこと	
周りの人にしてほしくないこと	

緊急連絡先

① 所属／続柄　　名前　　電話番号
② 所属／続柄　　名前　　電話番号
③ 所属／続柄　　名前　　電話番号

連絡してほしくない人

① 続柄　　名前
② 続柄　　名前

参考様式５

評価年月日：令和　　年　　月　　日

退院後支援のニーズに関するアセスメント

医療機関名：

主治医氏名：

退院後生活環境相談担当者／相談員氏名：

本人氏名：　　　　　　　　性別：男・女　　　　年齢：　　　　歳

評価項目 Ａ：環境要因、Ｂ：生活機能（活動）、 Ｃ：社会参加、Ｄ：心身の状態、 Ｅ：支援継続に関する課題、 Ｆ：行動に関する課題	本人評価				スタッフ評価				特記事項
	0	1	2	9	0	1	2	9	
Ａ１住居：退院後の居住先	□	□	□	□	□	□	□	□	
Ａ２経済的援助：生活保護等の経済的援助の必要性	□	□	□	□	□	□	□	□	
Ａ３親しい関係者：家族、パートナー等との関係性	□	□	□	□	□	□	□	□	
Ａ４子供の世話：18歳以下の子供の養育	□	□	□	□	□	□	□	□	
Ａ５介護：家庭内の高齢者、障害者の介護	□	□	□	□	□	□	□	□	
Ｂ１食事：料理、外食、適切な食事の購入	□	□	□	□	□	□	□	□	
Ｂ２生活環境の管理：自室や生活環境を整えること	□	□	□	□	□	□	□	□	
Ｂ３セルフケア：入浴、歯磨き等の清潔保持	□	□	□	□	□	□	□	□	
Ｂ４電話：電話の有無、電話使用の可否	□	□	□	□	□	□	□	□	
Ｂ５移動：公共交通機関、車等の移動手段の利用	□	□	□	□	□	□	□	□	
Ｂ６金銭管理：金銭の管理と計画的な使用	□	□	□	□	□	□	□	□	
Ｂ７基礎教育：読み書き、計算等の基礎学力	□	□	□	□	□	□	□	□	
Ｃ１日中の活動：適切な日中の時間の過ごし方	□	□	□	□	□	□	□	□	
Ｃ２交流：家族以外との社会的交流	□	□	□	□	□	□	□	□	
Ｄ１精神病症状：幻覚、妄想、思考障害等	□	□	□	□	□	□	□	□	
Ｄ２身体的健康：身体疾患、副作用を含む身体症状	□	□	□	□	□	□	□	□	
Ｄ３心理的苦痛：不安、抑うつ、悩みごと等	□	□	□	□	□	□	□	□	
Ｄ４性的な問題：性嗜好の問題、性機能障害等	□	□	□	□	□	□	□	□	
Ｅ１処遇・治療情報：処遇・治療に関する情報提供とその理解	□	□	□	□	□	□	□	□	
Ｅ２治療・支援への動機づけ／疾病の自己管理	□	□	□	□	□	□	□	□	
Ｆ１アルコール：アルコールに関連する問題全般	□	□	□	□	□	□	□	□	
Ｆ２薬物：処方薬依存・乱用を含む薬物関連の問題全般	□	□	□	□	□	□	□	□	
Ｆ３自分に対する安全：自殺関連行動等、セルフネグレクト等	□	□	□	□	□	□	□	□	
Ｆ４他者に対する安全：暴力、威嚇行動等	□	□	□	□	□	□	□	□	
Ｆ５その他の行動上の問題：衝動性や強迫行為、嗜癖等	□	□	□	□	□	□	□	□	
その他（　　　　　　　）	□	□	□	□	□	□	□	□	

支援に関する意見	

0＝支援の必要なし、1＝この領域に問題があるが、効果的な支援を受けている、2＝この領域に問題があり、効果的な支援を受けていない、9＝不明

退院後支援のニーズに関するアセスメント　評価マニュアル

- 　0＝支援の必要なし、1＝この領域に問題があるが、効果的な支援を受けている、2＝この領域に問題があり、効果的な支援を受けていないの３段階で評価する。
- 　支援は、公的な支援、家族や友人等からの私的な支援の両方を含む。
- 　情報不足で評価できない項目、本人が答えたくない、又は、答えられない項目、評価を実施していない項目は「9＝不明」とする。
- 　スタッフ評価は必須であり、本人評価も実施することが望ましい。
- 　本人とスタッフの評価に相違があっても差し支えない。

Ａ　環境要因に関する評価	
Ａ１住居	退院後の居住先について、どのくらい適切か評価する。原則として、自宅は「0」、グループホームなどは「1」、帰住先がない場合、あるが適切でない場合は「2」と評価する。ただし、帰住先として自宅やグループホームの住環境等（部屋の広さ、利便性、家族関係や近隣住民との関係等）が適切でない場合は「2」と評価する。例えば、車椅子が必要となったが、自宅がバリアフリーでない場合は「2」となる。
Ａ２経済的援助	経済的困窮がある場合に、生活保護、障害年金等の経済的援助を受けられているかを評価する。（家族や親族からの援助の有無を含む。）
Ａ３親しい関係者	配偶者、パートナー、家族等との関係性について評価する。
Ａ４子供の世話	育児に関する困難の程度（障害の有無を含む。）を評価する。子供がいなければ「0」、子供がいても18歳以上であれば「0」と評価する。
Ａ５介護	家庭内の高齢者、障害者等の介護に関する困難度を評価する。要介護者がいなければ「0」、自宅に要介護者がいても、本人が介護に参加していない場合は「0」と評価する。
Ｂ　生活機能（活動）に関する評価	
Ｂ１食事	自炊能力、外食、スーパーやコンビニの利用等により適切に食事摂取する能力を評価する。自炊ができない場合でも、外食や惣菜の購入などが自分で適切にできていれば「0」。食事を用意することはできるが栄養が偏る場合や、食事時間が不規則となるような場合は「2」となる。
Ｂ２生活環境の管理	住居において適切な生活環境を維持する能力（整理整頓、掃除等）を評価する。
Ｂ３セルフケア	身体面および衣類の清潔の両者を含む。服装や化粧等の適切さ（その場の状況に適しているか）は評価しない。
Ｂ４電話	身近にすぐ利用できる電話があるか、適切に電話連絡ができる能力を評価する。電話以外の連絡手段（メール等）で連絡しており、連絡をとるにあたって支障がない場合は「0」とし、特記事項に連絡手段を記載する。
Ｂ５移動	必要な移動の可否を評価する。時刻表の確認や切符の購入等の能力を含む。公共交通機関が利用できなくても車、自転車等の代替手段があり、生活に支障がなければ「0」と評価する。

Ｂ６金銭管理	予算を立てたり、金銭管理を行ったりする能力を評価する。収入が少なく、経済的に困窮している場合は、「経済的援助」で評価する。
Ｂ７基礎教育	簡単な読み書き、おつりを数えるといった日常生活に必要な基礎学力を評価する。
Ｃ　社会参加に関する評価	
Ｃ１日中の活動	デイケア、就労、就学、家事、友人との外出など様々な活動を含む。本人が就労を希望しているが、デイケアでのレクリエーションのみで、就労支援が提供されていないような場合は、本人評価は「２」となる。同じ状況で、スタッフはデイケア参加が本人に適しており、ニーズが満たされていると考えればスタッフ評価は「１」となる。
Ｃ２交流	社会的接触、他者との交友関係の形成を評価する。自助グループでの交流やピアサポーターの活用も含む。
Ｄ　心身の状態に関する評価	
Ｄ１精神症状	薬物療法、個人や集団の精神療法、作業療法等の効果を踏まえた精神症状の有無・程度を評価する。症状に対して適切な医療が提供されていない場合、本人が治療を拒否しているのであれば「治療・支援への動機づけ」で評価し、医療機関へのアクセス手段がない等の理由であれば、この項目で評価する。
Ｄ２身体的健康	身体的健康全般に対し、必要な診療、治療、対応が行われているか評価する。治療を受けているが病状コントロール不良な場合は「２」と評価する。薬物療法の副作用については、この項目で評価する。
Ｄ３心理的苦痛	本人が経験する心理社会的ストレスや適応上の困難、精神症状に伴う心理的苦痛、抑うつ、不安等を評価する。症状に対して適切な医療等が提供されていない場合、本人が治療や支援を拒否しているのであれば「治療・支援への動機づけ」で評価し、医療機関へのアクセス手段がない、カウンセリングが必要であるが医療機関に臨床心理技術者がいない等の理由であれば、この項目で評価する。
Ｄ４性的な問題	性衝動の問題、性生活の満足度、性機能障害（薬の副作用は「身体的健康」で評価）、性同一性障害等を評価する。
Ｅ　支援継続に関する課題の評価	
Ｅ１処遇・治療情報	疾患、入院形態、治療計画等につき、情報提供がされているか、本人がそれらの情報を理解しているかの両方を評価する。情報提供の際は本人に理解を促すための配慮が必要である。（平易な言葉で繰り返す、図を用いる等）心理教育が行われているが、本人が病識を獲得していない場合は「２」となる。
Ｅ２治療・支援への動機づけ／疾病の自己管理	現在受けている、または退院後に受ける予定の医学的治療や障害福祉サービス、介護サービス等についての理解と、本人の同意および動機づけ、アドヒアランスを評価する。治療・支援の必要性を理解し、良好なアドヒアランスが期待できる場合は「０」、治療・支援の必要性について十分理解はしていないが、それらを拒否していない場合は「１」、治療・支援を拒否している場合は「２」と評価する。治療・支援が必要ない場合は「０」と評価する。治療の必要性を理解しているが、服薬の自己管理が困難な場合は「２」である。
Ｆ　行動に関する課題の評価	
Ｆ１アルコール	アルコールに関する問題全般について、退院後を想定して評価する。入院中のアルコール不使用のみでは、効果的な支援を受けているとはいえない。
Ｆ２薬物	処方薬依存や乱用を含む薬物関連の問題全般について、退院後を想定して評価する。入院中の薬物不使用のみでは、効果的な支援を受けているとはいえない。
Ｆ３自分に対する安全	自殺や自傷行為の危険性、セルフネグレクト、搾取や虐待から自分を守れないこと等。
Ｆ４他者に対する安全	故意の暴力、威嚇のみではなく、煙草の不始末のような、意図しない（不注意による）危険も含む。
Ｆ５その他の行動上の問題	衝動性、強迫行為、ＢＰＳＤ（認知症の行動・心理症状）や、アルコール・薬物以外の嗜癖（賭博、買い物、収集癖、過食嘔吐等）の問題を評価する。
その他（　　　）	本人やスタッフが支援の必要性があると考えるその他の領域について記載し評価する。

参考様式６

退院後支援のニーズに関する総合アセスメント

医学的所見：			
退院後の支援ニーズ・課題に対する本人の希望（どうなりたいか、どのような支援を希望するか）とストレングス			
Ａ：環境要因	支援ニーズ・課題	本人の希望	ストレングス（強み、できること）
Ｂ：生活機能（活動）	支援ニーズ・課題	本人の希望	ストレングス（強み、できること）
Ｃ：社会参加	支援ニーズ・課題	本人の希望	ストレングス（強み、できること）
Ｄ：心身の状態	支援ニーズ・課題	本人の希望	ストレングス（強み、できること）
Ｅ：支援継続	支援ニーズ・課題	本人の希望	ストレングス（強み、できること）
Ｆ：行動	支援ニーズ・課題	本人の希望	ストレングス（強み、できること）
その他	支援ニーズ・課題	本人の希望	ストレングス（強み、できること）
アセスメントのまとめ			

参考様式７

退院後支援に関する情報提供

令和　　年　　月　　日

○○県○○保健所　御中

△△県△△保健所

フリガナ	生年月日	大正 昭和 平成 令和　　年　　月　　日生 （満　　歳）
支援対象者氏名 （男・女）		

転居前住所：	
転居前住居形態：　家族同居　独居　グループホーム等　その他（　　　　　　　）　不明	
転居後住所：	
転居後住居形態：　家族同居　独居　グループホーム等　その他（　　　　　　　）　不明	
電話番号：	
転居（予定）日	令和　　年　　月　　日
転居後の支援に関する本人の希望	自治体による退院後支援を：希望する　希望しない　わからない 希望する支援内容：
転居後の支援に関する家族その他の支援者の希望	自治体による退院後支援を：希望する　希望しない　わからない 希望する支援内容： 氏名：　　　　　　　　　　続柄： 連絡先：
転居後の通院の必要性	あり（情報提供済／情報提供未／医療機関未定）　なし 医療機関名：　　　　　　　　　　連絡先： 所在地：
転居後に必要なその他の医療等の支援	□　保健所等による相談支援　□　身体合併症治療 □　外来診療以外の精神科医療サービス（訪問看護、デイケア等、その他） □　障害福祉サービス（　　　　　　　　） □　介護サービス　□その他（　　　　　　　　）
支援期間中の医療等の支援の中断	あり　なし （ありの場合）支援中断時の状況及び対応
支援期間中の入院	回 直近の入院期間：　年　月～　年　月 （入院時の入院形態：　　　　　　）
その他特記事項 （転居前の医療等の支援の実施状況を踏まえて記載）	
□退院後支援に関する情報を貴自治体に提供することについて、本人の同意を得ています。（令和　　年　月　　日同意取得）	

● 転居前の退院後支援に関する計画は別紙参照。

精神科病院における虐待防止対策に係る事務取扱要領について

［令和５年11月27日　障発1127第11号
各都道府県知事・各指定都市市長宛
厚生労働省社会・援護局障害保健福祉部長通知］

障害者の日常生活及び社会生活を総合的に支援するための法律等の一部を改正する法律（令和４年法律第104号）において，精神保健及び精神障害者福祉に関する法律（昭和25年法律第123号。以下「法」という。）が一部改正されたことに伴い，改正後の法第40条の２から第40条の８までに精神科病院における虐待の防止に関する規定が新設され，令和６年４月１日から施行されることとなった。

このうち，改正後の法第40条の３第１項の規定に基づく都道府県（指定都市も含む。）に対する通報等を中心とした取組の具体的な運用の在り方については，別紙のとおりとするため，適切な実施に努められるとともに，関係機関及び関係団体に対して周知徹底方お取り計らい願いたい。

なお，本通知の別添第４から第６までは，地方自治法（昭和22年法律第67号）第245条の９第１項及び第３項に規定する都道府県及び指定都市が法定受託事務を処理するに当たりよるべき基準であることを申し添える。

別　紙

精神科病院における虐待防止対策に係る事務取扱要領

第１　精神科病院における業務従事者による障害者の虐待等の定義について

(1)　精神科病院における業務従事者による障害者虐待

この事務処理要領において，精神科病院における業務従事者による障害者虐待（以下「虐待」という。）とは，精神保健及び精神障害者福祉に関する法律（昭和25年法律第123号。以下「法」という。）第40条の３第１項に基づき，当該精神科病院において入院医療を受ける精神障害者について行う次のいずれかに該当する行為をいい，具体的には(2)に定めるとおりとする。

①　障害者虐待の防止，障害者の養護者に対する支援等に関する法律（平成23年法律第79号。以下「障害者虐待防止法」という。）第２条第７項各号（第４号を除く。）のいずれかに該当すること。

②　精神障害者を衰弱させるような著しい減食又は長時間の放置，当該精神科病院において医療を受ける他の精神障害者による障害者虐待防止法第２条第７項第１号から第３号までに掲げる行為と同様の行為の放置その他の業務従事者としての業務を著しく怠ること。

(2)　虐待行為の分類について

(1)の虐待とは次のいずれかに該当する行為とする。

①　身体的虐待：障害者の身体に外傷が生じ，若しくは生じるおそれのある暴行を加え，又は正当な理由なく障害者の身体を拘束すること（障害者虐待防止法第２条第７項第１号）

②　性的虐待：障害者にわいせつな行為をすること又は障害者をしてわいせつな行為をさせること（障害者虐待防止法第２条第７項第２号）

③　心理的虐待：障害者に対する著しい暴言，著しく拒絶的な対応又は不当な差別的言動その他の精神障害者に著しい心理的外傷を与える言動を行うこと（障害者虐待防止法第２条第７項第３号）

④　放棄・放置：精神障害者を衰弱させるような著しい減食又は長時間の放置，当該精神科病院において医療を受ける他の精神障害者による①から③までに掲げる行為と同様の行為の放置その他の業務従事者としての業務を著しく怠ること（法第40条の３第１項第２号）

⑤　経済的虐待：精神障害者の財産を不当に処分することその他精神障害者から不当に財産上の利益を得ること（障害者虐待防止法第２条第７項第５号）

第２　都道府県の虐待対応窓口の設置，運用について

(1)　虐待の通報等（法第40条の３）

法第40条の３第１項の規定により，精神科病院において，虐待を受けたと思われる精神障害者を発見した者は，速やかに都道府県（指定都市を含む。以下同じ。）に通報しなければならない。また，同条第２項の規定により，虐待を受けた精神障害者（以下「被虐待者」という。）は都道府県に届け出ることができる。

さらに，同条第３項の規定により，刑法（明治40年法律第45号）の秘密漏示罪の規定その他の守秘義務に関する法律の規定は，虚偽であるもの及び過失によるものを除き，当該通報することを妨げるものとは解してはならないこと，同条第４項の規定により，業務従事者は，当該通報をしたことを理由に解雇その他の不利益な取扱いを受けないことが規定されている。したがって，通報を理由として，解雇や不利益な取扱いに該当する法律行為が行われた場合，当該行為は民事上無効と解される。

(2)　虐待通報の対応の流れ

都道府県は，虐待を受けたと思われる精神障害者を発見し通報した者（以下「通報者」という。）からの虐待の通報又は被虐待者本人からの虐待の届出（以下「通報等」という。）について，地域の実情に応じて適切に受付できる体制を整備する必要がある。都道府県における通報等の受付方法としては，専用の電話回線を設けることが望ましい。他の通報等の手段としては，電話で通報することが困難な患者を考慮し，電子メール，手紙，ビデオ通話等，様々な手段による通報を受け付けるようにすること。

全体的な対応の流れを，別添「精神科病院の業務従事者による障害者虐待に対する都道府県における対応の流れ」に示すため，実施に当たっては迅速かつ適切に対応すること。

なお，様式１「精神障害者虐待通報受付票」，様式２「精神障害者虐待事実確認チェックシート」，様式３「対応方針決定シート」のいずれも例示であり，各都道府県の実態に即して適宜改変の上，利用されたい。また，各様式を記入した時点では不明や不明確な情報があれば，後日改めて情報が確定した段階で加筆修正をされたい。

(3)　通報等の受付

都道府県は，通報等を受けた場合，様式１「精神障害者虐待通報受付票」により，通報者又は被虐待者として届出をした者（以下「被虐待届出者」という。）の情報，虐待者の状況，被虐待者の情報等の聞き取りを行う。

通報等は，入院生活に関する不満や苦情であったり，精神障害の症状に由来するものであったりすることも考えられるため，通報等を受けた場合には，当該通報等について，迅速かつ正確な事実確認を行うことが必要である。そのため，都道府県は，第一に通報者又は被虐待届出者から虐待の状況等について，できる限り詳細を聞き取ることが重要である。その上で，一度の聞き取りでは虐待があったとの判断が難しい場合，通報者又は被虐待届出者の連絡先を確保した上で再度聞き取りをする等，当該事案が虐待に該当するか情報を整理し，慎重に判断する必要がある。虐待ではないと判断される場合又は虐待の可能性が低いと考えられる場合には，第７を参照の上，必要な対応を行うこと。

また，通報等を受けた場合は，案件に応じて，医療法等を所管する都道府県の担当部局との連携を図ること。

なお，法第40条の４において，都道府県の職員は通報等を受けた場合，その職務上知り得た事項で通報者を特定させる事項を漏らしてはならないことが規定されていることに留意すること。

(4)　精神障害者虐待事実確認チェックシート（通報時評価）の作成

都道府県は，(3)で聴取した様式１「精神障害者虐待通報受付票」に基づき，虐待の可能性が高いと考えられる場合には，様式２「精神障害者虐待事実確認チェックシート」の通報時評価を作成する。この段階において確認の日付は通報日とし，第１の(2)の虐待行為の分類を踏まえて，虐待疑い事案の状況整理を行う。分類のいずれにも該当しない場合には，適宜事項を空欄部分に追記する。当該チェックシートを作成する上で疑義があれば，丁寧に事実確認を行い，事案の実態や背景を明らかにする必要がある。

特に，様式２「精神障害者虐待事実確認チェックシート」の太字・下線で示している項目に該当する場合等，通報時点において虐待が強く疑われ，緊急性が高い場合等は緊急保護等の検討が必要となるため，「精神科病院に対する指導監督の徹底について」（平成10年３月３日障第113号・健政発第232号・医薬発第176号・社援第491号厚生省大臣官房障害保健福祉部長・厚生省健康政策局長・厚生省医薬安全局長・厚生省社会・援護局長通知）に基づき，第３の担当部局会議の招集を行わず，予告期間なしに実地指導を行うこと（第４を参照）を検討すること。

第３　都道府県による担当部局会議の招集について

(1)　担当部局会議の招集

都道府県において，虐待疑い事案の初期対応を検討するため，担当部局会議を招集する。担当部局会議は，都道府県の担当部局の管理職及び職員の複数人で構成するものとする。

(2)　対応方針の決定

担当部局会議では，様式１「精神障害者虐待通報受付票」及び様式２「精神障害者虐待事実確認チェックシート（通報時評価）」の内容に基づいて，精神科病院に対して介入するかどうか，今後の対応方針を決定する。初期対応の判断においては，虐待疑い事案の緊急性の有無（すぐに対応すべき事案かどうか等）及び法第40条の５に基づく報告徴収や立入検査（以下「報告徴収等」という。）等の介入の必要性について総合的に評価する必要がある。

例えば，虐待の継続の有無（現在継続，断続的に発生，過去事案）や，介入等の必要性（直ちに介入，早期に介入，状況把握，介入せず）等を勘案して判断を行うことが考えられる。また，必要に応じて，委嘱した外部専門家（精神保健指定医，精神保健福祉士，弁護士等（いずれも当該精神科病院と関わりのない者とする。））と連携し，当該事案に対する意見を聴くこととする。

第４　精神科病院への報告徴収等について

(1)　報告徴収等（法第40条の５）

都道府県知事（指定都市の長も含む。以下同じ。）は，第３(2)の担当部局会議の決定に基づき，虐待疑い事案の事実確認を行うため，精神科病院に対して，報告徴収等を行う。具体的には，様式１「精神障害者虐待受付票」及び様式２「精神障害者虐待事実確認チェックシート（通報時評価）」により確認している事項について，精神科病院の管理者に対して事実関係を確認し，新たに確認すべき事項があれば聴取を行う。必要に応じて，診療録その他帳簿書類（電磁的記録を含む。）等を徴収し，検査を行う。

また，都道府県の職員又は都道府県が指定する精神保健指定医は，精神科病院に入院中の者その他の関係者に対して，個別に，虐待疑い事案の質問を行うほか，当該精神保健指定医は入院中の者を診察することにより，事実確認を行う。また，当該関係者に虐待疑い事案に対するアンケート調査を行ったり，カメラが設置されている場合は映像確認を行ったりする等，その実情に合わせて調査を行う。

なお，聞き取りやアンケート調査等にあたっては，業務従事者や被虐待者が，精神科病院の管理者や他の業務従事者，入院患者等に気兼ねなく，安心して話ができるよう，個室を確保の上，プライバシーに配慮する等の対応を行う必要がある。また，聞き取りやアンケート等の調査に回答した場合，当該回答を理由に，今後，精神科病院の管理者等から不利益な取扱いを受けるのではないかというおそれや，虐待の疑いのある同僚の業務従事者への配慮等から，虐待の事実を隠すことや，虐待の詳細に言及しないことも考えられるため，調査を行う際には，調査を受ける相手の立場や心情を踏まえつつ，虐待の真相を早期に明らかにする必要があること等を丁寧に説明し，協力を求める必要がある。こうした聞き取り等により，患者本人から虐待を受けている旨等の相談があった場合は，当該患者の適切な処遇が確保されるよう，必要に応じて関係機関等と連携の上，適切に対応すること。

(2)　様式２「精神障害者虐待事実確認シート（事実確認時評価）」の作成

(1)で精神科病院への報告徴収等により事実確認したことや，新たに判明した事実等に基づき，第２の(4)で作成した通報時評価の様式２「精神障害者虐待事実確認チェックシート」について，事実確認時評価も記入する。

(3)　様式３「対応方針決定シート」の作成

報告徴収等による事実確認及びこれまでに整理された各情報に基づき，様式３「対応方針決定シート」を作成する。

第５　虐待対応ケース会議の開催について

(1)　虐待対応ケース会議の開催

都道府県は，第４の精神科病院への報告徴収等により確認した事実関係を精査し，虐待疑い事案の今後の対応方針を決定するため，虐待対応ケース会議を開催する。

虐待対応ケース会議の構成員は，以下①から③までを基本とする。

① 担当部局メンバー：都道府県の担当部局の管理職及び職員（第３の(1)と同じ）

② 事案対応メンバー：保健所，精神保健福祉センター等の虐待の事案に応じて，必要な支援が提供できる関係機関の関係者等

③ 外部専門家：精神障害者の医療に関し学識経験を有する者（精神保健指定医等），精神障害者の保健または福祉に関し学識経験を有する者（精神保健福祉士等），法律に関し学識経験を有する者（弁護士等）（いずれも当該精神科病院と関わりのない者とする）等

(2) 虐待事実の判断，認定

都道府県は，(1)の虐待対応ケース会議において，様式３「対応方針決定シート」に基づき，対応方針を協議する。虐待の事実が認められた場合は，被虐待者の安全を確保することが最重要であり，迅速かつ的確に対応方針等を決定することが必要である。

第６ 改善命令等の実施（法第40条の６）について

(1) 改善命令の実施

都道府県知事は，通報等のあった精神科病院において，第５の(2)により，虐待が行われたと判断したときには，当該精神科病院の管理者に対して，改善すべき事項及びその期限を示して改善計画の提出を求め，必要な措置を採ることを命じることができる。提出された改善計画に不足がある場合には，変更を命じることとする。

都道府県知事は，精神科病院の管理者が改善計画の提出，必要な措置等の命令に従わない場合には，その旨を公表することができる。

(2) 入院医療の制限

都道府県知事は，精神科病院の管理者が(1)の改善命令に従わないときは，期間を定めて法第21条第１項の任意入院，法第33条第１項の家族等同意による医療保護入院，同条第２項の市町村長同意による医療保護入院，法第33条第３項の特定医師による医療保護入院，法第33条の６第１項の精神保健指定医による応急入院，法第33条の６第２項の特定医師による応急入院に係る医療の提供の全部又は一部を制限することを命じることができる。

都道府県知事は，入院医療の制限を命令した場合においては，その旨を公表しなければならない。

(3) 虐待防止措置が講じられていない場合

都道府県知事は，第４の精神科病院への報告徴収等の結果，法第40条の２に基づく虐待防止措置が講じられていないと判断した場合には，当該精神科病院の管理者に対し，改善命令を行うことができる。

第７ 虐待以外の対応

虐待対応の一連の流れ（特に，第２の(3)及び(4)，第３並びに第４の各過程）の中で，虐待以外の対応を要する場合もある。例えば，通報等の内容が入院生活に関する不満や苦情等であるため虐待事案ではないと判断し，他の相談窓口での対応が適切と判断する場合には，苦情処理窓口の案内や関係機関等につなぎ，その旨を虐待通報受付票に記録して当該通報等に係る対応は終了となる。

状況に応じ，当該事案に係る精神科病院の管理者等及び医療法等を所管する都道府県の担当部局との連携を図る必要がある。

第８ 虐待の状況等の公表について（法第40条の７）

都道府県知事は，毎年度，虐待の状況，虐待があった場合に採った措置，虐待を行った業務従事者の職種について公表することとする。

この場合の公表においては，障害者虐待防止法第20条に基づく公表と調整し，公表時期や方法等について適切に検討し，対応することとする。

第９ 調査及び研究（法第40条の８）

国は，虐待の事例の分析を行い，虐待の予防及び早期発見のための方策並びに虐待があった場合の適切な対応方法に関する事項について，調査及び研究を行うとされているため，都道府県は，当該調査や研究について国や国から依頼された関係機関等からの協力依頼があった場合には，情報の取扱いに十分留意しつつ，適宜協力するものとする。

別添

精神科病院の業務従事者による障害者虐待に対する都道府県における対応の流れ

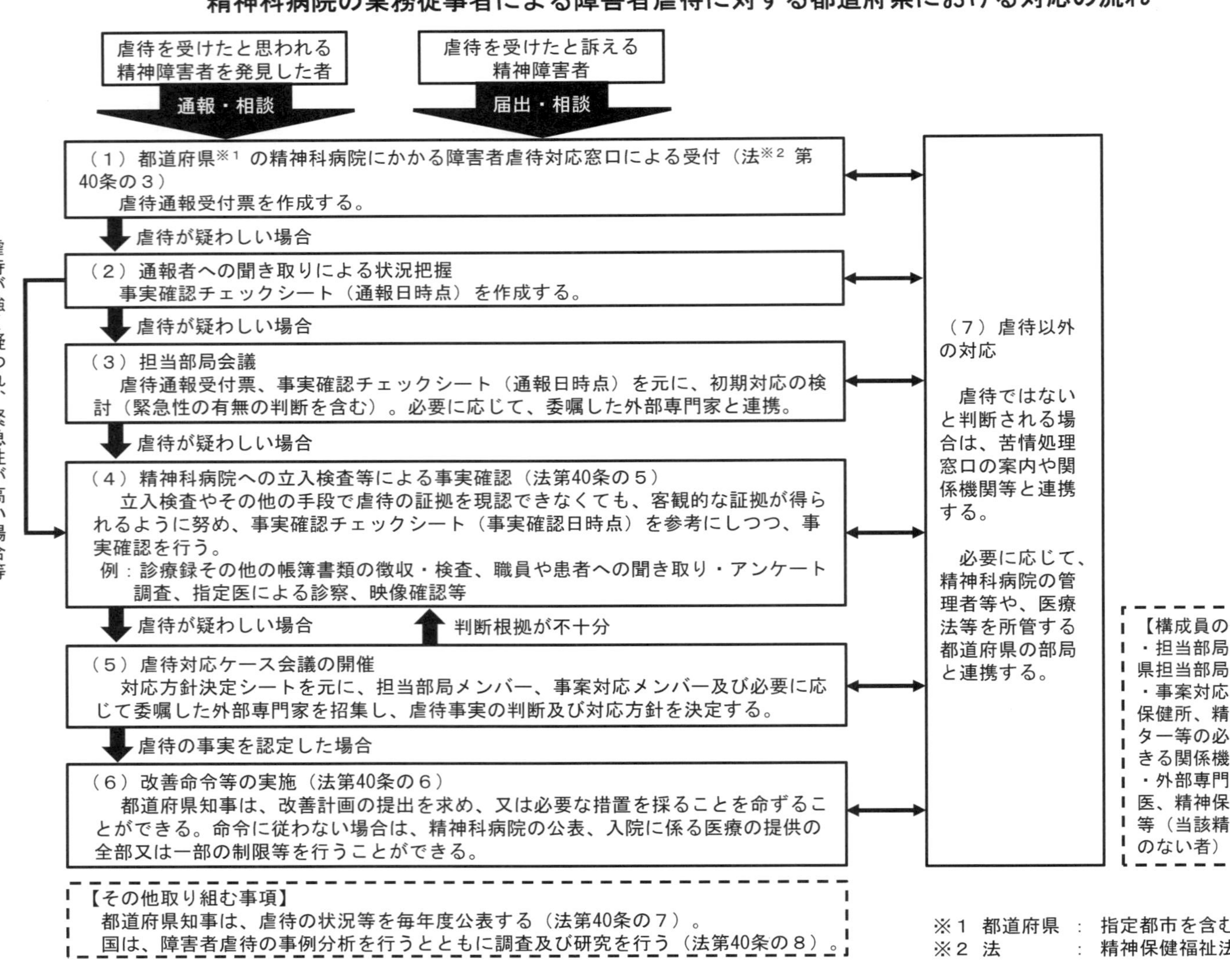

精神障害者虐待通報受付票

様式１

注）精神科病院に入院中の患者が業務従事者から虐待を受けた場合のみ対象とする

受付日	令和　年　月　日　時　分 ～ 時　分	□電話　□来所　□その他（　　　）
受付機関		対応者
疑われる虐待行為	□身体的　□性的　□心理的　□放棄・放置　□経済的　□その他（　　　）	

相談・通報・届出者について		
	氏名	□匿名　所属機関名
	電話番号	通報者へ連絡　□承諾　□拒否
	被虐待者との関係	□本人　□医師　□看護師　□その他業務従事者（　　　）　□他患者 □家族・親族（　　）□知人　□その他（　　　）

通報内容（具体的な相談内容・虐待だと思った事項・虐待者の様子や意見等）

・いつから　→　□今日　□数日前　□（　）週間前　□（　）ヵ月前　□その他（　　　）

・いつまで　→　□今日　□数日前　□（　）週間前　□（　）ヵ月前　□その他（　　　）

・頻度は　→　□毎日　□数日おき　□週末　□週（　）回　□月（　）回　□不明　□その他（　　　）

・具体的内容

通報者の情報源	通報者は　□実際に目撃した　□あざ等を見て、又は怒鳴り声や泣き声等を聞いて推測した □通報者が被虐待者　□被虐待者から聞いた　□他の業務従事者から聞いた □（　　　）から聞いた　□その他（　　　）

虐待者の状況（疑い含む）		
	ふりがな	□男　□女　年齢　歳　□不明
	氏　名	□不明
	被虐待者との関係	□医師　□看護師　□その他業務従事者（　　　） □その他（　　　） 身近に虐待を抑止できる人　→　□いる　□いない
	特記事項	

被虐待者の状況		
	ふりがな	□男　□女　連絡先
	氏　名	□不明　生年月日　年　月　日　年齢　歳　□不明
	入院医療機関名	現在の状況　□入院中　□退院後
	入院年月日	（　）年（　）月（　）日　□不明
	精神科病名	□統合失調症　□双極性障害　□うつ病　□認知症　□不安障害、神経症　□てんかん □発達障害　□依存症（アルコール、薬物等）□知的障害　□不明　□その他（　　　）
	身体的合併症	□有（　　　）　□無　□不明
	入院形態	□医療保護入院　□措置入院　□任意入院　□応急入院　□緊急措置入院
	行動制限	□身体的拘束　□隔離　□電話の制限　□面会の制限　□任意入院者の開放処遇の制限　□なし □その他（　　　）
	キーパーソン(※)	氏名（　　　）　被虐待者との関係（　　　）
	特記事項	

被虐待者の意向等	虐待を受けているという自覚 □有　□無　□不明　□その他（　　　） 虐待に対する意思表示 □助けを求めている　□サインがある □隠そうとする　□意思表示が困難 □その他（　　　）	備考

※キーパーソンとは、被虐待者本人の状況を把握し、治療などの意思決定補助や緊急時の連絡先となる人物のこと

精神障害者虐待事実確認チェックシート

様式２

被虐待者		通報年月日	年　月　日
担当者		事実確認年月日	年　月　日

虐待の内容

注）太字・下線で示している項目に該当する場合等、通報時点において虐待が強く疑われ、緊急性が高い場合等は緊急保護の検討が必要。

【記入方法】　通報時評価及び事実確認時評価の「状況」欄：該当する…〇、疑い…△、把握できず…？、該当無し…×

立入検査によって事実確認をした際には、事実確認時評価の「評価」欄の１～５に〇をつけ、「（誰）が（誰、何）からを確認」を記入する。

	各虐待事項の例示	通報時評価 状況	通報時評価 特記事項	事実確認時評価 状況	事実確認時評価 評価
身体的虐待	**身体のいずれかの部位に外傷、骨折、火傷、あざ等がある** **程度（治療を要する程度、治療を要さない程度、その他（　　　））** **部位（　　　）大きさ（　　　）色（　　　）**				1. 写真　2. 目視　3. 記録　4. 聴き取り　5. その他 （　　）が（　　）から確認
	殴る、蹴る、つねるなどの暴力行為が行われている				1. 写真　2. 目視　3. 記録　4. 聴き取り　5. その他 （　　）が（　　）から確認
	健康に有害な食物や薬物、また処方されていない薬を与えられている				1. 写真　2. 目視　3. 記録　4. 聴き取り　5. その他 （　　）が（　　）から確認
	向精神薬を医師の指示以上に過剰服用させている				1. 写真　2. 目視　3. 記録　4. 聴き取り　5. その他 （　　）が（　　）から確認
	正当な理由なく身体を拘束している				1. 写真　2. 目視　3. 記録　4. 聴き取り　5. その他 （　　）が（　　）から確認
					1. 写真　2. 目視　3. 記録　4. 聴き取り　5. その他 （　　）が（　　）から確認
					1. 写真　2. 目視　3. 記録　4. 聴き取り　5. その他 （　　）が（　　）から確認
	備考				
放棄・放置	**食事や水分を十分に提供しない等により、著しい体重の増減、やせすぎが見られるにもかかわらず、適切な介入が行われていない**				1. 写真　2. 目視　3. 記録　4. 聴き取り　5. その他 （　　）が（　　）から確認
	皮膚の潰瘍や褥瘡が悪化しているにもかかわらず、適切なケアが行われていない				1. 写真　2. 目視　3. 記録　4. 聴き取り　5. その他 （　　）が（　　）から確認
	治療中の内服薬を飲ませてもらえない				1. 写真　2. 目視　3. 記録　4. 聴き取り　5. その他 （　　）が（　　）から確認
	医師の指示と異なる服薬調整がコメディカルによって行われている				1. 写真　2. 目視　3. 記録　4. 聴き取り　5. その他 （　　）が（　　）から確認
	健康問題につながる可能性のある偏食や不衛生等、衣食住の不適切さがあるにもかかわらず、適切な介入が行われていない（不潔な服を着させ続ける、排泄の介助をしない等）				1. 写真　2. 目視　3. 記録　4. 聴き取り　5. その他 （　　）が（　　）から確認
	他の精神障害者から虐待を受けている精神障害者の存在を知り得たにもかかわらず、適切な介入が行われていない				1. 写真　2. 目視　3. 記録　4. 聴き取り　5. その他 （　　）が（　　）から確認
					1. 写真　2. 目視　3. 記録　4. 聴き取り　5. その他 （　　）が（　　）から確認
					1. 写真　2. 目視　3. 記録　4. 聴き取り　5. その他 （　　）が（　　）から確認
	備考				
心理的虐待	業務従事者の暴言や拒絶的な態度、意図的な無視をされる等、人格をおとしめるような扱いを受けている				1. 写真　2. 目視　3. 記録　4. 聴き取り　5. その他 （　　）が（　　）から確認
	無視、暴言、乱暴な扱い、締め出し、懲罰的な扱いを受けている				1. 写真　2. 目視　3. 記録　4. 聴き取り　5. その他 （　　）が（　　）から確認
	障害に伴う言葉遣いや歩き方を興味本位で真似し、行為・行動を嘲笑される				1. 写真　2. 目視　3. 記録　4. 聴き取り　5. その他 （　　）が（　　）から確認
	呼び捨てやあだ名、子どものような呼称で呼んだりするなど、年齢にふさわしくない接し方をされる				1. 写真　2. 目視　3. 記録　4. 聴き取り　5. その他 （　　）が（　　）から確認
					1. 写真　2. 目視　3. 記録　4. 聴き取り　5. その他 （　　）が（　　）から確認
					1. 写真　2. 目視　3. 記録　4. 聴き取り　5. その他 （　　）が（　　）から確認
	備考				

各虐待事項の例示		通報時評価		事実確認時評価	
		状況	特記事項	状況	評価
性的虐待	**性行為・わいせつな行為を強要されている**				1. 写真 2. 目視 3. 記録 4. 聴き取り 5. その他 (　　) が (　　) から確認
	性的な嫌がらせ（裸にされる、キスをされる等）や、はずかしめを受けている				1. 写真 2. 目視 3. 記録 4. 聴き取り 5. その他 (　　) が (　　) から確認
	更衣やトイレ等の場面をのぞかれたり撮影されたりする				1. 写真 2. 目視 3. 記録 4. 聴き取り 5. その他 (　　) が (　　) から確認
	わいせつな写真や映像を見せられる、わいせつな言葉を言われる				1. 写真 2. 目視 3. 記録 4. 聴き取り 5. その他 (　　) が (　　) から確認
					1. 写真 2. 目視 3. 記録 4. 聴き取り 5. その他 (　　) が (　　) から確認
					1. 写真 2. 目視 3. 記録 4. 聴き取り 5. その他 (　　) が (　　) から確認
	備考				
経済的虐待	本人名義の預貯金・資産が業務従事者に不当に使用・流用・処分されている				1. 写真 2. 目視 3. 記録 4. 聴き取り 5. その他 (　　) が (　　) から確認
	本人名義の預貯金・資産が本人の了解なく業務従事者に不当に管理されている				1. 写真 2. 目視 3. 記録 4. 聴き取り 5. その他 (　　) が (　　) から確認
					1. 写真 2. 目視 3. 記録 4. 聴き取り 5. その他 (　　) が (　　) から確認
					1. 写真 2. 目視 3. 記録 4. 聴き取り 5. その他 (　　) が (　　) から確認
	備考				

その他（分類が困難な事項等）

例）精神保健福祉法に反する信書（手紙）の発受の制限、人権擁護に関する行政機関の職員や患者の代理人である弁護士との電話の制限が行われている等。または、患者の不満や苦情等。

虐待の全体状況

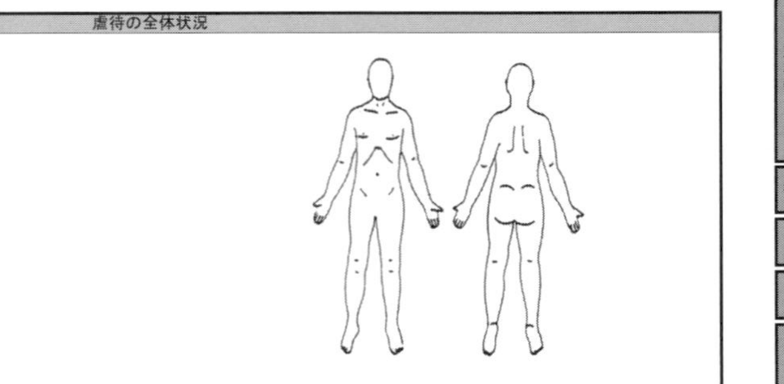
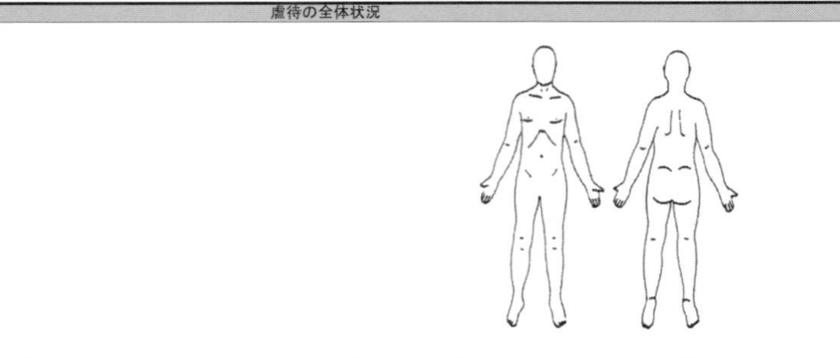

様式３

対応方針決定シート

会議日	令和　年　月　日　時　分 ～ 時　分	記録者	
会議出席者			

会議資料	□ 精神障害者虐待通報受付票（様式１） □ 精神障害者虐待事実確認チェックシート（様式２） □ その他（　　　）				
事実確認状況	発生したと思われる時期	令和　年　月　日ごろ　根拠（　　　）			
	発生しやすい時期・時間帯・頻度				
	虐待の状況	1		虐待に至ったと考えられる要因	a
		2			b
		3			c
		4			d
		5		その他リスク要因	e
		6			f

虐待の認定		虐待類型	認定根拠（上記虐待の状況、要因に基づき認定）
	□虐待事案である	□ 身体的	
		□ 性的	
		□ 心理的	
		□ 放棄・放置	
		□ 経済的	
		□ その他	
	□虐待事案でない		
	□現段階では疑いの状態		

緊急性の判断 （障害者の生命又は身体に重大な危険が生じているおそれがある）	緊急性の有無	緊急性の有無（及び緊急保護等を行うこと）を判断した根拠（虐待の状況、要因に基づき記載）
	□緊急性あり	
	□ 緊急保護を検討	⇒
	□ 保護の検討、集中的支援	⇒
	□ 面会制限が必要	⇒
	□現時点では認められない	

被虐待者の意向	
虐待者の意見	
その他関係者等の意見	
当面の対応方針	

精神科病院における精神障害者に対する虐待防止措置及び虐待通報の周知等について

令和５年12月14日　障精発1214第３号
各都道府県・各指定都市障害保健福祉主管部(局)長宛
厚生労働省社会・援護局障害保健福祉部精神・障害保健課長通知

障害者の日常生活及び社会生活を総合的に支援するための法律等の一部を改正する法律（令和４年法律第104号）において，精神保健及び精神障害者福祉に関する法律（昭和25年法律第123号）（以下「法」という。）が一部改正されたことに伴い，法第40条の２から第40条の８までにおいて，新たに精神科病院における虐待防止対策等が規定されることとなった。

このうち，法第40条の２の規定による精神科病院における業務従事者の精神障害者に対する虐待防止に関する意識向上，研修の実施，普及啓発など虐待を防止するために必要な措置について下記のとおり整理したので，関係機関及び関係団体に対して周知徹底方お取り計らい願いたい。

記

第１　精神科病院における精神障害者に対する虐待防止措置

①　虐待防止等に関するマニュアルや規程の整備

虐待の定義，相談体制，未然防止・早期発見のための取組，虐待発生時の初期対応や連絡フロー等を記載した虐待防止等に関するマニュアルや規程を整備すること。

②　人権や権利擁護等に関する研修

業務従事者に対し，虐待防止に関する研修を実施し，研修の受講を促す。研修の内容は，虐待防止の手法のみならず，人権や権利擁護，患者への関わりを意識できるようなものとし，精神科病院における最近の虐待事案を例示する等，改めて患者の処遇の重要性等を理解できるような内容とすること。

また，①で示したマニュアルや規程の内容を業務従事者が確認し，その内容について理解できるよう研修等を活用し周知すること。

③　患者等からの意見聴取

患者（過去に入院していた者も含む。）やその家族，業務従事者等の意見を聞く仕組み（例：意見箱等）を整備し，その意見を踏まえて業務改善を図ること。

④　患者との接し方について話し合う場の設置等

日頃から，業務従事者がストレスを抱え込みすぎないよう，患者との接し方について同じような立場・境遇にある業務従事者同士が，悩みや不安を話しながら解決策を見出せるような悩み相談ができる場を設けること。さらに，定期的に業務従事者を対象としたストレスチェックを受けさせ，その結果のフィードバックを行うことが望ましいこと。

⑤　業務従事者の感情コントロールを高めるための取組

虐待につながる可能性のある患者への接し方を改善するため，その背景となる業務従事者自身の感情をコントロールすることができるよう，アンガーマネージメント，アサーショントレーニング，ストレスコーピング等の取組を実施することが考えられること。

第２　精神科病院における虐待通報の周知及び相談体制の整備

①　業務従事者及び患者等への虐待通報の周知

法第40条の３第１項では，精神科病院において業務従事者による障害者虐待を受けたと思われる精神障害者を発見した者は，速やかに，これを都道府県等に通報しなければならないと規定されており，また，第２項では，業務従事者による障害者虐待を受けた精神障害者は，その旨を都道府県に届け出ることができると規定されている。上記の趣旨に鑑み，別添１「精神科病院における「虐待通報が義務化」されます」についての病院内の目に入りやすい場所への掲示及び別添２「精神科病院における虐待通報の義務化について」（患者用）の配布等により業務従事者，患者本人等にも確実に情報が行き届くよう対応すること。

また，当該周知に際し，法第40条の３第４項において業務従事者は，第１項の規定による通報をしたことを理由として，解雇その他不利益な取扱いを受けない旨が規定されていることについても業務従事者に周知すること。

なお，精神保健及び精神障害者福祉に関する法律第37条第１項の規定に基づき厚生労働大臣が定める基準（昭和63年厚生省告示第130号）の第二の三の㈡において，電話機は，患者が自由に利用できるような場所に設置される必要があり，閉鎖病棟内にも公衆電話等を設置するものとすることが規定されていることに留意するとともに，衝立等の設置によりプライバシーが保たれるようにすること。また，携帯電話等については患者の病状等に応じて適宜活用を図ること。

② 院内の虐待相談窓口の設置

精神科病院内において，虐待やその疑いがある場合に，その病院の特性や実情に合わせて相談できる窓口を設けること。そのため，あらかじめ院内相談窓口の担当者を定め，相談窓口の連絡先は，上記①の都道府県等の通報先と併記して掲示しておくこと。相談方法としては，電話で連絡をすることが困難な患者を考慮し，電子メール，手紙，ビデオ通話等，適切な手段を講ずること。

③ 虐待相談があった際の対応

②の相談窓口に対し，患者や業務従事者等より相談があった際には，まずは相談者のプライバシーが担保される場所にて対面又は電話等により状況を聴取する必要がある。その上で虐待の可能性が高いと認められる場合は，都道府県等に通報するとともに，虐待を受けた患者の保護を優先しつつ，虐待者に対する対応方針等について速やかに検討すること。

精神科病院における「虐待通報が義務化」されます

別添１

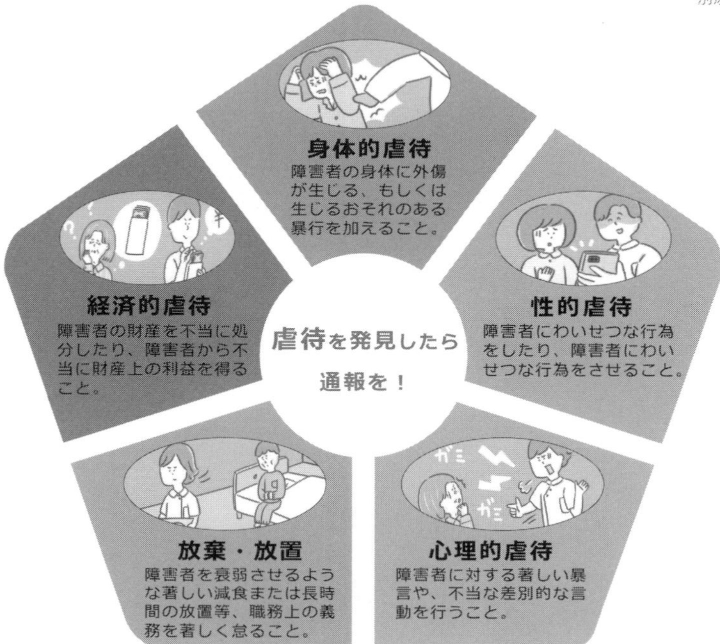

令和６年４月から精神保健福祉法が改正され、都道府県等への虐待通報が義務化されました。精神科病院における業務従事者※による虐待を受けたと思われる精神障害者を発見した際には、以下の連絡先に通報してください。業務従事者は、通報したことを理由として、解雇その他不利益な取扱いを受けないと定められています。また、業務従事者による虐待を受けた精神障害者は、その旨を都道府県に届け出ることができます。

※業務従事者とは、医師や看護師等の医療従事者だけではなく、精神科病院で勤務している全ての方を指します。

自治体の連絡先（電話番号や電子メール等）

令和３年度障害者総合福祉推進事業を参考に厚生労働省 社会・援護局 障害保健福祉部 精神・障害保健課作成

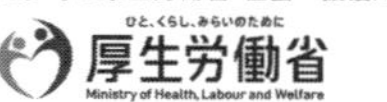

別添２（患者用）

精神科病院における虐待通報の義務化について

令和６年４月から、精神科病院における業務従事者（※）による虐待を発見した者から都道府県等への通報の義務化が始まりました。
障害者虐待防止法では、虐待の類型と定義は以下のように示されています。

①身体的虐待
障害者の身体に外傷が生じ、若しくは生じるおそれのある暴行を加え、又は正当な理由なく障害者の身体を拘束すること。

②性的虐待
障害者にわいせつな行為をすること又は障害者をしてわいせつな行為をさせること。

③心理的虐待
障害者に対する著しい暴言、著しく拒絶的な対応又は不当な差別的な言動その他の障害者に著しい心理的外傷を与える言動を行うこと。

④放棄・放置（ネグレクト）
障害者を衰弱させるような著しい減食又は長時間の放置、他の利用者による上記に掲げる行為と同様の行為の放置その他の障害者を養護すべき職務上の義務を著しく怠ること。

⑤経済的虐待
障害者の財産を不当に処分することその他障害者から不当に財産上の利益を得ること。

ご自身が業務従事者から虐待を受けていると感じた場合、あるいは他の患者さんが虐待を受けている場面を見かけた場合は、以下の連絡先に通報してください。

自治体の連絡先（電話番号や電子メール等）

※　業務従事者とは、医師や看護師等の医療従事者だけではなく、精神科病院で勤務している全ての方を指します。

精神科病院における業務従事者による障害者虐待に関する公表事項について

令和６年３月７日　障精発0307第１号
各都道府県・各指定都市障害保健福祉主管部(局)長宛
厚生労働省社会・援護局障害保健福祉部精神・障害保健課長通知

精神保健及び精神障害者福祉に関する法律（昭和25年法律第123号。以下「法」という。）第40条の７及び精神保健及び障害者福祉に関する法律施行規則」（昭和25年厚生省令第31号）（以下「規則」という。）第22条の２の２の規定により定められている精神科病院における業務従事者による障害者虐待に関する公表事項の具体的内容については，下記のとおりとするので，公表の際にはご留意願いたい。

なお，今後，国は都道府県等（指定都市も含む。）に対して，上記事項及び法第40条の８に基づいた情報提供のご協力を依頼する予定（令和７年度に令和６年度分のデータ提供を依頼することを想定）としているのでご了知願いたい。

記

１「業務従事者による障害者虐待の状況」（法第40条の７）とは以下の事項を指す。

⑴　業務従事者による障害者虐待を受けたと思われる精神障害者を発見した者による都道府県等への通報件数（件）

⑵　業務従事者による障害者虐待を受けた精神障害者による都道府県等への届出件数（件）

⑶　虐待の事実を認定した件数（件）

⑷　認定した虐待の事実に係る被虐待者数（人）

⑸　認定した虐待の種別・類型（身体的虐待，心理的虐待，性的虐待，放棄・放置，経済的虐待）ごとの件数（件）

２「業務従事者による障害者虐待があつた場合に採つた措置」（法第40条の７）とは以下の事項を指す。

⑴　業務従事者による障害者虐待についての通報や届出に関して，報告徴収を行った件数（件）

⑵　診療録や帳簿書類の提出・提示を命じた件数（件）

⑶　職員又は指定医により，診療録や帳簿書類を検査した件数（件）

⑷　職員又は指定医により，入院患者や関係者に質問を行った件数（件）

⑸　指定医により，入院患者の診察を行った件数（件）

⑹　改善計画の提出を求めた件数（件）

⑺　提出された改善計画の変更を命じた件数（件）

⑻　必要な措置を採ることを命じた件数（件）及びその内容

⑼　⑻の命令に従わなかった病院のうち，その旨を公表した件数（件）

⑽　入院に係る医療提供の全部又は一部の制限を命じるとともに公示を行った件数（件）

３「虐待を行つた業務従事者の職種」（規則第22条の２の２）は以下の事項を指す。

１⑷の認定した虐待の事実に係る被虐待者に虐待を行った業務従事者の主たる職種（医師，看護師，准看護師，看護助手，保健師，作業療法士，精神保健福祉士，社会福祉士，公認心理師，医療事務，その他業務従事者，不明）ごとの人数（人）

以上

「保健所及び市町村における精神保健福祉業務運営要領」について

令和５年11月27日　障発1127第９号
各都道府県知事・各指定都市市長宛
厚生労働省社会・援護局障害保健福祉部長通知

令和４年12月に成立した「障害者の日常生活及び社会生活を総合的に支援するための法律等の一部を改正する法律」を踏まえ，保健所及び市町村における精神保健福祉業務運営要領を別紙のように定め，令和６年４月１日より適用することとしたので，管内市町村を含め関係者及び関係団体に対する周知方につき配慮願いたい。

なお，本通知の適用に伴い，「保健所及び市町村における精神保健福祉業務について」（平成12年３月31日障第251号厚生省大臣官房障害保健福祉部長通知）は，令和６年３月31日付けで廃止する。

別　紙

保健所及び市町村における精神保健福祉業務運営要領

総論

近年，精神疾患を有する患者の数は増加傾向にあり，また，メンタルヘルスの不調や精神疾患は，誰もが経験しうる身近な疾患となっている。さらに，精神保健に関するニーズは複雑・多様化し，母子保健・子育て支援，高齢者支援，生活困窮者支援・生活保護等のあらゆる分野における精神保健上の課題を抱える住民に対する相談支援等の充実が求められている。

このような中，精神障害の有無や程度にかかわらず，誰もが地域で安心して自分らしく暮らせるよう，医療，障害福祉・介護，住まい，社会参加（就労等），地域の助け合い，普及啓発（教育等）が包括的に確保された「精神障害にも対応した地域包括ケアシステム」の構築が各自治体において推進されている。

障害者の日常生活及び社会生活を総合的に支援するための法律等の一部を改正する法律（令和４年法律第104号。以下「令和４年改正法」という。）における精神保健及び精神障害者福祉に関する法律（昭和25年法律第123号。以下「法」という。）の一部改正により，法第46条において，都道府県及び市町村が実施する精神保健に関する相談支援について，精神障害の有無及びその程度にかかわらず，地域の実情に応じて，精神障害者及び精神保健に関する課題を抱える者に対し，適切な支援が包括的に確保されることを旨として行わなければならないことが規定される等，精神保健に関する相談支援体制の整備に関する規定が創設された。

また，都道府県及び指定都市は，法第35条の２の規定に基づく入院者訪問支援事業を実施し，市町村長同意による入院者を中心に，医療保護入院者の自尊心低下，孤独感，日常の困りごと等の解消に向け，本人の希望に応じて，傾聴や生活に関する相談，情報提供等を役割とした訪問支援員による支援を行うことが期待されている。

保健所及び市町村においては，これらの動向等を踏まえ，実施体制を確保し，医療機関や地域の関係機関等と緊密な連携を図ること等により，人権に配慮しながら，精神保健福祉行政を発展させ，相談支援をはじめとした包括的な支援体制を構築していく必要がある。

第１部　保健所

第１　地域精神保健福祉における保健所の役割

保健所は，地域精神保健福祉業務（地域における精神保健及び精神障害者福祉の業務をいう。）の中心的な行政機関として，精神保健福祉センター，福祉事務所，児童相談所，市町村，医療機関，障害福祉サービス事業所，当事者団体，家族会，教育機関等の関係機関を含めた地域社会との緊密な連携のもとに，「精神障害にも対応した地域包括ケアシステム」の理念を踏まえつつ，精神障害者及び精神保健に関する課題を抱える者（以下「精神障害者等」という。）の相談支援，早期治療の促進並びに地域生活及び自立と社会経済活動への参加の促進を図るとともに，住民の精神的健康の保持増進や精神障害に対する誤解や社会的偏見をなくす活動を行うものとする。

さらに，市町村が精神障害者等に対する相談支援等の支援施策を円滑に実施し，地域で生活する精神障害者等がより身近な地域で支援を受けることができる体制を構築していくために，保健所は，専門性や広域性が必要な事項について，積極的に市町村を支援していくことが必要である。

第２　実施体制

１　体制

精神保健福祉に関する業務は，原則として，「精神保健福祉課」等の単一の課において取り扱うものとするが，単一の課を設けることが困難な場合は，少なくとも，精神保健福祉部局に「精神保健福祉係」等の専門の係を設ける等，その業務推進体制の確立を図るものとする。

２　職員の配置等

精神保健に係る相談支援体制を整備していくために，組織的，戦略的，計画的な人材配置をすること。職員の構成は，医師，保健師，看護師，作業療法士，精神保健福祉士，公認心理師，その他業務を行うために必要な職員を，地域の実情に応じ，必要数配置するとともに，その職務能力の向上と，多職種で連携し相互の協力体制の確保に努めること。

なお，法第48条の規定に基づき，資格のある職員を精神保健福祉相談員として任命し，積極的にその職務に当たらせること。精神保健福祉相談員は，精神保健福祉業務に専念できるよう，専任の相談員を必要数配置すること。

第３　業務

１　市町村に対する支援

令和４年改正法により，法第46条において，都道府県及び市町村が実施する精神保健福祉に関する相談支援について，精神障害者のみならず精神保健に課題を抱える者も対象とされ，これらの者の心身の状態に応じた適切な支援の包括的な確保を旨として，行わなければならないことが規定された。

精神障害者等をより身近な地域できめ細かく支援していくためには，市町村が相談支援等の取組をこれまで以上に積極的に担っていくことが求められており，保健所は，市町村がこれらの取組を円滑に実施できるよう，専門性が高く，複雑又は困難なケース等については市町村職員に同行して訪問支援を行う等連携を図る等を行うとともに，市町村が継続して相談支援業務を実施できるよう，市町村に伴走し，重層的な支援を行う体制整備が必要である。また，市町村が設置する協議会等に積極的に参画し，必要に応じて医療機関等と市町村のネットワーク構築を補助する等の支援を行うこと。

２　相談支援

(1)　相談内容

心の健康に関する相談や精神医療の新規受診や受診継続に関する相談，思春期・青年期・高齢期等のライフステージごとのメンタルヘルス及び精神疾患の課題，それらを背景とした自殺に関連する相談，家庭内暴力やひきこもりの相談，アルコール・薬物・ギャンブル等の依存症等，精神障害者等及びその家族等からの多岐にわたる相談に対応すること。特に，市町村における一次的な相談では対応が困難なケースに対して専門的な支援を行うこと。具体的には，相談の結果に基づき，医療機関，障害福祉サービス事業所，その他の関係機関への紹介，医学的指導，ケースワーク，家族支援等を行う。

また，その中でも特に複雑困難なケースについては，精神保健福祉センター等の協力を得て対応するものとし，適切な連携を確保すること。

円滑な支援のために，日頃から市町村，医療機関，訪問看護ステーション，障害福祉サービス事業所，介護保険サービス事業所等の管内の関係機関と密に連携を図ること。

(2)　実施方法

相談支援は，電話，メール，面接，訪問等により行うものとし，相談者のニーズや状態に応じて，ピアサポーター等の活用も含め，適切に相談実施の方法を選択すること。また，訪問の実施に際しては，本人，家族等に対する十分な説明と同意の下に行うことを原則とするが，保健所長等が必要と認める場合は，危機介入的な訪問等を行うこと。

自ら相談窓口で精神保健の相談をすることに心理的なハードルを感じる者や地域に潜在化している精神保健に関する課題を抱える者に対しては多職種によるアウトリーチ支援を適切に実施すること。

なお，聴覚障害等のコミュニケーションを図ることに支障がある者からの精神保健に関する相談支援に対応する場合に適切に意思疎通を図ることができるよう，手話通訳者の配置等合理的な配慮をすること。

３　地域生活支援

(1) 退院が困難と予測される入院患者の退院後支援

退院困難な入院患者の退院後支援を入院中から積極的に行うこと。また，令和４年改正法により，措置入院者についても退院後生活環境相談員の選任及び地域援助事業者の紹介が義務化され，措置入院者等の退院や退院後の地域生活維持に困難をきたす可能性が高い入院患者については，特に，入院初期から，退院後支援の計画作成等に積極的に関与し，地域での生活に必要と思われる関係機関を集め，退院後に必要な支援やサービス等の調整を過不足なく実施すること。

また，入院中から市町村，医療機関，障害福祉サービス事業所等の関係機関と連携するとともに，ピアサポーター等と協働し，退院に向けた支援の調整を中心的に行うこと。さらに，退院後も市町村や関係機関等と連携・協働し，必要な支援を行うこと。

なお，心神喪失等の状態で重大な他害行為を行った者の医療及び観察等に関する法律（平成15年法律第110号。以下「医療観察法」という。）対象者の社会復帰の促進を図る上で，保健所の援助は特に重要であることから，対象者の処遇の実施計画策定に係る協議や見直し，処遇の実施等について，保護観察所からの協力要請に応じること。

(2) 社会資源等の情報提供と連携

特に，必要な資源につながっていない者に対しては，医療機関で行っている精神科デイケアや，障害福祉サービス等に関する情報提供や利用の紹介等を行うこと。

また，社会的自立を目指し訓練から雇用へつながるよう，就労に関する障害福祉サービス事業所，公共職業安定所等における雇用施策との連携を図ること。

(3) 各種社会資源の整備促進及び運営支援

管内自治体の障害福祉サービス事業所等の社会資源の整備を促進するために，住民の理解の促進や，整備運営のための技術支援等の協力及び市町村，関連機関等との調整を図ること。

(4) 集団支援等の実施

医療機関で行われる精神科デイケアや障害者総合支援法に基づく市町村地域生活支援事業等の実施状況等を確認の上，必要に応じ，精神障害者等の地域生活の支援のための集団支援等の活動を行うこと。

4　人材育成

市町村，医療機関，障害福祉サービス事業所，その他関係機関等の職員に対する研修や，市町村が行う精神障害者等への個別支援に対する助言や指導を積極的に行い，人材の育成及び技術的水準の向上を図ること。

さらに，管内の精神保健福祉相談員やそれ以外の相談支援に携わる職員については，「精神保健及び精神障害者福祉に関する法律施行令第12条第３号に規定する講習会の指定基準等について」（令和５年11月27日付障発1127第10号障害保健福祉部長通知）に基づく講習会等を活用し，精神保健福祉に関する相談支援を行う者の育成を推進すること。

5　精神保健福祉に関する普及啓発

(1) メンタルヘルス，精神疾患及び精神障害に関する知識の普及啓発

メンタルヘルスや精神障害についての正しい知識，地域の相談支援等の社会資源，精神障害者の権利擁護等に関しての普及啓発を行い，精神障害者に対する差別や偏見をなくし，精神障害者の地域生活支援及びその自立と社会経済活動への参加に対する住民の関心と理解を深めること。普及啓発の実施にあたっては，「心のサポーター」を養成する等，態度や行動の変容につながることを意識すること。

(2) 精神障害者等及びその家族等を対象とした講座・教室

精神障害者等及びその家族等に対して，メンタルヘルス，精神疾患及び精神障害に関する講座・教室等を開催し，正しい知識や制度，地域の社会資源の活用について情報を得る機会を提供すること。また，管内市町村がこれらの講座等を実施する際には，必要に応じて支援すること。

6　当事者団体等の育成・支援

当事者団体や家族会等の団体の活動に対して，必要な助言や情報提供等の支援を実施すること。また，広域的に育成等することが望ましい場合や，市町村単独での育成が困難な場合においては，市町村とともにこれらの関係団体を育成し，

連携することにより地域精神保健体制の充実強化を図ること。さらに，管内市町村等に対して，当事者，ピアサポーター等の活用を促進すること。

7　入院等関係

法では，保健所を地域における精神保健業務の中心的行政機関として，以下に掲げる手続が規定されている。

(1)　入院等関係事務の実施

ア　措置入院関係（一般人からの診察及び保護の申請，警察官通報，精神科病院の管理者からの届出の受理とその対応等）

イ　医療保護入院等関係（医療保護入院届，更新届及び退院届並びに応急入院届の受理と進達）

ウ　定期病状報告等関係（措置入院等）

エ　その他関係業務

(2)　移送に関する手続の実施

都道府県知事等は，移送を適切に行うため，事前調査，移送の立ち会い等の事務を行う。これらの事務の実施に当たっては対象者の人権に十分配慮すること。

特に，事前調査における対象者の状況の把握に当たっては，保健所で実施している相談，訪問支援等の情報を活用するとともに，対象者の居住している市町村が把握している情報の収集を迅速かつ的確に行う必要があること。

(3)　関係機関との連携

関係事務を処理するに当たっては，所内での連携を図ることはもとより，市町村，医療機関，障害福祉サービス事業所等の関係機関と密接な連携を保つこと。また，精神科病院から要請があった場合には，必要に応じて医療保護入院者退院支援委員会への出席も検討すること。

なお，保健所設置市に関係事務の一部が委譲される場合は，事前に委譲範囲を調整し，滞りなく関係事務が処理されるよう留意すること。

(4)　人権擁護の促進

入院，移送等の医療及び保護の関連事務は，精神障害者等の人権に配慮されたより良質な医療を確保するために重要な事務であるから，適切かつ確実に行うこと。

(5)　精神科病院に対する指導監督

精神障害者の人権に配意した適正な精神医療の確保や退院に向けた支援の一層の促進を図るため，精神科病院に対する指導監督の徹底を図る必要がある。都道府県知事，指定都市の市長が精神科病院に対する指導監督を行う際には，保健所においても，都道府県知事，指定都市の市長の求めに応じ指導監督に参画すること。また，都道府県が，保健所設置市に協力を依頼することも可能であるが，その際には都道府県が保健所設置市に対して，事前に精神科病院の資料等指導監督に必要な情報の共有を積極的に行うこと。

8　企画立案及び調整

(1)　現状把握及び情報提供

精神保健医療福祉に関する統計，資料の収集及び整備，社会資源等についての基礎調査又は臨時特別調査を行い，さらに，協議の場等における行政機関，医療機関，障害福祉サービス事業所，当事者，ピアサポーター，家族，居住支援等の関係者等，様々な立場の者による議論を通じ，管内の精神保健福祉の実態や地域課題を把握すること。

また，管内市町村等において，精神保健福祉業務が効果的に展開できるよう，保健所が把握した情報や地域課題等を市町村等に対して提供すること。

(2)　保健医療福祉に係る計画の策定・実施・評価の推進

医療計画，健康増進計画，アルコール健康障害対策推進計画，障害福祉計画，障害者基本計画，自殺対策計画，介護保険事業計画等の行政計画の策定・実施の推進に当たっては，地域における精神保健福祉業務の中心的な行政機関という立場から，その企画立案や，業務の実施，評価及び市町村への協力を積極的に行うこと。

第4　ケース記録の整理及び個人情報の取扱い

個別支援に当たっては，対象者ごとの記録を整理保管し，継続的な支援のために活用する。支援対象者が管轄区域外に転出した場合は，必要に応じ，転出先を管轄する保健所及び関係機関に当該資料等を送付して，支援の継続性を確保すること。

また，医療機関等からの個別支援の依頼に対し，訪問先が当該保健所の管轄区域外であるときは，必要に応じて住所地の保健所に連絡する等，適切な支援が確保されるよう配慮すること。

さらに，支援対象者及びその家族の個人情報の取扱いに関しては，個別支援の対応時及び市町村，関係機関等との連携の際にも十分留意すること。

第２部　市町村

第１　地域精神保健福祉における市町村の役割

市町村は，住民の身近な行政機関として，心の健康づくり，精神保健相談及び精神障害者等の福祉サービスの提供等の業務を地域の実情に応じて包括的に行うこと。

令和４年改正法により，法第46条において，都道府県及び市町村が実施する精神保健に関する相談支援について，精神障害者のみならず精神保健に課題を抱える者も対象とされ，これらの者の心身の状態に応じた適切な支援の包括的な確保を旨として，行わなければならないことが規定された。これに伴い，市町村は，精神保健福祉センターや保健所との協力や連携の下で，福祉事務所，児童相談所，障害福祉サービス事業所等の関係機関及び当事者団体，家族会，教育機関等の関係機関等と協働し，相談支援体制の整備を推進していくこと。

第２　実施体制

１　体制

保健所等の関係機関との協力と連携の下，地域の実情に応じて，精神保健福祉業務の推進体制を確保し，実施すること。

市町村内の保健衛生部局及び福祉部局に加え，精神保健医療福祉上のニーズを有する方に関わる，住まい，社会参加（就労等），教育等の部署と連携することにより，市町村の特性を活かした精神保健福祉業務の包括的推進体制の確立を図るものとする。

２　職員の配置等

精神保健福祉業務は多職種で連携し業務にあたることが望ましいことから，保健師，精神保健福祉士，公認心理師等に加え，精神保健福祉相談員，都道府県等が行う相談支援従事者養成研修を受講した者を積極的に配置し，その職務に当たらせること。なお，精神保健福祉相談員は，精神保健福祉業務に専念できるよう，専任の相談員を必要数配置するとととともに，その他の職員により，体制の充実を図り，市町村内の保健，福祉，教育等の各部局等と緊密に連携し，精神保健福祉業務を総合的に推進するよう努めるものとする。

これらの連携には庁内で連携体制の構築を担う等推進力を発揮する専門職の配置が重要であり，さらに，一定の業務経験を積む必要がある人材であることから，組織として戦略的かつ計画的な人事異動等による育成を推進するよう努めること。

また，専門職の計画的な育成と配置，技術の継承を念頭に置いた後進の育成等を意識し，専門職としての業務遂行能力の向上を図ること。

第３　業務

１　相談支援

(1)　相談支援体制の整備

住民に身近な全ての市町村で，精神保健に関する相談専門職の配置，支援を実施できる体制を整えていくことが求められている。市町村の規模や地域資源の状況等は差異が大きいが，「市町村における精神保健に係る相談支援体制整備の推進に関する検討チーム報告書」（令和５年９月22日）で示された横断的連携体制の類型の考え方等も参照し，各市町村においては，専門職の配置，精神科医療や障害福祉サービス事業者等の社会資源等の整備状況等を踏まえ，相談支援体制を整備すること。

精神保健上の課題は，母子保健･子育て支援，高齢・介護，認知症対策，配偶者等からの暴力（DV），自殺対策，虐待（児童，高齢者，障害者），生活困窮者支援・生活保護等の各分野において，ライフステージを通じ，広く身近な課題として顕在化している状況にあることから，精神保健福祉部局のみならず，母子保健・児童福祉，介護・高齢者福祉，生活困窮者支援等の部局との緊密な連携のもとに相談支援体制を検討すること。

相談体制の整備に当たっては，重層的支援体制整備事業等の既存事業により設けられた相談窓口を活用することも考えられるが，相談で把握した精神保健のニーズを確実に支援につなげるため，必要な庁内の連携体制の構築，専門職の配置，精神科医療機関との連携等により，支援基盤を確保していくこと。

なお，精神保健に関する相談支援体制の整備の推進のためには，市町村において専門職か否かに関わらず，様々な職員が精神保健に関わっているという意識や全庁的な取組が必要であることの意識の醸成が重要である。

特に，人材の育成は相談支援体制整備における重要な要素であることから，専門職か否かに関わらず，相談支援に携わる職員については，「心のサポーター養成研修」等の既存の研修や，「精神保健及び精神障害者福祉に関する法律施行令第十二条第三号に規定する講習会の指定基準等について」（令和５年11月27日付障発1127第10号障害保健福祉部長通知）に基づき開催される精神保健福祉相談員講習会等へ積極的に職員を参加させることが望ましい。

⑵ 相談支援の実施

心の健康に関する相談から，ライフステージごとのメンタルヘルスの課題，地域移行・地域定着等の精神保健及び精神障害者福祉に関する内容について，住民の身近な相談機関としての立場から適切に相談支援を行うこと。また，精神障害者等及びその家族等の希望に応じ，精神障害の状態，地域生活の促進に必要な情報提供を行うこと。

なお，聴覚障害等のコミュニケーションを図ることに支障がある者からの精神保健に関する相談支援に対応する場合に適切に意思疎通を図ることができるよう，手話通訳者の配置等合理的な配慮をすること。

⑶ 相談支援の方法

相談支援は，電話，メール，面接，訪問等により行うものとし，相談者のニーズや状態に応じて，適切に相談支援の実施方法を選択すること。

自ら相談窓口で精神保健の相談をすることに心理的なハードルを感じる者や地域に潜在化している精神保健に関する課題を抱える者に対しては，必要に応じ管轄保健所や精神保健福祉センター等との連携の下に，多職種によるアウトリーチ支援を適切に実施すること。また，市町村単独でアウトリーチ支援の実施が困難である場合であっても，管轄保健所や精神保健福祉センター等と連携し，支援を行うこと。

2　地域生活支援

精神障害者等の希望に応じ，精神障害の状態，地域生活の促進に必要な支援等を勘案し，最も適切な福祉サービス等の利用ができるよう相談に応じ，障害福祉サービス等の申請方法についての周知及び必要な情報提供を積極的に行うこと。さらに，精神障害者や医療機関からの求めがあった場合は，福祉サービス等の利用について調整を行うこと。

保健所や精神科病院等から地域移行を希望する入院患者についての相談がある場合，保健所及び退院後生活環境相談員等との連携を図り，速やかに相談支援やサービス等の利用の調整を行う。また，精神科病院から要請があった場合には，必要に応じて医療保護入院者退院支援委員会への出席も検討すること。

また，社会的自立を目指し訓練から雇用へつながるよう，就労に関する障害福祉サービス事業所，公共職業安定所等における雇用施策との連携を図る。さらに，精神障害者の地域生活を支援する上で，住まいの確保と居住支援の充実を図ることも重要であり，住宅部局や居住支援関係者とも連携し，適切な支援を行うことが望まれる。

精神障害者がその程度に関わらず，自らが希望する地域で，自分らしい日常生活又は社会生活を送れるよう，必要な障害福祉サービス，相談支援及び地域生活支援事業等の提供体制を確保し，利用者のニーズに対応できるよう，サービス提供体制を構築するとともにピアサポーター等と協働する等地域生活を支援する体制を整備する。

これらの整備には住民の理解と協力が重要であることから，市町村が計画的，積極的に推進を図ること。

なお，医療観察法対象者の社会復帰の促進を図る上で，市町村の援助は特に重要であることから，対象者の処遇の実施計画策定に係る協議や見直し，処遇の実施等について，保護観察所からの協力要請に応じること。

3　医療保護入院に係る市町村長同意及び同意後の業務

「精神保健及び精神障害者福祉に関する法律第33条第２項及び第６項の規定に基づく医療保護入院及びその入院の期間の更新の際に市町村長が行う同意について」（昭和63年６月22日付健医発第743号発各都道府県知事あて厚生省保健医療局長通知）中の「五　同意後の事務」に定められているとおり，入院の同意後，市町村の担当者は，速やかに本人に面会し，その状態を把握することなど，適切に業務を実施すること。また，市町村長同意による医療保護入院者等を中心として，第三者による支援が必要と考えられる者に対し，傾聴や生活に関する相談，情報提供等を役割とした訪問支援員を派遣するものとして法第35条の２において入院者訪問支援事業が法定化された。都道府県等が本事業を実施している場合においては，市町村長同意後の入院者との面会時にリーフレット等を用いて本事業について紹介するほか，本人が本事業の利用を希望した際には，訪問が速やかに実施されるように都道府県等と連携を図ること。

4　精神保健福祉に関する普及啓発

他の地域保健施策における精神保健福祉的配慮を含め，当事者及びその家族等と協働し，関係部局との連携によるきめ細かな対応を図ることにより，メンタルヘルス，精神障害及び精神疾患についての理解を促進し，差別の解消を促進する取組を充実すること。

普及啓発の実施にあたっては，都道府県等が養成を進めている心のサポーター等の活用を推進し，住民の態度や行動の変容につながることを意識すること。

精神疾患，精神障害やメンタルヘルスの問題について関心の低い層への理解を促進していくためには，マスメディアやSNS等を活用する等柔軟に普及啓発の方策を検討すること。

また，可能な限り早期に精神疾患や精神障害への理解を促進する観点から，学校教育と連携して児童や生徒等への普及啓発の推進を図ることが望まれる。

5　当事者団体等の育成及び活用

当事者や家族の暮らしを支えていくことが重要であることから，市町村は必要に応じ，保健所や精神保健福祉センター等と連携して，当事者団体，家族会等を育成するとともに，これらの団体の活動に対して必要な助言や情報提供，当事者や家族等の居場所の確保及び当事者間や住民との交流の場づくり等の活動への支援を推進すること。

また，家族に対する支援は，精神障害者等が地域での生活を維持する上で重要であるのみならず，家族の孤立防止や安心感の確保の観点から，その充実が望まれているため，家族会への支援の充実も求められる。

さらに，精神保健福祉に関わる多職種が当事者及び家族と協働することは，当事者理解の促進及び意識の変化や支援の質の向上，普及啓発や教育，精神保健相談の充実等に寄与することが期待される。そのため，ピアサポーター等の相談支援等の業務への活用が望まれる。

6　企画立案及び調整

地域の実情に合わせた行政計画の策定や精神保健福祉施策の企画立案等を行うためには，地域の課題を的確に把握することが重要である。精神障害者等への個別支援を通じて把握された課題，保健所から提供される統計情報及び各市町村が所有する統計情報等を通じて，地域課題を抽出し，解決策の検討を行うこと。なお，その際には，行政機関，医療機関，障害福祉サービス事業所，当事者，ピアサポーター，家族，居住支援等の関係者等，様々な立場の者による協議の場を活用すること。なお，保健所から依頼があった調査等には協力すること。

また，住民の心の健康の増進や，精神障害にも対応した地域包括ケアシステムの構築に向け，地域課題を踏まえた上で，国及び都道府県が示す関連する計画との調和のとれた行政計画を策定し，当該計画に基づき精神保健福祉施策を推進すること。

企画立案し，実施した施策等については，適宜適切に評価を行い，次期計画等に反映すること。

7　精神障害者保健福祉手帳に関する事務

精神障害者保健福祉手帳関係の申請方法の周知を図るとともに，申請の受理と手帳の交付等の事務処理の手続を円滑に実施すること。

また，精神障害者保健福祉手帳の交付を受けている者をはじめとする精神障害者の福祉サービスの拡充のため，関係機関，事業者等に協力を求めること等により，福祉サービスの充実を図ること。

8　自立支援医療（精神通院医療）に関する事務

障害者総合支援法の自立支援医療（精神通院医療）の支給認定の申請の受理と進達を行うこと。

第４　ケース記録の整理及び個人情報の取扱

個別支援に当たっては，対象者ごとの記録を整理保管し，継続的な支援のために活用する。支援対象者が当該市町村外に転出した場合は，必要に応じ，転出先の市町村に当該資料等を送付して，支援の継続性を確保すること。

また，支援対象者及びその家族の個人情報の取扱いに関しては，個別支援の対応時及び保健所等の関係機関等との連携の際にも十分留意すること。

索　引

アルファベット

あ行

か行

さ行

た行

な行

は行

ま行

や行

ら行

編集委員・執筆者一覧

編集委員（五十音順）

奥山　修（茨木病院看護部長，一般社団法人日本精神科看護協会理事）

吉川隆博（東海大学医学部看護学科教授，一般社団法人日本精神科看護協会会長）

草地仁史（一般社団法人日本精神科看護協会業務執行理事（政策企画局局長））

工藤正志（一般社団法人日本精神科看護協会副会長，秋田緑ヶ丘病院看護部顧問）

中薗明子（笹貫訪問看護ステーション愛の街在宅支援部長兼徳之島病院看護部顧問，一般社団法人日本精神科看護協会副会長）

中庭良枝（一般社団法人日本精神科看護協会業務執行理事（事務局本部長））

執筆者及び執筆分担（五十音順）

明間正人（飯塚病院院長補佐兼看護部長，一般社団法人日本精神科看護協会理事，精神科専門看護師）……Q26，Q30

浅川佳則（ねや川サナトリウム看護部長）……Q18，Q36，Q37，Q39，Q40，Q43，Q48，Q75，Q93

大谷須美子（ハートランドしぎさん看護部長，精神科認定看護師，認定看護管理者）……Q32，Q34，Q45，Q47，Q49，Q56，Q57，Q77

尾形多佳士（さっぽろ香雪病院地域連携支援室室長，公益社団法人日本精神保健福祉士協会副会長）……Q35，Q42，Q50

奥山　修（前掲）……Q15，Q16，Q22，Q38，Q61～Q68

金子亜矢子（一般社団法人日本精神科看護協会業務執行理事（教育局局長），精神科専門看護師）……Q78～Q80

木太直人（公益社団法人日本精神保健福祉士協会常務理事）……Q55，Q58～Q60

吉川隆博（前掲）……Q１，Q３～Q６，Q10，Q11，Q17，Q29，Q31，Q46，Q69

木戸芳史（浜松医科大学医学部臨床看護学講座教授，一般社団法人日本精神科看護協会業務執行理事（教育認定委員長））……Q２

草地仁史（前掲）……Q104～Q109

工藤正志（前掲）……Q53，Q54

柴崎聡子（川崎市総合リハビリテーション推進センターこころの健康課）……Q７，Q８

竹居由香利（日下部記念病院看護部長，一般社団法人日本精神科看護協会理事）……Q92，Q96

竹島　正（大正大学地域構想研究所客員教授）……Q９

田村綾子（聖学院大学副学長／人間福祉学部教授，公益社団法人日本精神保健福祉士協会会長）……Q12，Q13，Q84～Q89

中薗明子（前掲）……Q97，Q99，Q100

中庭良枝（前掲）……Q14，Q27，Q33，Q81

野口正行（メンタルセンター岡山（岡山県精神保健福祉センター）所長）…Q24，Q102，Q103

服部朝代（岡山県精神科医療センター，精神科認定看護師）……………Q74，Q90，Q95

花田政之（黒川病院地域生活支援課課長，一般社団法人日本精神科看護協会理事，精神科認定看護師）………………………………Q82，Q83

比嘉将和（沖縄県立宮古病院，一般社団法人日本精神科看護協会業務執行理事）………………………………………………………Q19，Q20，Q25

増滿　誠（日本赤十字北海道看護大学精神看護学領域教授，一般社団法人日本精神科看護協会理事）……………………………………Q23

山﨑千鶴子（一般社団法人日本精神科看護協会業務執行理事）…………Q98，Q101

吉浜文洋（元・佛教大学保健医療技術学部看護学科教授）…………………Q21，Q28，Q41，Q44，Q51，Q52，Q70，Q71，Q73，Q76

渡辺純一（井之頭病院臨床研究室）…………………………………………Q72，Q91，Q94

精神科看護職のための精神保健福祉法Q＆A
令和４年改正・令和６年施行対応版

2025年３月20日　発行

編集……………………一般社団法人日本精神科看護協会

発行者…………………荘村明彦

発行所…………………中央法規出版株式会社
〒110-0016 東京都台東区台東 3-29-1 中央法規ビル
TEL 03-6387-3196
https://www.chuohoki.co.jp/

印刷・製本……………株式会社アルキャスト

本文・装幀デザイン…二ノ宮　匡

定価はカバーに表示してあります。

ISBN978-4-8243-0206-9